臨床医学各論

第2版

公益社団法人 東洋療法学校協会 編

奈良信雄 著
佐藤千史
三宅修司
西元慶治
山口武兼
三高千恵子

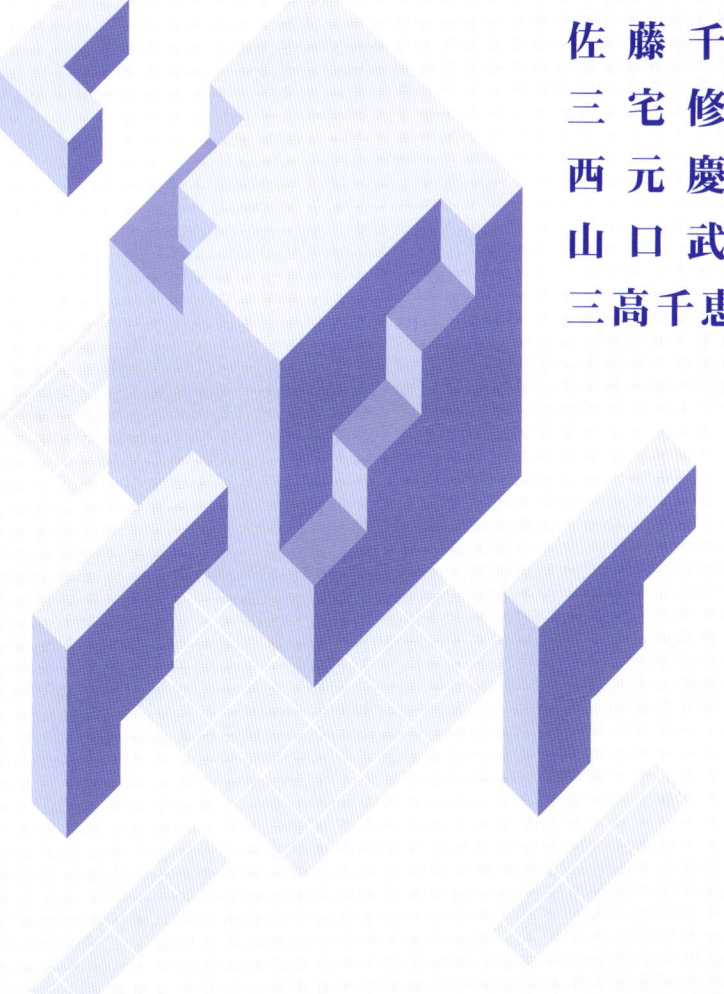

医歯薬出版株式会社

編 者 序

　あん摩マッサージ指圧師，はり師，きゅう師を取り巻く環境の変化は，社会保障政策の改革や社会構造そのものの変化という大きなうねりの中で，われわれが予想していた以上のスピードで激動していくものと思われる．日本における東洋療法1300年の歴史の中で，新しい未来につながる大転換期の時機を迎えているといっても過言ではない．また，欧米における東洋療法への期待の広がりは，われわれの想像以上に加速している．これら内外の変化と期待を受け止め，これからの国民の健康にどのように寄与していけるか，何を望まれているのかというニーズをしっかりと把握し，目先だけの利にとらわれずに大所高所からの展望が必要である．

　㈳東洋療法学校協会では，教育こそ次代を担う人材育成の重要な柱であるとの認識から，定期的な教員研修，学生のための学術大会，学校倫理綱領の採択，OSCE（客観的臨床能力試験）の導入研究，卒業生や学生対象の調査研究等に取り組んできたが，なかでも15年来にわたり，学校教育の質向上を図るため，全国標準教科書の作成に力を注ぎ，その時代時代の変化に対応して改定を重ね，今日に到っている．

　平成12年に，厚生労働省の学校認定規則が改正された．カリキュラムが大綱化（科目を細かく規定することなく，教育内容の表示とする）され，単位制が導入されるなど，これからの新しい時代を展望した内容となっており，各学校ごとの特色を発揮することも可能な柔軟性もある．しかし一方，教育内容の一定水準維持は，あん摩マッサージ指圧・はり・きゅう治療を望む国民への責任として，各学校が果たさなければならない義務である．本協会は，全国盲学校長会との共同で，標準的教育内容を示した「教育ガイドライン」を平成12年11月に作成し，教育の一定水準の質の確保に努めてきた．

　こうした時代への対応に合わせ，本協会は，教科書の大改訂，新たに必要となった教科書の刊行へと，会員各校，教材研究部教科書委員会ならびに執筆者のご努力により，着々と成果をあげてきつつある．

　伝統の知恵と新しい知恵が盛りこまれた新標準教科書を，新設校を含めた全国の学校はじめ，多くの皆様がご活用され，学校教育が充実することを期待するものである．

2004年2月

社団法人（現・公益社団法人）　東洋療法学校協会

会　長　後　藤　修　司

公益社団法人 東洋療法学校協会

教材研究部教科書委員会（平成15年度）（順不同）

部　　長	坂本　歩（さかもと　あゆみ）	（東京医療専門学校）
副部長	浪越満都子（なみこし　まつこ）	（日本指圧専門学校）
委　　員	平　英治（たいら　えいじ）	（北海道鍼灸専門学校）
	国分　壮一（こくぶん　そういち）	（赤門鍼灸柔整専門学校）
	中澤　寛元（なかざわ　ひろゆき）	（埼玉東洋医療専門学校）
	齊藤　秀樹（さいとう　ひでき）	（東京医療専門学校）
	市川　敏男（いちかわ　としお）	（東洋鍼灸専門学校）
	鈴木　盛夫（すずき　もりお）	（早稲田医療専門学校）
	殿村　康一（とのむら　こういち）	（東京医療福祉専門学校）
	光畑　昇（みつはた　のぼる）	（東京衛生学園専門学校）
	大場　雄二（おおば　ゆうじ）	（日本鍼灸理療専門学校）
	篠田　英文（しのだ　ひでふみ）	（長生学園）
	大塚　俊幸（おおつか　としゆき）	（日本指圧専門学校）
	田中順一郎（たなか　じゅんいちろう）	（国際鍼灸柔整専門学校）
	平川　雅一（ひらかわ　まさかず）	（両国柔整鍼灸専門学校）
	谷口　祥子（たにぐち　しょうこ）	（中央医療学園専門学校）
	大野　政明（おおの　まさあき）	（中央医療学園専門学校）
	小林　義明（こばやし　よしあき）	（関東鍼灸専門学校）
	高知尾厚志（たかちお　あつし）	（関東鍼灸専門学校）
	太田　和幸（おおた　かずゆき）	（湘南医療福祉専門学校）
	小林　賢次（こばやし　けんじ）	（呉竹鍼灸柔整専門学校）
	長谷川賢司（はせがわ　けんじ）	（神奈川衛生学園専門学校）
	水野　浩一（みずの　こういち）	（東海医療学園専門学校）
	奥野　友香（おくの　ゆか）	（東海医療学園専門学校）
	下村　壮介（しもむら　そうすけ）	（専門学校浜松医療学院）
	兵藤　平（ひょうどう　たいら）	（名古屋鍼灸学校）
	楠本　高紀（くすもと　たかのり）	（中和医療専門学校）
	清水　洋二（しみず　ようじ）	（中和医療専門学校）
	佐藤　信吾（さとう　しんご）	（佛眼鍼灸理療学校）
	西口　陽通（にしぐち　はるゆき）	（行岡鍼灸専門学校）
	安藤　文紀（あんどう　ふみのり）	（明治東洋医学院専門学校）
	山本　博司（やまもと　ひろし）	（関西医療学園専門学校）
	小島　賢久（こじま　よしひさ）	（森ノ宮医療学園専門学校）
	山田新一郎（やまだ　しんいちろう）	（ＩＧＬ医療専門学校）
	遠藤　陽子（えんどう　ようこ）	（四国医療専門学校）
	村瀬健太郎（むらせ　けんたろう）	（鹿児島鍼灸専門学校）
	濱添　圀弘（はまぞえ　くにひろ）	（新潟リハビリテーション専門学校）
	野々井康治（ののい　やすじ）	（兵庫鍼灸専門学院）
	金子紀美子（かねこ　きみこ）	（国際メディカルテクノロジー専門学校）
	堀川　隆志（ほりかわ　たかし）	（履正社学園コミュニティ・スポーツ専門学校）
協力会員校	広島聖光学園	

序　文

　少子高齢化社会，社会構造の複雑化，生活習慣病の増加などを受け，現代の疾病構造は複雑かつ多様化している．慢性疾患に罹患する患者が多くなり，いくつもの合併症を伴うことも少なくない．

　このような状況において，医療に対するニーズもきわめて多様化している．すなわち，西洋医学に頼るだけでなく，あん摩マッサージ指圧，はり，きゅうなどの東洋医学を含め，多角度的な全人的医療が求められている．

　こうした背景から，あん摩マッサージ指圧，はり，きゅうによる医療に対する国民の期待も大きくなっている．実際，こうした東洋療法を求めて受診する患者が多い．国民の期待が大きくなればなるほど，あん摩マッサージ指圧師，はり師，きゅう師の責任も重くなる．当然のことながら，より高度の知識，技能，そして高潔な態度が求められる．

　本教科書は，あん摩マッサージ指圧，はり，きゅうによる診療を志す方々のために，主として西洋医学の観点から臨床医学について解説したものである．医療の基本を身につけておくことは，すべての医療従事者にとって必須であり，臨床医学総論，および各論の履修はきわめて重大な意義をもつ．

　今日の医学・医療の急速な発展を受け，臨床医学に関する情報も増え続け，また内容によっては旧来の知識が改変されたものもある．そこで，このたび，『臨床医学各論』を全面的に改訂し，最新の情報を提供することとした．執筆陣もそれぞれの領域でご活躍の新進気鋭の先生方にお願いし，理解がしやすい教科書になるよう心がけた．図表もふんだんに取り入れ，実用的な教科書にした．

　ぜひ，本教科書をご活用いただき，臨床医学各論を習得していただきたい．そのうえで，国民に良質のあん摩マッサージ指圧，はり，きゅうを提供していただきたいと切望する．

　本書の編集には，社団法人東洋療法学校協会，医歯薬出版株式会社の甚大なるご尽力を賜った．ここに深謝したい．

2004年立春

著者を代表して

奈　良　信　雄

目 次

第1章 感染症　1
(奈良信雄)

A. 感染と病態 …………………………… 1
B. 細菌感染症 …………………………… 5
　a. 猩紅熱 …………………………………… 5
　b. 百日咳 …………………………………… 5
　c. ジフテリア ……………………………… 6
　d. 破傷風 …………………………………… 6
　e. ブドウ球菌感染症（MRSA 感染症を含む） ………………………………… 7
　f. 細菌性食中毒 …………………………… 8
　g. 細菌性赤痢 ……………………………… 9
　h. コレラ …………………………………… 10
　i. 腸チフス・パラチフス ………………… 10
C. ウイルス感染症 ……………………… 11
　a. インフルエンザ ………………………… 11
　b. 麻疹 ……………………………………… 12
　c. 風疹 ……………………………………… 13
　d. 流行性耳下腺炎 ………………………… 14
　e. 単純ヘルペス感染症 …………………… 14
　f. 水痘・帯状疱疹 ………………………… 15
D. 性感染症 ……………………………… 16
　a. 梅毒 ……………………………………… 16
　b. 淋病（淋菌感染症） …………………… 17
　c. 性器クラミジア感染症 ………………… 17
　d. エイズ（AIDS, 後天性免疫不全症候群） ………………………………… 18

第2章 消化管疾患　21
(佐藤千史)

A. 口腔疾患 ……………………………… 21
　a. 歯周病 …………………………………… 21
　b. 顎関節症 ………………………………… 22
　c. その他の口腔疾患 ……………………… 23
　　● う歯 …………………………………… 23
　　● アフタ性口内炎 ……………………… 23
　　● 舌炎 …………………………………… 23
　　● 口角炎 ………………………………… 23
B. 食道疾患 ……………………………… 24
　a. 食道癌 …………………………………… 24
　b. 食道炎・食道潰瘍 ……………………… 24
　c. その他の食道疾患 ……………………… 25
　　● 食道憩室 ……………………………… 25
　　● マロリー・ワイス症候群 …………… 25
　　● 食道静脈瘤 …………………………… 26
C. 胃・十二指腸疾患 …………………… 26
　a. 胃炎 ……………………………………… 26
　b. 胃・十二指腸潰瘍 ……………………… 27
　c. 胃癌 ……………………………………… 28
　d. その他の胃・十二指腸疾患 …………… 31
　　● 胃ポリープ …………………………… 31
　　● 胃下垂 ………………………………… 31
　　● 胃神経症 ……………………………… 31
　　● 十二指腸憩室 ………………………… 31
D. 腸疾患 ………………………………… 31
　a. 急性腸炎・感染性腸炎 ………………… 31
　b. 潰瘍性大腸炎 …………………………… 32
　c. クローン病 ……………………………… 33
　d. 過敏性腸症候群 ………………………… 34
　e. 虫垂炎 …………………………………… 35
　f. 大腸癌 …………………………………… 36
　g. 腸閉塞・イレウス ……………………… 37

h．その他の腸疾患……………… 38	E．腹膜疾患………………………… 39
●大腸ポリープ…………………… 38	a．急性腹膜炎……………………… 39
●大腸憩室………………………… 38	b．結核性腹膜炎…………………… 39
●痔疾……………………………… 38	c．癌性腹膜炎……………………… 40

第3章 肝・胆・膵疾患　41
（佐藤千史）

A．肝臓疾患………………………… 41	B．胆道疾患………………………… 51
a．急性肝炎………………………… 41	a．胆石・胆嚢炎・胆管炎………… 51
b．慢性肝炎………………………… 44	b．胆嚢癌・総胆管癌……………… 52
c．薬物性肝障害…………………… 46	c．その他の胆嚢疾患……………… 53
d．アルコール性肝障害…………… 46	●胆嚢ポリープ…………………… 53
e．肝硬変…………………………… 47	●胆嚢腺筋腫症；アデノミオマトーシス…………………………… 53
f．肝　癌…………………………… 48	
g．その他の肝疾患………………… 50	C．膵臓疾患………………………… 53
●脂肪肝…………………………… 50	a．急性膵炎………………………… 53
●自己免疫性肝炎………………… 50	b．慢性膵炎………………………… 54
●原発性胆汁性肝硬変…………… 50	c．膵　癌…………………………… 55

第4章 呼吸器疾患　57
（三宅修司）

A．感染性呼吸器疾患……………… 59	C．アレルギー性疾患……………… 69
a．上気道炎………………………… 59	a．気管支喘息……………………… 69
（1）かぜ症候群………………… 59	D．拘束性呼吸器疾患……………… 70
b．急性気管支炎…………………… 61	a．特発性肺線維症………………… 70
c．肺　炎…………………………… 61	E．その他の呼吸器疾患…………… 73
d．肺結核…………………………… 64	a．気　胸…………………………… 73
B．閉塞性呼吸器疾患……………… 65	b．肺　癌…………………………… 74
a．慢性閉塞性肺疾患（COPD）……… 65	c．気管支拡張症…………………… 78

第5章 腎・尿器疾患　81
（奈良信雄）

A．原発性糸球体腎炎……………… 82	B．腎不全…………………………… 85
a．糸球体腎炎……………………… 82	a．急性腎不全……………………… 85
（1）急性糸球体腎炎…………… 82	b．慢性腎不全……………………… 86
（2）慢性糸球体腎炎…………… 83	付）腎硬化症……………………… 88
b．ネフローゼ症候群……………… 83	C．感染症…………………………… 88

a．腎盂腎炎……………………… 88
　　b．膀胱炎………………………… 89
　　c．尿道炎………………………… 90
　D．腫瘍性疾患……………………… 91
　　a．腎腫瘍（腎細胞癌）…………… 91
　　b．膀胱癌………………………… 92

　E．結石症…………………………… 93
　　a．腎・尿管結石症……………… 93
　F．前立腺疾患……………………… 94
　　a．前立腺肥大…………………… 94
　　b．前立腺癌……………………… 94

第6章 ✽ 内分泌疾患　97　　　　　　　　　　　　　　　　　　　　（奈良信雄）

　A．下垂体疾患……………………… 99
　　a．クッシング病………………… 99
　　b．先端巨大症，巨人症………… 100
　　c．成長ホルモン分泌不全性低身長症
　　　　（下垂体性低身長症）………… 101
　　d．尿崩症………………………… 101
　B．甲状腺疾患……………………… 102
　　a．甲状腺機能亢進症…………… 103

　　b．甲状腺機能低下症…………… 104
　　c．慢性甲状腺炎（橋本病）……… 104
　C．副腎疾患………………………… 105
　　a．副腎皮質機能亢進症（クッシング症
　　　　候群）…………………………… 105
　　b．原発性アルドステロン症…… 107
　　c．副腎皮質機能低下症（アジソン病）108
　　d．褐色細胞腫…………………… 109

第7章 ✽ 代謝・栄養疾患　111　　　　　　　　　　　　　　　　　　（奈良信雄）

　A．糖代謝異常……………………… 111
　　a．糖尿病………………………… 111
　B．脂質代謝異常…………………… 113
　　a．高脂血症・脂質異常症……… 113
　　b．肥満症………………………… 115
　　c．るいそう……………………… 116

　C．尿酸代謝異常…………………… 117
　　a．高尿酸血症，痛風…………… 117
　D．その他の代謝異常症…………… 118
　　a．ビタミン欠乏症・過剰症…… 118
　　b．骨軟化症（くる病）…………… 119

第8章 ✽ 整形外科疾患　121　　　　　　　　　　　　　　　　　　（西元慶治）

　A．総　論…………………………… 122
　　a．保存的治療と観血的治療…… 122
　　b．画像診断……………………… 123
　B．関節疾患………………………… 124
　　a．関節炎………………………… 124
　　b．関節の可動域の異常（拘縮・強直・
　　　　過剰な可動性）………………… 125
　　c．五十肩………………………… 126

　　d．変形性関節症………………… 127
　　　（1）変形性股関節症…………… 127
　　　（2）変形性膝関節症…………… 129
　　　（3）変形性足関節症…………… 130
　　　（4）変形性肘関節症…………… 131
　　　（5）手指の変形性関節症（ヘバーデン
　　　　　結節とブシャール結節）……… 132
　C．骨代謝性疾患・骨腫瘍………… 133

- a．骨粗しょう〔鬆〕症 133
- b．くる病・骨軟化症 136
- c．骨腫瘍 137
  - (1) 転移性骨腫瘍 137
  - (2) 骨肉腫 139
  - (3) 骨軟骨腫 140
- D．筋・腱疾患 141
  - a．筋肉炎・筋膜炎 141
    - ●特殊な筋炎・筋膜炎（多発性筋炎/化膿性腸腰筋炎/骨化性筋炎/悪性高熱/足底筋膜炎） 142
  - b．腱鞘炎 143
    - (1) ばね指 143
    - (2) ドケルバン病 145
  - c．重症筋無力症 146
- E．形態異常 147
  - a．先天性股関節脱臼 147
  - b．斜　頸 150
  - c．側彎症 151
  - d．外反母趾 154
  - e．内反足 155
- F．脊椎疾患 157
  - a．椎間板ヘルニア 157
  - b．後縦靱帯骨化症 159
- c．脊椎分離症・脊椎すべり症 161
- d．頸部変形性脊椎症 162
- e．腰部変形性脊椎症 164
- f．頸部脊柱管狭窄症 165
- g．腰部脊柱管狭窄症 165
- h．腰痛症 167
- i．頸椎捻挫・むちうち損傷 169
- G．脊髄損傷 171
  - a．脊髄損傷 171
- H．外　傷 173
  - a．骨　折 173
  - b．脱　臼 177
  - c．捻　挫 178
  - d．スポーツ外傷・傷害 179
    - (1) テニス肘・上腕骨外側上顆炎 ... 180
    - (2) ゴルフ肘・上腕骨内側上顆炎 ... 181
    - (3) 野球肘 182
    - (4) 野球肩 183
    - (5) ジャンパー膝 184
- I．その他の整形外科疾患 186
  - a．胸郭出口症候群 186
  - b．頸腕症候群・頸肩腕症候群 188
  - c．ガングリオン 189
  - d．手根管症候群 191

第9章　循環器疾患　193

（三宅修司）

- A．心臓疾患 193
  - a．心不全 193
  - b．心臓弁膜疾患 196
    - (1) 僧帽弁狭窄症 196
    - (2) 僧帽弁閉鎖不全症 199
    - (3) 僧帽弁逸脱症候群 201
    - (4) 大動脈弁狭窄症 202
    - (5) 大動脈弁閉鎖不全症 204
  - c．不整脈 206
    - (1) 心房細動 206
  - d．その他：代表的な先天性心疾患 ... 207
    - (1) 心室中隔欠損症 207
    - (2) 心房中隔欠損症 208
- B．冠動脈疾患 208
  - a．狭心症 208
  - b．心筋梗塞 210
- C．動脈疾患 212
  - a．（粥状）動脈硬化症 212
  - b．大動脈瘤 214
  - c．大動脈解離 215
- D．血圧異常 217
  - a．高血圧（症） 217
  - b．低血圧症 218

第 10 章 ✻ 血液・造血器疾患　221
（奈良信雄）

A．赤血球疾患·················· 221
　a．鉄欠乏性貧血················ 222
　b．巨赤芽球性貧血·············· 223
　c．溶血性貧血·················· 224
　d．再生不良性貧血·············· 226
B．白血球疾患·················· 227
　a．白血病······················ 227
C．リンパ網内系疾患············ 230
　a．悪性リンパ腫················ 230
D．出血性素因·················· 231
　a．紫斑病······················ 232
　b．血友病······················ 233

第 11 章 ✻ 神経疾患　235
（山口武兼）

A．脳血管疾患·················· 236
　a．脳梗塞······················ 236
　　(1) 脳血栓···················· 236
　　(2) 脳塞栓···················· 238
　b．一過性脳虚血発作············ 239
　c．脳出血······················ 240
　d．クモ膜下出血················ 242
B．感染性疾患·················· 243
　a．髄膜炎······················ 243
　　(1) ウイルス性髄膜炎·········· 243
　　(2) 細菌性髄膜炎·············· 244
　　(3) 結核性髄膜炎·············· 244
　　(4) 真菌性髄膜炎·············· 245
　b．神経梅毒···················· 245
　c．ポリオ······················ 246
C．脳・脊髄腫瘍················ 247
　a．脳腫瘍······················ 247
　　(1) 神経膠腫·················· 248
　　(2) 髄膜腫···················· 249
　　(3) 下垂体腺腫················ 249
　　(4) 神経鞘腫·················· 250
　　(5) 転移性脳腫瘍·············· 250
　b．脊髄腫瘍···················· 251
D．基底核変性疾患·············· 252
　a．パーキンソン病·············· 252
　b．ハンチントン舞踏病·········· 253
　c．脳性小児麻痺················ 253
　d．ウィルソン病（肝レンズ核変性症）
　　······························ 253
E．その他の変性疾患············ 255
　a．脊髄小脳変性症·············· 255
　b．脊髄空洞症·················· 256
　c．進行性核上性麻痺············ 257
F．認知症（痴呆）性疾患········ 257
　a．認知症（痴呆症）············ 257
　　(1) アルツハイマー病およびアルツハ
　　　　イマー型老年認知症（痴呆）···· 258
　　(2) 脳血管型認知症（痴呆）〔多発脳梗塞
　　　　型認知症（痴呆）〕············ 259
　　(3) ピック病·················· 259
　　(4) 一般身体疾患に伴う認知症（痴呆）
　　　　·························· 260
G．筋疾患······················ 260
　a．重症筋無力症················ 260
　b．進行性筋ジストロフィー······ 261
　c．筋強直性ジストロフィー······ 263
H．運動ニューロン疾患·········· 263
　a．筋萎縮性側索硬化症·········· 263
I．末梢神経性疾患·············· 265
　a．ギランバレー症候群·········· 265
　b．圧迫性および絞扼性ニューロパシー
　　······························ 265
　　(1) 橈骨神経麻痺·············· 265
　　(2) 正中神経麻痺·············· 266
　　(3) 尺骨神経麻痺·············· 266
　　(4) 総腓骨神経麻痺············ 267

(5) 脛骨神経麻痺……………… 268
　c．末梢性顔面神経麻痺（ベル麻痺）… 268
　d．ラムゼー ハント症候群………… 269
J．神経痛 269
　a．三叉神経痛……………………… 269
　b．肋間神経痛……………………… 270
　c．坐骨神経痛……………………… 271
　d．後頭神経痛……………………… 271
K．機能性疾患 272
　a．緊張型頭痛……………………… 273
　b．片頭痛…………………………… 273
　c．群発頭痛………………………… 274

第12章 ✻ リウマチ性疾患・膠原病　275　（奈良信雄）

A．リウマチ性疾患………………… 276
　a．関節リウマチ…………………… 276
B．膠原病 277
　a．全身性エリテマトーデス（SLE）　277
　b．全身性強皮症（全身性硬化症）… 277
　c．ベーチェット病………………… 279
　d．多発性筋炎・皮膚筋炎………… 279
　e．多発動脈炎……………………… 280
　f．食物アレルギー………………… 281
　g．血清病…………………………… 283

第13章 ✻ その他の領域　285

A．小児科疾患…………（奈良信雄）… 286
　a．小児神経症……………………… 286
　　(1) 全般性不安障害……………… 286
　　(2) うつ状態……………………… 286
　　(3) 対人恐怖……………………… 287
　b．小児夜尿症……………………… 287
　　(1) 多量遺尿型…………………… 287
　　(2) 排尿機能未熟型……………… 287
　　(3) 冷え対策……………………… 287
B．一般外科……………（西元慶治）… 288
　a．損傷概論………………………… 288
　　(1) 熱　傷………………………… 289
　　(2) 凍瘡と凍傷…………………… 291
　b．ショック………………………… 292
　　(1) 出血と止血…………………… 294
　c．外科的感染症…………………… 295
　d．救急処置………………………… 297
　e．心肺蘇生術……………………… 299
C．麻酔科………………（三高千恵子）… 301
　a．全身麻酔………………………… 301
　　(1) 吸入麻酔……………………… 301
　　(2) 静脈麻酔……………………… 303
　　(3) その他の薬物………………… 303
　　(4) バランス麻酔………………… 304
　　(5) 麻酔器回路…………………… 304
　　(6) 全身麻酔に必要な器具……… 305
　　(7) 全身麻酔の手順……………… 305
　b．局所麻酔………………………… 306
　　(1) 脊髄クモ膜下麻酔…………… 306
　　(2) 硬膜外麻酔…………………… 307
　　(3) その他の局所麻酔…………… 308
D．婦人科疾患…………（奈良信雄）… 311
　a．子宮頸癌………………………… 311
　b．子宮体癌………………………… 311
　c．乳　癌…………………………… 312
　d．更年期障害……………………… 313
　e．月経異常………………………… 313
E．皮膚科疾患…………（奈良信雄）… 314
　a．接触性皮膚炎…………………… 314
　b．アトピー性皮膚炎……………… 314
　c．じんま疹………………………… 315
　付）湿　疹………………………… 315

d．円形脱毛症……………………… 316
F．眼科疾患……………(奈良信雄)… 316
　　a．結膜炎………………………… 316
　　b．角膜炎………………………… 317
　　c．麦粒腫………………………… 318
　　d．白内障………………………… 318
　　e．緑内障………………………… 318
　　f．眼精疲労……………………… 319
G．耳鼻科疾患…………(奈良信雄)… 319
　　a．メニエール病………………… 319
　　b．中耳炎………………………… 320
　　c．突発性難聴…………………… 320
　　d．アレルギー性鼻炎…………… 321
　　e．副鼻腔炎……………………… 322

H．精神科疾患…………(奈良信雄)… 322
　　a．神経症………………………… 322
　　b．統合失調症(旧称：精神分裂病)… 323
　　c．うつ病………………………… 324
　　d．アルコール依存症…………… 325
I．心療内科……………(奈良信雄)… 325
　　a．心身症………………………… 325
　　b．神経性食欲不振症…………… 326
　　c．神経性過食症………………… 326
J．加齢に伴う病態……(西元慶治)… 327
　　a．フレイル……………………… 327
　　b．サルコペニア………………… 329
　　c．ロコモ………………………… 331
　　d．治　療………………………… 333

付録＊臨床検査基準値一覧　　(奈良信雄)

(基準値は，検査法，検査機種，試薬などによって異なるので，検査を行う施設での基準値を参照にすべきである．ここには参考資料として掲載する)

* 尿・便検査……………………… 338
* 血球検査………………………… 338
* 血液生化学検査………………… 339
* 内分泌検査……………………… 341
* 血液凝固検査…………………… 341
* 免疫血清学検査………………… 342
* 感染症関連検査………………… 342
* 腫瘍マーカー…………………… 343
* 動脈血ガス分析………………… 343

参考文献……………………………………………………………………………… 344
索　　引……………………………………………………………………………… 347
著者略歴……………………………………………………………………………… 354

第1章 感染症

A. 感染と病態　1
B. 細菌感染症　5
　　a. 猩紅熱　　b. 百日咳　　c. ジフテリア　　d. 破傷風
　　e. ブドウ球菌感染症（MRSA感染症を含む）　　f. 細菌性食中毒
　　g. 細菌性赤痢　　h. コレラ　　i. 腸チフス・パラチフス
C. ウイルス感染症　11
　　a. インフルエンザ　　b. 麻疹　　c. 風疹　　d. 流行性耳下腺炎
　　e. 単純ヘルペス感染症　　f. 水痘・帯状疱疹
D. 性感染症　16
　　a. 梅毒　　b. 淋病　　c. 性器クラミジア感染症
　　d. エイズ（後天性免疫不全症候群）

A. 感染と病態

　感染とは，微生物の侵入によって健康が害される病態をいい，その結果起きる疾病を感染症という．

　感染症は，細菌，ウイルス，真菌，リケッチア，クラミジア，原虫，寄生虫など病原性のある微生物が宿主と出会った後，宿主の感染防御機構に抗して定着・増殖・侵入して発症する．したがって，感染症の発病および進展には，侵入する微生物の病原性と，宿主側の感染防御能という2つの要因が関係し，さらに衛生環境やペットとの接触などといった環境要因も関わる（図1-1）．

　肺炎球菌による肺炎，脳炎ウイルスによる脳炎，赤痢菌による赤痢など，それまで健康であった人に病原体が侵入して発病する感染症は多い．

　しかし，最近では宿主の感染防御機構の低下が原因となって起きる感染症が問題になっている．たとえば，癌や糖尿病などの患者では免疫能などの感染防御能が低下し，真菌など本来は病原性の弱い微生物による感染症が増えている．こうした感染症を日和見感染といい，高齢社会においてとくに問題になっている．

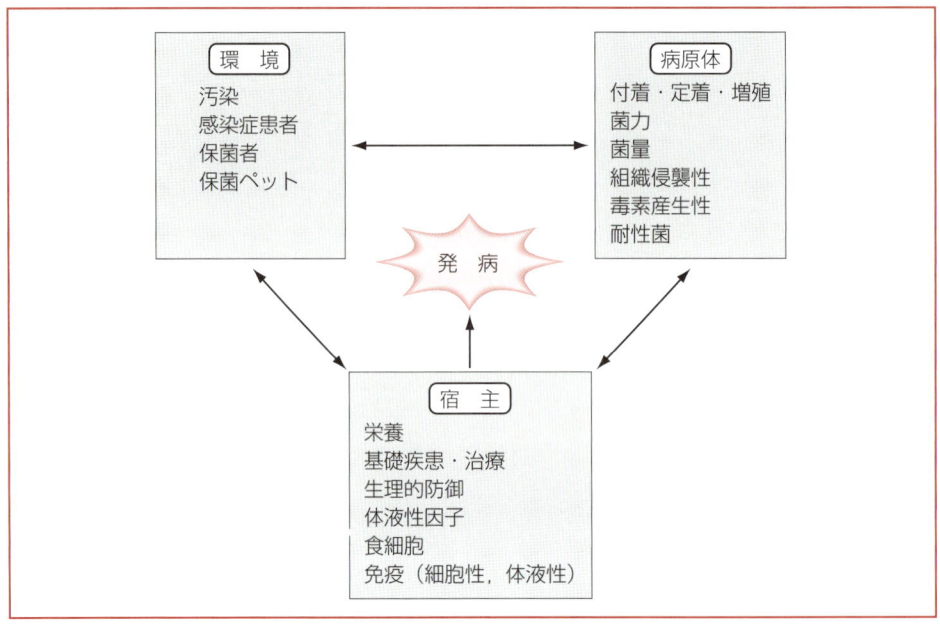

図1-1 感染症の成立要因

　また，感染症に対して大量の抗菌薬が投与された場合，人間の体内に生息する常在菌のバランスが乱れ，感染症のきっかけとなった微生物ではなく，投与されている抗菌薬に感受性のない微生物が増殖して新たな感染症を引き起こすこともある．このように微生物が変化してくる現象を**菌交代現象**といい，それによって起こされる感染症を**菌交代症**という．

　さらに，病院内で発生した微生物が入院中の患者などに感染して発病する感染症を**院内感染症**という．たとえばメチシリン耐性黄色ブドウ球菌（MRSA）が，患者や医療従事者を介してほかの患者に感染して発病するようなケースがあり，社会問題にもなることがある．

　以上のように，今日の感染症では旧来の感染症だけでなく，日和見感染，菌交代症，院内感染が重要な課題になっている．

　感染症では，それぞれに特有な症状のみられることもある．たとえば風疹や麻疹では特有な発疹や熱型があり，容易に診断できる．ただし，正確に原因となった病原体を同定するには，病変部位の膿などから塗抹検査，培養検査，遺伝子検査などを行ったり，血清中の抗原抗体反応検査などが必要となる．

　なお，従来「伝染病」といわれたように伝染しやすい感染症は，「感染症の予防及び感染症の患者に対する医療に関する法律」（感染症法）（1999年4月施行，2020年2月改正）によって規定され，対策がとられる（**表1-1**）．

表 1-1　感染症の種類〔感染症の予防及び感染症の患者に対する医療に関する法律（感染症法）に基づく分類〕
令和 5（2023）年 5 月施行

	感染症名など	性　格	おもな対応・措置
感染症類型	**[1 類感染症]** エボラ出血熱 クリミア・コンゴ出血熱 痘そう 南米出血熱 ペスト マールブルグ病 ラッサ熱	感染力，罹患した場合の重篤性などに基づく総合的な観点からみた危険性がきわめて高い感染症	● 原則入院 ● 消毒などの対物措置（例外的に，建物への措置，通行制限などの措置も適用対象とする）
	[2 類感染症] 急性灰白髄炎 結核 ジフテリア 重症急性呼吸器症候群（病原体がコロナウイルス属SARS コロナウイルスであるものに限る） 中東呼吸器症候群（病原体がベータコロナウイルス属 MERS コロナウイルスであるものに限る） 鳥インフルエンザ（H5N1） 鳥インフルエンザ（H7N9）	感染力，罹患した場合の重篤性などに基づく総合的な観点からみた危険性が高い感染症	● 状況に応じて入院 ● 消毒などの対物措置
	[3 類感染症] コレラ 細菌性赤痢 腸管出血性大腸菌感染症 腸チフス パラチフス	感染力，罹患した場合の重篤性などに基づく総合的な観点からみた危険性が高くないが，特定の職業への就業によって感染症の集団発生を起こしうる感染症	● 特定職種への就業制限 ● 消毒などの対物措置
	[4 類感染症] E 型肝炎，ウエストナイル熱，A 型肝炎，エキノコックス症，エムポックス，黄熱，オウム病，オムスク出血熱，回帰熱，キャサヌル森林病，Q 熱，狂犬病，コクシジオイデス症，ジカウイルス感染症，重症熱性血小板減少症候群（病原体がフレボウイルス属 SFTS ウイルスであるものに限る），腎症候性出血熱，西部ウマ脳炎，ダニ媒介脳炎，炭疽，チクングニア熱，つつが虫病，デング熱，東部ウマ脳炎，鳥インフルエンザ〔鳥インフルエンザ（H5N1 及び H7N9）を除く〕，ニパウイルス感染症，日本紅斑熱，日本脳炎，ハンタウイルス肺症候群，B ウイルス病，鼻疽，ブルセラ症，ベネズエラウマ脳炎，ヘンドラウイルス感染症，発しんチフス，ボツリヌス症，マラリア，野兎病，ライム病，リッサウイルス感染症，リフトバレー熱，類鼻疽，レジオネラ症，レプトスピラ症，ロッキー山紅斑熱	動物またはその死体，飲食物，衣類，寝具その他の物件を介して人に感染し，国民の健康に影響を与えるおそれのある感染症（人から人への伝染はない）	● 感染症発生状況の収集，分析と，その結果の公開・提供 ● 消毒などの対物措置（動物の輸入禁止，輸入検疫）

表1-1 (つづき)

	感染症名など	性　格	おもな対応・措置
感染症類型	[5類感染症] アメーバ赤痢，RSウイルス感染症，咽頭結膜熱，インフルエンザ（鳥インフルエンザ及び新型インフルエンザ等感染症を除く），新型コロナウイルス感染症〔病原体がベータコロナウイルス属のコロナウイルス（令和2年1月に中華人民共和国から世界保健機関に対して，人に伝染する能力を有することが新たに報告されたものに限る）であるものに限る〕，ウイルス性肝炎（E型肝炎及びA型肝炎を除く），A群溶血性レンサ球菌咽頭炎，カルバペネム耐性腸内細菌目細菌感染症，感染性胃腸炎，急性出血性結膜炎，急性弛緩性麻痺，急性脳炎（ウエストナイル脳炎，西部ウマ脳炎，ダニ媒介脳炎，東部ウマ脳炎，日本脳炎，ベネズエラウマ脳炎及びリフトバレー熱を除く），クラミジア肺炎（オウム病を除く），クリプトスポリジウム症，クロイツフェルト・ヤコブ病，劇症型溶血性レンサ球菌感染症，後天性免疫不全症候群，細菌性髄膜炎（侵襲性インフルエンザ菌感染症，侵襲性髄膜炎菌感染症及び侵襲性肺炎球菌感染症を除く），ジアルジア症，侵襲性インフルエンザ菌感染症，侵襲性髄膜炎菌感染症，侵襲性肺炎球菌感染症，水痘，性器クラミジア感染症，性器ヘルペスウイルス感染症，尖圭コンジローマ，先天性風しん症候群，手足口病，伝染性紅斑，突発性発しん，梅毒，播種性クリプトコックス症，破傷風，バンコマイシン耐性黄色ブドウ球菌感染症，バンコマイシン耐性腸球菌感染症，百日咳，風しん，ペニシリン耐性肺炎球菌感染症，ヘルパンギーナ，マイコプラズマ肺炎，麻しん，無菌性髄膜炎，メチシリン耐性黄色ブドウ球菌感染症，薬剤耐性アシネトバクター感染症，薬剤耐性緑膿菌感染症，流行性角結膜炎，流行性耳下腺炎，淋菌感染症	すでに知られている感染症の疾病（四類感染症を除く）であって，国民の健康に影響を与えるおそれがあるものとして厚生労働省令で定めるもの	●国が感染症発生動向調査を行い，その結果等に基づいて必要な情報を一般国民や医療関係者に提供・公開していくことによって，発生・拡大を防止していく

(https://www.mhlw.go.jp/content/10900000/001149889.pdf をもとに作成)

B．細菌感染症

a．猩紅熱

　　A群溶血性連鎖球菌の感染によって急性上気道炎，咽頭炎，扁桃炎を起こし，毒素による特有な皮疹を伴う疾患である．

【疫学】　現在では少なくなり，感染症法からも削除されている．3〜12歳での発病が多く，冬から春にかけて発病しやすい．

【成因と病態生理】　飛沫感染で感染し，家庭や学校で感染する．A群溶血性連鎖球菌による感染症状と，菌体外毒素による症状が現われる．

【症状】　2〜4日の潜伏期を経て，38〜40℃の発熱，咽頭痛，嘔吐，頭痛，全身倦怠感，食欲不振が現われる．発症後12〜24時間以内に発赤毒素による発赤が全身に見られる．舌乳頭の発赤（イチゴ舌），口の周りが蒼白で頬や顎が赤い口囲蒼白が特徴である．

【診断】　感染症状と皮疹から診断する．検査では，病巣からのA群溶血性連鎖球菌分離，血清学的検査で抗ストレプトリジンO抗体（ASO）や抗ストレプトキナーゼ抗体（ASK）が高値になる．

【治療】　ペニシリン系またはセフェム系抗菌薬を投与する．

【経過・予後】　治療後早期に軽快する．再発やリウマチ熱，急性糸球体腎炎の続発もあるので，十分に治療する．

b．百日咳

　　百日咳菌によって発症する激しい痙攣性の咳を特徴とする急性上気道感染症である．感染症法の5類感染症で，学校伝染病では第2種に指定されている．

【疫学】　3種混合ワクチン定期接種で減少したが，現在でも小児科領域では多くみられる感染症の一つで，2018年には11,946人の届出がある．

【成因と病態生理】　百日咳菌の産生する毒素が気管支平滑筋に結合し，気管支れん縮によって激しい咳が起きる．

【症状】　1〜2週間の潜伏期を経て，微熱，鼻漏，咳などのカタル症状のあるカタル期が1〜2週間起きる．その後咳が強くなり，ヒューという吸気性笛声音を伴う．この時期を痙咳期といい，2〜6週間続いて，1〜3週間で次第に回復する（回復期）．

【診断】　激しい咳と，咽頭ぬぐい液から菌を分離同定する．血液検査ではリンパ球増加が特徴的である．血清抗体価も上昇する．

【治療】　マクロライド系抗菌薬を投与する．

【経過・予後】 予後は良いが，肺炎や脳症などの合併症を起こすと不良になる．

c．ジフテリア

ジフテリア菌によって起きる急性感染症で，感染症法の2類感染症に指定されている．

【疫学】 3種混合ワクチン接種で減少し，現在の患者発症数は年間数例のみである．

【成因と病態生理】 飛沫感染し，気道に感染して偽膜を形成し，気道閉塞を起こすおそれがある．また菌の産生するジフテリア毒素が心筋障害や神経障害を起こす．

【症状】 1～7日の潜伏期を経て，咽頭痛，発熱で発病する．扁桃が発赤腫脹し，灰褐色で汚い偽膜を形成し，次第に咽頭，軟口蓋，喉頭へと広がり，気道を閉塞して窒息する危険性がある．ジフテリア菌の産生する毒素による心筋障害（頻脈，不整脈，心不全など），神経障害（軟口蓋麻痺，眼球麻痺，横隔膜麻痺，四肢麻痺）が合併症として起きる．

【診断】 咽喉頭の偽膜が特徴的である．偽膜からの細菌塗抹培養検査で診断する．

【治療】 絶対安静にして，ペニシリン系やマクロライド系など抗菌薬を投与する．毒素を中和するために早期にジフテリア抗毒素血清を筋肉注射する．

【経過・予後】 適切な処置により予後は改善され，死亡率は1%以下となっている．

d．破傷風

嫌気性の破傷風菌による急性感染症で，菌の産生する強力な毒素が中枢神経を傷害し，随意筋の痙攣を特徴とする．感染症法の5類感染症に指定されている．

【疫学】 3種混合ワクチン接種で減少し，現在の発症数は年間数十例ほどである．

【成因と病態生理】 外傷などの傷口から破傷風菌が侵入して増殖し，破傷風菌の産生する外毒素が神経行性に中枢神経へ運ばれ発症する．

【症状】 受傷後4～7日，あるいは4～5週の潜伏期がある．創傷部周囲筋肉の緊張と痙攣，受傷側の四肢反射亢進，下顎筋こわばり，嚥下困難，項部硬直，便秘，頻脈などで発症し，随意筋の痙攣による開口障害（牙関緊急），顔面筋痙攣（痙笑），体幹と四肢の筋肉痙攣による後弓反張，嚥下障害などが起きる．わずかな音や光の刺激で筋痙攣が誘発される．

【診断】 傷の既往があり，筋肉痙攣が特徴である．傷部位からの細菌培養，血清抗体価で診断する．

【治療】 傷部位を開放し，洗浄する．破傷風免疫グロブリンを筋注して毒素を中和し，ペニシリン系など抗菌薬を投与する．抗痙攣薬投与や人工呼吸などの対症療法も行う．

【経過・予後】 開口障害から全身痙攣の始まるまでの時間が短いほど重症で，致命率は平均して50%である．

e．ブドウ球菌感染症(MRSA 感染症を含む)

黄色ブドウ球菌や表皮ブドウ球菌による感染症である．

【疫学】 皮膚や粘膜をはじめ，種々の臓器に起きる細菌感染症としては多い．抗菌薬に抵抗性を示すメチシリン耐性黄色ブドウ球菌（MRSA）による感染症が院内感染として社会的に問題とされている．

【成因と病態生理】 黄色ブドウ球菌感染症には，化膿性感染症と毒素性感染症がある．前者は局所の膿瘍を形成し，進行すれば蜂巣炎（蜂窩織炎），敗血症になることもある．そのほか，心内膜炎，髄膜炎，肺炎，肺化膿症，膿胸，骨髄炎なども起こしうる．後者は，黄色ブドウ球菌の産生する毒素によるブドウ球菌性皮膚剝脱症，毒素性ショック症候群，食中毒が問題になる．

表皮ブドウ球菌は，皮膚・粘膜などに広く分布する常在細菌であるが，経静脈栄養カテーテルや膀胱留置カテーテルなどに伴って菌血症を起こすことがある．

【症状】

① 皮膚・軟部組織感染症：毛嚢炎，癤（せつ），癰（よう），蜂巣炎，膿痂疹などの化膿性病変を起こす．

② ブドウ球菌性皮膚剝脱症候群：圧痛を伴った紅斑で発症し，水疱，表皮剝脱，びらんを起こす．

③ 毒素性ショック症候群：高熱，敗血症，下痢，全身性発疹性紅斑，意識障害，腎不全を起こす．

④ 敗血症：種々の臓器に転移性膿瘍をつくり，悪寒，戦慄，関節痛などを訴える．

【診断】 膿の細菌培養検査や抗原検出などを行って診断する．

【治療】 ブドウ球菌に感受性のあるペニシリン系など抗菌薬を投与する．MRSA に対しては耐性ブドウ球菌用ペニシリン（メチシリン）も効果がなく，バンコマイシンを使用する．

【経過・予後】 感受性のある抗菌薬を投与すれば局所性の化膿性病変は予後良好である．しかし，毒素性ショック症候群や敗血症を起こしたものは，早期に適切な治療を開始しないと予後は不良である．

f．細菌性食中毒

細菌または細菌の産生する毒素で汚染された飲食物を経口的に摂取して発症する急性の健康障害である．

【疫学】 2023年の細菌性食中毒発生は311件，4,501人の患者数で，カンピロバクター，ウェルシュ菌，サルモネラ，腸管出血性大腸菌，ブドウ球菌が上位を占めている（厚生労働省：食中毒統計資料）．

【成因と病態生理】 細菌性食中毒は発症メカニズムにより，①感染型と②毒素型に分けられる．

感染型は，増殖した生菌によって発症する．細菌が腸管組織へ侵入し，炎症を起こして腸管症状をきたす．腸管病原性大腸菌，細菌性赤痢，サルモネラ，カンピロバクター，腸炎ビブリオ，エルシニアなどがこのタイプに属する．

毒素型は，食品内で増殖した細菌の産生した毒素によって発症する食品内毒素型と，細菌が腸管内で増殖する際に産生するエンテロトキシンによって発症する生体内毒素型がある．

食品内毒素型を発症する細菌は，黄色ブドウ球菌，ボツリヌス菌，セレウス菌（嘔吐型）などである．黄色ブドウ球菌は100℃，30分の加熱でも不活性化されない耐熱性エンテロトキシンを産生し，胃または小腸から吸収されて嘔吐中枢を刺激して発症する．ボツリヌス菌は80℃，30分または100℃，1分間の加熱で不活性化される神経毒が小腸から吸収され，弛緩性麻痺を起こす．真空包装食品などから広域集団発生を起こしたことがある．

生体内毒素型は，腸管出血性大腸菌（下痢型），セレウス菌などが相当する．毒素により，水分や電解質の輸送障害が起き，腸管症状が出る．

【症状】 おもな細菌性食中毒の特徴を表1-2に示す．嘔吐，下痢，腹痛などの胃腸炎症状が主な症状である．感染型では発熱がある．毒素型では潜伏期間が短く，発熱を伴わないことが多い．

ボツリヌス中毒では，毒素により，視力低下・複視・眼瞼下垂・瞳孔散大などの眼症状，発語障害・嚥下障害・呼吸困難などの球麻痺症状，唾液・涙・汗の分泌障害がみられる．

腸管出血性（ベロ毒素産生性）大腸菌食中毒では，小児や高齢者で腸炎発症後数日から1週間頃に溶血性尿毒症症候群や血栓性血小板減少性紫斑病を起こして重症になる危険性がある．

【診断】 臨床症状に加え，便の細菌培養検査で診断する．必要に応じて抗原抗体反応検査や遺伝子検査なども行われる．

表1-2 おもな細菌性食中毒の特徴

原因菌		おもな原因食品	潜伏期間	おもな症状					その他の症状
				水様便	血便	腹痛	悪心嘔吐	発熱	
サルモネラ		肉・卵・乳とその加工品	6~48時間	◎	◎	○	○	◎	腸管外感染
腸炎ビブリオ		生魚介類	10~20時間	◎	△	◎	◎	△	
ブドウ球菌		折詰め弁当, にぎりめし	2~4時間	○			◎		
病原性大腸菌	腸管病原性 (EPEC)	水, 不明	12~72時間	○	△	○	○	○	
	毒素原性 (ETEC)			◎		△	◎	△	
	腸管組織侵入性 (EIEC)			○	◎	○	○	○	
	腸管出血性 (EHEC)	ハンバーガー	3~5日	○	◎	◎	○	△	溶血性尿毒症症候群
ボツリヌス		いずし, 真空包装食品	18時間前後						麻痺症状
カンピロバクター		鶏肉, 水	2~7日	○	○	○	○	○	
エルシニア		豚肉	1~10日	○		○		○	

◎:鑑別のポイント, ○:よくみられる, △:ときにみられる

【治療】

① 対症療法:輸液,薬物,食事療法を行う.

② 抗菌薬:重症感染型では腸管外感染防止と排菌期間短縮のために,ニューキノロン薬,ホスフォマイシン,ペニシリンなど抗菌薬を投与する.

③ ボツリヌス中毒では,集中治療室(ICU)に収容して呼吸管理を行う.毒素中和のために抗毒素血清を投与する.

④ 腸管出血性大腸菌中毒では,血漿交換や透析の必要な場合がある.

【経過・予後】 ボツリヌス,腸管出血性大腸菌食中毒を除けば一般に良好である.ボツリヌス中毒では,早期に抗毒素を投与しないと約1/3が死亡する.腸管出血性大腸菌食中毒では,溶血性尿毒症症候群や血栓性血小板減少性紫斑病を起こした場合の予後は悪い.

g. 細菌性赤痢

赤痢菌の経口感染によって生じる急性大腸炎である.感染症法の三類感染症に指定されている.

【疫学】 年間で120~160人程度の患者が届出られている.海外渡航後の発症が多い.

【成因と病態生理】 経口感染した赤痢菌が大腸粘膜細胞に侵入し,大腸粘膜に潰瘍を形

成し，出血，膿性滲出液や粘液の過剰分泌を起こす．

【症状】 1〜4日の潜伏期を経て，悪寒，発熱，腹痛，下痢で急激に発症する．吐き気や嘔吐を伴うこともある．下痢は軟便，水様便で始まり，膿，粘液，血液が混入し，膿粘血便の状態となる．

【診断】 臨床症状，海外渡航歴，家族内発症，飲食物などの感染経路の確認と，便の細菌検査，遺伝子検査を行う．

【治療】 安静，食事療法，輸液療法など対症療法を行う．また抗菌薬として，ニューキノロン薬，カナマイシンなどを投与する．

【経過・予後】 予後は良く，1週間以内に回復する．

h．コレラ

コレラ菌による急性で致死性の下痢性疾患で，感染症法の3類感染症に指定されている．

【疫学】 年間に数十名程度が発病し，多くは輸入食品が原因となっている．

【成因と病態生理】 水および食品を介して経口感染する．コレラ菌毒素により，小腸粘膜から水および電解質が体外へ失われる．

【症状】 1日以内の潜伏期をおいて，腹部不快感，下痢と嘔吐で発症する．発熱と腹痛はない．下痢は「米のとぎ汁様」と表現され，激しい下痢によって脱水と電解質異常が起きる．

【診断】 臨床症状，渡航歴，食事内容を確認する．便の細菌検査，遺伝子検査で診断する．

【治療】 補液により十分な水と適切な電解質を補充し，テトラサイクリン系抗菌薬を投与する．

【経過・予後】 適切な輸液を行えば予後は良く，死亡率は成人で1%以下，小児で約10%である．

i．腸チフス・パラチフス

腸チフスはチフス菌，パラチフスはパラチフスA菌による急性熱性疾患で，人間にのみ感染する感染症法の3類感染症である．

【疫学】 腸チフスとパラチフスは年間20〜30人程度発症し，70〜80%は海外感染である．

【成因と病態生理】 食物や水などから経口的に摂取された細菌が小腸から侵入し，腸間膜リンパ節病変をきたし，リンパ行性に血液中に侵入して敗血症を起こし，全身性の感

染症状をきたす．

【症状】 腸チフスもパラチフスも同様である．5～15日の潜伏期を経て悪寒，発熱，全身倦怠感，食欲不振，便秘，下痢などがみられる．上腹部から胸部にかけて淡紅色小丘疹（バラ疹）が出現することがある．徐脈，肝腫大，脾腫大もみられる．合併症として腸出血，腸穿孔の起きることがある．

【診断】 臨床症状，海外渡航歴などを確認し，血液・便・尿の細菌培養を行う．

【治療】 食事を制限して安静にし，輸液療法を行う．抗菌薬としてニューキノロン薬，クロラムフェニコールなどを投与する．

【経過・予後】 以前は15～20％の死亡率であったが，現在では腸出血・穿孔による死亡率が約1％である．

C．ウイルス感染症

a．インフルエンザ

インフルエンザウイルスA，B，Cによる呼吸器を主とする感染症で，A型とB型が小児と成人に流行性の感染症を起こす．感染症法の5類感染症に指定されている．

【疫学】 インフルエンザウイルスは伝播力が強く，冬季に大流行を起こしやすい．わが国では年間に数百～1千万人以上が罹患し，数千人が死亡している．

【成因と病態生理】 飛沫中のウイルスが鼻，口，目から侵入して，上・下気道の上皮細胞で増殖し，気道に炎症を起こす．

【症状】 1～2日の潜伏期をおいて悪寒，発熱，頭痛，腰痛，倦怠感などの全身症状が出現し，咳，喀痰，胸痛などの呼吸器症状がやや遅れて現れる．発熱は39～40℃の高熱が3～5日間持続した後，急速に解熱する．筋肉痛，関節痛，悪心・嘔吐，下痢，腹痛を伴うこともある．

【診断】 流行期に臨床症状があることから診断する．咽頭ぬぐい液，うがい液について迅速診断キットによる検査がある．また，免疫血清学的検査で，抗体価の上昇から診断できる．

【治療】 薬物療法として，A型インフルエンザにはアマンタジン，A，B型インフルエンザにはザナミビルなどが有効である．また対症療法として，安静にして保温し，栄養・水分を補給する．状態に応じて，解熱・鎮痛薬，抗炎症薬，鎮咳・含嗽薬，抗ヒスタミン薬などを投与する．

ワクチンによる予防が重要である．

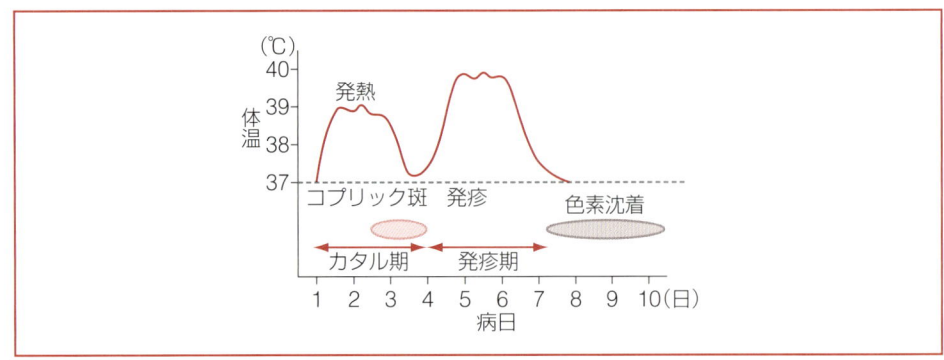
図 1-2　病期別にみる麻疹の症状

【経過・予後】　通常は 4〜7 日で軽快するが，高齢者，慢性呼吸器疾患・心疾患・糖尿病などに罹患している患者，乳幼児などは細菌二次感染による肺炎を併発して重篤になることがある．また，乳幼児では脳炎や脳症を起こして予後不良のこともある．

b．麻　疹

　麻疹ウイルスの感染によって発症する熱性発疹性疾患である．空気感染，飛沫感染，接触感染で感染し，感染力はきわめて強い．感染症法で 5 類感染症に指定されている．

【疫学】　2008 年には 11,013 人の届出があったが，最近では年間数十〜数百人の患者数となり，2019 年には 744 人，2023 年には 28 人の報告であった（国立感染症研究所：感染症発生動向調査）．年齢別では，20 歳以上が 70.2％ を占めている．

【成因と病態生理】　ウイルスが上気道粘膜に侵入して増殖し，所属リンパ節での増殖を経てウイルス血症を起こして全身諸臓器に至り，そこで二次的な増殖が起きて発症する．

【症状】（図 1-2）
　① 潜伏期：10〜12 日である．
　② カタル期：発熱，咳，鼻汁，結膜炎で発症し，発症後 2〜3 日目に口腔頬粘膜にコプリック斑と呼ばれる周囲が赤い小さな斑点が出現する．
　③ 発疹期：発症後 3〜4 日にいったん解熱するが，再び高熱が出て，耳後部，頸部から次第に全身に斑状の丘疹性発疹が出現する．
　④ 回復期：2〜3 日高熱が続いたのち，急速に解熱し，発疹が消退する．

【診断】　典型的な臨床症状から診断できる．免疫血清学的検査で血清抗体価の上昇がある．

【治療】　特異的な治療法はなく，安静にして，栄養や水分を補給し，発熱には解熱薬を使用する．

　生後 12〜24 カ月，および 5 歳〜7 歳未満の者に計 2 回の定期接種として弱毒生ワク

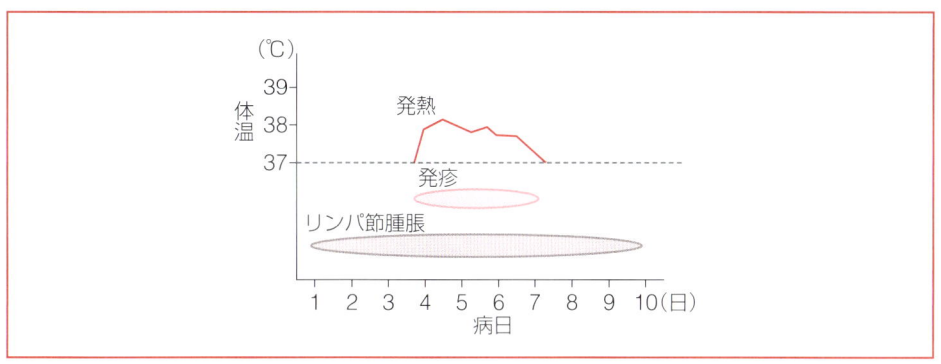

図 1-3　病期別にみる風疹の症状

チンを接種すると，麻疹に対する免疫が成立する．
【経過・予後】　予後は良好であるが，約 10％に肺炎，中耳炎，下痢，脳炎などの合併症が起きる．

c. 風　疹

　風疹ウイルスの飛沫感染によって発症する急性発疹性感染症で，2～3 日で軽快するので，俗に"三日ばしか"ともよばれる．妊娠中に風疹に罹患すると，胎児に奇形などを起こす危険性がある（先天性風疹症候群）．感染症法の 5 類感染症に指定されている．
【疫学】　2018 年 7 月から関東地方を中心に患者数が増え，2019 年の報告では 2,298 人，2023 年には 12 人である（国立感染症研究所：感染症発生動向調査）．40 歳代の患者が多く，男性は女性の約 2.9 倍である．
【成因と病態生理】　気道から飛沫感染して上気道粘膜でウイルスが増殖し，所属リンパ節での増殖を経てウイルス血症を起こし，全身に散布されて諸臓器で二次増殖が起こり，発病する．
【症状】　（図 1-3）　14～21 日の潜伏期を経て，発疹，発熱，リンパ節腫脹が出現する．発疹は，バラ紅色の斑状丘疹で，顔，耳後，頸部，体幹，四肢の順で出現する．3 日前後で消退する．発熱は発疹と同時にみられ，2～3 日で解熱する．発熱は軽く，無熱のことも多い．リンパ節腫脹は発疹が出現する数日前から認められ，3～6 週で消失する．頸部，耳後部に多いが，全身のリンパ節が腫脹しうる．
【診断】　典型的な臨床症状から診断する．免疫血清学的検査で抗体価の上昇がある．
【治療】　特異的な治療法はなく，安静にして栄養・水分を補給する．
　弱毒生ワクチンによる予防が有効である．
【経過・予後】　予後は良好であるが，まれに関節炎，血小板減少性紫斑病，溶血性貧血などの合併症を起こす．

d．流行性耳下腺炎

 ムンプスウイルスが原因で耳下腺が腫脹する疾患で，俗に"おたふくかぜ"と呼ばれる．感染症法の5類感染症に指定されている．

【疫学】 4～6年の周期で流行し，年間に40万～140万人程度が発症していると推定される．学童が主体に発病するが，約15％は思春期から成人で発症する．

【成因と病態生理】 飛沫感染で気道から侵入したウイルスが粘膜下組織で増殖した後にウイルス血症を起こし，唾液腺，髄膜，生殖腺，膵臓などに散布され発病する．

【症状】 2～3週間の潜伏期の後，発熱，耳下腺腫脹が起きる．合併症として，髄膜炎，膵炎，精巣上体炎（副睾丸炎），精巣炎（睾丸炎）などを起こすことがある．

【診断】 有痛性の耳下腺腫脹，血液生化学検査で血清アミラーゼ上昇，免疫血清学的検査での血清抗体価上昇から診断する．

【治療】 耳下腺の湿布，アスピリン投与など，対症療法を行う．

【経過・予後】 発熱は数日で軽快し，耳下腺腫脹は約1週間で消退する．予後は一般には良好であるが，髄膜炎を合併したときには難聴，精巣炎・精巣上体炎を合併したときには不妊の原因になることがある．

e．単純ヘルペス感染症

 単純ヘルペスウイルスによる感染症で，1型（HSV-1）と2型（HSV-2）の感染症がある．

【疫学】 HSV-1は1～3歳で初感染することが多く，学童以降の抗体保有率は30～35％程度である．HSV-2は性行為によって感染することが多い．

【成因と病態生理】 HSV-2による初感染の潜伏期は2～20日で，唾液や患部の直接接触で感染する．不顕性感染が多いが，感染部位の皮膚や粘膜を支配する感覚神経終末から軸索に沿って侵入し，感覚神経節に潜伏する．

【症状】

 ①HSV-1感染症：主として口腔粘膜に感染し，初感染の場合は歯肉口内炎や髄膜脳炎を起こす．再活性化の場合には，潜伏感染していた神経節の支配領域の皮膚にヘルペスを生じる（口唇ヘルペスなど）．

 ②HSV-2感染症：おもに性行為で感染し，性器ヘルペスを起こす．

【診断】 ウイルス分離・同定，ウイルス抗原抗体検査，遺伝子検査などで診断する．

【治療】 抗ウイルス薬（アシクロビル，ビダラビンなど）を局所もしくは全身に投与する．

【経過・予後】 免疫能に問題がなければ予後は良好であるが，しばしば再発する．中枢

神経感染症や，免疫不全患者または新生児に感染した場合には予後が不良である．

f．水痘・帯状疱疹

　水痘と帯状疱疹（帯状ヘルペス）はともに水痘・帯状ヘルペス（帯状疱疹）ウイルスによって発病する感染症である．水痘は感染症法の5類感染症に指定されている．

【疫学】　水痘はほとんどが小児期に感染し発症する．帯状疱疹は高齢化に伴って一生の間に7〜8人に1人の割合で罹患する．

【成因と病態生理】　水痘・帯状ヘルペスウイルスに初感染すると，急性丘疹性疾患が発症し，これが水痘である．水痘が治癒した後，ウイルスが神経節に潜伏感染し，再活性化によって発症するのが帯状疱疹である．再活性化は血液疾患，癌，膠原病などの際に起きやすい．

　感染は，水痘患者の上気道粘膜および皮膚水疱内容液，帯状疱疹患者の皮膚水疱内容液からの飛沫や直接接触によって起きる．

【症状】
　①水痘：水痘・帯状ヘルペスウイルスに感染すると，10〜20日間の潜伏期をおいて，発熱と皮疹が出現する．皮疹は，紅色丘疹→水疱→膿疱→痂皮の順に変化する．
　②帯状疱疹：三叉神経節や脊髄後根神経節などに潜伏感染した水痘・帯状ヘルペスウイルスが，宿主の免疫能が低下したときなどに再活性化されると，神経節の支配領域の皮膚に，神経の走行に一致して帯状の水疱をつくり，発疹の発現とともに当該神経の神経痛を伴う（図1-4）．

【診断】　臨床症状，水疱内容液などからウイルス分離・同定，ウイルス抗原検査，血清中のVZV[*1]特異抗体検査，PCR法[*2]によるウイルス核酸の検出などで診断する．

[*1]VZV▶ varicella zoster virus，水痘・帯状ヘルペス（帯状疱疹）ウイルス
[*2]PCR法（ポリメラーゼ連鎖反応）▶ DNAまたはRNA断片を大量に増幅する酵素的化学反応である．

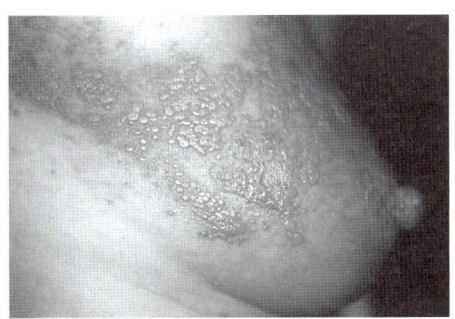

図1-4　帯状疱疹

【治療】 小児の水痘には，解熱薬や抗ヒスタミン薬の投与，石炭酸亜鉛華リニメントの外用など対症療法を行う．中等症以上の水痘には抗ウイルス薬（アシクロビルなど）を投与する．

帯状疱疹には発病初期にアシクロビル，バラシクロビルなど抗ウイルス薬を投与する．疼痛に対しては非ステロイド系抗炎症薬を使用する．

水痘の予防には弱毒生ワクチンが用いられる．帯状疱疹の予防には不活化ワクチンの遺伝子組換えワクチンまたは弱毒生水痘ワクチンが用いられる．

【経過・予後】 水痘は免疫能に異常がなければ予後は良好である．ただし潜伏感染して，再活性化することがある．免疫不全症の患者や新生児に重症水痘が発病すると予後は不良である．

帯状疱疹は予後良好であるが，疼痛が数カ月〜数年にわたって残ることがあり，交感神経節ブロックなどペインクリニックが行われる．

D．性感染症

a．梅　毒

梅毒トレポネーマの感染によって起きる性感染症（STD）である．感染症法の5類感染症に指定されている．

【疫学】 2022年1月3日〜10月23日の届出患者数は10,141人である（国立感染症研究所）．男性では20〜50歳代，女性では20歳代に多い．

【成因と病態生理】 性行為によって梅毒トレポネーマに感染し，多彩な症状が出現する．また，母親が梅毒の場合に，母体内で感染する先天性梅毒もある．

【症状】

① 第1期梅毒：感染後3カ月までをいう．感染して約3週目に，梅毒トレポネーマの侵入した部位に初期硬結ができ，丘疹が潰瘍となって硬性下疳を生じる．所属リンパ節が腫脹し，無痛性横痃と呼ばれる．これらの病変は数週間以内に消える．

② 第2期梅毒：感染して3カ月頃から梅毒トレポネーマが血中に入って増殖し，発熱，関節痛，全身倦怠感，全身リンパ節腫脹などを起こす．多彩な発疹が特徴で，梅毒性バラ疹，丘疹性梅毒疹，扁平コンジローム，梅毒性乾癬，脱毛症などがみられる．

③ 第3期梅毒：感染して3〜10年の時期で，結節性梅毒，ゴム腫，粘膜疹が現れる．

④ 第4期梅毒：感染して10年以降に，心血管梅毒として梅毒性大動脈瘤，神経梅毒として脊髄癆，進行麻痺などが現れる．

【診断】 性行為の既往と，特有な皮疹から診断される．免疫血清学的検査（ワッセルマン反応，TPHA法，FTA-ABS法）から確定診断する．また，病巣からの滲出液などについて，トレポネーマを検出する．

【治療】 ペニシリン系抗菌薬を十分に投与する．

【経過・予後】 適切な治療を行えば予後は良い．

b．淋　病（淋菌感染症）

淋病は，淋菌によって起きる急性の性感染症（STD）で，男性では尿道炎，女性では子宮頸管炎が代表的である．また，結膜炎，咽頭炎，直腸炎，腹膜炎，全身感染症を起こすこともある．感染症法の5類感染症に指定されている．

【疫学】 2019年の届出患者数は男性6,467人，女性1,738人，計8,205人で，性行為の多様化により増加傾向にある．

【成因と病態生理】 性的接触で感染する．

【症状】

① 男子尿道炎：1〜14日間の潜伏期を経て，尿道不快感，排尿痛，黄色の膿性尿道分泌物排出がある．頻尿，尿意切迫感，尿道口の腫脹も認められる．

② 子宮頸管炎：症状は軽く，膿性腟分泌物の増量が主体である．尿道に波及した場合には，排尿痛や頻尿を伴う．女性では症状が軽いだけに，保菌者になって，感染源となりやすい．

【診断】 排尿痛や頻尿などの症状から疑われる．分泌物から淋菌の分離を行って同定する．抗原検出法，遺伝子検査などもある．

【治療】 抗菌薬で治療する．ペニシリン耐性菌が世界的には数十％，わが国でも数％あり，セフェム系抗生物質やニューキノロン系抗菌薬を投与する．

【経過・予後】 適切な治療で早期に治癒する．ただし不適切な治療では，尿道狭窄や卵管狭窄を起こすことがある．

c．性器クラミジア感染症

クラミジア・トラコマチスが感染して発病する性感染症である．感染症法の5類感染症に指定されている．

【疫学】 非淋菌性尿道炎の原因としてもっとも多い（40〜50％）．2019年の統計では，男性13,947人，女性13,274人，計27,221人が罹患している．

【成因と病態生理】 性行為で感染し，尿道上皮細胞内に感染して増殖し，尿道炎を起こす．

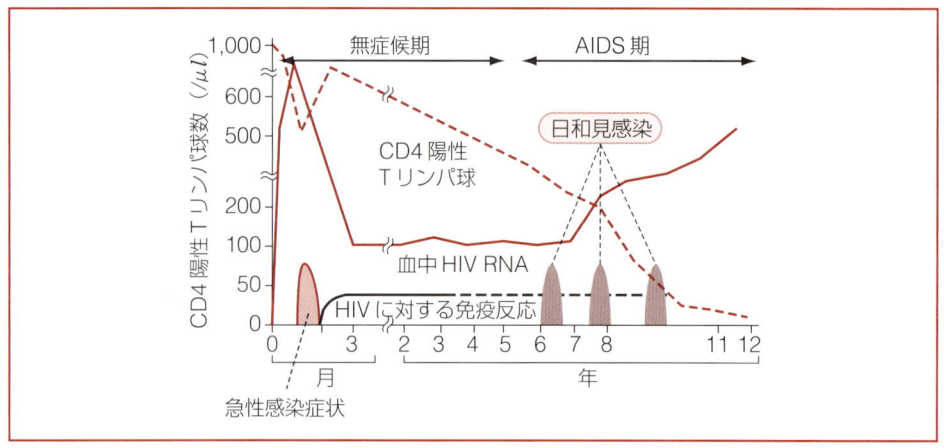

図1-5 HIV感染症の経過

【症状】 1〜2週間の潜伏期間の後，頻尿，排尿痛，漿性分泌物が出現する．女性では子宮頸管炎，子宮内膜炎，卵管炎，骨盤腹膜炎などを，男性では精巣上体炎などへ波及することがある．
【診断】 擦過した感染上皮細胞について遺伝子検査または抗原抗体法で検出する．
【治療】 テトラサイクリン系やマクロライド系などの抗菌薬を投与する．
【経過・予後】 適切な治療を行えば完治する．

d．エイズ（AIDS，後天性免疫不全症候群）*

ヒト免疫不全ウイルス（human immunodeficiency virus：HIV）の感染によって起こされる免疫不全症に続発する症候群で，1981年に初めて報告された．感染症法の5類感染症に指定されている．

*エイズ（AIDS，後天性免疫不全症候群）▶ acquired immunodeficiency syndrome

【疫学】 WHOの報告では，2021年の全世界でのHIV感染者ならびにAIDS患者生存者は約3,840万人（推定）で，わが国では2021年末現在，HIV感染者は23,231人，AIDS患者は10,306人の届出がある．
【成因と病態生理】 HIVはCD4陽性Tリンパ球に感染してその機能を破壊する．その結果，免疫能が低下して日和見感染を起こす．HIVの感染経路は，①HIV感染者との性交渉，②HIVが混入した血液製剤の輸注，③HIV感染者の妊娠・出産で，感染の80％以上は性交渉が原因である．
【症状】 （図1-5）
　①急性期（HIV感染2〜4週間後）：発熱，咽頭炎，リンパ節腫脹，関節痛，筋肉痛，

皮疹などがみられるが，数週間で消失する．

　② **無症候期**（数年〜十数年）：特別な症状はない．

　③ **エイズ関連症候群期**：表在性リンパ節腫脹，体重減少，発熱，下痢などの消耗状態．

　④ **エイズ発症期**：口腔・食道カンジダ症，帯状疱疹，ニューモシスチス肺炎，サイトメガロウイルス肺炎などの日和見感染，悪性リンパ腫，カポジ肉腫などを起こす．脳炎を起こして認知・行動障害，無気力，無関心など神経症状をみることもある．

【診断】　感染の機会に続き，全身症状が出現する．免疫血清学的検査による抗体検出，遺伝子検査でのHIV遺伝子検出で診断する．また血液中のCD4陽性Tリンパ球が病期の進行とともに減少する．

【治療】　抗HIV薬（逆転写酵素阻害薬，たんぱく分解酵素阻害薬など）を使用する．日和見感染対策としては病原体に感受性のある抗菌薬を投与する．また悪性腫瘍を合併した場合には，抗癌薬を投与する．

【経過・予後】　エイズが発症してからの予後は不良である．抗HIV薬の開発で，エイズ発症までの期間の延長，さらに発症してからの生存期間も延びつつある．

第2章 消化管疾患

- A．口腔疾患　*21*
  - a．歯周病　　b．顎関節症
  - c．その他の口腔疾患（う歯／アフタ性口内炎／舌炎／口角炎）
- B．食道疾患　*24*
  - a．食道癌　　b．食道炎・食道潰瘍
  - c．その他の食道疾患（食道憩室／マロリー・ワイス症候群／食道静脈瘤）
- C．胃・十二指腸疾患　*26*
  - a．胃炎　　b．胃・十二指腸潰瘍　　c．胃癌　　d．その他の胃・十二指腸疾患（胃ポリープ／胃下垂／胃神経症／十二指腸憩室）
- D．腸疾患　*31*
  - a．急性腸炎・感染性腸炎　　b．潰瘍性大腸炎　　c．クローン病　　d．過敏性腸症候群　　e．虫垂炎　　f．大腸癌　　g．腸閉塞・イレウス　　h．その他の腸疾患（大腸ポリープ／大腸憩室／痔疾）
- E．腹膜疾患　*39*
  - a．急性腹膜炎　　b．結核性腹膜炎　　c．癌性腹膜炎

A．口腔疾患

a．歯周病

【概念】　歯肉溝に歯周病菌が侵入して歯肉に炎症を起こしたものを歯肉炎といい，さらに炎症が歯根膜周囲に及び歯槽骨を融解していくものを歯周病という．従来は歯槽膿漏といわれていたものである．

【疫学】　軽度の変化は30歳以上の日本人の70～80％に認められ，歯周ポケットを有する割合は前期高齢者で53％，後期高齢者で62％となっている．歯牙を失う原因の第1位になっている．

【成因・病態生理】　歯牙は歯根膜をはさんで歯槽骨に支えられており，上部は歯肉に覆

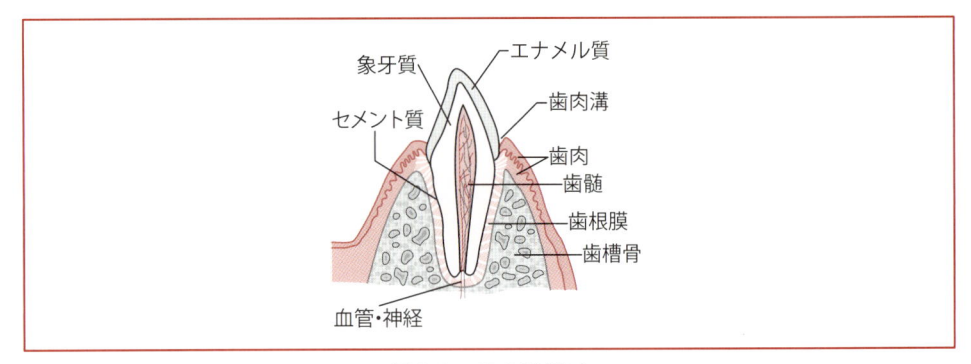

図 2-1　歯の解剖図

われている（図2-1）．歯牙と歯肉の境目には歯肉溝があり，通常は緊密性が保たれているが，ここに歯周病菌が侵入すると炎症を起こす．歯牙や歯肉溝に付着したデンタルプラーク（歯垢）はこれら細菌の温床になっている．この炎症が歯肉に限局している段階を歯肉炎といい，さらに細菌が歯肉溝の奥に侵入すると歯周ポケットを形成して膿汁が貯留し，歯槽骨を徐々に融解して歯牙の固定性が失われていく．糖尿病や喫煙，妊娠は増悪因子とされており，また逆に歯周病が糖尿病・動脈硬化の増悪因子になると考えられている．

【症状】　初期には自覚症状がなく，自覚症状が出てきた頃にはかなり進行していることが多い．歯肉が赤味がかった色になり，膨らんで丸みを帯びるようになる．また歯を磨いたり硬いものを食べたときに炎症を起こしている歯肉から出血することがある．さらに進むと疲労時などに周囲の鈍痛が出現し，歯周ポケットから膿汁が出たり，それが原因の口臭が発生する．また歯牙の固定性が失われ，動揺・脱落するようになる．

【診断】　上記症状を参考にする．

【治療】　歯磨きにより歯牙間の清掃，歯肉のマッサージを行う．膿汁が貯留している場合は，抗菌薬の投与，外科的手術も行われる．また予防的に専門医で歯垢を除去することが効果的であり，増悪因子を避けるような全身的管理も重要である．

【予後】　しばしば歯牙が脱落し，義歯が必要となる．

b．顎関節症

【概念】　開口運動に障害をきたしたり，開口・閉口時に痛みが出現するものを顎関節症という．確立した診断基準はない．

【疫学】　10代後半から20代の女性に多くみられる．

【成因・病態生理】　下顎骨と側頭骨との間の関節を顎関節といい，両側の耳介の前下方に位置している．ここを支点として開口・閉口を行っているが，これらの運動に障害をきたしたり，開口・閉口時に痛みが出現する．従来は不正咬合（かみ合わせが悪いこと），過度の伸展，慢性疲労による炎症がおもな原因と考えられていたが，現在は顎関節とそ

の周囲の筋肉や神経系の障害ととらえられており，精神的ストレス，歯ぎしりなどが要因とされている．

【症状】　口が開かない，アゴが痛い，口を開けると音がする，などの症状がみられる．

【治療】　硬いものやガムを噛まないようにし，顎関節の安静を保つ．また，症状を緩和する目的で，マウスピースの装着，消炎鎮痛薬・筋弛緩薬などの投薬を行う．治療に抵抗性の場合は冷温罨法，電気刺激，超音波などの理学的療法を行い，口が開かない場合は，関節内に直接薬剤の注入を行うこともある．また，変形が著しい場合は外科的治療を行う．

【予後】　一般的に良好である．長期的予後については明らかではない．

c．その他の口腔疾患

　う歯とは，ミュータンス連鎖球菌などのう蝕原性菌がつくり出す酸により，歯牙硬組織からカルシウムを主体にした結晶が溶けていく現象である．初期には症状がなく歯牙表面のエナメル質が変色するのみであるが，浸食が象牙質に進むと象牙細管を通じて歯髄と交通ができ，冷水痛を感じるようになる．この段階では欠損部を補塡する保存的治療が行われる．さらに歯髄組織に炎症が及ぶと歯髄炎を起こし，熱水痛・自発痛がみられる．この段階では歯髄を除去する治療が必要となる．推計患者は人口の28.1％〔平成20（2008）〕年と減少傾向にある．予防として，酸をつくり出す細菌が集合体を形成している歯垢を除くために歯磨きをする，酸の基になる間食を避ける，などの対策が必要である．またフッ素は酸に溶けにくい歯牙をつくる．

　アフタ性口内炎は，口腔粘膜や舌側縁，舌小帯にアフタと呼ばれる浅い小潰瘍が形成されるもので，原因不明のことが多いが，潰瘍性大腸炎，ベーチェット病，白血病などの全身疾患の合併症としてできることもあり，繰り返す場合にはこれらの疾患を除外することが必要である．原因疾患に対する治療のほかに，殺菌性うがい薬によるうがい，硝酸銀やステロイド軟膏の塗布を行う．

　舌炎は，口内炎が舌に限局しているもので，悪性貧血やビタミンB_2・ナイアシン欠乏症にみられる．舌の疼痛，腫脹あるいは乳頭萎縮がみられる．高齢者では亜鉛欠乏による味覚障害も問題となってきている．原因に対する治療を行い，局所に対してはアフタ性口内炎と同様の治療を行う．原因が明らかでなく局所的疼痛が持続する場合は舌癌の可能性もあるので，専門医での診断が必要となる．

　口角炎は，ビタミンB_2欠乏によって起こることが多く，口角の亀裂，疼痛を伴う．軟膏を塗布し，ビタミンB_2を補充する．類似の病変として口唇ヘルペスがある．口角や口唇に水疱ができるもので，単純ヘルペスウイルスによる感染症である．保存的に軟膏を塗布するが，症状が強い場合は全身的に抗ウイルス薬を投与する．

B. 食道疾患

a. 食道癌

【概念】 食道粘膜上皮から発生する悪性腫瘍. 組織学的には 90％以上が扁平上皮癌.

【疫学】 60歳以上の高齢男性に多く, 男性の悪性腫瘍の死因第8位〔令和4（2022）年〕, 女性は第16位（男 8,790人, 女 2,128人）である.

【成因・病態生理】 成因は明らかでなく, アルコール, 喫煙と熱い食物は危険因子とされている. 中部食道に多く, 次いで下部食道に多い.

【症状】 初期は無症状あるいは嚥下時に「しみる」程度であるが, 進行癌では食道の狭窄による嚥下困難（とくに固形物）がみられる. その結果, 体重減少をきたす. また, まわりの臓器への浸潤による症状もみられる. 食道・気管支瘻を形成すると嚥下性肺炎を併発し, 大動脈に浸潤すると大出血を起こす. 反回神経を巻き込むと声帯が動かなくなるので嗄声となり, 交感神経を巻き込むと同側の眼瞼下垂, 縮瞳（ホルネル症候群）が, 迷走神経を圧迫刺激すると徐脈がみられる. さらに上大静脈を圧迫した場合は顔面に著明な浮腫をきたす（上大静脈症候群）.

【診断】 早期発見には内視鏡検査が有用であり, ルゴール塗布による観察と生検組織診断を行う. 透視検査は診断力が落ちるので早期診断には適切でないが, 病変の部位, 進展の判定に役立つ. 隆起型食道癌の類似病変に良性腫瘍である食道ポリープがある. その際は生検組織の病理検査を行って鑑別する. 肉眼的分類は胃癌とほぼ同様であるが, 粘膜筋板までの粘膜癌（早期癌）と粘膜下層癌を0型（表在型）とし, 進行型を1から5型までに分類している.

【治療】 早期癌ではポリペクトミー〈ポリープ切除〔術〕〉と同様の手技で内視鏡下粘膜切除術が行われる. 進行したものでは外科的手術による切除が基本的であり, リンパ郭清や胃または小腸を用いた食道再建術が行われる. 手術不能例には放射線治療や化学療法（5-FU, シスプラチンなど）が行われ, 症例によっては効果がみられるものがある. それらの治療ができないものに対しては, 内視鏡を用いて食道ステントと呼ばれる管を口から挿入し, 食物の通過路を確保することもある. 良性ポリープの場合は経過観察とする.

【予後】 5年生存率は進行度によって異なっているが, 20％前後と考えられている.

b. 食道炎・食道潰瘍

【概念】 物理・化学的刺激や感染により食道粘膜に炎症を起こしたり潰瘍を形成したものをいう. 胃酸や胃内容物の逆流によるものをとくに逆流性食道炎という. 最近, 噴門

部括約筋の機能障害は呼吸器疾患（慢性咳嗽，慢性気管支炎など）や耳鼻科疾患（副鼻腔炎，中耳炎など）の原因になると考えられるようになり，GERD〈gastroesophageal reflux disease：ガード，胃食道逆流疾患〔症〕〉と呼ばれて注目されている．

【疫学】　頻度は明らかではないが，高齢者にしばしばみられる．

【成因・病態生理】　酸・アルカリ，薬剤，熱，放射線などの物理・化学的刺激や細菌・ウイルス・真菌感染により食道粘膜に炎症を起こし，さらに進展すると潰瘍が形成される．後者によるものは免疫力の低下した患者に起こりやすい．高齢者では食道・胃接合部の噴門部括約筋が弛緩しているため，胃液が食道内に逆流しやすくなっており，胃酸による食道炎を起こしやすい（逆流性食道炎）．

【症状】　軽度の場合は無症状か，嚥下時痛や胸焼けがみられる．夜間の胸焼けは狭心症との鑑別が必要になる．高度なものは潰瘍を形成するので，出血（吐・下血），嚥下障害を起こしたり，穿孔して縦隔炎を起こす．

【診断】　上記の症状を参考に内視鏡検査を行う．逆流性食道炎は粘膜障害の広がりから Grade N，Grade M，Grade A から D までの6段階に分類する（改訂ロサンゼルス分類）．潰瘍形成型の食道癌と鑑別が困難な場合には，内視鏡下で生検して病理診断を行う．

【治療】　強酸・強アルカリによる場合はそれぞれ弱アルカリ・弱酸で中和する．ゼリー状や粉末状の粘膜保護薬も用いられる．ヘルペスウイルスによるものには抗ウイルス薬を，カンジダによるものには抗真菌薬を投与する．プロトンポンプ阻害薬，H_2受容体拮抗薬などで胃酸分泌を抑制し，病変の拡大を防ぐ．抗コリン薬は噴門部括約筋の弛緩を助長するので逆流性食道炎には用いない．食後すぐに臥床しないこと，臥床時に上半身を少し挙上させること，体重の適正化により腹圧を減少させることも有効である．

【予後】　一般的に生命予後は良好であるが，治療に抵抗性で症状が持続することがある．

c．その他の食道疾患

　食道憩室は，食道壁の一部が袋状に突出したものであり，下咽頭で後方に突出したものをツェンケル（Zenker）の憩室という．まれに出血することがあるが，通常は症状がなく，検診やほかの目的で行われた透視検査，内視鏡検査で偶然に発見されることが多い．予後は良好であり，経過観察する．

　マロリー・ワイス症候群は，嘔吐を繰り返しているうちに食道下端部の粘膜に裂傷を起こして吐血するものである．飲酒後の嘔吐に伴うものは日常的にも多い．嘔吐を繰り返しているうちに血液が混入するようになるので診断は比較的に容易である．内視鏡検査で出血源を確認する．出血量は裂傷の程度によりさまざまであるが，通常は急速に治癒して再発はしない．安静，制吐，トロンビン服用など，出血性胃・十二指腸潰瘍の治療に準じた治療を行う．出血が大量で持続する場合は内視鏡下止血術を行う．

食道静脈瘤は，肝硬変などで門脈圧が上昇すると側副血行路が発達し，食道下端の静脈叢が拡張したものである．一部は胃噴門部にも発生する．通常は症状がないが，破裂すると大量の吐・下血を起こし，ショック症状を呈する．内視鏡検査で診断し，占拠部位，形態，色調，発赤所見の有無から程度を判別する．数日前から少量出血による黒色便が先行することがあるので，基礎疾患を有する患者ではふだんからの注意が必要である．出血時には安静・絶飲食とし，速やかに内視鏡下での止血を試みる．静脈瘤内あるいはその周囲へ硬化薬を注入する食道静脈瘤硬化術が広く行われてきたが，最近は出血部位にリングをかける食道静脈瘤結紮術が主流になっている．また出血部位が同定できない場合や，内視鏡治療がすぐにできない状況下では，ゼングスターケン・ブレイクモア・チューブ（48頁参照）を口から挿入し，静脈瘤の部位で膨らませて圧迫止血する方法もある．基礎疾患の状況をみながら，外科的に食道離断・脾臓摘出術や門脈圧を下げる目的で門脈大循環シャント造設術が行われる．

C．胃・十二指腸疾患

a．胃　炎

【概念】　急性胃炎は急に発症する上腹部痛，とくに心窩部痛をきたす状態に対する臨床診断名である．最近，上腹部痛，出血などの症状が急激に出現し，内視鏡検査で出血性びらん，出血性胃炎，急性潰瘍が認められたものを急性胃粘膜病変（acute gastric mucosal lesion；AGML）と呼ぶようになっており，急性胃炎と一部重複する概念と考えられる．

　慢性胃炎は病理学的な変化に付けられる名称であり，臨床診断とは必ずしも一致しない．臨床的には食欲不振，嘔気，心窩部痛などの不定の消化器症状が持続し，内視鏡および病理組織学的所見で表層性胃炎，萎縮性胃炎，過形成性胃炎，肥厚性胃炎などが認められた場合に診断されるが，器質的疾患（胃・十二指腸潰瘍など）がない場合に慢性胃炎と診断することもしばしばあり，胃神経症とも明確な区分はされていない．

【疫学】　疾患の定義が明確ではないので頻度は不明であるが，日常的に診断される病名である．

【成因・病態生理】　急性胃炎のおもな病態はウイルスや細菌感染，温熱やコーヒーなどの刺激物質による急性の胃粘膜障害であるが，器質的疾患がない場合にも症状から急性胃炎と診断されることがある．急性胃粘膜病変は外傷・手術などの外因性ストレス，精

神的な内因性ストレス，非ステロイド系抗炎症薬やアルコールなどが原因になり引き起こされる．最近，組織学的な慢性胃炎の成因としてヘリコバクター・ピロリ菌感染の関与が注目されている．

【症状】 急性胃炎は急に発症する上腹部痛，とくに心窩部痛を特徴とし，悪心・嘔吐，食欲不振がみられることが多い．慢性胃炎のうち，表層性胃炎では上腹部痛を呈することが多いが，そのほかでは特定の症状はない．胃粘膜にびらんを生じた場合には吐・下血を起こすこともある．

【診断】 内視鏡所見および生検組織所見から診断する．急性胃粘膜病変ではびらん，出血がみられる．表層性胃炎では前庭部のくし状発赤が特徴的であり，萎縮性胃炎では胃粘膜の萎縮，肥厚性胃炎では大彎側の皺壁の肥大化が認められる．ピロリ菌感染の有無については尿素呼気試験（UBT）と迅速ウレアーゼ試験（RUT）がおもに用いられるが，そのほかに血清・尿中抗体検査，便中抗原検査，検鏡法，培養検査などがある．

【治療】 原因が明らかな場合にはそれを除く．プロトンポンプ阻害薬，H_2受容体拮抗薬など，胃・十二指腸潰瘍の治療に準ずる．粘膜保護作用のある薬剤やプロスタグランジン製剤なども用いられる．

【予後】 症状が改善しないこともあるが，生命予後は良好である．萎縮性胃炎は発癌の母体になるとされ，ピロリ菌の除菌が保険適用になった．

b．胃・十二指腸潰瘍

【概念】 解剖学的に胃と十二指腸は異なっているが，潰瘍の病因・病態は類似しているので，一緒に取り扱うことが多く，消化性潰瘍ともいわれる．胃・十二指腸粘膜が胃酸やペプシンといった攻撃因子によって障害されて粘膜欠損が生じたものである．

【疫学】 若年者から高齢者まで，どの年齢にもみられる頻度の高い疾患であり，集団健診では胃潰瘍が約1.6％，十二指腸潰瘍が約0.9％に認められる．

【成因・病態生理】 胃・十二指腸粘膜はつねに胃液中の塩酸や活性化されたペプシンの消化作用にさらされており，それらに対する防御機構が備わっている．防御因子として重炭酸イオン（炭酸水素イオン：HCO_3^-）を含む粘液や粘膜内因性プロスタグランディン，粘膜血流が想定されている．通常はこれらの攻撃因子と防御因子のバランスのうえに粘膜の恒常性が維持されているが，このバランスが崩れて攻撃因子が優位になると粘膜が障害され，潰瘍が形成されると考えられている．

最近，ヘリコバクター・ピロリ菌の感染が潰瘍形成に関与している可能性が示されて注目されている．ピロリ菌は胃・十二指腸潰瘍患者の70～90％に感染しているといわれるが，一般人口の感染率も30～50％であり，疾患特異性が高いわけではない．しかしピロリ菌に感染している胃・十二指腸潰瘍の除菌をすると早期治療が可能となり，また再

発が防止されることから，その機序は明らかではないが，成因として重要な役割を果たしているものと考えられている．

【症状】 胃潰瘍では食後の，十二指腸潰瘍では空腹時の，心窩部痛が特徴である．十二指腸潰瘍では背部痛がみられることもある．軽度の腹部膨満感，悪心・嘔吐など不定の消化器症状を呈したり，まったく無症状のことも多い．吐・下血やそれに伴う貧血の症状で診断されることもある．下血量が多い場合は黒色便が，さらに大量の場合はタール便がみられる．また血液中のヘモグロビンは胃酸により塩酸ヘマチンになるので，吐物はコーヒー残渣様となる．

【診断】 上記の症状を参考にして透視検査，内視鏡検査を行う．前者ではニッシェ像（潰瘍の部分にバリウムが貯留して突出してみえる），粘膜皺襞集中像，変形などから診断するが，十二指腸潰瘍の場合は潰瘍と潰瘍瘢痕との区別が困難なことが多い．後者では直接的に潰瘍を観察することができ，止血操作や生検も可能なので，吐・下血のある場合や潰瘍の存在が強く疑われる場合には内視鏡検査を優先的に行う．その際に潰瘍形成型胃癌との鑑別が必要となり，生検組織の病理像を参考にする．

　　ピロリ菌感染の有無については，尿素呼気試験（UBT）と内視鏡下の迅速ウレアーゼ試験（RUT）がおもに用いられるが，そのほかに血清・尿中抗体検査，便中抗原検査，検鏡法，培養検査などがある．

【治療】 プロトンポンプ阻害薬，H_2 受容体拮抗薬は強力な胃酸分泌抑制作用を有しており，第一選択とされる．粘膜保護薬やプロスタグランジン製剤も付加的に用いられる．制酸薬は一時的に胃酸を中和するが，その後に胃酸分泌を促進するので，単独では用いられない．従来は出血，穿孔，幽門狭窄がみられた場合は外科的手術の適応とされたが，上記治療の進歩により現在では手術になることはまれである．出血の場合も内視鏡下でエタノール注入，クリップ装着，レーザー焼灼などで保存的に対処が可能になっている．しかし治療を受けずに放置したために合併症を起こし手術となったり，またしばしば治療を中断することによって再発する例がある．ピロリ菌が感染している例では，プロトンポンプ阻害薬と2種類の抗菌薬（クラリスロマイシン，アモキシシリン）の投与による除菌が保険適用になっており，早期治癒，再発防止に有効である．除菌できなかった場合はプロトンポンプ阻害薬とアモキシシリン，メトロニダゾールを用いた二次除菌を行う．

【予後】 適切な治療を行えば，予後は良好である．

c．胃　癌

【概念】 胃粘膜に発生する上皮性の悪性腫瘍であり，胃の悪性腫瘍の大部分を占める．

【疫学】 わが国に多く，男性では肺癌に次いで悪性腫瘍の死因第3位（26,455人），女性では第5位（14,256人）を占めている〔令和4（2022）年〕．検診の普及や内視鏡検査

など，早期診断技術の向上により，最近の死亡数はやや減少傾向になっている．

【成因・病態生理】 成因は明らかでないが，危険因子として食生活（ニトロソアミンの摂取など）や萎縮性胃炎の存在，ヘリコバクター・ピロリ菌の感染などの関与が考えられている．また転移をしやすく，ウィルヒョウ（Virchow）リンパ節転移（左鎖骨上リンパ節が腫大する），血行性転移（肝や肺に転移する），クルーケンベルグ（Krukenberg）転移（卵巣に播種性・血行性に転移し，巨大な腫瘍を形成する），シュニッツラー（Schnitzler）転移（直腸子宮窩〔ダグラス窩〕に播種性に転移し，直腸癌のような症状を呈する），腹膜転移（癌性腹膜炎を起こす）といった多彩な転移をする．

【症状】 初期は無症状であり，検診による早期発見が重要である．進行すると食欲不振，上腹部痛，嘔気・嘔吐，体重減少や吐・下血あるいは貧血による症状がみられる．癌性腹膜炎を起こすと腹水が大量に貯留し，腹部膨満感，呼吸困難を訴える．

【診断】 上部消化管造影検査・内視鏡検査を行う．前者では粘膜不整，陰影欠損，潰瘍像などがみられる．後者では病変を直接観察することができるので，胃ポリープや良性胃潰瘍との鑑別に有用である．隆起性では不整形隆起，表面の出血，びらんの有無が，陥凹型では不整形潰瘍，粘膜皺襞の断裂，太まり，先細り，融合の有無が鑑別点となる．また生検を行って病理組織検査を行うことが可能である．生検組織の診断としてグループ分類があり，グループⅠ（正常組織），Ⅱ（異型を示すが良性），Ⅲ（良性と悪性の境界領域），Ⅳ（癌が強く疑われるもの），Ⅴ（癌）に分類される．

早期癌は組織学的に癌の浸潤が粘膜下層までにとどまっているものをいい，内視鏡の肉眼的所見からⅠ型（隆起型），Ⅱa型（表面隆起型），Ⅱb型（表面平坦型），Ⅱc型（表面陥凹型），Ⅲ型（陥凹型）に分類する（図2-2-a）．

進行胃癌の場合は従来よりボルマン（Borrmann）の分類が用いられてきた．Ⅰ型（腫瘤型），Ⅱ型（潰瘍限局型），Ⅲ型（潰瘍浸潤型），Ⅳ型（びまん浸潤型）に分類されるが，わが国の胃癌取り扱い規約では早期癌を0型（表在型）とし，5型（分類不能）が追加されている（図2-2-b）．

深達度分類では癌の浸潤がどの程度の深さまで到達しているか（深達度）の評価として早期胃癌ではm（粘膜内），sm（粘膜下層）が，進行胃癌ではpm（固有筋層），ss（漿膜下層），se（漿膜露出），si（隣接臓器直接浸潤）がある（図2-2-c）．

また手術所見ではほかの部位の癌と同様に，TMN分類（T：局所腫瘍の大きさ，M：遠隔転移の有無，N：リンパ節転移の有無）が用いられ，さらにH（肝転移），P（腹膜転移）についても有無を評価することになっている．

【治療】 粘膜に限局した早期癌はポリペクトミーと同様の手技で内視鏡下切除術を行う（図2-3）．それより進行した癌で胃に限局している場合は外科的手術の適応となる．おもな術式にはビルロート（Billroth）Ⅰ法（切断した胃の断端を十二指腸の断端と直接吻合する方法）とBillrothⅡ法（切断した十二指腸断端を縫合閉鎖し，切断した胃の断端を

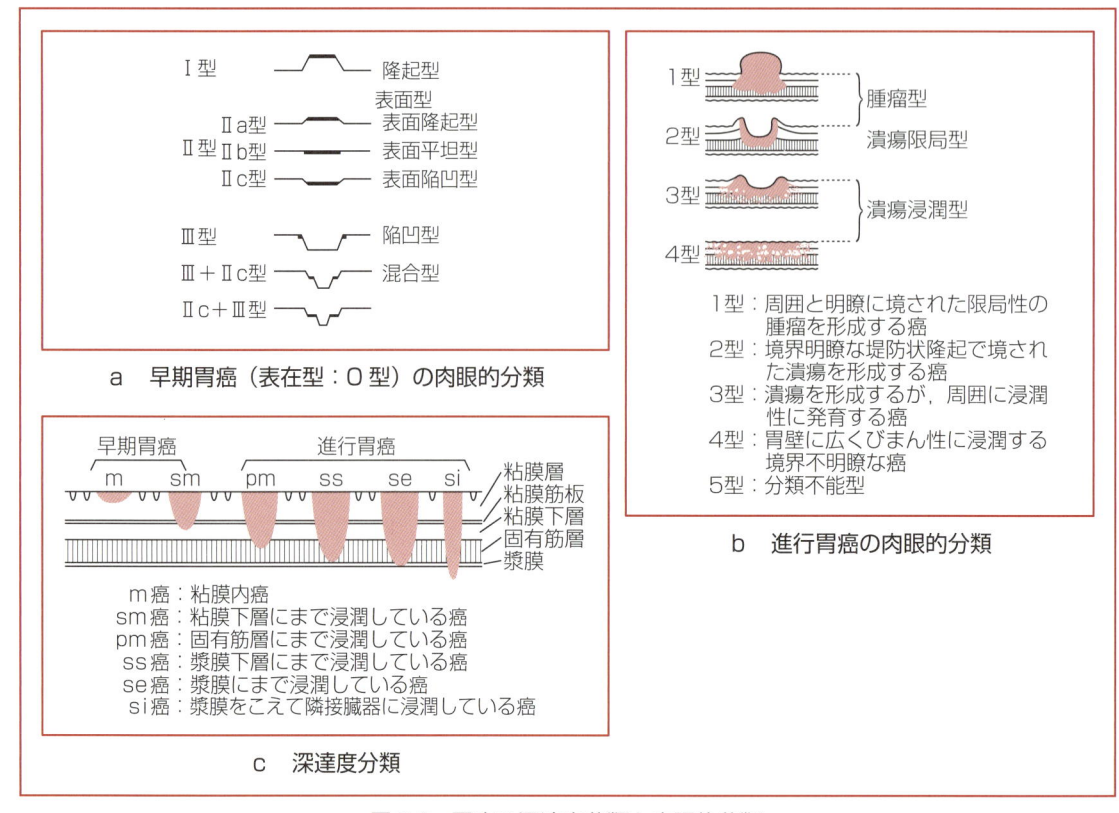

図 2-2 胃癌の深達度分類と肉眼的分類

a　早期胃癌（表在型：0型）の肉眼的分類

Ⅰ型　　　　　隆起型
表面型
Ⅱa型　　　　表面隆起型
Ⅱ型　Ⅱb型　　表面平坦型
Ⅱc型　　　　表面陥凹型

Ⅲ型　　　　　陥凹型
Ⅲ＋Ⅱc型　　 混合型
Ⅱc＋Ⅲ型

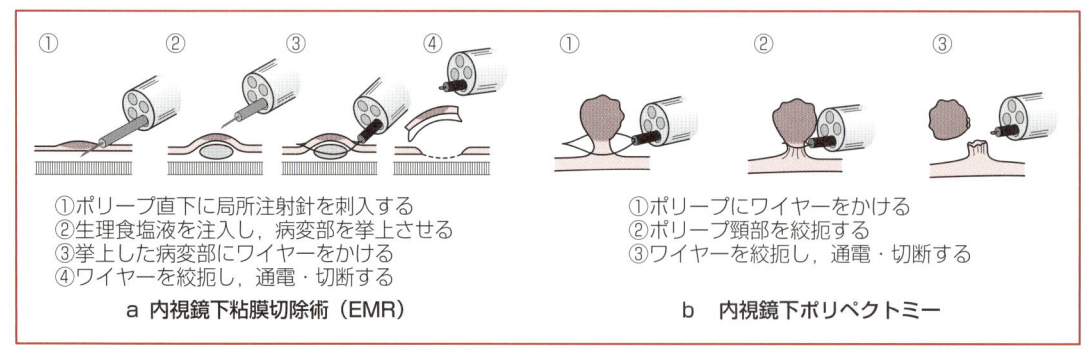

b　進行胃癌の肉眼的分類

1型 ┐
2型 ┘腫瘍型／潰瘍限局型
3型 ┐
4型 ┘潰瘍浸潤型

1型：周囲と明瞭に境された限局性の腫瘤を形成する癌
2型：境界明瞭な堤防状隆起で境された潰瘍を形成する癌
3型：潰瘍を形成するが，周囲に浸潤性に発育する癌
4型：胃壁に広くびまん性に浸潤する境界不明瞭な癌
5型：分類不能型

c　深達度分類

早期胃癌　　進行胃癌
m　sm　　pm　ss　se　si　　粘膜層
　　　　　　　　　　　　　　粘膜筋板
　　　　　　　　　　　　　　粘膜下層
　　　　　　　　　　　　　　固有筋層
　　　　　　　　　　　　　　漿膜

m癌：粘膜内癌
sm癌：粘膜下層にまで浸潤している癌
pm癌：固有筋層にまで浸潤している癌
ss癌：漿膜下層にまで浸潤している癌
se癌：漿膜にまで浸潤している癌
si癌：漿膜をこえて隣接臓器に浸潤している癌

図 2-3 内視鏡的処置

a　内視鏡下粘膜切除術（EMR）
①ポリープ直下に局所注射針を刺入する
②生理食塩液を注入し，病変部を挙上させる
③挙上した病変部にワイヤーをかける
④ワイヤーを絞扼し，通電・切断する

b　内視鏡下ポリペクトミー
①ポリープにワイヤーをかける
②ポリープ頸部を絞扼する
③ワイヤーを絞扼し，通電・切断する

空腸に端側吻合する方法）がある．胃切除後の合併症としてダンピング症候群がみられる．早期ダンピング症候群は食後に悪心，冷汗，動悸，脱力感，腹痛，下痢などの症状がみられるもので，急激に食物が腸内に入るためと考えられている．1回に少量摂取とし，低脂肪食とする．後期ダンピング症候群は食後に低血糖症状を呈するもので，予防は同様であり，治療として糖分の補給を行う．周囲への浸潤や転移がある場合は化学療法が行われるが，効果はあまり期待できない．幽門通過障害がある場合は，外科的に胃の大彎側と小腸をつなぐバイパス術を行うことがある．

【予後】 早期胃癌の5年生存率は90〜95％であり，とくに深達度m癌では95％以上とされているので，早期発見が重要である．

d．その他の胃・十二指腸疾患

胃ポリープは，胃粘膜に発生する良性腫瘍で，癌化はまれ，症状はなく，検診やほかの目的での上部消化管透視検査，内視鏡検査で偶然に発見されることが多い．表面から出血が続く場合には鉄欠乏性貧血を認めることもあるので，原因不明の鉄欠乏性貧血の場合には胃ポリープも疑う．出血を認める場合は内視鏡下のポリペクトミーを行う．

胃下垂は，健診等で指摘される病名であるが，必ずしも疾患とはいえない．胃透視検査で胃大彎が骨盤腔内にあるものを胃下垂1度，胃角部が骨盤腔内にあるものを胃下垂2度，十二指腸球部まで骨盤腔内にあるものを胃下垂3度と呼ぶことになっているが，消化器症状や予後とは関係がない．

胃神経症と呼ばれるものも実態はない．検査所見では明らかな異常がないにも関わらず，上腹部の不定愁訴を訴える場合に診断名として付けられることが多く，臨床的には急性胃炎・慢性胃炎と明確に区分されない．最近，functional dyspepsia（FD；機能性ディスペプシア）という概念が提唱されており，上腹部の不定愁訴が3か月以上持続し，局所病変や原因となる全身性疾患のないものとされている（Rome Ⅲ基準）．原因として胃の機能異常が想定されており，胃神経症あるいは臨床的に診断される急性胃炎・慢性胃炎と同じものと考えられる．予後は良好なので，対症的に消化管機能改善薬や抗コリン薬あるいは漢方薬などを投与すると同時に全身的な精神心理療法も必要であり，精神安定薬の投与も行われる．

十二指腸憩室もしばしば健診で指摘される病名である．ほかの部位の憩室と同様に，壁の一部が袋状に突出したものである．大十二指腸乳頭（ファーター乳頭）の近傍にあるものは胆管・膵管を圧迫して閉塞性黄疸を起こすことがあるが，通常は無症状のままに経過する．まれに出血することがある．

D．腸疾患

a．急性腸炎・感染性腸炎

【概念】 下痢，腹痛，悪心・嘔吐などの症状が1〜2週の急性の経過をたどるものを急性腸炎という．また比較的に軽微な同様の症状が長期にわたる場合に慢性腸炎と診断され

ることがあるが，その多くは炎症性腸疾患，過敏性腸症候群の範疇に入ると考えられる．腸管への病原体の感染により発熱や腹痛・下痢などの消化器症状を呈する病態を感染性腸炎という．

【疫学】　ウイルス性は12～2月に多く，細菌性は7～9月に多い．

【成因・病態生理】　通常はウイルス・細菌の感染によって引き起こされるが，寄生虫や真菌によることもある．ウイルス性としてノロウイルス（魚介類に多い），ロタウイルスが多い．細菌性では腸管出血性大腸菌，カンピロバクター（鶏肉に多い），腸炎ビブリオ（魚介類に多い），サルモネラ菌によるものが多く，コレラ菌，赤痢菌，腸チフス菌によるものは減少している．食物アレルギーによることもある．

【症状】　腹痛・下痢をきたし，嘔気・嘔吐（ノロウイルスに多い），血便（細菌性に多い），発熱を伴うこともある．ウイルス性のものは比較的に症状が軽い．

【診断】　上記症状を参考にして摂取食物を詳細に聴取する．病原体により摂取から発症まで12時間から3～4日間の潜伏期間がある．必要に応じて糞便の培養検査を行う．遷延する場合は炎症性腸疾患の除外も必要になる．

【治療】　対症療法で水分を十分に摂取させる．下痢を繰り返す場合はナトリウム，カリウムが欠乏するので，スポーツ飲料や果物ジュースを摂取させる．脱水症状が著明な場合は輸液を行う．必要に応じて整腸薬・止痢薬・鎮痛薬・制吐薬・抗菌薬を投与するが，細菌性の場合は原則として止痢薬を投与しない．

【予後】　自然治癒することが多く，一般的には良好だが，サルモネラ菌や病原性大腸菌は敗血症や多臓器不全を起こすことがあり，カンピロバクターはギランバレー症候群を起こすことがある．二次感染を防ぐために排便後の手洗いが重要である．

b．潰瘍性大腸炎

【概念】　下痢・血便・発熱・体重減少などを呈し，主として大腸の粘膜・粘膜下層をびまん性に侵す慢性の炎症性腸疾患である．

【疫学】　厚労省特定疾患治療費受給者数によればわが国では平成18（2006）年に約85,000人であったが，令和元（2019）年では約126,000人の患者がおり，増加傾向にある．性差はなく20歳代に多いが高齢者でも発症する．

【成因・病態生理】　原因は明らかでなく，免疫機構の異常や心理学的な異常が指摘されている．症状がクローン病と類似しているので鑑別がむずかしい場合もあるが，大腸の粘膜・粘膜下層がびまん性に炎症を起こし，直腸から口側へと病変が連続しているのが特徴である．直腸炎型の頻度が高いが，左側大腸炎型，さらには炎症が大腸全体に及ぶ全大腸炎型などがある．

【症状】　軽い腹痛，下痢を呈するものから，発熱，粘血便・膿性便をきたすものまであ

る．長期にわたると貧血，体重減少などの全身症状が出現する．アフタ性口内炎，ブドウ膜炎，結節性紅斑，壊疽性膿皮症，関節炎，原発性硬化性胆管炎などの消化管外病変がしばしば認められる．

【診断】 症状，消化管外病変を参考に，下部消化管透視検査，内視鏡検査を行い，特徴的な所見（全周性潰瘍，棘状突起形成，炎症性ポリープなど）を観察する．生検組織所見（びらん，潰瘍，白血球を中心とした細胞浸潤，陰窩膿瘍）も参考にする．確定診断することが困難なことも多く，厚労省難治性炎症性腸疾患障害調査研究班の診断基準が用いられている．

【治療】 治療の原則は内科的薬物療法である．ストレスによって増悪するので安静とし，食物残渣が少なくなるように低繊維食とする．症状が強い場合は入院して加療する．5-アミノサリチル酸製剤（サラゾピリン®，ペンタサ®），副腎皮質ホルモンなど炎症を抑える薬物や免疫抑制薬（アザチオプリン，シクロスポリン，タクロリムス）で治療するが，難治例もある．最近は血球成分除去療法，TNFα阻害薬（レミケード®など）やヤヌスキナーゼ阻害薬も用いられるようになっている．活動性が高い場合には消化管の安静をはかるために経腸成分栄養や完全中心静脈栄養を併用する．経口的な薬物治療が無効な場合は副腎皮質ホルモンの注腸療法，動脈内注入療法を行う．抗コリン薬を過剰に投与すると大腸が拡張して麻痺性イレウスを起こす中毒性巨大結腸症を誘発しやすい．中毒性巨大結腸症，出血，穿孔，癌化の場合は絶対的手術適応とされる．また病変部に異型上皮が認められた場合は部分切除する．

【予後】 寛解と増悪を長期にわたって繰り返す．全大腸炎型では10年以上経過すると癌化率が高くなることが報告されている．

c．クローン病

【概念】 腹痛・発熱・体重減少・下痢・血便などを呈し，消化管壁の全層の炎症を起こす慢性の炎症性腸疾患である．

【疫学】 若年成人に好発する．約2:1で男性に多い．わが国では平成18(2006)年の厚労省特定疾患治療費受給者数によれば約24,000人，令和元（2019）年では約44,000人の患者がおり，増加傾向にある．

【成因・病態生理】 従来より細菌感染説，ウイルス感染説が報告されてきたが，原因は不明で，免疫学的要因も考えられている．最近，関連する遺伝子異常も報告されており，環境要因と遺伝的要因の両者が関与している可能性が高い．主として回腸末端から大腸に好発するが，舌から肛門部まで消化管のあらゆる部位に病変がみられ，消化管壁の全層の炎症を起こす．進行性で，腸管の狭窄や瘻孔（とくに痔瘻）をつくることがある．

【症状】 軽い腹痛，下痢を呈するものから，発熱，血便をきたすものまである．時に虫

垂炎様症状を起こす．経過が長くなると腸管狭窄によるイレウスを起こすことがあり，貧血，低たんぱく血症などの低栄養症状が出現する．口腔内アフタ，ブドウ膜炎，結節性紅斑，強直性脊椎炎などの消化管外病変もしばしば認められ，それぞれの症状を呈する．

【診断】 上記症状を参考に，下部消化管透視検査，内視鏡検査を行い，特徴的な所見（縦走潰瘍，敷石状病変，非連続性病変，内・外瘻）の有無を観察する．小腸病変の観察にはカプセル内視鏡も用いられる．生検組織所見（非乾酪性類上皮細胞肉芽腫）も参考となる．消化管外病変からクローン病が疑われることもある．赤沈亢進，白血球増多，CRP高値などの血液炎症所見が病勢の診断に用いられる．確定診断することが困難なことも多く，厚労省特定疾患難治性炎症性腸疾患障害調査研究班の診断基準が用いられている．

【治療】 根治療法はないので，薬物投与によって症状の軽減をはかり，栄養状態を改善して生活の質を向上させることを目的とする．わが国ではとくに食事療法が重視されている．5-アミノサリチル酸製剤（サラゾピリン®，メサラミン®）や副腎皮質ホルモンなどの炎症を抑える薬物で治療する．免疫抑制薬（アザチオプリン），TNFα阻害薬やヤヌスキナーゼ阻害薬，抗インターロイキン阻害薬を用いることもある．食事療法として低残渣・低脂肪食とするが，活動期には消化管の安静をはかるために経腸成分栄養や完全中心静脈栄養を併用することもある．栄養改善は長期にわたって必要となるので，これらの摂取，注入が自宅でもできるように工夫されている．難治例で高度の狭窄，穿孔，膿瘍，大出血がみられた場合は外科的手術適応となるが，病変部を切除しても，その後にほかの部位に新たな病変が出現する可能性が高いので，安易に手術をすることは避けなければならない．腸管を広範に切除した場合には消化吸収障害が起こる．また経過は長期にわたるので，心理的・社会的サポートが必要である．

【予後】 増悪と寛解を繰り返すが，生命予後は明らかではない．

d．過敏性腸症候群

【概念】 腸に器質的な異常がないにも関わらず，腸管の運動や緊張の亢進，分泌機能の亢進により，便秘，下痢あるいは便秘・下痢を繰り返したり，腹痛などの不定の胃腸症状を呈するものをいう．腸管全体の機能異常としてとらえられており，従来，慢性腸炎と診断されていたものの多くはこの範疇に入る．

【疫学】 症状が軽微なことも多いので頻度は明らかではないが，日常的にみられる疾患である．

【成因・病態生理】 発症や増悪には心理社会的な要因が関与していることが多く，自律神経失調症や心身症の一部と考えられる．

【症状】 便秘型，下痢型，交代性下痢・便秘型がある．それぞれ便秘，下痢あるいは便

秘・下痢を繰り返す．大部分は腹痛，とくに左下腹部痛を伴い，排便，排ガスにより軽快することが多い．血便が出ることはない．

【診断】　他の器質的な腸疾患（炎症性腸疾患，大腸癌，腸結核など）を除外する．「腹痛あるいは腹部不快感が，最近3カ月の中の1カ月につき少なくとも3日以上は生じ，その腹痛あるいは腹部不快感が①排便によって軽快する，②排便頻度の変化で始まる，③便形状の変化で始まる，の3つの便通異常の2つ以上の症状を伴うもの（Rome Ⅲ基準）」である．

【治療】　日常生活についてよく聴取し，増悪因子になるもの（アルコール，食事，ストレスなど）があれば除く．不安が強い場合には，生命予後が良いことを理解させる必要がある．

対症的に緩下薬や止痢薬，消化管機能改善薬，あるいは下部消化管に選択性の高い抗コリン薬や消化酵素薬を投与するが，最近は便の水分バランスを調節するポリアクリル系樹脂製剤が治療薬として用いられるようになっている．精神的要因が強い場合は心理療法や精神安定薬の投与も行われる．

【予後】　生命予後は良好であるが，症状を繰り返すことが多い．

e．虫 垂 炎

【概念】　虫垂は小腸の後半部（回腸）が大腸に接続する部分に開口する小指大の盲囊である．虫垂に化膿性炎症を起こしたものを虫垂炎という．盲腸炎はその俗称である．

【疫学】　若年者に頻度が高いが，すべての年齢で発症しうる．理由は明らかでないが，最近，外科的手術は減少している．

【成因・病態生理】　その成因は明らかではなく，食物残渣説，寄生虫迷入説，アレルギー説などがあるが，最終的には細菌感染が起こって発症する．起因菌としてグラム陰性の腸内細菌によるものが多い．

【症状】　初期は上腹部痛がみられ，しばしば嘔気・嘔吐を伴う．炎症を起こした虫垂を大網が覆うために，大網が伸展されて生じるものと考えられる．痛みは次第に右下腹部に限局し，多くは発熱を伴う．

【診断】　上記症状を参考にする．触診で右下腹部の上前腸骨棘と臍を結んだ外側3分の1の位置（マックバーネー点）〔あるいは左右の上前腸骨棘を結んだ右側3分の1の位置（ランツ点）〕に圧痛を認める．圧迫していた手を放すと痛みが増強する現象（反跳痛，ブルンベルグ徴候）や，手で圧迫していくと，ある時点で急に腹筋に力が入る現象（筋性防御）がみられ，これらは炎症が壁側腹膜に及んでいることを示している．直腸指診で10～11時の方向に圧痛を認めることも診断の参考になる．血液所見として，白血球増多，CRP陽性，血沈亢進がみられる．

クローン病や憩室炎との鑑別が必要であり、女性の場合はさらに付属器炎（卵管炎，卵巣炎）や卵巣捻転，子宮外妊娠なども除外する必要がある．最近は超音波検査で虫垂の観察ができるようになり，虫垂の浮腫化，液体（膿汁）貯留の有無から虫垂炎を診断できるようになった．

【治療】 外科的に虫垂切除術を行う．軽症の場合や何らかの原因で手術を回避する場合にはグラム陰性の腸内細菌に有効な抗菌薬の投与を行う．痛みに対して抗コリン薬，非ステロイド系抗炎症薬，合成麻薬系鎮痛薬などを投与することもあるが，症状を緩和することによって診断・治療が遅れることがあるので注意が必要である．

【予後】 通常予後は良好であるが，穿孔すると腹膜炎を起こす．

f．大腸癌

【概念】 大腸粘膜より発生した悪性腫瘍で，大部分は腺癌である．

【疫学】 わが国では食生活の欧米化に伴って，近年増加傾向にある．男性では悪性腫瘍の死因第2位(28,099人)，女性では第1位 (24,989人) を占めている〔令和4 (2022) 年〕．

【成因・病態生理】 成因は明らかではないが，癌遺伝子の関与が示唆されている．食事との関連も知られており，高脂肪食，低繊維食の食習慣のある人や胆嚢切除後の人に発生率が多い．炎症性腸疾患で長期に大腸炎が持続している例にも発生しやすい．また大腸ポリープのうち，過形成性ポリープの癌化はまれであるが，腺腫性ポリープは癌化しやすい．

【症状】 初期には症状に乏しく，とくに右側（上行結腸側）の場合は進行するまで症状が出にくい(便に流動性があるため)．左側の場合は便秘が多い．少量の持続出血による鉄欠乏性貧血で気付かれることもある．進行すると腹痛，便通障害，便の細小化，血便，腸閉塞がみられる．

【診断】 腹部の触診で腫瘍として触知されるのは進行してからである．検診における便潜血反応が早期診断に有用であるが，偽陰性の場合もしばしばあり，あくまでスクリーニング検査として行われる．症状から疑いがある場合には積極的に注腸検査あるいは大腸内視鏡検査と生検を行って診断する必要がある．直腸癌の頻度が高いので（50～55%)，直腸指診も有用である．肝転移，肺転移がしばしばみられるので，超音波検査，CT検査などで，その有無を診断することも重要である．

デュークス(Dukes)の分類は浸潤の程度とリンパ節転移を指標にした進行度の分類で予後の判定に有用とされるが，最近は大腸癌取り扱い規約がおもに用いられる．早期癌，進行癌，深達度の考え方は胃癌と同様である(図2-2)．腫瘍マーカーとして血清CEAがあるが，早期診断には役立たない．

【治療】 早期癌は内視鏡下切除術を行う（図2-3)．進行癌は外科的切除を行う．部位に

よっては人工肛門（ストーマ）を造設する．肝転移，肺転移がみられた場合は転移巣を含めて切除することが多い．手術不能例では抗癌薬による化学療法を行う．また肝転移巣に対して抗癌薬の動注を行うこともある．

【予後】　予後は進行度による．

g．腸閉塞・イレウス

【概念】　腸内容が肛門側に移動できなくなった状態を腸閉塞・イレウスという．原因によって，腸閉塞（従来の機械的イレウス），イレウス〔従来の麻痺性（機能的）イレウス〕に分けられ，前者は腸の血行障害のない単純性腸閉塞と血行障害を伴う絞扼性腸閉塞に分けられる（表2-1）．

【成因・病態生理】　単純性腸閉塞の原因としては腹部手術後の腹腔内癒着や大腸癌によるものが多い．イレウスは腹腔内臓器の炎症や全身疾患などによって腸管蠕動が低下して起こる．

【症状】　症状の程度は原因によって異なるが，共通して排便・排ガスの停止，腹痛，嘔吐，腹部膨満感などの症状を呈する．絞扼性腸閉塞は突然の激しい腹痛で発症し，ショック症状を呈することがある．

【診断】　上記症状を参考にし，触診で腹部圧痛，時に反跳痛，聴診で腸雑音の異常亢進（腸閉塞）または低下（イレウス）を認める．腹部単純エックス線検査では小腸ガスと鏡面像がみられる．正常では小腸内にガスを認めない．後者は腸管内に大量のガスと液体成分が混在しているためにみられる現象である．

【治療】　絶飲食とする．絶飲食にしても腸管内に唾液，胃液，十二指腸液，胆汁などの液体成分が貯留するため，血管内は脱水状態となる．イレウス管を挿入して腸内容を排除して腸管内の減圧を行うとともに，水・電解質バランスが崩れないように十分な輸液を行う．単純性腸閉塞は保存的治療で改善することが多いが，改善がみられない場合は

表2-1　腸閉塞・イレウスの分類・成因・特徴

	腸閉塞		イレウス （麻痺性イレウス）
	単純性腸閉塞	絞扼性腸閉塞	
成因	大腸癌，癌性腹膜炎，癒着，胆石	癒着，ヘルニア嵌頓	重症感染症，薬剤（敗血症，腹膜炎）
腸雑音	亢進	亢進→減弱	減弱・消失
腹痛	++	++++	+
治療	持続吸引 輸液 原因に対する手術	緊急手術 輸液	持続吸引 輸液 原因の除去 腸管運動亢進薬

外科的治療を行う．絞扼性腸閉塞は腸管壁の壊死をきたし，急激な全身状態の悪化をもたらすため，緊急手術が必要となる．イレウスでは原因疾患の治療を行う．
【予後】　原因疾患による．

h．その他の腸疾患

　大腸ポリープは，大腸粘膜が限局性に隆起した良性の上皮性腫瘍である．多発性のものに家族性大腸腺腫症，ポイツ・イェーガー（Peutz-Jeghers）症候群などの遺伝性疾患があり，遺伝子解析が進んでいる．組織学的には腺腫性ポリープ，炎症性ポリープ，過形成性ポリープがあり，腺腫性ポリープは前癌病変とされる．症状はとくになく，検診の便潜血検査で偶然に発見されることが多い．まれに血便や，その結果として鉄欠乏性貧血がみられることもある．注腸造影検査あるいは大腸内視鏡検査と生検で診断する．腺腫性ポリープの場合は癌化する前に大腸内視鏡下で切除するのが基本になっている．多発性の場合には大腸の切除を行うこともある．

　大腸憩室は，大腸壁の一部が袋状に突出したものであり，検診の便潜血検査陽性の場合や他の目的で行われた注腸造影検査，内視鏡検査で発見されることが多い．症状は通常ない．まれに下血がみられることがあり，炎症を起こすと腹痛，発熱がみられる．盲腸近傍の憩室炎は虫垂炎との鑑別が必要となる．症状がなければ経過観察を行うが，憩室炎を起こした場合は抗菌薬の投与を行い，出血の場合は内視鏡的焼却術や結紮術を行う．炎症・出血のコントロールができない場合や穿孔が疑われる場合は外科的手術となる．

　痔疾は，肛門部の出血性病変の総称である．肛門輪の内側にできた静脈の拡張を内痔核といい，外側にできたものを外痔核（いわゆるいぼ痔）という．いずれも排便により刺激されて炎症を起こし，出血しやすくなるので，便通の適正化，局部の清浄，抗炎症作用のある座薬の投与を行う．出血，痛みが著しい場合は外科的手術を行う．また固い便や排便回数が多いために肛門輪の粘膜が裂傷を起こして出血することがあり，裂肛（いわゆる切れ痔）といわれるもので，原因の除去，局所の清浄化をはかる．

　肛門腺に細菌感染が起きると肛門周囲膿瘍を形成することがあり，肛門周囲の疼痛，発赤・腫脹，発熱がみられる．自壊・排膿することも多いが，切開排膿・ドレナージ，抗菌薬投与を行う．繰り返すと直腸内部と肛門周囲との間に側副路（瘻孔という）を形成することがあり痔瘻と呼ぶ．清潔を保つことが重要だが，放置すると癌が発生することがあるので，自然閉鎖しない場合は手術的に瘻孔切除する．

E．腹膜疾患

a．急性腹膜炎

【概念】 細菌感染により腹膜に炎症を起こしたものである．局所のものを限局性腹膜炎，炎症が腹部全体に及んだものを汎発性腹膜炎という．初期は限局性であっても次第に汎発性に移行する．

【成因・病態生理】 胆嚢炎，虫垂炎，憩室炎，女性器付属器炎や胃・十二指腸潰瘍などで管腔臓器が穿孔し，腹腔内に細菌や胆汁が侵入することによって炎症が起こる．したがって，グラム陰性菌によるものが多い．

【症状】 腹痛，悪心・嘔吐，発熱がみられる．また原因疾患の症状がみられる．

【診断】 触診で腹膜刺激症状（反跳痛，筋性防御）が，血液検査では赤沈亢進，CRP高値，白血球増多がみられる．

【治療】 絶食とし，十分な補液を行う．汎発性腹膜炎ではショックを伴うことがあり，その対策が必要である．原因菌に有効な抗菌薬を投与するが，不明の場合は複数の抗菌薬を組み合わせて投与する．腹腔内膿瘍に対しては穿刺あるいはドレーンを挿入して排膿し，開腹して腹腔洗浄を行うこともある．また外科的手術により原因を除去する．

【予後】 原因疾患にもよるが，ショック，多臓器不全を起こすと予後は不良である．また胆汁性腹膜炎の予後も不良である．

b．結核性腹膜炎

【概念】 結核菌の腹膜播種によって起こる腹膜の慢性炎症である．

【疫学】 近年は減少している．

【成因・病態生理】 結核菌の腹膜播種によって起こり，粟粒結核や肺結核，腸結核などに伴って起こることが多いが，原病巣が不明のこともある．

【症状】 軽度の腹痛，腹部膨満感，発熱がみられる．

【診断】 打診や腹部超音波検査で腹水が貯留している場合は腹水試験穿刺を行い，浸出性腹水（しばしば血性）を証明する．腹水中の結核菌の有無を調べ，ツベルクリン反応も併用する．

【治療】 抗結核療法を行う．

【予後】 早期に診断して治療を行えば，予後は良好である．

c．癌性腹膜炎

【概念】 癌細胞が腹膜に転移したために起こる腹膜の炎症である．

【疫学】 消化器癌によるものが多いが，原発巣が不明の場合もある．

【原因・病態生理】 機序は明らかではないが，著明な腹水が貯留する．

【症状】 軽度の腹痛，腹部膨満感，呼吸困難がみられる．原発巣の症状を伴う．

【診断】 打診，腹部超音波検査で腹水の貯留がみられた場合は腹水を試験穿刺し，浸出性腹水（しばしば血性）を証明する．また細胞診で腹水中の癌細胞を検出する．

【治療】 症状軽減のために繰り返して穿刺排液を行うことがあり，その際は水・電解質のバランスに注意する．排出した腹水を濾過して，血管内に再注入することもある．また腹腔内に抗癌薬を注入して腹水の減少をはかる．

【予後】 原因疾患によるが，水バランスを維持できないと腎不全となる．抗癌薬で腹水コントロールが可能な場合もあるが，長期にわたると癒着性イレウスを起こす．

第3章 肝・胆・膵疾患

A．肝臓疾患　41
　　a．急性肝炎　　b．慢性肝炎　　c．薬物性肝障害　　d．アルコール性肝障害　　e．肝硬変　　f．肝癌　　g．その他の肝疾患（脂肪肝／自己免疫性肝炎／原発性胆汁性肝硬変）
B．胆道疾患　51
　　a．胆石・胆嚢炎・胆管炎　　b．胆嚢癌・総胆管癌　　c．その他の胆嚢疾患（胆嚢ポリープ／胆嚢腺筋腫症；アデノミオマトーシス）
C．膵臓疾患　53
　　a．急性膵炎　　b．慢性膵炎　　c．膵癌

A．肝臓疾患

a．急性肝炎

【概念】急激な肝細胞障害をきたす病態であり（図3-1），通常は肝炎ウイルス（表3-1）によるものをさす．

【疫学】ウイルス性肝炎は感染症法（感染症の予防及び感染症の患者に対する医療に関する法律）によりA型肝炎，E型肝炎は4類感染症，A型とE型を除くウイルス性肝炎は5類感染症と定められ，報告が義務づけられている．平成14（2002）年には940例が報告されており，最近は年間700例程度になっているが，実数はそれより多いと考えられる．A型肝炎が約45％，B型肝炎が約25％，C型肝炎が約10％，そのほかが約20％である．A型肝炎については60歳台以上の約90％がHA抗体陽性であり，既感染を示すが，60歳以下の抗体保有率は5％以下になっている．2～4月頃に多く発生し，最近は年間100例程度である（2018年は約900例）．B型肝炎は日本赤十字社が供血中のHBc抗体を測定するようになってから輸血後の発生が激減しているが，検査をくぐり抜けた微量のウイルスによる感染が散発的に報告されている．C型肝炎も輸血による感染が多かったが，HCV抗体の測定により発生は著減している．D型肝炎はイタリア，南米など

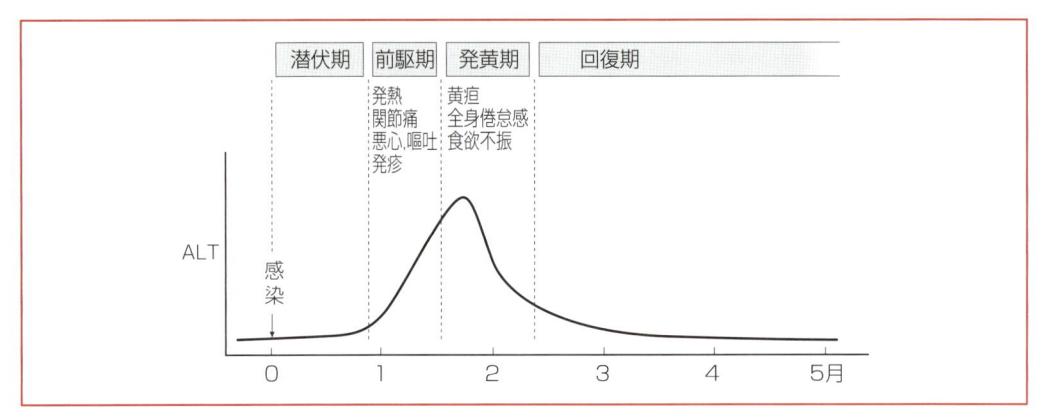

図 3-1 急性肝炎の経過

表 3-1 ウイルス性肝炎の種類と特徴

	A 型肝炎	B 型肝炎	C 型肝炎	D 型肝炎	E 型肝炎
原因ウイルス	A 型肝炎ウイルス（HAV）	B 型肝炎ウイルス（HBV）	C 型肝炎ウイルス（HCV）	D 型肝炎ウイルス（HDV）	E 型肝炎ウイルス（HEV）
遺伝子	RNA	DNA	RNA	RNA	RNA
感染経路	経口	血液，性行為	血液	血液	経口
潜伏期間	約 30 日	約 1〜3 カ月	約 30〜50 日	約 1〜3 カ月	約 2〜6 週
好発年齢	50 歳以下	20〜30 代	すべての年代	20〜30 代（B 型肝炎ウイルスキャリアに感染）	すべての年代
好発時期	2〜4 月	なし	なし	なし	なし
劇症肝炎	あり（高齢者）	あり	まれ	あり	あり
慢性化	なし	あり	あり	あり	なし
母児間感染	なし	あり	まれ	あり	なし
キャリア率	0%	1〜2%（小児は 0.1%以下）	1〜2%（小児は 0.1%以下）	まれ	0%
特異的な予防	免疫グロブリン HA ワクチン	HBs 免疫グロブリン HB ワクチン	なし	HB ワクチン	なし

に多いが，わが国ではまれである．E 型肝炎もインド・東南アジアに多く，わが国にはまれとされていたが，最近，北海道・東北地方での感染例が報告されるようになっている．

【成因・病態生理】 A 型，B 型，C 型，E 型肝炎ウイルスの感染によるが，そのほかのウイルス（EB，サイトメガロ，ヘルペス，アデノウイルスなど）に起因することもある．これらのウイルスがどのような機序で肝細胞障害を起こすのかについては十分に明らかではないが，免疫的機序などが推測されている．障害される肝細胞の量により，さまざまな程度の肝機能障害が出現する．

【症状】 無症状のものから意識障害をきたすもの（劇症肝炎）まで多彩である．自覚症状として発熱（とくに A 型），関節痛（とくに A 型，B 型），全身倦怠感，食欲不振，腹

表3-2 肝炎ウイルスマーカーの意義

A型肝炎	IgM-HA抗体		HAV感染状態
	IgG-HA抗体		HAV感染の既往（中和抗体）
B型肝炎	HBs抗原		HBV感染状態
	HBs抗体		HBV感染の既往（中和抗体）
	HBcr抗原		HBV感染状態，治療効果のモニタリング
	HBc抗体	高力価	HBV感染状態（持続感染）
		低力価	HBV感染状態（急性感染），HBV感染の既往
	HBe抗原		血中のウイルス量が多く感染性の強いことを示す
	HBe抗体		血中のウイルス量が少なく感染性の弱いことを示す 変異型ウイルスの感染状態
	HBV DNA		血中のウイルス量を示す
C型肝炎	HCV抗体		HCV感染状態，HCV感染の既往
	HCV RNA HCV（コア）抗原		HCV感染状態および血中のウイルス量を示す
E型肝炎	HEV RNA		HEV感染状態
	HEV抗体		HEV感染状態（IgM，IgA，IgG），HEV感染の既往（IgG）

部膨満感を，他覚症状として皮膚・眼球黄染，発疹（とくにB型），褐色尿を認める．

【診断】 問診により感染の機会を推定することが重要である．A型（経口感染；潜伏期約30日）では生鮮魚介類(生ガキなど)の摂取の有無を，B型（非経口感染；潜伏期1～3カ月）では感染血液への暴露（鍼などを含む）や感染者との性行為の有無を，C型（非経口感染；潜伏期約30～50日）では感染血液への暴露（鍼などを含む）の有無を確認する．またE型（経口感染；潜伏期約2～6週）では獣肉（イノシシ，シカなど）の生食の有無を聞く．身体所見では黄疸，肝腫大を認める．肝の表面は平滑，辺縁は鈍で，時に圧痛，叩打痛がみられる．検査所見では血清AST(GOT)，ALT(GPT)，LDHが上昇する．ALTは肝臓に特異性が高い．A型では膠質反応（TTT）の上昇が特徴的である．血清アルブミン，コリンエステラーゼは重症度に応じて低下し，プロトロンビン時間が延長，血清ビリルビンが上昇する．

成因の診断にはそれぞれのウイルスマーカーを検索する（表3-2）．A型ではIgM-HA抗体が陽性となる．通常のHA抗体（IgG型）陽性は過去の感染を示す．B型ではHBe抗原，HBs抗原が陽性となる．経過とともに両抗原が陰転化し，その後にHBc抗体，HBe抗体，HBs抗体が出現する．C型では血中HCV抗体は発症早期に陰性であり，陽性例は慢性肝炎の増悪例である可能性が高い．診断には血中HCV-RNAの測定が必須である．また，ほかの原因による急性肝障害〔自己免疫性肝炎，薬物性肝障害，ウィルソン（Wilson）病など〕を除外し，腹部超音波検査で閉塞性黄疸でないことを確認する．

【治療】 改善傾向が認められるまで十分な安静，高たんぱく・高カロリーの肝庇護療法を行う．血清ALT高値例では強力ネオミノファーゲンC®（グリチルリチンを含む製

表3-3 B型，C型肝炎ウイルス感染予防対策

1. 流水による手洗いの励行 2. 歯ブラシ，剃刀，箸共用の禁止 3. 出血時の血液は自己で処理 4. ディスポ注射器の使用 5. ゴム手袋の使用	6. 消毒 ● 加熱（煮沸15分以上，オートクレーブ） ● 0.1％次亜塩素酸ナトリウム（キッチンハイター® など） ● ホルムアルデヒドガス ● エチレンオキサイドガス ● 焼却

剤）を投与する．C型急性肝炎に対するインターフェロン療法は有効であるが，保険適用になっていない．

予防として，A型では免疫グロブリン投与を行うと約3カ月間の予防効果があり，最近はHAワクチンも用いられる．B型ではウイルスに汚染されたときに48時間以内にHBs抗体高力価免疫グロブリンとHBワクチンを投与し，また予防としてはHBワクチンの投与を行う．しかしウイルスに接触しないことが基本であり，A型では生鮮魚介類の加熱調理，手洗いの励行が，またB型，C型では感染予防対策の励行が重要である（表3-3）．

【予後】　A型は慢性化せずに治癒し，予後は一般的に良好であるが，高齢者ではしばしば劇症肝炎*になる．再感染することはない．B型も通常は慢性化せず，予後良好であるが，副腎皮質ステロイドや免疫抑制薬を服用中の患者では慢性化の報告があり，HBe抗原非産生の変異株による感染ではしばしば劇症肝炎になる．欧米型のゲノタイプに感染した場合も慢性化することがある．また，治癒した後にもウイルスが肝細胞内に残存していることがあり，免疫抑制療法などの際に再活性化されることがある（denovo肝炎）．C型は60〜70％が慢性化する．

*劇症肝炎▶脳症が出現する重篤な肝障害で，原因はウイルスや薬物である．肝細胞の壊死が急激に広範に起こり，肝臓は萎縮する．急激な肝機能の低下（アルブミン低下，プロトロンビン時間延長，ビリルビン上昇）がみられ，意識障害（肝性脳症）が起こる．血漿交換や副腎皮質ホルモン投与を行うが，致死率は70〜80％である．

b．慢性肝炎

【概念】　「臨床的に6カ月以上にわたって肝機能検査値の異常とウイルス感染が持続している状態で，組織学的に門脈域を中心とした肝の持続的な炎症を伴うもの」（新犬山分類）と定義される．通常は肝炎ウイルス（表3-1）によるものをさす．

【疫学】　約150万人の患者がいると推定されており，そのうち，80％はC型，17％がB型である．

【成因・病態生理】　おもにB型肝炎ウイルスとC型肝炎ウイルスに起因する．B型では

免疫力低下時期に感染（日本ではおもに母児間感染）したHBVキャリア（人口の1～2%，母児間感染対策により若年者で激減）の大部分は無症状で過ごすが（無症候性キャリア），約10%が慢性肝炎，肝硬変に進展する．なぜ一部で障害が起こるのかはよくわかっていない．C型ではC型急性肝炎の60～70%が慢性化する．おもに輸血，不潔な医療行為，消毒不十分な鍼，刺青によるもので，母児間感染はまれである．HCV感染者は人口の約1%で，若年者で低値である．

【症状】 無症状か易疲労感，全身倦怠感など軽微な症状がみられる．

【診断】 身体所見で手掌紅斑，クモ状血管拡張を，増悪期には黄疸を認めることがある．肝は腫大し，辺縁は鈍で弾性硬となる．検査所見では血清AST（GOT），ALT（GPT）値が上昇し，ALTは肝特異性が高い．血清アルブミン，プロトロンビン時間は正常か軽度の異常を示す．血清ビリルビンは一般的に基準値内で，増悪期に上昇する．血清γ-グロブリン，膠質反応（TTT，ZTT）が上昇する．病変の進展とともに血小板が減少する．

成因の診断としてウイルスマーカーを検索する．B型ではHBs抗原が陽性で，HBc抗体は高力価陽性となる．ウイルス量が多い場合はHBe抗原が陽性で，低ウイルス量の場合とHBe抗原非産生株の感染ではHBe抗原が陰性である．しかしいずれの場合もHBV-DNAは陽性となる．C型ではHCV抗体が陽性で，かつHCV-RNAも陽性となる．

腹部超音波検査，CT検査では肝辺縁が鈍化しており，表面はほぼ平滑である．肝生検で慢性肝炎の確定診断を付けるとともに病期診断（線維化の程度，炎症の程度）し，ほかの原因による肝障害（自己免疫性肝障害，ヘモクロマトーシスなど）を除外する．

【治療】 適度の安静，高たんぱく・高カロリーの肝庇護療法が原則である．B型ではウイルス量の多いものに対して抗ウイルス療法（インターフェロンの3ケ月以上投与かエンテカビル投与）が行われる．そのほかにも，抗ウイルス薬としてラミブジン，アデフォビル，テノホビルがある．

C型ではインターフェロン療法が行われてきた．その後に，週1回投与のペグインターフェロンと抗ウイルス薬であるリバビリン，さらにはテラプレビルもしくはシメプレビルの三者併用療法が行われるようになり著効率は約80%とされたが，副作用として貧血や皮膚症状が多くみられた．最近，インターフェロンを用いず経口薬（ハーボニー®，ヴィキラックス®，マヴィレット®，ジメンシー®など）のみによる抗ウイルス療法が主流になり，100%近い著効率が得られるようになった．治療非適応患者や治療無効患者で血清ALT高値例には強力ネオミノファーゲンC®，ウルソデオキシコール酸を投与する．また，瀉血療法も行われる．

【予後】 活動性によるが，一般的には10～20年で肝硬変に移行する（図3-2）．低率だが慢性肝炎からも肝細胞癌が発生することがあるので，腫瘍マーカー（α-フェトプロテイン）や腹部超音波の定期的検査が必要である．

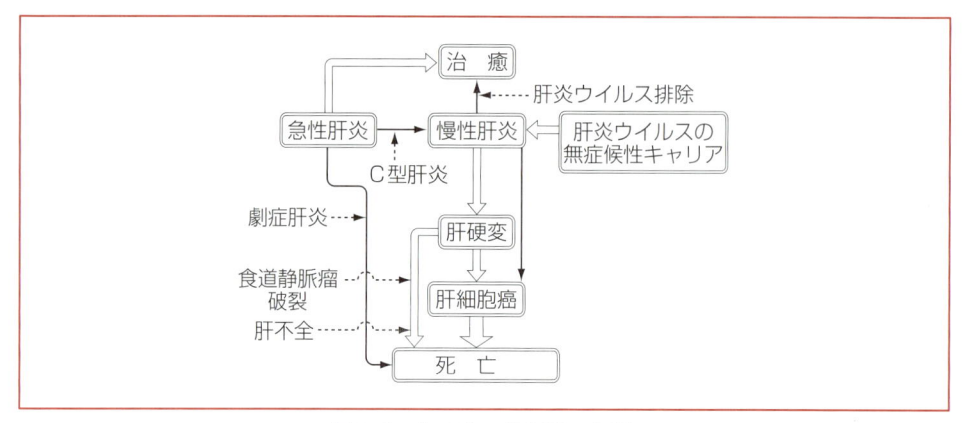

図3-2 ウイルス性肝炎の経過

c．薬物性肝障害

【概念】 薬物投与によって発症する肝障害で，投与量が多いために発症する中毒性肝障害と，投与をうけた宿主のアレルギー反応によるアレルギー性肝障害がある．

【疫学】 一般人口における頻度は明らかではない．軽微なものは報告されないことが多いので，それを含めると頻度は多いと考えられる．

【成因・病態生理】 頻度の多いものは抗生物質，中枢神経系用薬，循環器官用薬などであるが，漢方薬，健康食品も含めて，すべての薬物はアレルギー性肝障害を起こしうる．

【症状】 全身倦怠感，嘔気・嘔吐，黄疸など．発熱，皮膚そう痒感，じんま疹などのアレルギー症状もしばしばみられる．投与が長期にわたったり，再投与した場合には重症化し，劇症肝炎と同様の病態を示す．

【診断】 薬物の使用歴が重要で，通常は使用後1カ月以内に発症する．好酸球増加などのアレルギー関連の所見が陽性となることが多い．

【治療】 原因薬剤の中止によって改善する．遷延するものにはステロイドホルモンを投与することもある．重症化して劇症肝炎になった場合はその治療を行い，改善がみられない場合は肝移植を行うこともある．

【予後】 原因薬物の中止によって改善し，劇症化しなければ予後は良好である．

d．アルコール性肝障害

【概念】 アルコールによる肝障害で，脂肪肝から肝線維症やアルコール性肝炎を経て肝硬変になる．大量飲酒を契機に重症型アルコール性肝炎を起こすこともある．

【疫学】 昭和30（1955）年頃よりアルコール消費量の増大に伴って増加傾向にあると考えられていた．しかしC型肝炎ウイルスの発見により，アルコール性肝硬変，肝細胞癌

とされた多くの例ではC型肝炎ウイルス感染がみられることが明らかとなった．軽度のものでは必ずしも医療施設を受診しないので，一般人口における頻度は明らかではない．

【成因・病態生理】 長期間（5年以上），大量に（1日3合以上）アルコールを飲むと起こり，女性ではこの半量でも起こるとされる．成因としてアルコール代謝に伴う肝臓内の変化，代謝産物であるアセトアルデヒドの毒性，免疫学的機序などが想定されている．重症型アルコール性肝炎の病態は劇症肝炎に類似している．アルコール性肝硬変では門脈圧亢進症が著明である．

【症状】 とくにない．アルコール性肝炎では右季肋部痛，発熱，黄疸がみられることがある．肝硬変になると肝硬変特有の症状がみられる．

【診断】 飲酒歴から比較的容易に診断できる．肝臓が腫大する．γ-GTPの上昇が特徴的で，AST/ALT比が1以上になることが多い．特徴的な肝生検像も診断に有用である．C型肝炎ウイルス感染が同時にみられることもあるので注意が必要である．

【治療】 禁酒を基本とする．依存症の場合には，精神的ケアや家族のサポートが必要となる．重症型アルコール性肝炎の場合は劇症肝炎に準じた治療を行う．

【予後】 禁酒ができた場合は予後良好であるが，実際は困難なことが多い．重症型アルコール性肝炎を起こすと致死率は高い．

e．肝硬変

【概念】 肝臓全体が偽小葉と呼ばれる再生結節によって置き換わった状態であり，種々の慢性肝疾患の終末の病像である．症状を伴わない代償期と黄疸，腹水，肝性脳症を伴う非代償期に分ける．

【疫学】 わが国には約25万人の患者がいると推定されている．

【成因・病態生理】 多くはB型，C型肝炎ウイルス感染によるものであり，慢性肝炎から移行したものである．また高度の脂肪肝が原因となるものもある．原因によって多少の差はあるが，慢性の肝機能不全と門脈圧亢進症がおもな病態である．

【症状】 代償期には慢性肝炎と同様に，クモ状血管拡張，手掌紅斑，女性化乳房を認める．非代償期になると黄疸や腹水，食道胃静脈瘤破裂，出血傾向（鼻出血，歯肉出血，紫斑など），肝性脳症（羽ばたき振戦，昼夜逆転，失見当識）などの症状が出現する．

【診断】 肝細胞障害の所見（AST，ALT上昇，アルブミン低下，プロトロンビン時間延長），門脈圧亢進症の所見（腹水，脾機能亢進による汎血球減少），特徴的な画像所見（超音波検査による結節状肝，脾腫）や生検肝組織像（偽小葉の形成）などから診断する．慢性肝炎から徐々に移行するので，境界領域のものが混在する．重症度の指標として，Child-Pugh分類が知られている（表3-4，3-5）．

【治療】 おもな死因である消化管出血，肝癌，肝不全，感染症に対して予防と治療を行

表 3-4 肝硬変の重症度分類（Child）

グループ	A	B	C
血清ビリルビン(mg/dl)	<2.0	2.0～3.0	>3.0
血清アルブミン(g/dl)	>3.5	3.0～3.5	<3.0
腹水	なし	治療しやすい	難治性
肝性脳症	なし	軽度	高度
栄養状態	良好	中等度	不良

表 3-5 Child-Pugh 分類

	1点	2点	3点
血清ビリルビン(mg/dl)	1～2	2～3	>3
血清アルブミン(g/dl)	>3.5	2.8～3.5	<2.8
腹水	なし	軽度	中等度以上
肝性脳症	なし	1～2度	3～4度
PT 時間活性	>80%	50～80%	<50%

Grade "A"：5～6点，Grade "B"：7～9点，Grade "C"：10～15点
"A"=good risk，"B"=moderate risk
"C"=poor risk を示す．

う．肝不全に対しては腹水のコントロール（塩分制限，利尿薬の投与，改善がなければアルブミン静注，腹水穿刺排液），便秘の予防（緩下薬），アンモニア産生・吸収の抑制（ラクチュロース，低たんぱく食），アミノ酸バランスの是正（分岐鎖アミノ酸を中心とした特殊アミノ酸製剤の投与）などを行う．緊満した腹水は感染を起こしやすい（特発性細菌性腹膜炎）．症状は微熱，軽度の腹痛など軽微であるが，急激に敗血症性ショックに陥ることもあるので注意が必要である．

　食道静脈瘤は門脈圧亢進症に伴い，側副血行路である食道粘膜下の血管が拡張したものである．出血をしないかぎりは無症状であるが，破裂すると大吐血の原因になる．上部消化管内視鏡検査で確認する．吐血の予兆として少量の下血（黒色便）が先行することもある．応急的にはゼングスターケン-ブレークモア管（Sengstaken-Blakemore tube：胃内バルーンと食道バルーンを空気でふくらませ，食道静脈瘤を圧迫止血するのに使われる道具）を挿入する．バソプレシンも門脈圧を低下させるので従来はよく投与されていたが，内視鏡を速やかに実施できる環境が整ってきたので，最近はあまり行われていない．静脈瘤内やその周囲に内視鏡下で硬化剤を注入したり（食道静脈瘤硬化術），リングをかけて静脈瘤を結紮する（食道静脈瘤結紮術），また外科的に食道静脈瘤郭清術，食道離断術や門脈大循環シャント術（脾腎シャントなど）が行われる．

【予後】　3大死因は消化管出血，肝細胞癌，肝不全であり，感染症も多い．C型肝硬変からの肝細胞癌の発生は年率約7%と考えられている．

f．肝　癌

【概念】　肝癌には原発性肝癌と転移性肝癌がある．また原発性肝癌には肝細胞癌（約90%）と胆管細胞癌（約10%）がある．

【疫学】　わが国では年間約23,000人の肝癌死亡者がおり，約2：1と男性に多い〔令和4（2022）年〕．男性では悪性腫瘍の第5位，女性では第7位になっている．

【成因・病態生理】　原発性肝癌の70～80%はC型肝炎ウイルスによる肝硬変あるいは慢性肝炎に起因する．発癌メカニズムは明らかでない．B型肝炎ウイルスによるものは

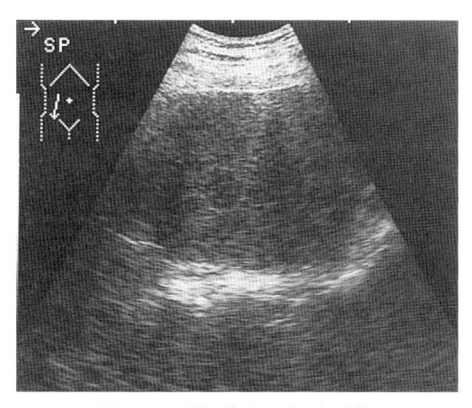

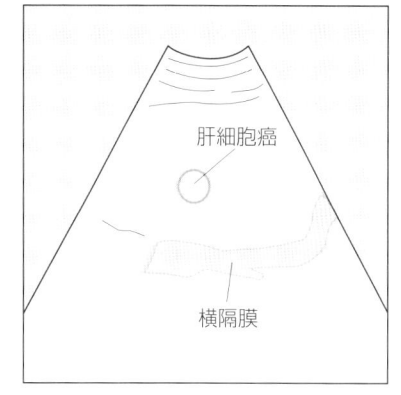

図 3-3　肝細胞癌の超音波像

10％程度であり，ウイルス遺伝子の組み込みが発癌に関連する可能性が示唆されている．また，高度の脂肪肝から進展した肝硬変を母体にしたものもみられる．

【症状】　肝癌に特徴的な症状はない．多くは慢性肝炎・肝硬変を伴っており，その症状がみられる．癌が増大すると肝機能の悪化がみられ，肝不全の症状が出現する．

【診断】　早期診断のためには基礎疾患を有する患者に対して血清腫瘍マーカーであるα-フェトプロテインまたはPIVKA-IIの測定を2～3カ月に1回行うこと，および定期的に超音波検査を行うこと（肝硬変で3～4カ月に1回，慢性肝炎で6カ月に1回）が推奨されている．α-フェトプロテインは胎児肝由来のたんぱく質で，肝細胞が再生するとき（急性肝炎の回復期など）に増加し，また慢性肝炎・肝硬変でも変動を繰り返す例もあるので，必ずしも肝細胞癌に特異的ではないが，明らかな原因がないにも関わらず経時的に増加する場合には肝細胞癌の発生を強く示唆する．超音波検査所見では1cm程度の小さなものは脂肪を多く含んでいるために高エコーになる場合が多いが，一般的には低エコーの肝内腫瘤として認められる（図3-3）．また癌に被膜がある場合は周囲をリング状に低エコー領域が囲むような像（ハロー）が認められる．このような変化がみられた場合には，さらに造影CT検査，造影MRI検査を行う．肝細胞癌は血管に富んでいるため早期に造影され，また造影剤はすみやかに流出するので，濃染部はすみやかに消退する．さらに血管造影検査で腫瘍血管が描出される．確定診断が付かない場合は，超音波下で腫瘍組織の針生検を行う．

　鑑別が必要なものに肝血管腫がある．良性の腫瘍であり，検診での超音波検査で発見されることが多いが，高エコーの肝内腫瘤として描出されるため，とくに小さな肝細胞癌との区別が問題となる．やはり血管に富んでいるため造影CT検査，造影MRI検査で早期に造影されるが，造影剤が血管内に貯留するので濃染が持続するのが特徴的である．

【治療】　早期診断が重要である．血管造影検査で診断が確定すれば，そのまま肝動脈塞栓術を行うことが多い．肝臓は肝動脈と門脈の両者から栄養されているので，非癌組織は肝動脈を閉塞しても影響を受けにくいが，腫瘍組織は肝動脈のみから栄養されている

ので死滅する.肝細胞癌が3cm以下で単一あるいは少数の場合には,エタノール局注療法,経皮的マイクロ波凝固療法,経皮的ラジオ波焼灼療法が行われる.超音波ガイド下に針で腫瘍を穿刺してエタノールを注入したり,針状の器具からラジオ波やマイクロ波を出して周囲の腫瘍組織を死滅させる.最近はラジオ波がおもに用いられるようになっている.また肝機能の良好な例では外科的切除を行うこともあるが,残存した組織自体が引き続き前癌状態なので,残肝再発が多い.治療後も定期的な検査を行う.

【予後】 上記の治療法の進歩により予後は改善しつつある.しかし再発が多いことが問題となっている.これらが適応とならない進行肝細胞癌に対してソラフェニブまたはレンバチニブといった抗腫瘍薬を投与することもある.

g. その他の肝疾患

脂肪肝は,もっとも頻度の高い肝疾患である.従来は肝機能障害で受診し,肝生検で脂肪肝を指摘されることが多かったため,軽度の肝障害を有する疾患と考えられてきたが,検診の超音波検査の普及により,肝機能正常の脂肪肝が多く存在することが明らかになっている.成因は明らかでないが,肥満,糖尿病,高脂血症との関連が強く,動脈硬化の危険因子と考えられる.一般的に予後が良好とされているが,血清AST,ALT値が高いものは非アルコール性脂肪肝炎(non-alcoholic steatohepatitis;NASH)の可能性があり,肝硬変に進むと考えられている.運動・食事療法が重要である.

自己免疫性肝炎は,自己免疫現象が著明な肝障害であり,原因は明らかでない.中年女性に好発する.ほかの自己免疫疾患(関節リウマチ,シェーグレン症候群など)を合併することも多い.症状は慢性肝炎と同様であり,関節痛など,ほかの合併疾患の症状を呈することもある.血液生化学検査でウイルス性慢性肝炎と判別することは困難で,血清AST,ALT値が高値となるが,とくにγ-グロブリン値が高くなる.抗核抗体などの血中自己抗体が陽性となるのが特徴である.肝生検組織像では慢性肝炎像を呈する.一般的には副腎皮質ホルモンの投与ですみやかに改善する.治療が遅れたり,治療に抵抗性の場合は肝硬変に移行する.

原発性胆汁性胆管炎は,中年女性に好発する自己免疫現象が著明な肝障害であり,ほかの自己免疫疾患(関節リウマチ,シェーグレン症候群など)を合併することも多い.症状を認めないものから,早期にそう痒感,黄疸を認めるものがある.血液生化学検査ではアルカリホスファターゼやγ-GTPの上昇が特徴的であり,検診ではアルコール性肝障害として見過ごされることがある.診断上は抗ミトコンドリア抗体が陽性となることが特徴的で,肝組織でも非化膿性破壊性胆管炎,胆管の消失,進行すると偽小葉の形成といった特徴的な所見を呈する.治療としてウルソデオキシコール酸を投与するが,治療が遅れたり,治療に抵抗性の場合は肝硬変に移行し,しばしば肝移植の対象とされる.

B．胆道疾患

a．胆石・胆嚢炎・胆管炎

【概念】 胆汁中のコレステロールやビリルビン，カルシウムが胆嚢内で析出したものを胆石といい，胆石が総胆管内に存在する場合は総胆管結石という．胆石の嵌頓あるいは不明の原因により胆汁に細菌が感染し，胆嚢に炎症を起こしたものを胆嚢炎，胆管に炎症を起こしたものを胆管炎という．

【疫学】 検診における超音波検査が普及して，偶然に発見される胆石が増加している．成人検診受診者の約15％に認められ，高齢者，女性に多い．また食生活の欧米化に伴ってコレステロール結石の比率が増加しつつあり，約60％を占めている．

【成因・病態生理】 コレステロール結石は食生活，肥満，高脂血症などの因子が絡み合って生じ，ビリルビン結石は溶血や胆道の細菌感染が関与すると考えられている．総胆管結石では閉塞性黄疸，胆管炎を起こしやすい．これらの起因菌としては大腸菌，クレブシエラ菌などのグラム陰性の腸内細菌が多い．

【症状】 胆石は無症状で検診の超音波検査で偶然に発見されることが多い．症状がまったくないものを無症候性胆石という．胆石が胆嚢頸部に嵌頓すると胆嚢内圧が亢進して心窩部から右季肋部に強い痛みが発生し，しばしば右肩に放散する．これが胆石発作である．胆嚢が急激に収縮するような状況，すなわち空腹時に暴食したり高脂肪食を摂取すると起こりやすく，一般的な食事パターンから夜間に多い．胆嚢炎を起こすと腹痛に加えて，発熱，黄疸，悪心・嘔吐がみられる．総胆管結石では不定愁訴のほかに，黄疸，褐色尿，灰白色便がみられることが多いが，化膿性胆管炎を起こすと，しばしばショック症状を起こす．

【診断】 上記のような特徴があるので，注意深く問診をすると診断が容易である．触診では心窩部から右季肋部にかけて圧痛を認め，胆嚢炎を起こして腹膜に炎症が及んでいる場合は筋性防御，反跳痛がみられる．胆石の診断は腹部超音波検査の普及で容易になっている．胆嚢内に輝度の高い球形の物体として描出され，その下部に無響域（音響陰影）を伴っている（図3-4）．嵌頓していない場合は体位変換によって位置が移動する．胆嚢炎を起こすと血液で炎症所見（赤沈亢進，白血球増多，CRP高値）と高ビリルビン血症がみられ，腹部超音波検査では胆嚢の腫大，浮腫による胆嚢壁の3層化，胆嚢周囲の液体貯留がみられるようになる．総胆管結石の場合は高ビリルビン血症がみられ，腹部超音波検査で肝内の胆管が拡張している像がみられる．さらに，造影剤を点滴して胆管を描出する排泄性胆道造影検査や内視鏡的逆行性胆管膵管造影（ERCP），MRIを応用したMR胆管膵管造影（MRCP）検査で胆管系と結石を描出する．胆管炎を起こした場

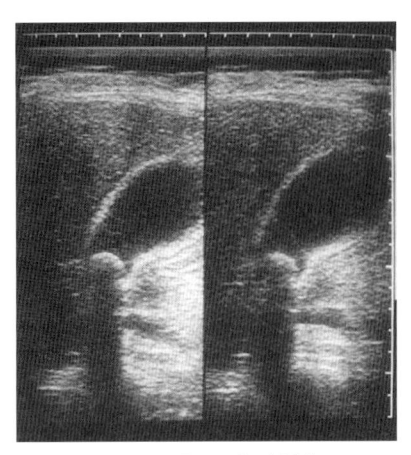

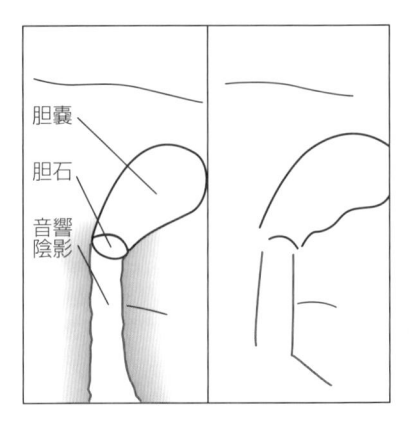

図 3-4　胆石の超音波像

合は胆嚢炎と同様の血液所見を呈する.

【治療】　無症候性胆石は経過観察とする．胆石発作や胆嚢炎を起こす場合は胆嚢摘除術が行われる．炎症の急性期には抗菌薬や鎮痛薬投与，超音波下胆嚢ドレナージを行い，手術は炎症が収まってから行われることが多い．最近は腹腔鏡下で行われる．また体外衝撃波結石破砕療法やコレステロール結石に対する経口胆石溶解療法（ウルソデオキシコール酸）が行われることもある．総胆管結石の場合は内視鏡下で乳頭部を切開したり，外科的手術により結石を除去する．

【予後】　一般的に良好であるが，胆嚢炎により胆嚢が穿孔すると腹膜炎を起こし，治療に難渋する．また胆管炎により敗血症性ショックを起こすと，多臓器不全で死亡することがある．

b．胆嚢癌・総胆管癌

【概念】　胆嚢癌は胆嚢に発生する悪性腫瘍で，大部分は腺癌である．総胆管に発生した悪性腫瘍を総胆管癌という．また，ファーター乳頭部に発生したものを乳頭部癌という．

【疫学】　60〜70代に多く，男女比ではやや女性に多い．悪性腫瘍の死因統計では男性第7位（9,470人），女性第6位（8,286人）〔令和4（2022）年〕．

【成因・病態生理】　胆嚢癌には胆石が合併する率が高いが（50〜80％），胆石が原因で癌が発生するのか，癌が原因で胆石ができるのかは明らかでない．

【症状】　初期にはない．時に胆石による症状がみられることがある．周囲に浸潤すると右季肋部痛，黄疸，悪心・嘔吐，食欲減少，体重減少などが出現する．総胆管癌では総胆管結石と同様の症状を呈することが多い．乳頭部癌も同様だが，胆管・膵管開口部なので早期に閉塞性黄疸が出現するため，早期発見しやすい．膵頭十二指腸切除術を施行できることが多い．

【診断】 腹部超音波検査が診断に有用である．胆嚢内に隆起性の病変として認められたり，胆嚢壁の部分的肥厚として認められることが多い．内視鏡の先端にエコー装置がついた内視鏡的超音波検査法も用いられる．また CT 検査，MRI 検査でも同様な所見が得られるが，胆嚢ポリープと鑑別が困難な場合が多い．一般的には径が 1 cm 以上のものは悪性である頻度が高いとされている．総胆管癌の場合は上記の総胆管結石と類似の検査所見を呈するが，閉塞部の先端は先細りのことが多い．鑑別のためには胆汁の細胞診を行う．血清腫瘍マーカーとして CEA がよく知られている．

【治療】 外科的手術により切除する．閉塞性黄疸の強いものは術前に経皮経肝胆道ドレナージ（PTCD）を行って黄疸の軽減をはかる．手術不能では PTCD を留置したまま自宅で療養を行うこともある．

【予後】 転移，浸潤のないものの予後は良いが，進行例では不良である．

c．その他の胆嚢疾患

胆嚢ポリープは，胆嚢内に突出した隆起性の良性病変である．コレステロールポリープ，腺腫性，過形成性ポリープがある．検診などの腹部超音波検査で偶然に発見されることが多く，健康成人の 10〜15％に認められる．症状は通常ない．径が 1 cm をこえるものは初期胆嚢癌との鑑別が困難なので原則として手術とする．初回診断後は 3 カ月後，そのあとに形状の変化がなければ 1 年ごとの経過観察とする．

胆嚢腺筋腫症（アデノミオマトーシス）は，良性疾患ではあるが，腫瘍類似病変として注目されている．胆嚢内腔のロキタンスキー・アショッフ（Rokitansky-Aschoff）洞が増殖したものであり，一般的には超音波検査で胆嚢壁の対称性肥厚として描出される．しかし時に限局性肥厚を示すことがあり，胆嚢癌と類似していることがある．大きさの急速な変化がないこと，造影 CT 検査や MRI 検査で造影されないことなどが鑑別点になるが，しばしば胆石様腹痛を伴うこともあり，手術適応とすることが多い．

C．膵臓疾患

a．急性膵炎

【概念】 膵実質内における膵酵素群の活性化により，膵の自己消化が起こるために発症する疾患である．

【疫学】 一般人口における頻度は明らかでない．重症急性膵炎は年間で約 1,700 例程度

である〔平成25（2013）年〕．

【成因・病態生理】 アルコール多飲による膵液流出障害（約40％）や胆石・総胆管結石による胆汁の逆流（約20％）などによるが，成因が不明なものも多い（約25％）．近年，自己免疫によると考えられる自己免疫性膵炎が注目されている．これらの刺激により膵実質の破壊が起こり，流出した膵酵素がさらに実質の障害を起こすという悪循環を起こす．

【症状】 上腹部痛や背部痛，悪心・嘔吐がみられる．痛みは仰臥位で増強し，座位前屈で軽減する．進行すると発熱もみられる．重症例ではショック症状，乏尿，呼吸困難，意識障害がみられるが，アルコールによる急性膵炎ではアルコール臭のために泥酔と間違われることがある．

【診断】 上記症状および誘因となる過食，高脂肪食，飲酒などの有無を参考にする（急性膵炎診療ガイドライン2010）．とくに座位前屈で軽減する背部痛は特徴的であり，診断的意義が高い．触診では臍周囲の圧痛を認めるが，炎症が深部なので，反跳痛や筋性防御を認めることは少ない．血清・尿中の膵逸脱酵素（アミラーゼ，リパーゼ，エラスターゼ1）の上昇の有無を調べる．膵アミラーゼの尿中排泄は早いので必ずしも高値とならない場合があり，尿中アミラーゼ高値の診断的意義は高い．腹部超音波検査やCT検査などの画像検査では膵臓の腫大を認める．重症例では低カルシウム血症がみられ，合併する血管内血液凝固症候群や多臓器不全による検査所見の異常（プロトロンビン時間延長，血小板減少，クレアチニン・尿素窒素上昇）も出現する．また画像検査では膵臓腫大に加えて周囲の液体貯留を認め，さらに進行すると腹水を認める．重症度の判定には厚労省難治性膵疾患調査研究班の重症度判定基準（2008年改訂）が用いられている．

【治療】 絶飲食とし，十分な補液を行う．鎮痛薬（ペンタゾシン，麻薬＋アトロピンなど），膵外分泌・胃酸分泌抑制薬（抗コリン薬，H_2受容体拮抗薬など），プロテアーゼ阻害薬（FOY，フサン），抗菌薬を投与する．原因が取り除かれれば，ときに仮性囊胞を残すことがあるが，慢性膵炎に移行することは少ない（約10％）．自己免疫性膵炎には副腎皮質ホルモンを投与する．

【予後】 多くの場合は予後良好であるが，重症例では血管内血液凝固症候群や多臓器不全，敗血症を合併して死亡することがあり（致命率約30％），予後不良である．

b．慢性膵炎

【概念】 炎症により膵の線維化と膵実質の破壊が徐々に進行する疾患である．

【疫学】 アルコールによるものは中年男性に多いが，特発性では男女差がない．一般人口における頻度は明らかでない．

【成因・病態生理】 男性ではアルコールによるものが約70％と多いが，不明なものも約

20％ある．女性では約60％は原因不明であり，胆石によるものが約20％となっている．炎症により正常膵組織が破壊されるため，外分泌障害（消化吸収障害）と内分泌障害（二次性糖尿病）をきたすようになる．膵管内や膵実質に石灰化がみられることがあり，特に膵石症という．アルコール性で多い．

【症状】　慢性的に上腹部痛・背部痛を繰り返すことが多いが，食欲不振，腹部膨満感，悪心・嘔吐などの不定症状を訴えることもある．急性再燃時には急性膵炎と同様の症状を呈する．

　進行すると消化吸収障害による脂肪下痢や二次性糖尿病による症状（口渇，多尿，体重減少）が出現する．限局性に腫瘤を形成すると閉塞性黄疸がみられる．

【診断】　診断には厚労省難治性膵疾患調査研究班，日本膵臓学会，日本消化器病学会の慢性膵炎臨床診断基準（2009年改訂）が用いられている．腹部超音波検査で膵内不整エコー，石灰化像（膵石症），膵管の不整拡張を認める．これらの変化はCT検査でも高感度に描出される．腹部単純エックス線検査で膵臓に一致した石灰沈着を認めることもある（膵石症）．MR胆管膵管造影（MRCP）や内視鏡的逆行性胆管膵管造影（ERCP）では膵管の不整拡張像を描出する．腫瘤形成型では膵癌との鑑別が必要になり，血管造影検査，あるいは試験開腹による組織検査が必要になることもある．外分泌機能検査としてPABA試験が行われる．内分泌機能に障害があると耐糖能異常を認め，糖尿病の所見を呈するようになる．アミラーゼ値，リパーゼ値は急性再燃時を除き，参考にならない．

【治療】　疼痛対策（抗コリン薬，非ステロイド系抗炎症薬，ペンタゾシン，神経ブロック）と消化酵素薬によるたんぱく，脂肪の消化吸収補助を中心とする．

　急性再燃時には急性膵炎と同様な治療を追加する必要がある．糖尿病に対しては膵組織の障害が原因であるので，経口血糖降下薬の効果は期待できず，インスリン投与が必要になる．

【予後】　治癒することはなく徐々に進行するが，一般的な生命予後は悪くない．しかし，飲酒の継続や糖尿病のコントロール不良は生命予後を悪くする要因になっている．

c．膵　癌

【概念】　膵臓原発の悪性腫瘍で，膵管上皮に発生するものが多い．発生部位によって，膵頭部癌，膵体部癌，膵尾部癌に分ける．そのほかの悪性腫瘍としてインスリノーマ，グルカゴノーマなどの内分泌腺から発生したものがある．

【疫学】　死因統計では男性が悪性腫瘍の第4位（19,608人），女性が第3位（19,860人）となっており〔令和4（2022）年〕，高齢男性に多いが，女性で増加傾向にある．内分泌腫瘍はまれである．

【成因・病態生理】　アルコール，喫煙，コーヒー，糖尿病，慢性膵炎との関連が報告さ

れているが，成因は不明である．遺伝子変異の可能性が示唆されている．

【症状】 発生した部位により症状の出現に差がみられる．総胆管は十二指腸に開口する前に膵頭部を貫いているので，その近傍に発生した膵頭部癌では比較的早期に閉塞性黄疸の症状が現れる．そのほかの部位では一般的に進行するまで無症状のことが多い．初期には食欲不振，悪心・嘔吐などの不定愁訴，あるいは上腹部痛，背部痛がみられるが，軽微なためそのまま放置されることが少なくない．進行すると下痢，体重減少，黄疸，褐色尿が出現する．さらに進行したものでは，二次性糖尿病による症状（口渇，多尿，体重減少）がみられることもある．

【診断】 膵臓は後腹膜腔にあるので，触診で腫瘤を触れるのはかなり進行してからである．膵癌が疑わしい場合は積極的に腹部超音波検査，CT 検査，MRI 検査を行って病変部を検索する必要がある．内視鏡的逆行性胆管膵管造影検査（ERCP）は上部消化管内視鏡を用いて十二指腸から膵管を造影する検査であり，癌による膵管の狭窄・閉塞や癌より末梢の膵管の拡張を描出することができる．MR 胆管膵管造影（MRCP）検査でも膵管の変化をとらえることができるようになり，内視鏡を使わない楽な方法として用いられるようになっている．しかしそれらの方法を駆使して腫瘤があることがわかっても，悪性か否かを判定することができず，試験開腹で腫瘍組織を採取することもまれではない．治療法の選択には局所の浸潤度も重要であり，血管造影検査も行われる．血清腫瘍マーカーとして CA 19-9 がよく知られており，特異性が高い．CEA も上昇することがある．アミラーゼ値，リパーゼ値は参考とならない．

【治療】 転移がないものでは外科的手術（膵頭十二指腸切除術）を行う．転移や局所浸潤のため治療的な手術ができない場合には化学療法や放射線治療を行うこともあり，分子標的薬は一時的な効果をもたらすものの，長期的効果はあまり期待できない．十二指腸近傍で腸管の狭窄・閉塞が起こった場合や近い将来に起こることが予測された場合には，一時的に胃の大彎側と小腸をつなぐバイパス術を行うこともある．根本的な治療法ではないが，経口摂取が可能となり，生活の質が改善される．また黄疸が強い場合には経皮経肝胆管ドレナージ（PTCD）により黄疸の軽減をはかり，その後に手術とする．手術不能例ではそのままドレナージを留置して減黄をはかる．

【予後】 早期診断が困難で予後不良である．転移のない切除可能例の 5 年生存率は 40% 程度であるが，転移のあるものは 3 年生存率でも 10% 程度である．

第4章 呼吸器疾患

A．感染性呼吸器疾患　59
　　a．上気道炎（かぜ症候群）　b．急性気管支炎　c．肺炎　d．肺結核
B．閉塞性呼吸器疾患　65
　　a．慢性閉塞性肺疾患（COPD）
C．アレルギー性疾患　69
　　a．気管支喘息
D．拘束性呼吸器疾患　72
　　a．特発性肺線維症
E．その他の呼吸器疾患　74
　　a．気胸　b．肺癌　c．気管支拡張症

【呼吸器系の構造と機能：肺の仕組み】（図 4-1）

　ヒトが生きていくためにはエネルギーが必要であり，その産生には酸素を大気中から体内に取り込み，炭酸ガス（二酸化炭素）を大気中に放出するガス交換が必要である．それを行う臓器が呼吸器である．

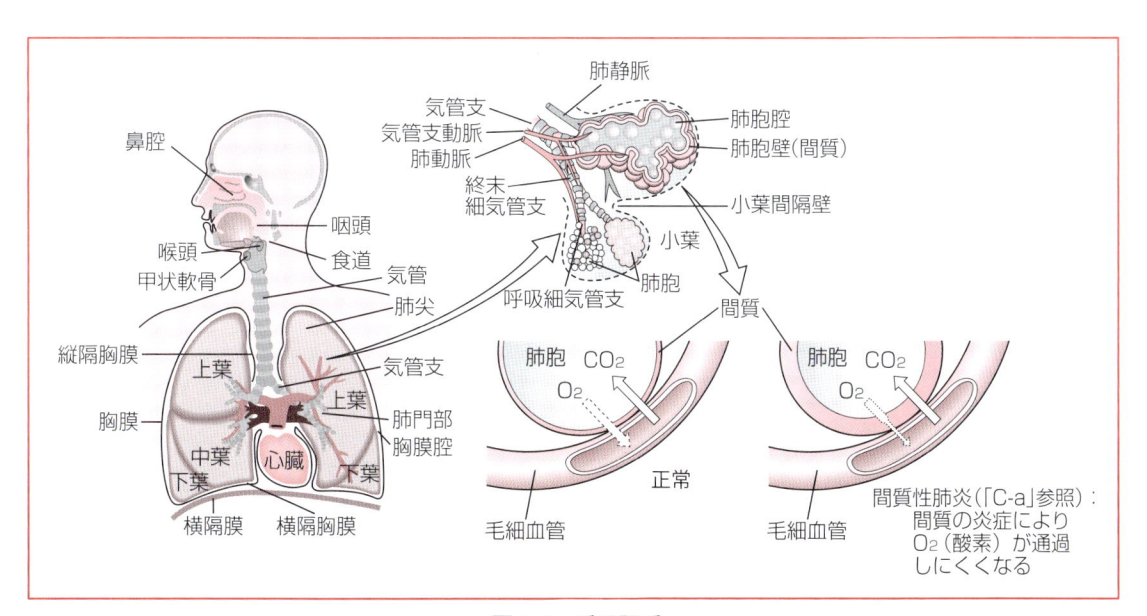

図 4-1　呼吸器系

一般に鼻腔から喉頭までの上気道（upper respiratory tract）と，気管から肺胞までの下気道（lower respiratory tract）に分けられる．上気道は鼻前庭に始まり，鼻腔，咽頭，喉頭を経て下気道の気管に達する．下気道においては，気管から十数回の2分岐を繰り返し，終末細気管支，呼吸細気管支を経て，最終の肺胞に至る．そして肺胞はガス交換をすることからガス交換部位と呼ばれる．終末細気管支までがガス交換のない空気の通り道（bronchial pathway）であり，呼吸細気管支は一部に肺胞を含んだ移行領域と呼ばれている．

成人の1回換気量は約500 mlであり，1分間の呼吸回数を約16回とすると，1日の換気量は約1万lとなる．1日に1万lの異物や微生物を含んだ空気を吸い込む呼吸器はもっとも感染をきたしやすい臓器である．呼吸器は外部からの異物や微生物にさらされやすいため，さまざまな防御機構が存在する．

気管支や細気管支では物理的防御機構が強く働き，肺胞では食細胞や免疫学的機序による防御が強く働いている．しかし，それでも感染により，気管支炎や肺炎をきたす．

鼻から吸い込んだ空中のほこりは，まず湿った鼻粘膜，鼻甲介，さらに咽頭後壁，喉頭を通過する際に付着する場合が多く，付着したほこりは分泌液とともに喀痰や鼻汁として体外に排除される．気管は第6〜第7頸椎の高さで喉頭に接続し，第4〜第5胸椎の高さで左右の気管支に分岐する．ほこりや異物はこの部位までに気道粘膜に付着し，通常はこの分岐部より末梢の気道は無菌状態である．

中枢気道を覆う上皮の80%は線毛のある多列上皮や円柱上皮からなり，末梢気道になるにつれ，その頻度は減少する．線毛のある上皮細胞は1個当たり200の線毛を有し，線毛は1分間1,000回の速さでそれぞれが協調しながら前方（咽頭側）に早く，後方（肺末梢側）にゆっくりとした鞭のような動きをして分泌物を咽頭側へ移動させる．線毛は5〜10μmの薄い液状膜で覆われており，2つの層からなっている．外層がゲル状層で，粘着性があり，異物を付着させる．内層は線毛からなり，線毛の先端は外層の表面近くを前方に早く移動し，後方に戻る際には外層の表面から下に下がることで異物を後方に戻さないまま後方に移動する．そして再度線毛は異物を前方に運ぶ運動を繰り返す．この線毛運動（図4-2）により微生物や異物は気道で咽頭側に輸送され，集まって痰として喀出されるか，咳払いなどで無意識のうちに飲み込まれている．

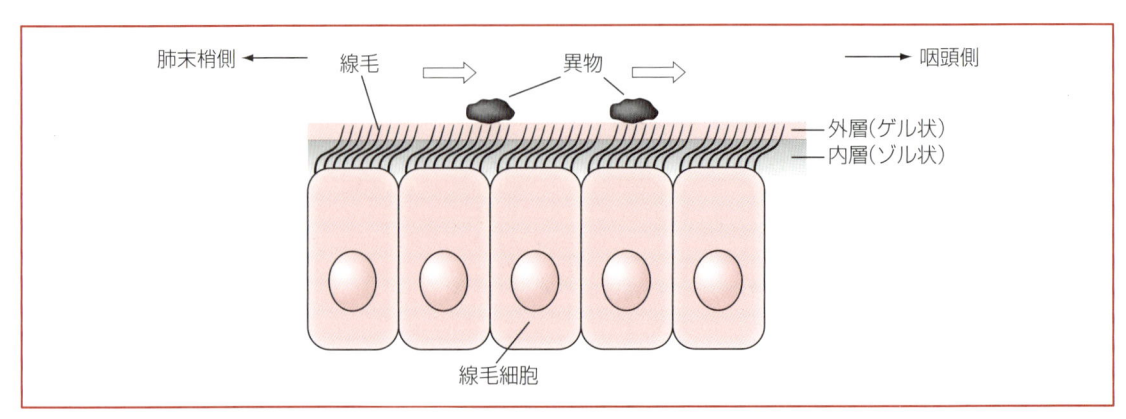

図4-2　線毛運動

肺では外界あるいは上気道から微生物が常に侵入してくるが，排除機構として，構造的な気道分岐や線毛運動のほか，気道系の表面の分泌型IgA，リゾチーム，好中球やマクロファージなどによる排除機構により無菌に保たれる．肺胞では血清中のIgGも防御作用を示す．

　これらの物理的防御や免疫学的機序による防御でも防ぎきれなかった微生物がさまざまな部位で感染症をきたす．

　呼吸器の構造は，① 上気道，② 下気道，③ 胸膜に大きく分けられ，それぞれの部位で感染やさまざまな疾患が生じる．

A．感染性呼吸器疾患

a．上気道炎

　① 上気道炎とは鼻腔，咽頭，喉頭までの部位での炎症であり，かぜ症候群，扁桃炎，喉頭炎，副鼻腔炎，中耳炎が含まれる．

　② 急性上気道炎と慢性上気道炎に分類され，急性上気道炎の代表がかぜ症候群と急性副鼻腔炎であり，慢性上気道炎の代表が慢性副鼻腔炎である．

　③ 急性上気道炎のほとんどはウイルス感染症であり，まれにマイコプラズマ，クラミジア，細菌などが原因となる．健常者でも基礎疾患がある人でも同様に罹患し，むしろ，若年者ほど罹患しやすい．

　④ 多くは軽症で自然に治癒し，抗菌薬の適応となる場合は少ない．抗菌薬投与はあくまで細菌感染もしくは細菌感染の合併，基礎疾患により細菌感染の予防が有用と思われる症例に限られる．

(1) かぜ症候群

　かぜ症候群とは，上気道の急性カタル性炎症の総称として定義される．時に気管支，肺胞に炎症が及ぶと気管支炎や肺炎の合併をきたす．

【疫学】　空気が乾燥する冬に発病しやすく，高齢者よりも若い成人が罹患しやすい．

【成因と病態生理】

　① かぜ症候群の原因はウイルス，細菌，マイコプラズマなどがあるが，90～95％はウイルスによるもので，細胞内に入り込んだウイルスが炎症症状を生じさせる．

　② 鼻症状がつよい感冒ではライノウイルスが主体で，RSウイルス，パラインフルエンザウイルスの感染の可能性もある．

　③ 咽頭痛や喉頭発赤などの咽喉頭症状が強いかぜ症候群ではアデノウイルス，エンテ

ロウイルスが病因であることが多い．

④ かぜ（風邪）に関与するウイルスの頻度は，ライノウイルスが約30％，アデノウイルス群が10〜15％，コロナウイルスが10％前後，そのほかのウイルス群が5％，未知のウイルスが30〜40％で，細菌では連鎖球菌群の関与が5％程度とされている．

【症状】

① 鼻症状（鼻水，鼻づまり，くしゃみ）と咽喉頭症状（のどのイガイガ感，咽頭痛，嗄声(させい)）がおもな症状であり，咳嗽・喀痰（膿性痰）がみられる場合には，下気道（気管支炎や肺炎）への炎症の進展を疑う．

② 発熱や悪寒を伴う場合もあるが，このときには扁桃や咽頭炎合併の可能性も考慮する必要がある．

③ 臨床症状は少なくとも1週間以内に自然治癒し，発熱も3日以上続くことは少なく，インフルエンザを除けば38℃以上の発熱を認めることも少ない．

④ 乾性咳嗽，ついで痰がみられる場合は成人ではマイコプラズマ感染を考慮する必要がある．

⑤ かぜ症候群は細菌の二次感染を伴うことが多い．急性肺炎ではウイルス感染によるかぜ症候群の先行があって，二次的に細菌性肺炎をきたす場合がほとんどである．

【診断】

① かぜ症候群の診断は症状のみでなされる．原因ウイルス同定にウイルス抗体価測定は有用であるが，抗体価が上昇する時期には治癒していることが多い．

② かぜ症候群の診断には臨床経過が重要であり，症状が長引く場合は他の呼吸器系疾患の可能性も考慮する必要がある．

【治療】

① 一般的なかぜ症候群は，症状が軽微であるので通常は対症療法（自宅安静と十分な水分・栄養補給）で十分である．37℃前後の微熱では入浴も可能である．

② かぜ症候群の原因ウイルスは原則的に飛沫感染（咳とともにでる唾液の粒子による感染）であり，周囲のヒトへの感染予防はマスク着用と，食器・湯飲みなどの専用使用を徹底させる．患者，家族ともにうがい，手洗いを心がけることも重要である．

③ 老人や重篤な基礎疾患をもつ患者においては，二次感染の予防として抗菌薬を投与するが，それ以外の患者には抗菌薬は不要である．

④ 二次感染の起炎菌はインフルエンザ菌，肺炎球菌，ブドウ球菌，連鎖球菌が多く，十分量のペニシリン系抗生物質が有効である．

【経過・予後】　一般に予後は良好である．ただし，慢性閉塞性肺疾患患者や高齢者では肺炎などの合併に注意する必要がある．

b．急性気管支炎

　　急性気管支炎の多くは上気道におけるかぜ症候群が気管・気管支に波及，続発して発症する．ウイルス感染が主であり，細菌感染の頻度は7〜44％程度とされる．

　　細菌による気管支炎の二次感染の起炎菌はインフルエンザ菌や肺炎球菌が多い．

【疫学】　かぜ症候群に合併して出現することが多く，冬期に多い．

【成因と病態生理】　かぜ症候群での原因ウイルス（アデノウイルス，コロナウイルス，RSウイルスなど）が下気道まで及ぶ場合が多い．時に咽頭内の細菌が気管支炎をきたす．気管支上皮を傷害し，咳嗽を誘発し，気道内分泌を増加させる．

【症状】

　　① 発熱や咳嗽を主症状とする．

　　② ウイルス感染の気管支への波及では痰は漿液性で白色であることがほとんどである．細菌性二次感染を合併した場合は痰が膿性化して黄色〜黄緑色に，かつ痰の量も増加する．

　　③ 気道内分泌物が気道に存在するため，肺音で肺雑音（湿性ラ音や乾性ラ音）を聴取する場合が多い．

【診断】

　　① 急性気管支炎は臨床診断であり，かぜ症候群で喀痰が出るようになった場合に，急性気管支炎の合併と診断する．胸部エックス線写真は正常である．

　　② 白色痰は主としてウイルス感染による気管支炎であるが，黄色，黄緑色の膿性痰は細菌感染の合併による気管支炎と診断する．

　　③ 急性気管支炎で喀痰培養を実施することはまれである．

【治療】

　　① ウイルス感染では対症療法のみでよい．対症療法として，ⓐ 発熱に対しては解熱・鎮痛薬投与，ⓑ 鼻汁・鼻閉・くしゃみに対しては抗ヒスタミン薬を投与，ⓒ 咳嗽に対しては鎮咳薬や去痰薬を投与し，ⓓ 咽頭発赤，腫脹に対してはポビドンヨードなどによるうがいをすすめる．

　　② 膿性痰を認めるときに抗菌薬を併用する．高齢者では，膿性痰を喀出できない場合もあり，発熱の持続や症状改善が遅い場合には早めに抗菌薬を投与する．

【経過・予後】　急性気管支炎は予後良好である．しかし高齢者では，気管支炎から肺炎へと進展する場合が多く，注意が必要である．

c．肺　炎

　　経気道的に入り込んだ微生物が肺胞腔内で炎症をきたす状態である．細菌が大部分で

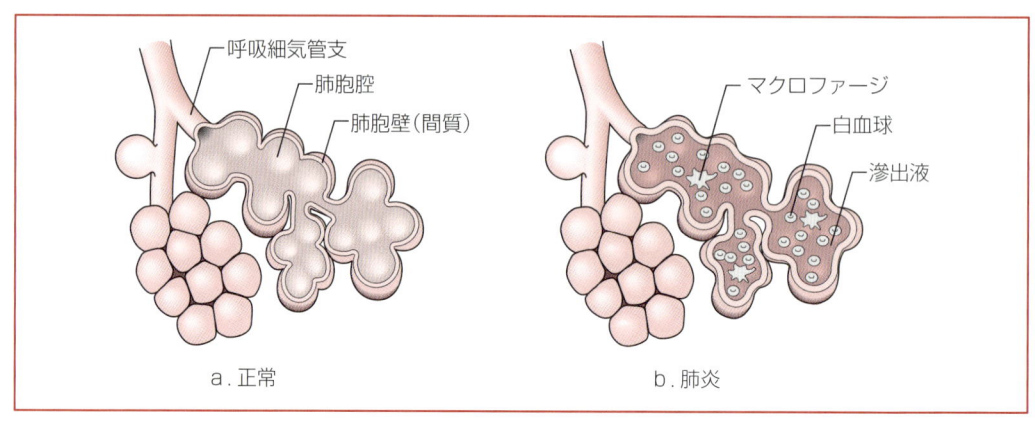

図4-3 肺胞（a. 正常，b. 肺炎）

ある．かぜ症候群から二次感染で肺炎を併発する場合も多く，高齢者では致死的疾患となりうる．

【疫学】 肺炎による死亡率は，10万人比で65〜69歳は35.9人，75〜79歳は189.1人，85〜89歳は1,005人（2015年データ）と，加齢とともに死亡率は著しく増加する．社会の高齢化に伴い，肺炎による死亡者数が増加しており，年間約12万1千人（2015年）が肺炎で死亡している．

【成因と病態生理】（図4-3）

①肺炎は，肺胞性肺炎と間質性肺炎とに大きく分類される（間質性肺炎については「C-a．特発性肺線維症」の項参照）．

②肺胞性肺炎は呼吸細気管支以下の肺実質（肺胞腔内）の炎症であり，急性の炎症である．

③多数の病原微生物があり，細菌（肺炎球菌，インフルエンザ菌，肺炎杆菌，モラキセラ・カタラーリス，マイコプラズマ）が中心であるが，クラミジア（クラミドフィラ），ウイルスなども含まれる．

④頻度では，肺炎球菌がもっとも多く，若年成人はマイコプラズマが，高齢者ではインフルエンザ菌がそれに続く．

⑤多くは飛沫感染であり，患者の咳とともに出される"つばき"などに含まれる微生物が鼻腔，気道内に沈着する．多くの場合は物理的な排除機構（本章冒頭「呼吸器系の構造と機能：肺の仕組み」参照）で体外に出されるが，一部が起炎微生物となる．

【症状】

①感染症状（発熱，悪寒）と呼吸器症状（咳，喀痰，息苦しさ）を認める（細菌性肺炎では膿性痰を認める．マイコプラズマ肺炎*では痰は少なく，白色で，空咳が中心）．

②肺炎では胸痛は認めない．胸痛の出現は胸膜炎の合併を疑わせる．

*マイコプラズマ肺炎▶若年者では頻度の高い肺炎である．39℃近い高熱と空咳が特徴であり，夜間眠れないほどの咳をしばしば認めるが，膿性痰は出ない．治療薬としてペニシリン系やセファロスポリン系は無効である．これは他の細菌と異なり，細胞壁をもたないためで，マクロライド系，新キノロン系の抗菌薬が有効である．

耐性菌▶日本では，感染症に対して高価な広域の抗菌薬を安易に使用する傾向がある．そのため，菌の耐性化が問題になっている．MRSAとは，黄色ブドウ球菌が耐性化し，メチシリン耐性株になった菌（メチシリン耐性黄色ブドウ球菌）である．多剤耐性菌であり，免疫能の低下した患者で感染すると治療薬がないために致命的な感染症になりやすく，院内感染の原因菌の1つとして注目されている．その他，ペニシリン耐性肺炎球菌，バンコマイシン低感受性黄色ブドウ球菌，バンコマイシン耐性腸球菌などの耐性菌が知られている．

【診断】

① 血液検査

感染症の有無の検査：赤沈亢進，白血球増加（好中球増加），CRP陽性化．

② 起炎菌の同定：喀痰培養，咽頭培養や血液培養（高熱を認めるとき）．培養検査で菌が同定されると薬剤感受性検査を実施する．ウイルス，マイコプラズマなど血清抗体価上昇を確認する方法もある．

③ 胸部エックス線写真：肺炎部位には炎症性滲出物が出現するため，画像上浸潤影を認める．

【治療】

① 抗菌薬投与：薬剤感受性が判明するまでに数日必要であり，それまでは起炎菌の頻度に合わせて経験的な抗菌薬選択をする．

② 肺炎球菌であればペニシリン系抗生物質が有効である．菌が不明な場合，新キノロン系抗菌薬を用いる場合も多い．

③ 肺炎球菌による肺炎の予防として，慢性の心疾患・肺疾患患者や，65歳以上の高齢者に肺炎球菌ワクチンの接種が推奨されている．1回の接種で5年間有効である．

【経過・予後】

① 肺炎に対して適切な抗菌薬が投与されれば数日で症状や炎症所見は改善し，治癒後の予後は良好である．ただし，呼吸不全を呈する重症例では予後は不良である．

② 高齢者では，痰の喀出困難による呼吸不全やショックの合併などで重症化の危険性が高くなる．

市中肺炎と院内肺炎▶
・市中肺炎：基礎疾患がないか，軽微な人が病院外での日常生活で起こす肺炎のことであり，この項で述べたような菌により感染し発病する．
・院内肺炎：基礎疾患があって入院している患者が，病院内で発症する肺炎であり，入院後48時間以上経過して起きた肺炎を院内肺炎と呼ぶ．院内肺炎患者のなかには，高齢者で基礎疾患により体力が低下し，誤嚥を起こして生じた肺炎が多いほか，基礎疾患や治療によって体力低下や免疫能の低下をきたしたうえに，抗菌薬の継続投与によって生じた薬剤耐性菌による感染などがからみあって発症している場合も多く，治癒力も低下しており，重症な肺炎になりやすい．予後は市中肺炎よりも不良であり，起炎菌も薬剤耐性菌であるメチシリン耐性黄色ブドウ球菌，緑膿菌が多い．

d．肺結核

結核菌を吸い込むことで感染する病気である．AIDSなどの免疫能の低下がなければ，感染しても発病する率は約10％と低い．発病部位により，結核性胸膜炎，腎結核，腸結核，脊椎カリエスなどさまざまな病名が付けられている．

【疫学】　わが国の結核罹患率は，世界的にみて低まん延国（人口10万対10未満）に分類されるまで減少してきたが，年間1万1,500人程度が結核と診断されており，いまだ重要な感染症である（2021年データ）．

【成因と病態生理】

① 感染経路：患者の喀痰中に含まれた結核菌が咳とともに喀出され，空中で乾燥し，数ミクロン（μm）の粒子となり，空中を約30分間漂う．現在では空気感染に含まれる．

② 吸い込まれた結核菌は肺内にわずかな病変を形成する（初感染巣）．感染が成立してもそのまま発病（一次結核症）する頻度は約5％であり，残りの感染者は無症状のままである．しかし，結核菌は初感染巣の中で増殖しないまま生存し続ける．免疫能が低下していない人では，感染者の約5％が一生涯の間に発病する（二次結核症）．一方，残りの90％は感染しても発病しないまま一生を終える．

③ ツベルクリン反応は感染後1〜2カ月すると陽性化し，結核菌感染があったことを示す．BCG接種でも陽性化するが，結核感染後の陽性所見はその程度が強い．

【症状】

① 通常の細菌性肺炎のような明らかな感染症状は認めない．咳嗽，喀痰，微熱，盗汗（寝汗），血痰，倦怠感などがおもな症状であるが，最近はこれらの症状も比較的軽い場合が多い．

② 長期間続く咳嗽や喀痰は，結核の可能性も考慮することが必要である．

【診断】

① 胸部エックス線写真：肺野に浸潤影を認め，肺結核と診断される．

② 喀痰培養もしくは胃液培養：従来は小川培地で8週間かけて培養していた．最近では液体培地を用いて約2週間で同程度の感度で検出できる．結核菌のDNA，RNAを増幅させて検査するPCR法，MTD法による遺伝子診断法はさらに短期間に結果が出る便利な検査法である．その他，抗原特異的インターフェロンγ遊離試験*も利用できるようになった．

③ ツベルクリン反応：PPD液0.1 mlを皮内注射し，48時間後に判定する．発赤長径10 mm以上が陽性で，反応が強いと硬結や水疱を認める．陽性所見は結核感染後2カ月以上経過していることを示唆するが，BCGによる陽性所見の可能性もある．

【治療】　イスコチン（INH）とリファンピシン（RFP），エサンブトール（EB），ピラジナマイド（PZA）を2カ月服用後，INH，RFPを4カ月服用する治療方法が標準である．

INH, RFP, EB の 3 剤を 2 カ月, 以後 INH, RFP の 2 剤を 7 カ月服用する方法もある（薬剤感受性菌の場合）.

【経過・予後】

① 内服治療を規則正しく服用し, 結核菌が薬剤感受性であれば, 治療終了後再発する危険率は 2〜5％程度であり, 2 年以内に多い. 治療終了後もこの間は定期的に経過観察する.

② AIDS や糖尿病などの免疫が低下する疾患を合併していると再発率は高くなる.

③ INH と RFP に対して薬剤耐性を有する結核菌を多剤耐性結核菌と呼ぶ. INH, RFP が結核に対して強い抗菌力をもった薬剤であるため, この 2 剤に完全耐性を示す菌では再発率が高く, 米国では AIDS 患者で多剤耐性結核菌による感染が多い. 近年, さらに多数の薬剤に耐性の結核菌（超多剤耐性結核菌）の出現が問題になってきている.

抗原特異的インターフェロンγ遊離試験▶血液検体を用いて, インターフェロンγ測定により結核菌感染の有無を判定する方法である. 非結核性抗酸菌感染（MAC 感染）や BCG 感作では陽性にならない点がツベルクリン反応とは異なる. 現在, QFT-3G 法と T スポット検査の 2 方法がある.

潜在性結核感染症▶結核菌に感染しても発病していない場合を潜在性結核感染症とよぶ. 2007 年 6 月より潜在性結核感染症として届け出対象疾患とされ, イスコチンによる治療の公費負担が定められた. 結核患者との接触歴があり, クオンティフェロン検査陽性などで, 結核菌感染が確認された患者を対象としている. 潜在性結核感染症患者のうち, 約 5％がその後 1 年以内に肺結核を発症すること, そしてイスコチン内服で発症率が 60〜90％抑制されることが背景にある. イスコチン単剤での内服 6 カ月が標準的治療である.

B. 閉塞性呼吸器疾患

a. 慢性閉塞性肺疾患（COPD）

COPD（chronic obstructive pulmonary disease）とは, たばこ煙, 大気汚染, 室内での有機燃料の煙などの有害物質を長期間, 吸入曝露することなどにより生ずる肺疾患であり, 呼吸機能検査で閉塞性障害[*1]を示す. 閉塞性障害は末梢気道病変と気腫性病変がさまざまな割合で複合的に関与し起こる. 末梢気道病変が強いタイプは咳や痰が目立つもので, 肺胞の破壊が主体のタイプは息切れが主体となるタイプである. 慢性気管支炎[*2]や肺気腫[*3]で閉塞性障害を認める症例を COPD と考えていたが, それ以外のタイプもあることから, 最近では COPD を独自の疾患概念とするようになった.

COPD と診断される患者のなかでも, 臨床症状や臨床経過, 予後において, 個体差が大きいことがわかっている（図 4-4）.

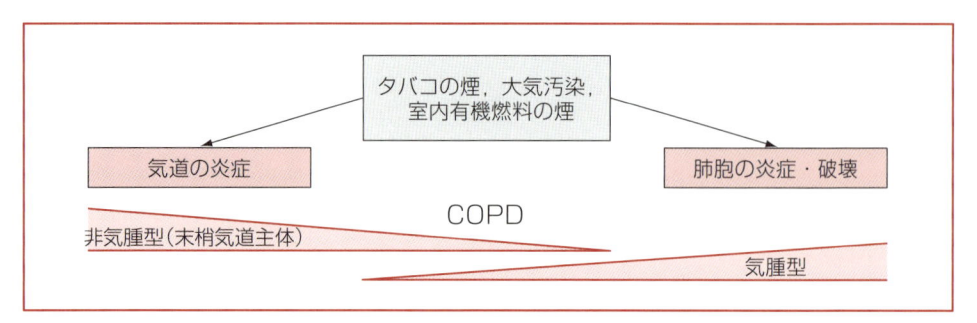

図4-4 慢性閉塞性肺疾患(COPD)の概念

*¹**呼吸機能検査・閉塞性障害**▶呼吸機能検査は肺活量や1秒量を測定するもので,思いっきり吸った状態から思いっきり吐き出したときの容量を肺活量と呼び,体格から計算した予測値の80%以上が正常.肺活量が低下する障害を拘束性障害と呼ぶ.一方,1秒間で吐き出せる容量が1秒量で,肺活量(正確には努力肺活量)に占める割合を1秒率と呼び,70%以上が正常.1秒率が低下する障害を閉塞性障害(気流閉塞あり)と呼ぶ.

*²**慢性気管支炎**▶咳や痰が年に3か月以上続き,それが2年以上連続して認められることが診断基準であり,この症状がほかの肺疾患や心疾患による場合は除外される.症状による診断である.肺機能で閉塞性障害を認めない症例(非COPD症例)もある.

*³**肺気腫**▶終末細気管支より末梢の気腔が肺胞壁の破壊を伴いながら異常に拡大したものであり,病理学的な診断である.多くは閉塞性障害を認め,COPDに含まれる.

【疫学】 日本でのCOPDの有病率は,肺機能の閉塞性障害を基準にすると,40歳以上で8.6%という報告があり,海外の報告(10%前後)と同程度とされている.閉塞性障害を認めた成人のうちCOPDと診断されていたのは9.4%に過ぎず,多くのCOPD患者が見過ごされていることがわかっている.日本でのCOPD罹患率は,男性では0.81%/年,女性で0.31%/年という報告がある.

【成因と病態生理】

① 成因としては,喫煙,大気汚染などの外因性因子と,遺伝素因などの内因性因子とがある.

② 喫煙が最大の危険因子である(**図4-5**).しかし,喫煙者のうちCOPDの発症率は15〜20%程度とされており,遺伝的要因も加わっていると考えられている.内因性因子としてはα1アンチトリプシン欠損症が知られているが頻度は少なく,それ以外の多くの遺伝子の関与が想定され検索されている.

③ 小児期に呼吸器感染症にかかると青年期以降の1秒量の経年低下速度が大きいことや,気管支喘息患者ではCOPDの発症率が約10倍高くなるなど,喫煙以外にも幼小児期の肺へのダメージがCOPDの成因になると考えられている.

④ 最近では,喘息とCOPDのオーバーラップ(Asthma and COPD overlap, ACO)という疾患概念*が提唱されている.COPDの閉塞性障害に,気管支喘息による一時的な閉塞性障害が加わることで症状が悪化しやすいため,両疾患の治療が必要になる.

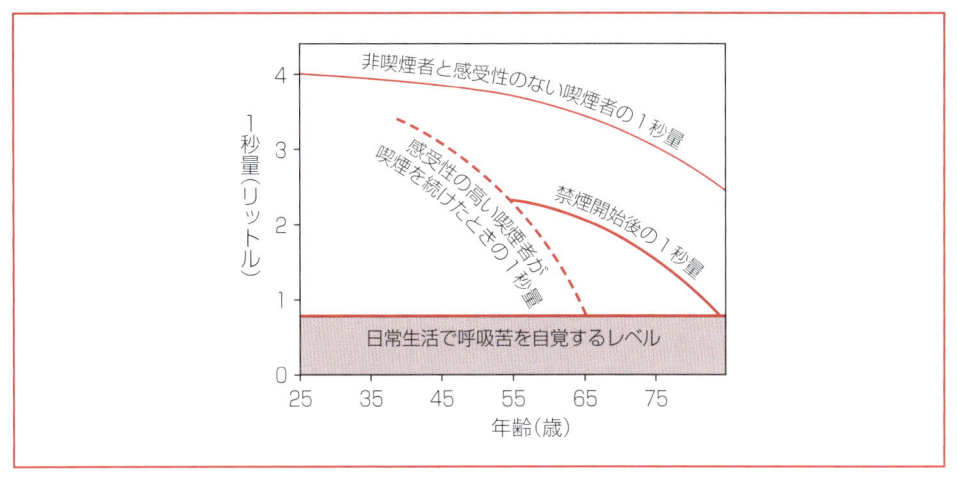

図4-5 喫煙による肺機能(1秒量)低下の経年的変化

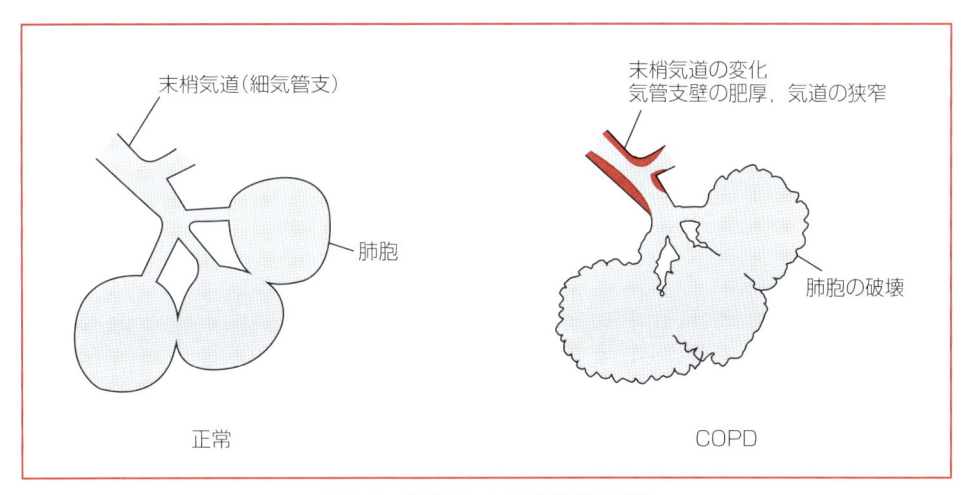

図4-6 COPDの末梢気道と肺胞

⑤ COPDの病態は，末梢気道病変と気腫性病変の両者が閉塞性障害をきたしている．末梢気道での炎症による肥厚と狭窄や，貯留した気道内分泌物が増えることで閉塞性障害をきたし，咳，痰などの症状をきたす．気腫性病変は肺胞構造の破壊をもたらし，閉塞性障害やガス交換の障害を引き起こす(図4-6)．

*喘息とCOPDのオーバーラップ(asthma and COPD overlap, ACO)▶気管支喘息とCOPDはともに頻度の高い疾患であるが，両疾患の合併例が多いことが指摘されており，ACOと呼ばれている．両疾患の特徴を有する疾患で，COPDや気管支喘息の単独症例と比べて重症化しやすいので注意が必要である．

【症状】

① 長引く咳や痰，労作時の息切れなどを症状として受診することが多い．COPDに特徴的な症状はない．

②慢性進行性であり，受診時はすでに進行している場合が多い．ときに喘鳴を伴うこともある．進行すると食欲の低下や体重減少をきたす．

③最終的には酸素が十分に取り込めない状態（呼吸不全）や，心不全の合併（肺性心）を認めるようになる．

④COPDは全身の炎症性疾患と考えられており，高脂血症や高血圧症，虚血性心疾患の合併率が高い．さらには筋力が低下した状態（サルコペニア）を認めることが多い．

【診断】　喫煙しているか，喫煙していた患者で咳や痰が続く場合は，COPDを疑うことが診断の第一歩である．

呼吸機能検査が診断にもっとも重要である．気管支拡張薬吸入後の肺機能検査で閉塞性障害（FEV1％＜70％）を認めることが大前提であり，その程度（％1秒量，％FEV1）により，重症度が分類される．

Ⅰ期：軽度の気流閉塞　　　　　％FEV1≧80％
Ⅱ期：中等度の気流閉塞　　　　50％≦％FEV1＜80％
Ⅲ期：高度の気流閉塞　　　　　30％≦％FEV1＜50％
Ⅳ期：きわめて高度の気流閉塞　％FEV1＜30％

【治療】

①COPDは治癒しない疾患であり，ゆっくりと進行する．進行速度は個体差があるが，治療は症状やQOLの改善と維持を目的とし，感染症などによる肺機能悪化の予防が中心となる．

②禁煙がもっとも有効な治療であり，そのほか感染予防として，肺炎球菌ワクチン，インフルエンザワクチンの接種が有用である．

③長時間作用性の抗コリン薬や$β_2$刺激剤の吸入薬が有効である．テオフィリンも気管支拡張作用を有しており，併用される．

④呼吸リハビリテーションは中等症以上の症例で推奨されている．また栄養状態も予後と密接な関係があり，やせ型の患者では栄養療法も重要である．

⑤気道感染等により，急性増悪をきたす場合があり，そのときは気管支拡張薬，抗菌薬，利尿薬，ステロイド投与が有効である．

⑥ステロイド吸入薬は，気管支喘息を合併した患者に用いる．中等症以上のCOPD症例でも有効とされる．

【経過・予後】

①ゆっくりと進行し，気管支炎や肺炎を契機に一段と悪化する．体重減少，運動能力低下，筋力低下など呼吸機能以外のさまざまな因子も加わり予後は規定される．

②予後改善のためには，合併症も含めた全身管理が必要と考えられている．

C. アレルギー性疾患

a. 気管支喘息

　　気管支喘息とは好酸球，リンパ球を主体とした気道の炎症であり，気道の狭窄と気管支腺の過分泌状態を呈する．結果として肺機能上閉塞性障害（1秒率の低下）をきたす．可逆的な変化がおもであるが，長期罹患患者で喘息のコントロールが不良な場合は気道の不可逆的な変化（再構築）も生じる．

【疫学】

　① 気管支喘息の有症率は，成人では喘息症状があった人が9.4％，喘息と診断された人が5.4％である（2006年全国調査）．東京都内小学1年生の有症率は7.6〜12.5％（2006〜2010年度）であり，増加傾向にある．

　② 気管支喘息による死亡者数は年々減少し，年間約1,100名の喘息死例（2020年データ）で，高齢者に多い．

【成因と病態生理】

　① 気管支喘息はアトピー型（外因型），非アトピー型（内因型）に分類される．前者は小児に多く，外因性アレルゲンに対してIgE抗体を認める型，後者は認めない型であり，後者は感染などを契機に発症すると考えられているが，区別が困難な場合（混合型）も多い．そのほか，まれな型として職業性喘息，アスピリン喘息，運動誘発性喘息などがある．また，咳喘息も増加している．咳喘息とは，喘鳴を伴わない咳が8週間以上続く疾患である．血中好酸球や呼気中NO濃度（一酸化窒素濃度）が高値を示す場合が多い．夜間と早朝に咳嗽が悪化しやすい．約3割の患者が気管支喘息に移行するといわれており，喘息と同様の治療が有効である．

　② 気管支喘息を発症する機序は，喘息患者のうち小児で90％，成人では60％の割合でアトピー性素因を有し，アレルギー機序を介して発症すると考えられている．原因抗原としてダニ，ほこり，カビ，ペットなどの室内アレルゲンが重要である．

　③ アレルゲン暴露による喘息症状では，10分後から出現し，3時間以内に消失する即時型喘息反応（主として肥満細胞からのロイコトリエンなどによる気道平滑筋収縮を介した気道狭窄）と，アレルゲン吸入後4〜6時間後から出現し，24時間以内に消失する遅延型喘息反応（好酸球やリンパ球が主体の気道炎症で，気道収縮のほか，粘液分泌増加，気道傷害，気道再構築をきたす）とがみられる．

【症状】

　① 発作時は咳嗽，息苦しさ，息がつまる感じ，呼吸苦，喘鳴を自覚する．このとき，聴診上肺音で笛声音を聴取し，呼気時に強くきこえる．

②症状は日中よりも夜間にひどい場合が多く，就寝時よりも就寝後深夜から明け方に発作が出現する（心臓喘息*は就寝後1，2時間で出現する場合が多い）．

③咳喘息や夜間のみの発作例では，日中は聴診上異常を認めない場合もある．

*心臓喘息▶左心不全による肺うっ血から喘鳴を認め，気管支喘息様症状をきたす場合をいう．心不全の治療により症状は改善する．

【診断】

①血液検査：アトピー型の大部分の患者で好酸球増多，IgE高値を認め，IgE RAST（radioallergosorbent test）で原因アレルゲンを検索する．

②気道可逆性試験：気管支拡張薬の吸入前後で肺機能検査を行う．1秒量の改善が200 ml以上かつ，改善率が12%以上で気道可逆性ありと判断する．

③気道過敏性試験：気管支平滑筋を収縮させるアセチルコリンを低濃度から吸入させ，1秒量が20%低下する濃度を確認する（気道過敏性のある患者では低濃度で1秒量が低下する）．

④喀痰好酸球，呼気中一酸化窒素濃度（FeNO）：気道内の好酸球数を評価する検査で，喀痰中好酸球の割合や，好酸球により産生された呼気中の一酸化窒素（NO）を測定する．前者は2〜3%以上，後者は37 ppb以上であれば好酸球性喘息と診断する．

【治療】

①吸入薬：気管支喘息の長期管理にはステロイド吸入薬が中心である．長時間作用性$β_2$刺激吸入薬の併用で相乗効果が認められるほか，長時間作用性抗コリン薬の吸入薬の追加も有効である．

②内服薬：テオフィリン（気管支拡張薬）や抗アレルギー薬，ロイコトリエン受容体拮抗薬などを必要に応じて投与する．

③新たな治療：IgE阻害薬やIL-5抗体，IL-5受容体抗体のほか，気管支サーモプラスティなど，難治性喘息患者に画期的な治療法が出てきている．

【経過・予後】

①気管支喘息はコントロールする疾患であり，治癒しない．気道の再構築（破壊）を防ぐため，良好なコントロールが重要である．自己判断による服薬中止は重篤な喘息発作による死亡の原因の一つである．

②最近はピークフローメーターによる最大呼気流速を自己測定し，病状を把握する自己管理が重視されている．

D．拘束性呼吸器疾患

a．特発性肺線維症

特発性肺線維症は間質性肺炎の一部に含まれる．間質性肺炎とは，何らかの原因により肺胞の胞隔に炎症・線維化をきたし，重篤な呼吸障害を生じる疾患群である．

【疫学】 男性にやや多く，年齢では60代がもっとも多い．

【成因と病態生理】

① 肺胞構造のうち，肺胞隔壁を中心とした肺の間質に炎症を認める疾患を間質性肺炎という．酸素や炭酸ガスが通過する場である肺胞壁（間質）の肥厚により酸素の取り込みが低下し，肺の柔らかさ（コンプライアンス）が低下するため肺機能検査で拘束性障害を呈す（B-aに既述の肺機能検査の欄外注参照）．

② 肉眼的には蜂の巣状の変化（蜂巣肺）をきたす（図4-7）．

③ 間質性肺炎は病理所見により分類されている*．通常型間質性肺炎を特発性肺線維症と呼び，そのほかの病理所見を呈する間質性肺炎を一括して間質性肺炎と呼んでいる．

*間質性肺炎（interstitial pneumonia）の分類（2013年国際分類より）▶
① 特発性肺線維症（Idiopathic pulmonary fibrosis, IPF）
② 特発性非特異性間質性肺炎（idiopathic nonspecific interstitial pneumonia, iNSIP）
③ 特発性器質化肺炎（cryptogenic organizing pneumonia, COP）
④ 剝離性間質性肺炎（desquamative interstitial pneumonia, DIP）
⑤ 呼吸細気管支炎関連間質性肺疾患（respiratory bronchiolitis associated interstitial pneumonia, RB-ILD）
⑥ 急性間質性肺炎（acute interstitial pneumonia, AIP）
まれな間質性肺炎として
① リンパ球性間質性肺炎（lymphoid interstitial pneumonia, LIP）
② 特発性胸膜肺実質線維弾性症（idiopathic pleuroparenchymal fibroelastosis, iPPFE）
いずれにも分類できない分類不能型として
① 分類不能型特発性間質性肺炎（unclassifiable idiopathic interstitial pneumonias）

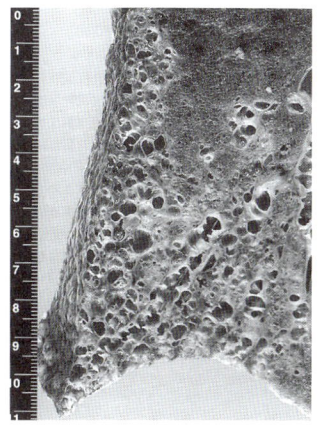

図4-7 間質性肺炎による蜂巣肺

④ 特発性肺線維症をきたす危険因子として，ⓐ 喫煙，ⓑ 薬剤，ⓒ 慢性誤嚥，ⓓ 環境因子（粉塵暴露），ⓔ 感染（ウイルス感染など）が知られている．

【症状】 症状は特発性肺線維症，いずれの間質性肺炎も同様であり，乾性咳嗽や労作時息切れがもっとも多い．経過とともに軽い労作でも息苦しくなり，最終的には日常生活が困難になる．急速に進行する場合は発熱などの感冒様症状を認める場合もある．

【診断】
　① 胸部エックス線写真：肺の含気低下，粒状網状影や線状影，輪状影を認める．
　② 胸部CT：背側，肺底部，胸膜側中心に蜂巣肺（大小さまざまな嚢胞形成）を認め，急速に悪化した場合はすりガラス状陰影が出現する．
　③ 血液検査：KL-6，SPDが間質性肺炎の指標であり，高値を示す．
　④ 肺機能検査：肺活量，拡散能の低下（拘束性障害）を示す．
　⑤ 病理診断：どの間質性肺炎であるかは上記の検査では区別できない．最終的には肺生検による病理診断が必要である．

【治療】
　① 間質性肺炎の治療薬で，現在おもに用いられるのはステロイドと免疫抑制薬である．ステロイドの長期投与では糖尿病，骨粗鬆症，日和見感染などの合併症出現の危険性が高くなるが，いったん開始すると突然の中止は急性増悪（急激に呼吸状態が悪化する状態）をきたす可能性があり，緩徐に減量しなければならない．
　② ステロイドの有効率は約10～30％程度であり，安易な治療開始は好ましくない．現在ステロイド開始の適応があるのは，急速に進行する間質性肺炎や，ステロイドの反応が期待される一部の間質性肺炎（閉塞型細気管支炎・器質化肺炎，非特異型間質性肺炎など）である．安定している特発性肺線維症はステロイド投与の適応ではない．
　③ 免疫抑制薬（シクロフォスファミド，アザチオプリンなど）も治療薬としてステロイドに併用される．10～50％程度の有効率がある一方，易感染性の副作用がある．
　④ 肺の線維化を抑制する薬剤として，ピルフェニドン，ニンテダニブも治療薬に加わっている．

【経過・予後】
　① 一般に病状はゆっくりと進行し，最初は無症状でも，次第に体動時に呼吸苦および低酸素血症をきたすようになる．病状が進行すると浅く早い呼吸が目立つようになり，わずかな労作でも酸素投与が必要になる．高炭酸ガス血症は認めない．さらに病状が進むと低酸素血症による右心不全症状（むくみ，食欲低下など）を呈すようになる．
　② 特発性肺線維症（IPF）は，3，4年で半数が呼吸不全にて死亡する予後不良な疾患である．喫煙患者では肺癌の合併も多い．進行すると気管支炎や肺炎の合併も多くなる．
　③ 特発性肺線維症以外の間質性肺炎症例の予後は特発性肺線維症よりも良好であるが，経過は同様である．

鳥関連過敏性肺炎（慢性過敏性肺炎）▶最近，ハトやインコなどとの接触により特発性肺線維症と同様の症状や所見を呈する鳥飼病が注目されている．何らかの遺伝的素因のあるヒトが，ハトやインコなどの鳥と接触することがきっかけで発症すると考えられている．その遺伝的素因は研究中であるが，鳥との濃厚接触は避けたほうがよいと思われる．

E．その他の呼吸器疾患

a．気　胸

肺が破れ，胸壁と肺のすき間に空気が貯留した状態である．突然出現し，強い胸痛を自覚する．

【疫学】　原発性自然気胸は若く（10～30歳），背の高いやせ型男性に多い．喫煙者はさらに頻度が高い．

【成因と病態生理】

① 肺の胸膜直下のブラ，ブレブ（肺内の薄い壁ののう胞）の破裂が原因であり，臓側胸膜と壁側胸膜の間に空気が貯留した状態である．

② 若年成人男性に多い原発性自然気胸と，肺気腫や間質性肺炎などの基礎疾患に合併する続発性自然気胸とがある．

③ 無治療でよい軽症例から，縦隔が健側に偏位して血圧低下をきたし，緊急処置が必要な緊張性気胸までさまざまである．

【症状】　安静時に突然出現する病側の胸痛と空咳が特徴である．発症時の時間を覚えているほど，突然で強い痛みを自覚する場合が多い．無痛性に発病することもまれにある．

【診断】　症状から気胸を疑う．胸部エックス線写真で肺の虚脱が確認できれば診断される．

【治療】

① 気胸の程度が軽度であれば，安静にて経過観察し，中等度以上の肺の虚脱ではチューブを胸腔内に挿入し，低圧で持続吸引する．多くは数日で肺の破れ目はふさがり，チューブは抜管できる．4日以上経過しても肺の虚脱が改善しない場合は，外科的治療を検討する．

② 自然気胸の再発例では，将来ふたたび破れる危険性が高いと考えられるため，内科的治療ではなく外科的治療を考慮する．

③ 外科的治療は胸腔鏡下手術が中心で，数日で退院が可能であり，初回から外科的治療をすべきという考えもある．

【経過・予後】 自然気胸は再発しやすい（約50％）．一度再発した場合，再度再発する確率はさらに高くなる．一方，外科的治療を実施したあとの再発率は数％である．

▶鍼灸師による治療鍼が奥に入りすぎると気胸をきたしうる．その際には胸膜に神経があるため，突然痛みを訴え，その後空咳や息苦しさが出現するので診断は容易である．肺に疾患がない患者では，鍼による気胸で生命に危険を及ぼすような重篤な気胸になることはまれであり，あわてずに速やかに医療機関を受診させる．一方，肺気腫に合併する続発性自然気胸は死亡率が16％程度と重症であるので注意が必要である．
血胸 ▶胸腔内に血液が貯留した状態である．その原因としては外傷による出血が多いが，全身の凝固異常，腫瘍などでも認める．画像所見では，血胸か，胸膜の炎症による胸水かの区別は困難で，胸腔穿刺による液体の採取により血胸かどうかの診断をする．

b．肺　癌

肺癌は組織学的，発生学的に多様な疾患であり，発生部位，進行度によりさまざまな症状を呈する．大きくは小細胞癌と非小細胞癌とに分けられ，治療方針や予後が異なる．非小細胞癌はさらに扁平上皮癌，腺癌，大細胞癌に細分される．

治療に関しては，小細胞癌は化学療法が，非小細胞癌は外科的治療が中心であり，化学療法の内容も異なる．

【疫学】（図4-8）

日本における肺癌の罹患率，死亡率は近年は横ばいとなっているが，成人での死亡率

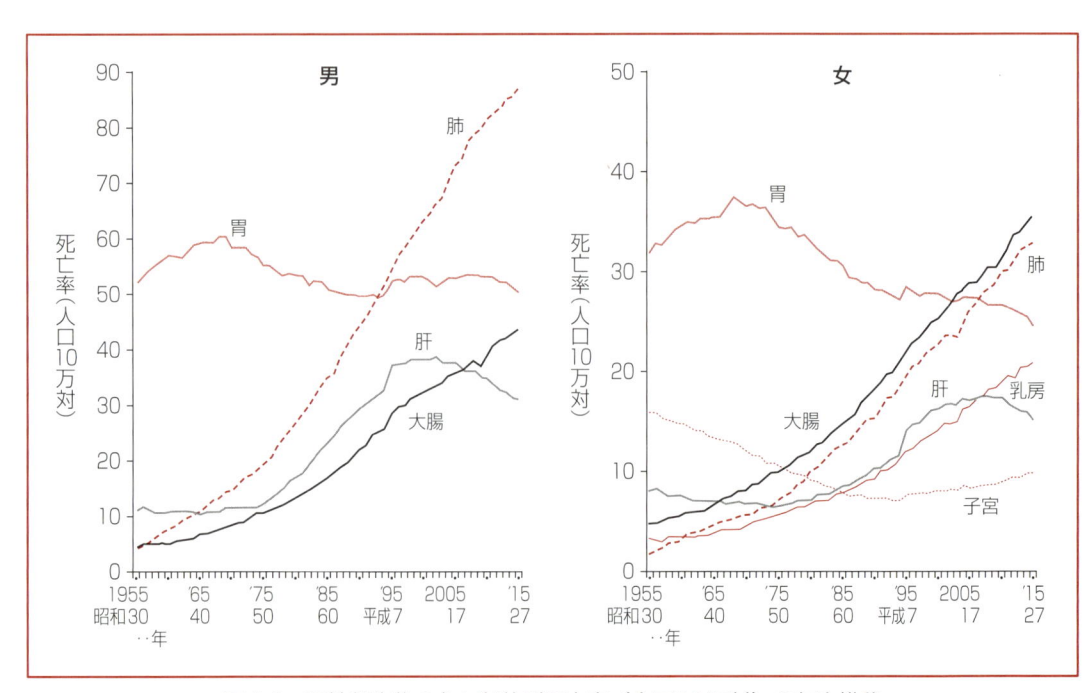

図4-8　悪性新生物の主な部位別死亡率（人口10万対）の年次推移
（厚生労働省：平成27年人口動態統計月報年計（概数）の概況，2016より）

表 4-1 肺癌の組織型別の特徴

	扁平上皮癌	腺癌	小細胞癌	大細胞癌
頻度	31.2%	43.8%	15.8%	9.2%
好発部位	肺門部	肺野	肺門部	肺野
癌の発育	気管支内腔へ塊状に増殖	周囲の肺組織を巻き込むように発育	気管支壁や血管，リンパ管内に浸潤しやすい	周囲組織を圧排性に増殖
生物学的特徴	肺門部で咳，血痰が多い，喫煙との関連大	女性に多い，喫煙との関連少ない	転移しやすい，ホルモン産生が多い	発育が急速，白血球増多を示すことあり
典型的胸部エックス線	空洞，無気肺	毛羽立ちを伴う淡い陰影	肺門・縦隔リンパ節腫大	境界明瞭な腫瘤影
画像所見	扁平上皮癌	腺癌	小細胞癌	大細胞癌

は男性で第1位，女性で第2位である（2022年）．現在，肺癌による死亡者数は7万7千人弱と報告されており（2022年），将来は女性も第1位になると推定されている．

【成因と病態生理】

① 肺癌は気管支上皮から発生する癌であり，大細胞癌，小細胞癌，扁平上皮癌，腺癌の4つのタイプに分類される（表4-1）．扁平上皮癌と腺癌が多く，最近は腺癌の増加傾向がみられる．

② 喫煙による発癌リスクは扁平上皮癌と小細胞癌で高く，腺癌と大細胞癌で低い．

③ 病気の進行度を示す病期分類はTNM分類（T因子は腫瘍の大きさ，N因子はリンパ節の広がり，M因子は遠隔転移の有無を示す）で細分化されている．臨床病期はⅠ期からⅣ期で，Ⅰ期が早期肺癌，Ⅳ期は転移を認める進行癌である（表4-2）．小細胞癌では治療効果がほかの組織型と異なることもあり，胸腔内に限局した限局型と胸腔外まで及んだ進展型に分類される．

【症状】（図4-9）

① 肺癌ではさまざまな症状が出現しうる．大きく分けると ⓐ 肺癌の原発巣による局所症状，ⓑ 肺癌患者にみられる全身症状，ⓒ 肺癌の転移病巣による症状，ⓓ ⓐ や ⓒ のような肺癌自体による症状でなく，肺癌随伴症状，の4つである．

② 肺癌7,487例での発見時症状の頻度は咳，痰，血痰，胸痛，発熱の順であった．いずれも肺癌に特徴的な症状ではないが，これらの症状が持続する場合は肺癌の可能性も考える必要がある．

表 4-2　非小細胞癌の臨床病期

2017年病期分類		N0	N1	N2	N3	M1a	M1b 単発遠隔転移	M1c 多発遠隔転移
T1	T1a（≦1 cm）	ⅠA1	ⅡB	ⅢA	ⅢB	ⅣA	ⅣA	ⅣB
	T1b（1〜2 cm）	ⅠA2	ⅡB	ⅢA	ⅢB	ⅣA	ⅣA	ⅣB
	T1c（2〜3 cm）	ⅠA3	ⅡB	ⅢA	ⅢB	ⅣA	ⅣA	ⅣB
T2	T2a（3〜4 cm）	ⅠB	ⅡB	ⅢA	ⅢB	ⅣA	ⅣA	ⅣB
	T2b（4〜5 cm）	ⅡA	ⅡB	ⅢA	ⅢB	ⅣA	ⅣA	ⅣB
T3	T3（5〜7 cm）	ⅡB	ⅢA	ⅢB	ⅢC	ⅣA	ⅣA	ⅣB
T4	T4（>7 cm）	ⅢA	ⅢA	ⅢB	ⅢC	ⅣA	ⅣA	ⅣB

T1：腫瘍の充実成分径3 cm以下
　T1a：充実成分径1 cm以下
　T1b：充実成分径1 cmより大，2 cm以下
　T1c：充実成分径2 cmより大，3 cm以下
T2：充実成分径3 cmより大，5 cm以下もしくは
　・主気管支に浸潤しているが気管分岐部には及ばない浸潤
　・臓側胸膜に浸潤している
　・肺門部まで進展し，一側肺の一部または全体に及んでいる無気肺または閉塞性肺炎を伴っている．
　T2a：充実成分径3 cmより大，4 cm以下
　T2b：充実成分径4 cmより大，5 cm以下
T3：充実成分径5 cmより大，7 cm以下もしくは
　・胸壁，横隔神経、壁側心膜に浸潤している
　・同一肺葉内に離れた腫瘍結節が複数ある．
T4：充実成分径7 cmより大もしくは
　・横隔膜，縦隔，心臓，大血管，気管，反回神経，食道，椎体，または気管分岐部に浸潤している
　・同側の異なる肺葉に一つ以上の衛星腫瘍がある．
N0：所属リンパ節転移なし
N1：同側の気管支周囲 and/or 同側肺門，肺内リンパ節への転移
N2：同側縦隔 and/or 気管分岐下リンパ節への転移
N3：対側縦隔，対側肺門，同側あるいは対側の前斜角筋，鎖骨上窩リンパ節への転移
M1a：対側肺内に1つ以上の腫瘍結節か，胸膜または心膜の結節か，悪性胸水（同側，対側），悪性心嚢水
M1b：肺以外の一臓器への単発遠隔転移がある
M1c：肺以外の一臓器または多臓器への多発遠隔転移がある

（日本肺癌学会編：肺癌取扱い規約．第8版．一部表現を変更）

ⓐ 局所症状：肺癌は肺内のさまざまなところに出現し，部位により局所症状も多岐にわたる．肺の末梢発生では無症状で健診の際に発見されることが多い．中枢部位に発生した場合は画像では診断が困難であり，長く続く咳嗽や血痰が重要な症状である．喫煙者では扁平上皮癌が多く，中枢部位に出現する場合が多い．胸膜直下に出現した肺癌が臓側胸膜にまで及ぶと胸水を認める（癌性胸膜炎）．胸痛は認めず，胸水の圧迫による胸部違和感で発見されることが多い．壁側胸膜に直接浸潤すると胸痛を認める．気管を圧迫する場合は呼吸困難が出現し，気管支を閉塞すると閉塞性肺炎を認める．反回神経に

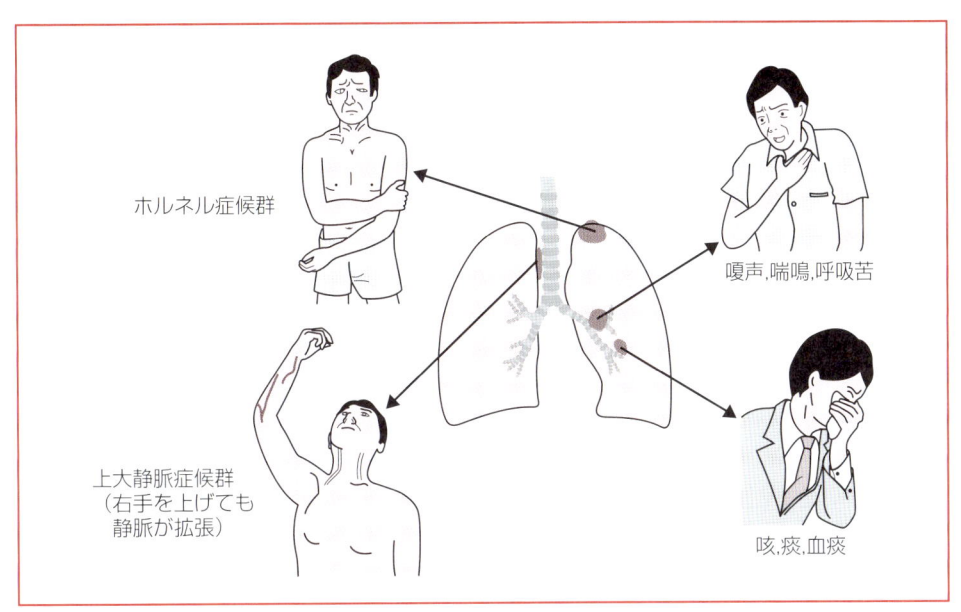

図 4-9　肺癌の症状

癌が浸潤すると嗄声（かすれ声）を生じる．肺癌が上大静脈を圧迫する場合は上大静脈症候群（静脈うっ滞によるむくみ，顔面浮腫）をきたす．まれなタイプであるが，肺尖部に癌が出現し，交感神経が侵されるとホルネル症候群（病側の眼裂狭小，眼球陥凹，無汗症，縮瞳）を呈する．以上のように，癌の発生部位および周囲組織への浸潤により，さまざまな症状が出現する．

ⓑ 全身症状：発熱，倦怠感，体重減少などの非特異的症状・所見がみられる．指先がばちのように変形するばち状指も肺癌を疑う所見である．

ⓒ 転移症状：脳，骨，肝臓，リンパ節，副腎，皮膚などさまざまな臓器に転移を認め，転移先臓器の機能障害をもたらす．脳転移によるめまい，麻痺，意識レベルの低下や骨転移による疼痛，病的な骨折が代表的な転移症状である．

ⓓ 随伴症状：まれに筋力低下（Lambert-Eaton 筋無力症候群），高カルシウム血症（癌からの副甲状腺ホルモン様たんぱく産生），低ナトリウム血症（癌からの抗利尿ホルモンの異常産生）などを認める場合がある．これらは腫瘍が直接浸潤するためではなく，腫瘍によるホルモン産生もしくは自己免疫機序による神経細胞の傷害が原因と考えられている．

【診断】

① 胸部エックス線写真や胸部 CT 写真：異常陰影の確認と病変の肺内の広がり，リンパ節腫大の有無を確認する．

② 喀痰細胞診，気管支鏡下生検もしくは CT ガイド下生検：いずれかの方法で悪性細胞の検出および組織型の同定をする．

③脳CTもしくは脳MRI，腹部CTもしくは超音波検査，全身骨シンチグラフィ，骨髄穿刺もしくは骨髄生検（小細胞癌のみ）：転移の有無を確認するために実施する．

①〜③の検査により，TNM分類，臨床病期が確定し，治療方針が決定される．

最近ではPET (positron emission tomography)と呼ばれる腫瘍発見に感度の高い検査法も用いられるが，高分化な腺癌では陰性を示す場合もある．

【治療】
① 治療は小細胞癌と非小細胞癌の2つに大きく分けられる．

② 小細胞癌では進展が早いため，手術可能症例は少なく，早期肺癌（Ⅰ〜ⅡA期）のみが手術適応となりうる．一方，化学療法の効果は非小細胞癌に比べて良好であり，小細胞癌の治療の中心である．化学療法により予後の延長が期待できる．しかし，全身状態が不良な場合や臨床病期が進展型の患者では予後は不良である．

③ 非小細胞癌のうち，限局性肺癌では外科的切除が主体である．進行した肺癌では，遺伝子検査により分子標的薬や免疫チェックポイント阻害薬が有効かどうかを推測可能であり，さらには組織型により殺細胞性抗癌薬も選択できるなど，治療方法が大きく変化してきている．癌の組織型だけでなく，遺伝子まで含めて治療方法が決定される時代になってきている．

④ 非小細胞癌では外科的治療の前後で化学療法を補助療法として実施する場合もあり，併用効果が期待されている．

【経過・予後】 化学療法による予後の延長効果はいずれの組織型*でも証明されているが，その平均生存期間は小細胞癌の限局型で約2年，進展型で約1年である．非小細胞癌のⅢ期で約15カ月，Ⅳ期で約8カ月とされていたが，近年の新たな治療薬の出現により予後はさらに延長している．

*肺癌組織型には上記4種のほか，カルチノイド，腺様嚢胞癌，粘表皮癌などの低悪性度の腫瘍があるほか，約5％の頻度で良性腫瘍（肺過誤腫，硬化性血管腫など）がある．さらにまれに肉腫性腫瘍もある．

癌性胸膜炎▶癌細胞の浸潤によって生じた胸膜病変である．原発性肺癌の胸膜への直接浸潤によるものがもっとも多いが，胃癌，腎臓癌，乳癌など他の臓器の癌細胞の転移によってきたす場合もある．胸水を認め，出血性であることが多い．胸水中の細胞検査によって診断する．細菌による胸膜炎と異なり，痛みや発熱を伴わないことがほとんどである．

c．気管支拡張症

気管支の一部が永続的に拡張した結果，多量の膿性痰を喀出し，時に血痰も出るような状態を気管支拡張症と呼ぶ（図4-10）．

【疫学】 気管支拡張症の患者では小児期に肺炎や副鼻腔炎の既往がある場合が多い．

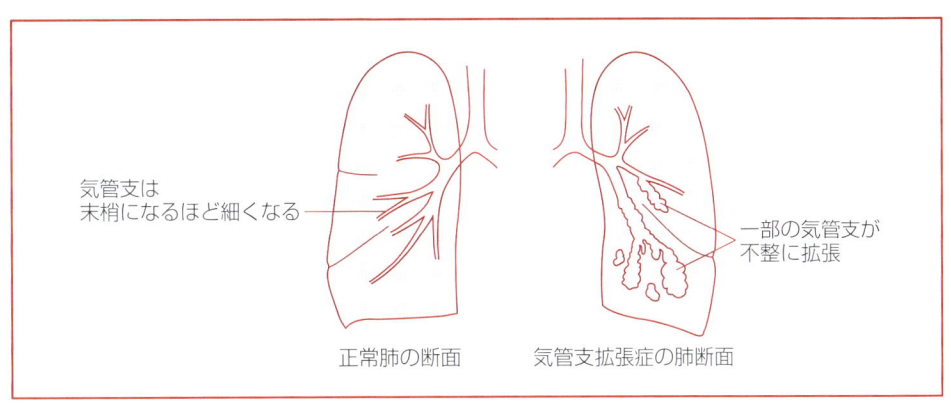

図4-10 気管支拡張症の肺

【成因と病態生理】

① 気管支拡張症は内径が2mm以上の気管支において，気管支壁の筋性成分と弾性成分が破壊され，異常に気管支腔が拡張し，中枢側よりも拡張している状態であり，不可逆的な変化である．

② 小児期に肺炎などの既往があり痰はあまり出ない囊状気管支拡張と，副鼻腔炎の合併があり膿性痰が多量に喀出される円柱状気管支拡張とに分類され，気管支の一部で拡張を認める限局型と，両肺野に広汎に認めるびまん型に分類される．

③ 喀痰が増えた時期では，気道内に細菌（インフルエンザ菌，緑膿菌，肺炎球菌，モラキセラ・カタラーリスなどのうち1つもしくは複数）が常在するようになる．

④ 原因として ⓐ 小児期の気道感染，ⓑ 線毛運動の機能異常，ⓒ 免疫不全，などが考えられている．

【症状】

① 咳嗽と喀痰が特徴であり，喀痰は粘性，粘膿性の場合が多く，量も多い．気道の炎症を反映して血線条痰（血混じり痰），血痰，喀血を認める場合もある．

② 病状が進行すると，呼吸苦や喘鳴を認め，胸膜面に接した炎症の存在で胸痛が出現する．

③ 呼吸音は湿性ラ音や断続性ラ音，喘鳴を聴取する．

④ 気管支拡張の大部分は下葉にみられる．

【診断】 胸部エックス線写真，胸部CT写真：気管支壁の肥厚や拡張所見を認める．

【治療】

① 症状が悪化する原因の多くは気道感染の出現であり，抗菌薬を投与する．

② 気管支拡張薬，吸入薬（β_2刺激薬，抗コリン薬，ステロイド）の投与は，痰の喀出による気道の清浄化に有効である．

③ 喀痰をうまく喀出させるために水分摂取を指導し，体位ドレナージを指導する（「B-b. 慢性気管支炎」の項参照）．

④ インドメサシンの経口あるいは吸入療法は喀痰量を減少させる効果がある．

⑤ マクロライド系抗菌薬の少量投与が喀痰量を減少させる効果が期待されている．

【経過・予後】

① 喀血やそれに伴う窒息などで死亡することがあるが，水分摂取や体位ドレナージなどで十分に去痰を行い，気道内清浄化および気道感染の早期治療を心がければ予後は比較的良好である．

② 気管支喘息患者より予後不良で，肺気腫患者よりも予後良好であるとされる．

第5章 腎・尿器疾患

A. 原発性糸球体腎炎 *82*
 a. 糸球体腎炎（急性糸球体腎炎／慢性糸球体腎炎）
 b. ネフローゼ症候群
B. 腎不全 *85*
 a. 急性腎不全　b. 慢性腎不全　付）腎硬化症
C. 感染症 *88*
 a. 腎盂腎炎　b. 膀胱炎　c. 尿道炎
D. 腫瘍性疾患 *91*
 a. 腎腫瘍（腎細胞癌）　b. 膀胱癌
E. 結石症 *93*
 a. 腎・尿管結石症
F. 前立腺疾患 *94*
 a. 前立腺肥大　b. 前立腺癌

　腎臓は，尿中に老廃物を排泄し，水・電解質・酸塩基平衡調節などを司っている．腎疾患では，これらの障害により，尿検査や血液生化学検査で異常所見が認められる．腎疾患では進行すると非可逆的な腎不全に移行することもあるので，早期に診断して適切な治療を早期に開始することが重要である．
　尿路は腎臓で生成された尿を膀胱から尿道を経て排泄する通路となる．尿路の疾患では尿所見に異常の出ることが多い．

A．原発性糸球体腎炎

a．糸球体腎炎

（1）急性糸球体腎炎

　腎臓の糸球体に炎症性変化が起こり，血尿，たんぱく尿，浮腫，高血圧などの病態をきたすもので，単に急性腎炎とも呼ばれる．

【疫学】　好発年齢は3～12歳で，男女比は約2：1と男児に多い．かつては発生頻度が高かったが，生活環境の改善，保健衛生知識の普及，抗菌薬の進歩などで減少している．

【成因と病態生理】　A群溶血性連鎖球菌（溶連菌と略されることも多い）による急性扁桃腺炎や咽頭炎などに罹った後，1～3週間後に発病する．溶連菌に由来する抗原に対して抗体が形成され，免疫複合体が腎糸球体に沈着して補体が活性化され，腎組織が障害される．

【症状】　血尿，たんぱく尿，高血圧，浮腫，乏尿などがみられる．

【診断】　浮腫，高血圧など臨床症状と血尿，たんぱく尿の所見がみられる．血液生化学検査ではBUN[*1]，クレアチニン[*2]が軽度に上昇し，糸球体濾過率が低下する．溶連菌感染を反映して血清学的検査でASO（抗ストレプトリジンO）[*3]が高値を示し，補体価が低値になる．確定診断として腎生検を行うと，腎糸球体病変が認められる．

> [*1] BUN▶血清尿素窒素．体内で産生された尿素の窒素を測定するもので，腎機能障害や，たんぱく異化亢進などで高値になる．UNと表記することもある．
> [*2] クレアチニン▶クレアチンリン酸の分解最終産物で，筋肉で非酵素的に生成され，腎糸球体で濾過されて尿中に排泄される．血清クレアチニン濃度は腎糸球体濾過能をみる検査として重要である．
> [*3] ASO▶おもにA群溶血性連鎖球菌の産生する外毒素（ストレプトリジンO）に対する抗体で，溶血連鎖球菌の感染によって上昇する．

【治療】　入院して安静にし，保温を原則とする．食事療法としては，乏尿期には，厳重な飲水制限（前日の尿量＋500 ml），塩分制限（3 g/日以下），たんぱく質制限（25 g/日以下）を行う．尿量が増加して浮腫が改善してくれば，水分制限は必要なく，塩分の制限を緩め，たんぱく質も徐々に増やす．このほか対症療法として，浮腫，高血圧など状態に応じて，利尿薬や降圧薬を投与する．扁桃炎などの感染源があれば，ペニシリン系抗菌薬などを投与する．

【経過・予後】　一般に予後は良好で，3カ月以内に完全寛解となる．ただし，成人のおよそ30～40％，小児の20％以下で慢性化する．

(2) 慢性糸球体腎炎

　血尿および（または）たんぱく尿が通常 1 年以上にわたって続く原発性の糸球体疾患をさす．たんぱく尿が軽度（1 g/日以下）で血圧も腎機能も正常な潜在型と，たんぱく尿が高度で，高血圧，腎機能障害を伴う進行型とがある．

【疫学】　学校検診で発見される頻度が高い．

【成因と病態生理】　種々の抗原に対する抗原抗体反応による免疫複合体が腎糸球体に沈着し，補体が活性化されて腎組織が傷害される．成人では IgA 腎症が 30～40％，小児では 20％以上を占め，慢性糸球体腎炎のなかでもっとも頻度が高い．

【症状】
　①潜在型：たんぱく尿，血尿がみられる．
　②進行型：たんぱく尿と血尿に高血圧，腎機能障害が加わる．腎不全になると，高窒素血症，酸塩基平衡障害，電解質異常，各種代謝異常が起きる．

【診断】　尿検査でたんぱく尿，血尿を認めることが診断のきっかけになる．腎機能検査でBUN，クレアチニンが高値となり，クレアチニンクリアランスが低下する．IgA 腎症では血清 IgA が高値で，補体価が低値になる．腎生検を行い，病理組織学的に確定診断する．

【治療】　潜在型では生活や食事を制限する必要はないが，激しいスポーツや過労を避けるようにする．進行型では，腎機能に応じた生活規制と食事制限（たんぱく質，塩分制限）を行う．たんぱく質 0.6 g/kg/日，食塩 7 g/日以下，エネルギー 35 kcal/kg/日（高エネルギー）を基準とする．高血圧と浮腫には降圧薬，利尿薬を使用する．中等度以上のたんぱく尿には，抗血小板薬，抗凝固薬，副腎皮質ステロイド薬，免疫抑制薬などを使用する．

【経過・予後】　潜在型は予後がよく，長年にわたって腎機能が保持される．進行型では進行性に腎機能が悪化し，重症例では数年以内に腎不全で死亡することもある．

b．ネフローゼ症候群

　原因疾患にかかわらず，大量のたんぱく尿（3.5 g/日以上），低たんぱく血症（血清総たんぱく質 6.0 g/dl 以下，アルブミン 3.0 g/dl 以下），血清コレステロール高値（総コレステロール 250 mg/dl 以上），浮腫をきたす病態を総称してネフローゼ症候群という．

　ネフローゼ症候群をきたす原発性糸球体疾患には，微小変化型，巣状糸球体硬化症，膜性腎症，各種増殖性糸球体腎炎などがある（表 5-1）．

【疫学】　小児では特発性が約 90％と多く，その約 90％が予後良好な微小変化型である．成人では，微小変化型が約 35％，膜性腎症が約 25％である．

【成因と病態生理】　腎疾患による一次性の場合と，糖尿病や膠原病など全身性疾患に付

表5-1　ネフローゼ症候群の原因疾患

一次性 ネフローゼ症候群	●微小変化型ネフローゼ症候群 ●びまん性・巣状の増殖性糸球体腎炎 ●巣状糸球体硬化症 ●膜性腎症 ●膜性増殖性糸球体腎炎 ●その他（半月体形成性腎炎など）
二次性 ネフローゼ症候群	●代謝疾患（糖尿病性腎症，アミロイドーシス） ●膠原病，血管炎〔ループス腎炎，IgA血管炎（シェーンライン・ヘノッホ紫斑病*）〕 ●悪性腫瘍（ホジキン病，多発性骨髄腫，固形癌） ●薬物（金製剤，ペニシラミン，ブシラミン，ヘロイン） ●感染症（HBVおよびHCV，梅毒，マラリア） ●循環器疾患（収縮性心膜炎，うっ血性心不全） ●過敏症（ハチ毒，ヘビ毒） その他

*シェーンライン・ヘノッホ〈Schönlein-Henoch〉紫斑病▶アレルギー性血管炎により，紫斑，腹痛，消化管出血などを伴う疾患である．2012年にIgA血管炎と名称が変更された．

随して発症する二次性のものがある．

【症状】　浮腫が主徴で，全身性の浮腫を起こす症例もある．乏尿，全身倦怠感，食欲不振などもある．

【診断】　浮腫，乏尿などの臨床症状があり，尿検査でたんぱくが多量排泄されることから診断される．血液生化学検査では，血清たんぱくが低値で，総コレステロールが高値である．腎機能検査でクレアチニンクリアランスが低下している場合がある．腎生検を行い，病理組織検査で原因疾患を確定診断する．

【治療】　入院して安静にし，保温に注意する．食事療法として，浮腫，高血圧のある場合には食塩を制限し，水出納バランスを維持する．エネルギーは35 kcal/kg/日程度と高エネルギーにし，たんぱくは腎機能障害の程度に応じて制限する．薬物療法として，副腎皮質ステロイド薬，免疫抑制薬，抗血小板薬，抗凝固薬，降圧薬，利尿薬などが使用される．

　二次性ネフローゼ症候群では，原疾患の治療が優先される．

【経過・予後】　軽症例では治療により寛解するが，再発することもある．原因となった腎疾患によっては，進行性である．

表 5-2 急性腎不全の病因

腎前性	●ショック,下痢,出血,嘔吐,熱傷,心不全,敗血症など
腎性	●急性尿細管壊死: 　・腎虚血(出血,ショックなど) 　・腎毒性(抗菌薬,造影剤,重金属など) 　・ミオグロビン尿症,ヘモグロビン尿症など ●糸球体疾患:急速進行性糸球体腎炎,SLE,結節性動脈炎など ●間質性疾患:急性間質性腎炎
腎後性	●両側尿管の閉塞:後腹膜線維症,子宮癌など ●膀胱・尿道の閉塞:前立腺肥大,前立腺癌

表 5-3 急性腎不全の症状

全身症状	全身倦怠感,易疲労感
消化器症状	悪心・嘔吐,食欲不振
循環器症状	高血圧,心不全,心嚢炎
神経症状	中枢神経障害,末梢神経障害,精神異常
皮膚症状	皮膚瘙痒,色素沈着
体液貯留	浮腫,胸水,腹水
体液異常	電解質異常(高カリウム血症,高リン血症,高マグネシウム血症,低ナトリウム血症,低カルシウム血症),代謝性アシドーシス
視力障害	尿毒症性網膜症,網膜浮腫
骨代謝異常	骨軟化症,異所性石灰化
血液異常	貧血,出血傾向

B. 腎不全

a. 急性腎不全

　腎機能が急速に低下して体液の恒常性が維持できなくなり,急速な高窒素血症の進行,尿毒症症状,電解質異常,代謝性アシドーシスなどをきたす病態である.

【疫学】　高齢者での発症頻度が高い.

【成因と病態生理】　腎血流量の減少が原因となる腎前性急性腎不全,腎実質の障害による腎性急性腎不全,両側性の尿路閉塞で生じる腎後性急性腎不全がある.それぞれの病態を起こす疾患として,**表 5-2**に示すようなものがある.

　まず腎機能が低下し,尿量が極端に減少する乏・無尿期になる.次いで尿量が増加する利尿期を経て,その後正常に回復する.

【症状】　急性腎不全では,水・電解質異常や老廃物の体内蓄積によって全身にさまざま

な症状が出る（表5-3）．

　①乏・無尿期：1日尿量が400 mL以下あるいは時間尿量にして0.5 mL/体重kg以下の乏尿や，100 mL以下の無尿がみられ，通常は1～3週間持続する．高血圧，浮腫，心不全，肺水腫などを合併しやすく，進行すると尿毒症になる．

　②利尿期：尿細管細胞が再生して尿量が増加する．多尿になるため，水・電解質異常をきたしやすい．

　③回復期：糸球体，尿細管機能は正常に近づく．

【診断】　尿量の変化とともに多彩な臨床症状がみられる．血液生化学検査では，BUN高値，クレアチニン高値，電解質異常がある．血液ガス検査で酸塩基平衡に異常がみられる．腎不全の診断は臨床症状，尿・血液生化学検査で下されるが，原因疾患を調べるために腎エコー，CT検査などの画像検査を行う．

【治療】　腎不全を起こした原因別に治療を行う．

　①腎前性：輸液や輸血を行って腎血流を改善する．

　②腎性：栄養を管理し，原疾患の治療を行い，早期に透析療法を行う．透析を行わない場合には，低たんぱく質（0.5～0.8 g/kg/日），高エネルギー（25～30 kcal/kg/日），食塩制限（7 g/日以下）とする．透析療法の開始後は，たんぱく質制限を緩和し，0.9～1.2 g/kg/日とする．

　③腎後性：経皮経尿管ドレナージ*などで尿路を確保する．

*ドレナージ▶創腔内に創液が貯留した場合，創腔内に排液管（ドレーン）やタンポンを挿入して排液を行う処置．

【経過・予後】　腎前性では，適切な治療を行えば数日で回復する．腎後性では尿路を開通すれば改善する．腎性では，高齢者や多臓器不全を伴う例などでは予後が悪く，死亡率は約50％である．

b．慢性腎不全

　原因疾患の種類に関係なく，腎機能障害が進行し，体液の恒常性が維持できなくなって高窒素・高リン・高カリウム血症などをきたし，やがて末期の腎不全（尿毒症）に陥る一連の病態をさす．

【疫学】　透析療法を行っている患者数は，2021年末現在，34万9,700人である．導入時の平均年齢は69.67歳である（日本透析医学会統計調査）．

【成因と病態生理】　原因疾患としては，糖尿病性腎症，慢性糸球体腎炎，腎硬化症，多発性嚢胞腎*，慢性腎盂腎炎の順に頻度が高い．腎不全を増悪させる要因として，高血圧，高たんぱく食，高リン食，脂質異常症などがある．

表 5-4　慢性腎不全の臨床症状

中枢神経症状	易疲労性, 集中力低下, 不眠, 頭痛, 痙攣, 昏睡
末梢神経症状	下肢静止不能, 末梢神経炎, 末梢神経伝導速度遅延
循環器症状	高血圧, 不整脈, 労作時息切れ, 起座呼吸, 心膜炎, 心タンポナーデ[*1]（低血圧, 脈圧減少）
消化器症状	食欲不振, 口臭, 悪心・嘔吐, 便秘, 下痢, 吐血, 下血
呼吸器症状	クスマウル呼吸[*2], 胸膜炎, 尿毒症肺
血液異常	貧血, 出血傾向
内分泌症状	成長障害, 性機能障害, 甲状腺機能障害
骨代謝異常	腎性骨異栄養症（二次性副甲状腺機能亢進, 線維性骨炎, 骨軟化症）, アミロイドーシス
眼症状	網膜症
皮膚症状	乾皮症, 瘙痒症, 皮下出血
免疫異常	易感染性, 悪性腫瘍

[*1] 心タンポナーデ▶心嚢に血液や心嚢水が大量に貯留し, 心臓が拡張しにくくなって心拍出量が低下する状態.
[*2] クスマウル〈Kussmaul〉呼吸▶ゆっくりとした深い大きな呼吸で, 代謝性アシドーシスのときにみられる.

*多発性嚢胞腎▶腎にさまざまな大きさの嚢胞が多数形成された状態で腎機能の低下を招くことがある.

【症状】　腎不全が進行するとともに糸球体濾過率（GFR）が低下し, 水・電解質異常, 尿毒症物質の蓄積, エリスロポエチンやレニンの産生障害, ビタミン D_3 活性化の障害などが起きる. これらの結果, 種々の多彩な症状が出現する（表5-4）.

【診断】　診断に有用な検査所見として, 尿検査でたんぱく尿, 血尿, 尿比重・浸透圧の低下, 尿中 β_2-ミクログロブリンの高値[*1], 尿中 N-アセチル-β-D-グルコサミニダーゼ（NAG）[*2] 活性の高値など, 血液検査で正球性正色素性貧血, 血液生化学検査ではBUN高値, クレアチニン高値, Na低値, K高値, Ca低値, P高値, 尿酸高値, β_2-ミクログロブリン高値などが認められる. またクレアチニンクリアランス[*3] が低下している. このほか, 止血血栓検査で出血時間の延長, 血小板機能異常, 画像検査でエコー, CT, シンチグラムによる腎萎縮, 腎血流の低下などが認められる.

[*1] β_2-ミクログロブリン▶分子量 11,800 のポリペプチドで, 主要組織適合抗原である HLA クラス I 抗原の L 鎖として全身の有核細胞膜にある. 低分子のため糸球体を自由に通過するが, ほとんどが近位尿細管で再吸収される.
[*2] N-アセチル-β-D-グルコサミニダーゼ（NAG）▶腎近位尿細管のリソソームにある加水分解酵素で, 尿細管障害で尿中に逸脱してくる.
[*3] クレアチニンクリアランス▶腎糸球体濾過値の近似値を示し, 次式で求める.

表5-5　腎不全の食事療法

糸球体濾過率	たんぱく質	エネルギー	食　塩	カリウム
50〜30%	0.8〜1.0 g/kg	35 kcal/kg	5〜8 g/日	制限なし
30〜10%	0.7〜0.8 g/kg	35〜40 kcal/kg	5〜8 g/日	2〜3 g/日
〜10%	0.6 g/kg	35〜45 kcal/kg	3〜5 g/日	2 g/日以下

$$\frac{尿中クレアチニン（mg/dl）×尿量（ml/分）}{血清クレアチニン（mg/dl）} \times \frac{1.73（標準体表面積）}{体表面積（m^2）}$$

【治療】　保存療法として，薬物療法（降圧薬，電解質異常・アシドーシス・高尿酸血症などに対症療法），食事療法（たんぱく制限，高エネルギー），生活指導を行う（表5-5）．腎不全の重症度に応じて血液透析，腹膜透析を行う．また適切なドナーがいれば，腎移植を考慮する．

【経過・予後】　原因となった基礎疾患によって異なる．たとえば急速進行性糸球体腎炎では1年以内に末期腎不全になるが，IgA腎症や囊胞腎では数十年の経過をとる．

付）腎硬化症

　高血圧による腎細動脈の動脈硬化が原因となって発生する腎障害を腎硬化症という．
　未治療あるいはコントロール不良の高血圧が続くと，初期には腎血流量の低下にも関わらず腎糸球体濾過量は保たれるが腎機能低下が進行する．軽・中等症の高血圧では長年にわたって腎糸球体濾過量が減少し，動脈・細動脈が肥厚し，二次的に糸球体が虚血性変化を起こして良性腎硬化症となる．一方，高度の高血圧（拡張期血圧が130 mmHg以上）が続くと動脈・糸球体が壊死性病変を起こして急性腎不全になる悪性腎硬化症になる．

C．感　染　症

a．腎盂腎炎

　急性腎盂腎炎は，細菌感染による腎盂腎杯，腎間質に炎症の起きた疾患で，高熱を出し，腰痛や叩打痛をきたす．
　慢性腎盂腎炎は，慢性的に細菌感染が繰り返して起き，腎間質の線維化や細胞浸潤をきたし，徐々に腎機能が低下する．

【疫学】 小児男児，若年女性，高齢男性に多い．

【成因・病態生理】 急性腎盂腎炎は膀胱からの逆行性感染で起こり，起炎菌としては大腸菌が多い．小児では尿路奇形，高齢男性では前立腺肥大などの尿路障害が誘因になることがある．若い女性では性活動や妊娠が誘因になりやすい．

慢性腎盂腎炎は，膀胱尿管逆流や腎盂内逆流，結石などが原因で起こり，腎間質の線維化，腎表面の凹凸が認められる．

【症状】 急性腎盂腎炎では悪寒戦慄を伴う38℃以上の発熱があり，腰痛，叩打痛がある．尿は混濁し，膿尿が出現する．

慢性腎盂腎炎の症状は非特異的で，活動期は急性腎盂腎炎と同様な症状を示す．非活動期には，無症状のことが多く，ときに微熱，食欲不振，全身倦怠感などの不定愁訴を訴える．

【診断】 急性腎盂腎炎は，発熱，腰痛，膿尿が3徴である．尿検査で白血球の増加があり，尿培養で 10^5 CFU[*1]/ml 以上の細菌が確認される．赤沈（赤血球沈降速度）亢進，CRP[*2]陽性である．

慢性腎盂腎炎は，尿中白血球増加，尿濃縮力低下，腎盂形態変化などから診断する．

[*1]CFU ▶ colony-forming unit．細菌培養でのコロニー形成単位．
[*2]CRP ▶ C反応性たんぱく（質）．炎症が起きた場合，炎症細胞の出すインターロイキンなどの作用を受けて肝臓で合成されるたんぱくである．炎症とともに上昇し，炎症がおさまると元に戻るので炎症の活動性を評価するのに役立つ．

【治療】 急性腎盂腎炎では，安静を保ち，点滴で水分を十分に補給する．抗菌薬を少なくとも1～2週間継続する．抗菌薬はペニシリン系またはセフェム系が第一選択であるが，無効のときにはアミノグリコシド系，クロラムフェニコール，テトラサイクリンなどを併用する．

慢性腎盂腎炎では，原因疾患を発見し，治療する．

【経過・予後】 急性腎盂腎炎では，適切な治療を行うと経過は良好である．慢性腎盂腎炎は，慢性腎不全の原因疾患の約2.2％を占める．

b．膀胱炎

膀胱粘膜と粘膜下組織が炎症を起こす疾患で，急性細菌性膀胱炎がほとんどであるが，特殊なものとしてウイルス性膀胱炎，薬物性膀胱炎，放射線膀胱炎，間質性膀胱炎などがある．

【疫学】 女性に多く，女性の半数が生涯に1～2回罹患するとされる．男性では，基礎疾患がなければまれである．

【成因と病態生理】 大腸菌をはじめとするグラム陰性桿菌が外陰部から尿道を経由して

上行性に感染して発病する急性単純性膀胱炎が多い．膀胱癌，膀胱結石，神経因性膀胱[*1]，さらに男性では前立腺肥大症，前立腺癌，尿道狭窄，女性では尿道憩室[*2]などの基礎疾患があると，再発しやすく，かつ難治性の膀胱炎になりやすい．

> [*1] **神経因性膀胱**▶排尿をつかさどる神経もしくは中枢が障害され，膀胱の機能障害を生じた状態である．
> [*2] **尿道憩室**▶尿道の壁の一部が弱く，嚢状に拡張したものである．

【症状】　頻尿，排尿痛，残尿感，尿混濁，血尿などがおもな症状である．

【診断】　頻尿，排尿痛，尿混濁がおもな症状で，尿検査により，尿沈渣で白血球が5/毎視野以上あり，かつ細菌培養検査で細菌を検出すると診断できる．

【治療】　抗菌薬を服用する．水分を十分に摂取し，排尿を我慢しないよう指導する．保温に留意する．

【経過・予後】　基礎疾患のない急性単純性膀胱炎は抗菌薬で比較的簡単に治癒する．基礎疾患がある場合には再発しやすく，難治性になりやすい．

c．尿道炎

病原微生物による尿道の炎症である．

【疫学】　通常は男性の疾患で，女性では膀胱炎を合併するので純粋な尿道炎はほとんどない．

【成因・病態生理】　性行為によって感染する．口腔，肛門からの感染もある．淋菌による淋菌性尿道炎と，それ以外の非淋菌性尿道炎がある．非淋菌性尿道炎の原因としてはクラミジア・トラコマチスが50％以上を占める．

【症状】　外尿道口からの排膿と排尿痛がある．淋菌性尿道炎では症状が強いが，非淋菌性尿道炎では症状は軽い．

【診断】　初期尿，尿道分泌物の細菌検査，DNA検査を行い，原因菌を同定する．

【治療】　抗菌薬を投与する．淋菌性尿道炎にはペニシリン系抗菌薬が第一選択である．非淋菌性尿道炎には，テトラサイクリン，マクロライド，ニューキノロンなどが使われる．

【経過・予後】　予後は良好である．セックスパートナー，感染源の治療も必要である．

D. 腫瘍性疾患

a. 腎腫瘍（腎細胞癌）

腎細胞癌は腎実質細胞から発生する腺癌である．検診の普及によって腎腫瘍も小さなうちに発見されることが多くなった．

【疫学】 罹患率は人口10万人あたり約24.1人（男性33.7人，女性15.1人）で，人口10万人あたりの死亡率は7.9人（男性10.3人，女性5.6人）である（国立がんセンター：がん種別統計情報，2022年）．50～70歳代に多い．

【成因・病態生理】 尿細管細胞から発生する．腎被膜をこえて腎周囲脂肪組織，副腎，腎筋膜へ浸潤する．転移は血行性転移が多く，肺・肝・骨に転移しやすい．

【症状】 血尿，腹部腫瘤，側腹部痛が3主徴である．このほか，発熱，全身倦怠感，体重減少，肝機能障害などがある．

【診断】 検診で血尿を指摘されて発見されたりする．腹部エコー検査，CT検査，MRI検査，血管造影検査などの画像検査が診断に有用である（図5-1）．転移の診断には，胸部CT検査，全身骨シンチグラフィなどを行う．

【治療】 外科的腎摘除術を行う．転移には，インターフェロンやインターロイキン2などの免疫療法が行われる．抗癌薬は通常無効である．

【経過・予後】 5年相対生存率（2009～2011年）は約68.6％（男性70.4％，女性64.8％）である．腫瘍の直径が7cm以下の限局した癌は5年生存率が95％と良好であるが，限局はしているが7cm以上の場合は85～90％，腎周囲組織や腎静脈内に進展していると

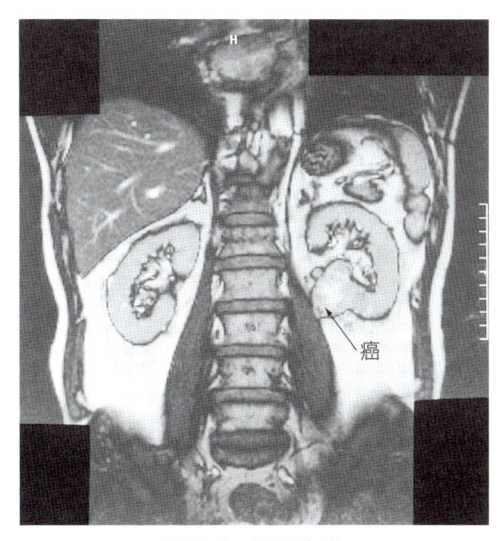

図5-1 腎細胞癌

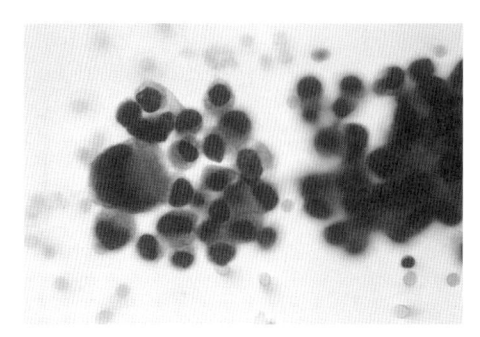

図 5-2　膀胱癌細胞（尿細胞診）　　　　　　図 5-3　膀胱癌（膀胱鏡検査）

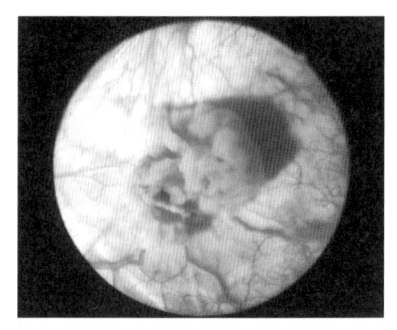

55〜65％，腎筋膜をこえた場合には 10〜20％と次第に悪くなる．

b．膀　胱　癌

　膀胱の尿路上皮から発生する癌である．

【疫学】　罹患率は人口 10 万人あたり約 18.5 人（男性 28.5 人，女性 9.1 人）で，人口 10 万人あたりの死亡率は 7.4 人（男性 10.4 人，女性 4.6 人）である（国立がんセンター：がん種別統計情報，2022 年）．男女ともに 50 歳代以降の発病が多い．

【成因と病態生理】　真の原因は不明であるが，化学物質や喫煙などが危険因子とされる．膀胱癌は多発しやすく，また治療後にも再発しやすい．転移は所属リンパ節，肺，骨などにみられる．

【症状】　膀胱炎を併発して頻尿，排尿痛，尿混濁，血尿，残尿感などを訴える．癌が進行したり，尿路を閉塞して水腎症を合併すれば，側腹部痛を訴える．

【診断】　膀胱炎症状や，側腹痛などの自覚症状がある．尿検査で血尿があり，尿の細胞診検査で腫瘍細胞が検出されることがある（図 5-2）．膀胱鏡検査で膀胱癌が観察できる（図 5-3）．エコー検査では膀胱内に突出した腫瘤が認められ，静脈性尿路造影検査を行うと膀胱部に陰影欠損が認められる．

【治療】　表在性の癌には，経尿道的内視鏡下腫瘍切除術が行われる．浸潤癌には，膀胱全摘出術および尿路変更術が行われる．抗癌薬による化学療法や BCG の膀胱内注入による免疫療法が行われることもある．

【経過・予後】　5 年相対生存率（2009〜2011 年）は約 73.3％（男性 76.5％，女性 63.0％）である．表在癌は治癒しやすいが，再発の危険性が高いので，生涯にわたって経過観察が重要である．

E. 結石症

a. 腎・尿管結石症

　腎臓もしくは尿管に存在する結石のために症状を来す病態である.

【疫学】　生涯罹患率は男性で約7人に1人, 女性では約15人に1人とされている.

【成因と病態生理】　シュウ酸カルシウム結石が結石症全体の約90％と多く, そのほかリン酸カルシウム結石, 尿酸結石などが原因となる.

【症状】　疝痛発作, 血尿, 結石排出がおもな症状である. 激痛は腰背部から下腹部に放散する. 尿意切迫感, 残尿感, 頻尿などの膀胱刺激症状, 悪心・嘔吐・冷や汗などの自律神経症状を伴うことも多い.

【診断】　特徴的な疝痛発作が診断のきっかけになる. 尿検査では血尿がみられる. エコー検査, 腎盂尿管膀胱造影検査で結石の存在, 水腎症の有無を確認する. 結石が排出されたら成分を分析しておく.

【治療】　対症療法として, 鎮痛薬を投与して疼痛を軽減し, 飲水や点滴で水分を補給して結石の排出を図る. 高カルシウム尿性結石のときにはカルシウム摂取を500 mg/日以下とし, 食塩も5〜7 g/日に制限すると尿中カルシウム排泄量を減少できる. 尿酸結石症では, プリン体の摂取を控える.

　結石の約80％は自然に排出されるが, 排出されない場合には, 体外衝撃波砕石術*や内視鏡的手術を行う.

> *__体外衝撃波砕石術__▶体外に置いた衝撃波発生装置から発生する衝撃波で体内の結石を砕いて治療する方法.

【経過・予後】　結石が排出されれば問題はない. 副甲状腺機能亢進症などが原因のときには, 基礎疾患の治療を行わないと繰り返して発症する.

F．前立腺疾患

a．前立腺肥大

　　　前立腺は膀胱の直下で小骨盤腔の深部にあり，内尿道口の周りを取り囲んでいる．前立腺肥大は前立腺の移行領域（尿道周囲腺）に発生する良性腫瘍で，前立腺が肥大すると，尿道を圧迫して排尿障害を起こす．

【疫学】　高齢者に多い．80〜90歳男性の90％以上に潜在癌がみられる．

【成因と病態生理】　腺腫は腺上皮および間質細胞の増殖によって生じ，男性ホルモンのテストステロンから生成されるジヒドロテストステロンが重要な役割を演じる．

【症状】　初期には夜間頻尿，遷延性排尿，尿放出力低下，尿線細小化などの刺激症状がある．進行すると尿を完全に排出できず，残尿感があり，尿路感染症を起こしやすくなる．さらに進行すると，尿失禁を起こし，水腎症*を起こして腎機能にも障害が出る．

> *水腎症▶尿路に通過障害が起きて腎盂腎杯が拡張した病態をいう．

【診断】　夜間頻尿，排尿困難で気づかれることが多い．直腸指診による触診で前立腺の腫脹を確認できる．エコー検査，尿路造影，逆行性尿道造影検査で前立腺の腫脹が診断できる．

【治療】　薬物療法，経尿道的前立腺切除術，温熱療法*，レーザー焼灼術などを行う．

> *温熱療法▶組織・臓器の温度を41〜45℃に上昇させて腫瘍を治療する方法．ハイパーサーミアともいう．

【経過・予後】　前立腺肥大症の予後は良好である．

b．前立腺癌

　　　前立腺，おもに前立腺外腺より発生する癌である．

【疫学】　高齢者に多い．人口10万人あたりの罹患率は約154.3人，死亡率は約21.3人である（国立がんセンター：がん種別統計情報，2022年）．

【成因と病態生理】　前立腺癌の発生は，我が国での頻度は少ないが，死後剖検によってはじめて前立腺癌があったと発見される潜在性癌や，ほかの疾患として摘出された前立腺組織に偶然に癌細胞がみつかる偶発癌がある．成因は不明である．95％以上は腺癌で，まれに粘液癌，移行上皮癌がある．

【症状】　初期には無症状のことが多いが，進行すると，排尿困難，頻尿，夜間頻尿，残

尿感，血尿，排尿痛などが現れる．

【診断】 頻尿など排尿に伴う症状が診断のきっかけになる．直腸診による指診で前立腺に硬い腫瘤を触知する．経直腸的超音波断層検査，尿道膀胱造影，CT，MRI，骨エックス線検査，骨シンチグラフィなどで，腫瘍の診断，転移の有無（ことに骨転移）を調べる．確定診断のためには前立腺組織を生検で検査し，病理組織学的に診断する．なお，前立腺特異抗原（PSA）などの腫瘍マーカーが，診断や病気の進展の判断に役立つ．

【治療】 病期によって異なるが，精巣摘除術とエストロゲン投与による内分泌療法，外科療法（前立腺全摘出術），放射線療法，化学療法などが行われる．

【経過・予後】 5年相対生存率（2009～2011年）は約99.1%である．初期で異型度の低いものは予後が良いが，骨などに転移したものは予後が悪くなる．

第6章 内分泌疾患

A. 下垂体疾患　99
　　a．クッシング病　　b．先端巨大症，巨人症　　c．成長ホルモン分泌不全性低身長症（下垂体性低身長症）
　　d．尿崩症
B. 甲状腺疾患　102
　　a．甲状腺機能亢進症　　b．甲状腺機能低下症
　　c．慢性甲状腺炎（橋本病）
C. 副腎疾患　105
　　a．副腎皮質機能亢進症（クッシング症候群）
　　b．原発性アルドステロン症　　c．副腎皮質機能低下症（アジソン病）
　　d．褐色細胞腫

　内分泌系は，内分泌腺で産生・分泌されるホルモン*によって生体の機能を調節する．内分泌腺のおもなものは，視床下部，下垂体，甲状腺，副甲状腺（上皮小体），胸腺，膵臓のランゲルハンス島，副腎，性腺である（図6-1）．

　内分泌腺は，導管によって分泌物を誘導する外分泌腺（唾液腺，胃腺など）と違い，導管がなく，分泌物であるホルモンは毛細血管から血液中に分泌されて標的臓器に直接に達する．ホルモンは身体の内部環境を保つ微量の化学物質で，標的臓器のレセプター（受容体）と結合し，内部環境の恒常性維持，エネルギー代謝，成長と発育，性の分化と生殖の主として4つの生体機能を調節している（図6-2）．

　内分泌疾患では，内分泌臓器の異常によってホルモン分泌が亢進したり，逆に抑制されたりする．ホルモンは種々の臓器に作用しているだけに，ホルモン分泌に異常が起きると多彩な症状が出現する．さらにホルモン分泌はフィードバック機構で調節されているので，一つの内分泌臓器だけでなく，複数の内分泌臓器にまたがったホルモン異常のみられることもある（図6-3）．

　内分泌疾患は，特有な臨床症状から診断のつくことも多いが，確定診断を行うにはホルモンの測定や負荷試験を行う．治療では，ホルモンの過剰を抑制したり，不足したホルモンを補うことが行われる．

*ホルモン▶"刺激する"の意味のギリシャ語に由来する．

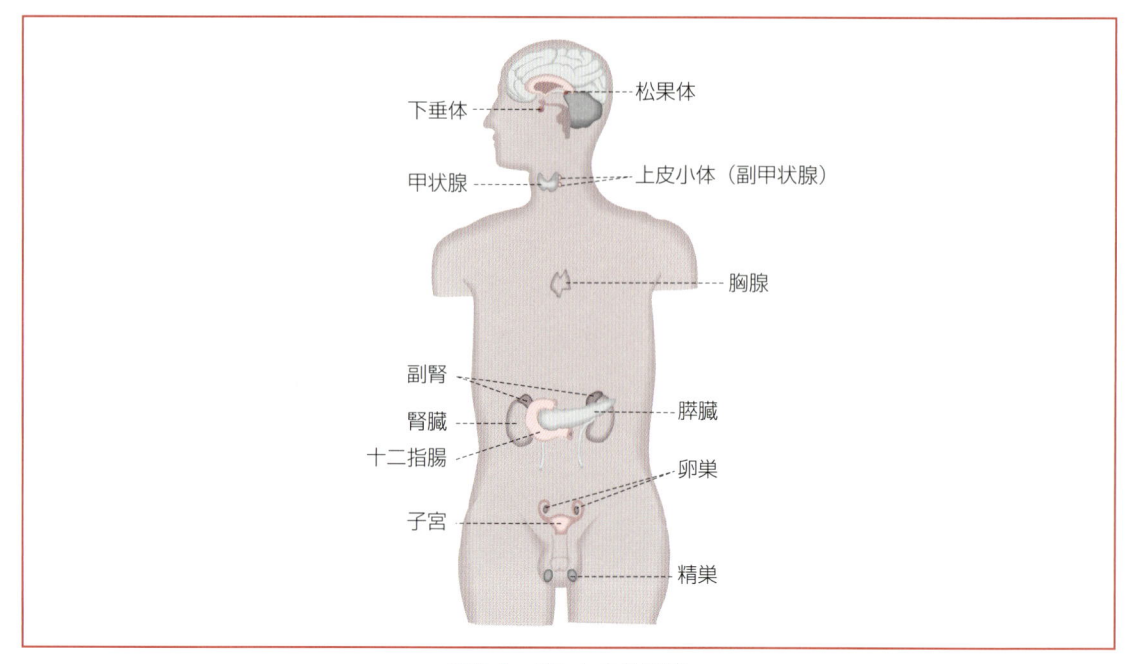

図 6-1　おもな内分泌腺

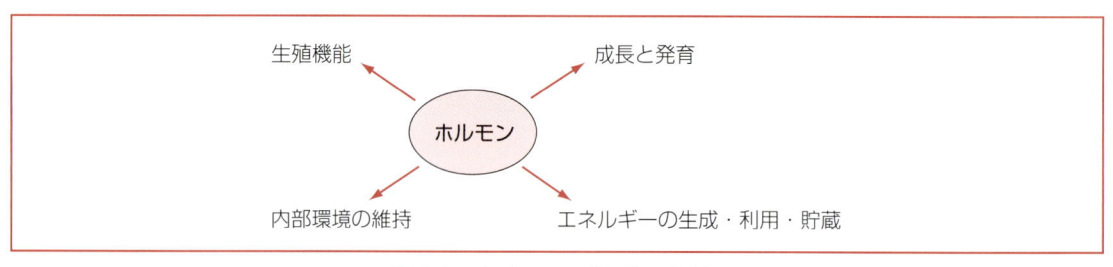

図 6-2　ホルモンの主要な4要素

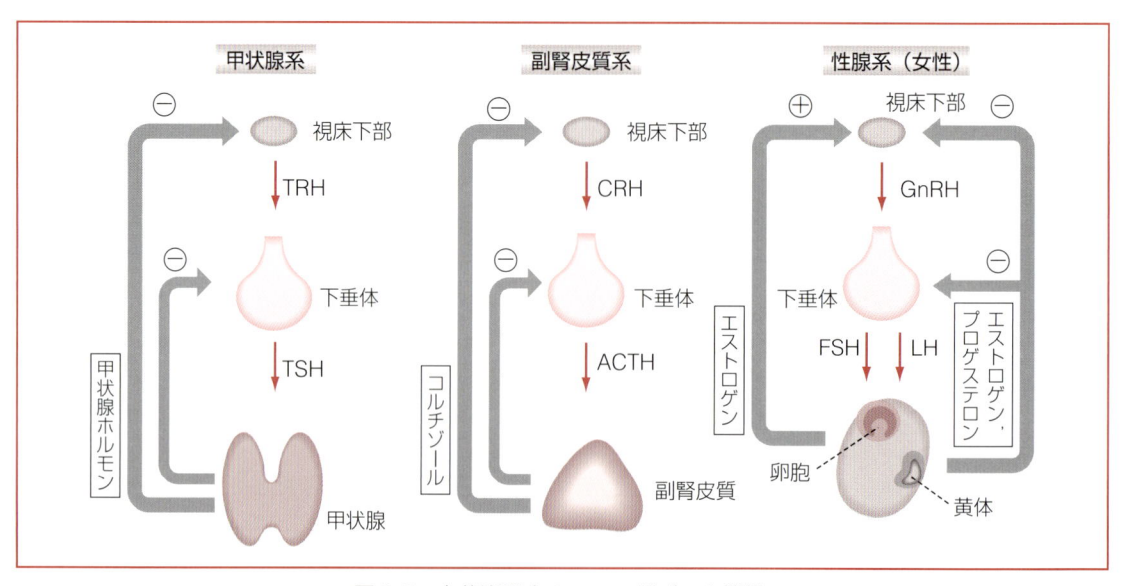

図 6-3　内分泌器官のフィードバック機構
⊕：分泌促進，⊖：分泌抑制

A. 下垂体疾患

下垂体からは種々のホルモンが分泌され，その過不足によって種々の病態が発生する（図6-4）．

a．クッシング病

糖質コルチコイド（グルココルチコイド）であるコルチゾールの過剰によって種々の代謝異常をきたす疾患をクッシング症候群といい（後述：C-a），このうち副腎皮質刺激ホルモン（ACTH）を産生する下垂体腫瘍によって起きる疾患をクッシング病という．

【疫学】　クッシング病の国内総患者数は450人程度で，まれな疾患である．女性に多く，40歳代での発病が多い．クッシング症候群のうちの約40％を占める．

【成因と病態生理】　下垂体に発生した腺腫がACTHを過剰に産生し，これが副腎皮質を刺激してコルチゾールの分泌を促す（図6-3参照）．コルチゾールは，糖代謝，たんぱく質代謝，脂質代謝，水・電解質代謝，消炎，免疫抑制など生命維持に不可欠な重要な作用を発揮するホルモンである．コルチゾールが過剰に分泌される結果，多彩な代謝異

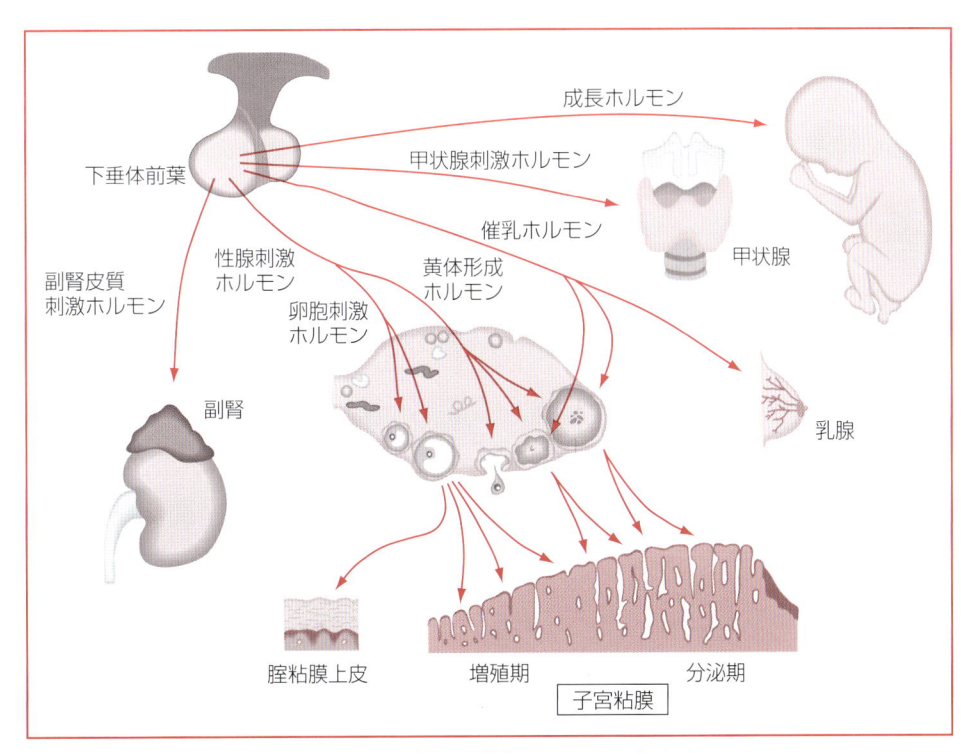

図6-4　下垂体前葉から分泌されるおもなホルモン

常を起こす．

【症状】 肥満，満月様顔貌，高血圧などがみられる．

【診断】 特徴的な肥満，満月様顔貌などからクッシング症候群が疑われる．血中 ACTH 濃度が上昇し，血中コルチゾール濃度高値，尿中 17-ヒドロキシコルチコステロイド (17-OHCS) や遊離コルチゾール排泄が増加している．頭部エックス線写真でトルコ鞍部の二重底，風船状拡大がみられ，脳 CT 検査，MRI 検査で腺腫が確認できる．腹部 CT 検査では，両側の副腎が腫大している．

【治療】 下垂体腺腫を摘出する．手術無効例や再発例には放射線照射を行う．

【経過・予後】 適切な治療を行えば予後は良い．

b．先端巨大症，巨人症

　成長ホルモン (GH) の過剰によって，骨，結合組織，内臓の過剰な発育をきたす疾患である．GH の過剰な分泌が青春期の骨端線が閉じる前に起これば下垂体性巨人症になり，骨端線が閉鎖した後に起これば先端巨大症になる．

【疫学】 比較的まれな疾患で，人口 100 万人あたり，先端巨大症は約 60 人，巨人症は約 3 人と推定される．男女比は，先端巨大症が 1：1，下垂体性巨人症が約 2.4：1 である．

【成因と病態生理】 ほとんどは，下垂体腺腫によって GH が過剰に産生・分泌される．まれではあるが，成長ホルモン放出ホルモン (GHRH) を異所性に産生する腫瘍 (膵島腫瘍，気管支カルチノイドなど) によって起きることもある．

　成長ホルモンは，肝臓，筋肉，脂肪組織などに直接作用するほか，肝臓をはじめ種々の末梢組織でインスリン様成長因子-Ⅰ (IGF-Ⅰ) を介する間接作用があるので，過剰産生は種々の影響を及ぼす．

【症状】

　①下垂体腺腫による症状　頭痛，嘔吐，視野障害などが現れる．

　②GH 過剰分泌による症状　発汗の亢進，体重増加，四肢肥大などが起きる．顔面では眼窩上縁突出，下顎突出，鼻・舌・口唇の肥大などがある．巨人症では高身長になる．変形性関節症，腰痛，末梢神経障害なども生じる．そのほか，内臓肥大，心筋障害，高血圧なども生じることがある．

　③GH 以外の下垂体ホルモンの欠損による症状　性腺機能低下症などがみられる．

【診断】 特有な顔貌や四肢肥大から本症を疑う．エックス線単純撮影でトルコ鞍の風船状拡大や，CT・MRI 検査で下垂体腺腫を描出する．足のエックス線撮影で足底部軟部組織の肥厚，手足のエックス線撮影で指趾末節骨のカリフラワー状変形などがみられる．内分泌学的検査では，血中 GH，IGF-Ⅰ濃度の上昇がある．

【治療】 可能なら下垂体腺腫の摘出手術を行う．手術ができない場合には，ソマトスタ

チン誘導体などで薬物療法を行う.

【経過・予後】 未治療の場合には平均余命は約13年である. 悪性腫瘍の腫瘍内出血, 脳実質圧迫, 糖尿病, 心不全, 下垂体機能低下などが死因になる.

c. 成長ホルモン分泌不全性低身長症（下垂体性低身長症）

下垂体から分泌される成長ホルモン（GH）の分泌低下によって成長が抑制され, 低身長になる病態である.

【疫学】 人口3万人に対して約1人の割合で, 男女比は約3:1である.

【成因と病態生理】 GHの分泌が低下するため骨の長軸方向への成長が障害される. 器質的障害がはっきりしない成長ホルモン分泌不全性低身長症（特発性低身長症）が約80％で, 頭蓋咽頭腫などによる成長ホルモン分泌不全性低身長症（器質性低身長症）が約20％である.

【症状】 同年齢の平均身長 −2 SD（標準偏差）以下を低身長と定義する. 身体の釣り合いはとれている.

【診断】 低身長で, 血中GH濃度の低下がある. そして, 2種類以上のGH分泌負荷試験を行っても血中GH濃度の増加が不良である. 特発性（成長ホルモン分泌不全性）低身長症では, 下垂体CT, MRI検査で下垂体茎の切断や空虚トルコ鞍のみられることがある. 頭蓋咽頭腫による器質性（成長ホルモン分泌不全性）低身長症では, トルコ鞍上に腫瘍を認める.

【治療】 GHを投与する.

【経過・予後】 早期に診断し, 早期にGHを補充した方が最終身長の伸びが期待できる.

d. 尿崩症

抗利尿ホルモン（ADH, バソプレシン）は下垂体後葉から分泌され, 腎臓の遠位尿細管と集合管に作用して水の再吸収を促進する作用がある. 下垂体後葉機能の低下によって, ADHの分泌が低下すると, 多飲, 多尿といった症状が出現する. このような病態の疾患を尿崩症という.

【疫学】 過去5年間に610例の尿崩症が報告されている.

【成因と病態生理】 原因が明らかでない特発性尿崩症が約39％, 脳腫瘍・外傷・脳外科手術・脳出血などに起因する続発性尿崩症が約60％, そして家族性尿崩症が約1％である.

【症状】 多飲と多尿がおもな症状である. 1日の尿量が3 l 以上と多くなり, ときとして10 l を超す. その結果として, 口渇, 口内灼熱感, 乾燥感, 睡眠障害などを訴える.

【診断】 尿量が1日に3ℓ以上で，夜間にも排尿で起こされるといった症状から尿崩症が疑われる．尿は低張尿で，血液生化学検査で高Na血症，高浸透圧血症がみられる．負荷試験として高張食塩水試験，水制限試験を行っても尿量の減少や尿浸透圧の上昇がみられないことが特徴で，心因性の多飲症と区別する．

【治療】 デスモプレシン（DDAVP）の点鼻投与が有効である．基礎疾患のある場合には，その治療も必要である．

【経過・予後】 尿崩症自体による生命予後は良好である．著しい多尿が長期間続くと，尿路が拡大したり，水腎症が起きる．

B．甲状腺疾患

甲状腺は下垂体から分泌される甲状腺刺激ホルモン（TSH）の刺激を受けて甲状腺ホルモンを産生・分泌する（図6-5）．甲状腺ホルモンは，酸素消費やカロリー消費などの生体酸化反応，糖・たんぱく質・脂質代謝，循環系，造血系など重要な生体機能のほと

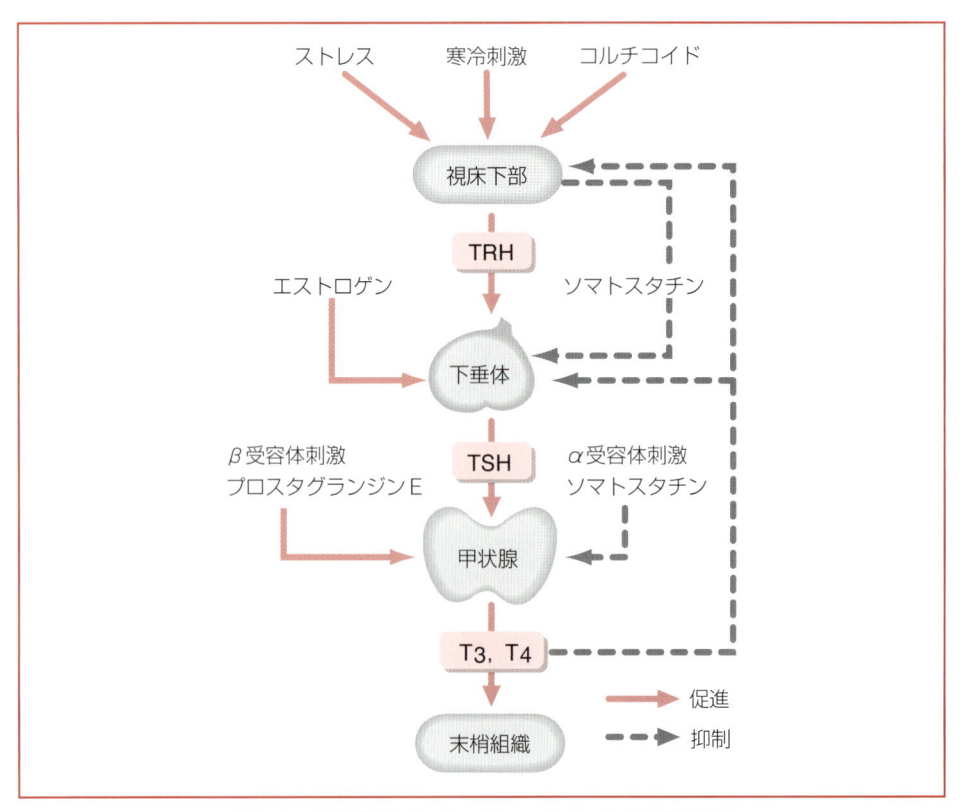

図6-5 甲状腺ホルモン（T3，T4）の分泌制御系

表 6-1 甲状腺機能亢進症をきたすおもな疾患

- バセドウ病（グレーブス病）
- 中毒性結節性甲状腺腫（プランマー病）
- 中毒性多結節性甲状腺腫（腺腫様甲状腺腫）
- 破壊性甲状腺炎（亜急性甲状腺炎，無痛性甲状腺炎，急性化膿性甲状腺炎）
- その他〔TSH産生腫瘍，hCG産生腫瘍（胞状奇胎，悪性絨毛上皮腫），甲状腺ホルモン過剰摂取〕

んどに関与している．このため，甲状腺ホルモンの過不足は種々の病態を起こす．

a．甲状腺機能亢進症

甲状腺ホルモンが過剰に分泌され，代謝亢進，自律神経刺激などによって種々の臓器に影響がみられる病態である．

【疫学】 頻度はわりと高く，住民検診では1,000人に1～6人程度が発見され，40歳以上の成人を対象とした疫学調査では0.6％が罹患していたとの報告がある．バセドウ病は人口1,000人に対し0.4～0.8の発生頻度で，男女比は約1.8と女性に多い．

【成因と病態生理】 甲状腺ホルモンが過剰に分泌され，甲状腺機能亢進症をきたす病態にはいくつかの疾患がある（表6-1）．このうち80％以上はバセドウ病（グレーブス病ともいう）が原因である．バセドウ病は，TSH受容体に対する抗TSH受容体抗体によって甲状腺が過剰に刺激されて発生する自己免疫疾患であると考えられている．

【症状】 甲状腺ホルモンによる物質代謝の亢進，交感神経系の亢進のため，頻脈，手指振戦，発汗過多，体重減少，精神不安定など全身的な代謝亢進症状が主体となる．
　バセドウ病では，眼球突出，甲状腺腫脹もみられる．

【診断】 多汗，頻脈，体重減少などの臨床症状から甲状腺機能亢進症が疑われる．甲状腺ホルモン検査を行い，甲状腺ホルモン濃度が増加し，甲状腺刺激ホルモンが低下していることから診断できる．甲状腺エコー検査，シンチグラム検査で甲状腺腫を検出する．バセドウ病は自己免疫疾患なので，抗甲状腺ペルオキシダーゼ抗体（抗マイクロゾーム抗体），抗サイログロブリン抗体，抗TSH受容体抗体が高率に陽性になる．そのほか血液生化学検査で，アルカリホスファターゼの上昇，総コレステロール低値などが認められる．

【治療】 薬物療法（抗甲状腺薬），放射性ヨード治療，外科的療法が行われる．

【経過・予後】 バセドウ病は抗甲状腺薬で平均2年くらいで寛解になるが，投薬を中止すると2年以内に40～60％くらいが再発する．プランマー病（中毒性結節性甲状腺腫）などの腺腫に対しては，外科手術をする．

b．甲状腺機能低下症

　　甲状腺ホルモンの分泌低下，もしくは甲状腺ホルモンに対する感受性の低下により，末梢組織で甲状腺ホルモン作用が不足して種々の症状をきたす病態である．甲状腺機能低下症のために硬い浮腫を認めるものを「粘液水腫」，先天性の甲状腺機能低下症で身体ならびに精神の発達が遅延した病態を「クレチン病」と呼ぶ．

【疫学】　人口の 0.01％，全甲状腺疾患の約 10％程度とされる．

【成因と病態生理】　甲状腺機能低下症には，甲状腺自体に異常がある原発性，下垂体もしくは視床下部に病変のある中枢性，そして末梢組織での甲状腺ホルモンレセプター異常によるホルモン不応性の 3 種類がある．このうち，甲状腺に対する自己免疫が原因となって甲状腺組織が破壊される慢性甲状腺炎（発見者にちなんで橋本病という．後述）の頻度がもっとも高い．

【症状】　甲状腺ホルモンは全身の組織に作用するので，多彩な症状が出現する．またそのために，ほかの疾患と間違えられやすく，たとえば活動力低下からうつ病や認知症と間違えられたりする．

　　① 全身症状：寒さに弱い，発汗減少，嗄声，全身倦怠感，易疲労感，体重増加，低体温，月経異常など

　　② 消化器症状：食欲減退，便秘

　　③ 循環器症状：徐脈，息切れ

　　④ 皮膚：硬い浮腫（粘液水腫），皮膚の乾燥，頭髪の脱毛，眉毛が外 1/3 脱毛，

　　⑤ 神経筋：こむらがえり，アキレス腱反射の弛緩相遅延

　　⑥ 精神症状：活動性低下，記憶障害，言語緩慢

【診断】　活動性低下など多彩な症状から甲状腺機能低下症が疑われる．甲状腺ホルモン検査を行うと甲状腺ホルモンが低下し，TSH が高値になる．そのほかに甲状腺ホルモンによる代謝作用が低下することに伴い，血清総コレステロール，トリグリセリド，AST（GOT），CK（CPK），LDH などが高値になり，貧血も認められる．

【治療】　甲状腺ホルモン薬を投与する．

【経過・予後】　甲状腺ホルモンを生涯服用すれば，日常生活に支障はない．

c．慢性甲状腺炎（橋本病）

　　自己免疫学的機序によって発生する慢性甲状腺炎で，橋本病と同意義である．

【疫学】　橋本病は女性の約 30 人に 1 人という高い頻度でみられ，男女比は 1：20 以上である．すべての年齢に発症しうるが，30～50 歳代の中年女性での発症が多い．

【成因と病態生理】　原因は不明である．甲状腺にリンパ球が浸潤し，リンパ濾胞の形成，

上皮細胞の変性，結合組織の増生などの炎症所見が起きる．病変の進行とともに甲状腺機能の予備能が低下し，甲状腺機能低下症が発生する．

【症状】　甲状腺機能低下症の症状がみられる．

【診断】　びまん性の甲状腺腫，抗サイログロブリン抗体，抗甲状腺ペルオキシダーゼ抗体など血中抗甲状腺抗体陽性，そしてバセドウ病ではないことにより診断する．甲状腺エコー検査で，深部エコーの低下を伴うびまん性甲状腺腫を認める．

【治療】　甲状腺ホルモン薬を投与する．

【経過・予後】　慢性の経過をたどり，病変が進行することはあっても完全に治癒することはない．

C．副腎疾患

　副腎は左右腎臓の上に位置し，外胚葉由来の髄質と中胚葉由来の皮質から構成される（図6-6）．皮質は表面から球状帯〔層〕（顆粒層），束状帯〔層〕，網状帯〔層〕に区別され，球状帯からは電解質コルチコイド（ミネラルコルチコイド），束状帯からは糖質コルチコイド（グルココルチコイド），網状帯からは副腎性アンドロゲンが分泌される（図6-7）．

　おもな電解質コルチコイドはアルドステロンで，腎尿細管や集合管での Na 再吸収，K 排泄を促進し，水・電解質の恒常性維持や血圧調節に重要な役割を演じている．

　糖質コルチコイドの 85〜90％はコルチゾールで，糖代謝，たんぱく質代謝，脂質代謝，水・電解質代謝，消炎，免疫抑制など生命維持に重要な役割を果たしている（表6-2）．

　副腎髄質からはアドレナリン，ノルアドレナリンのカテコールアミンが分泌される．アドレナリンは心血管系，平滑筋系，糖代謝，脂質代謝などに作用し，心拍動を強め，血圧の上昇，血糖値上昇，体温上昇などに作用する．ノルアドレナリンは全身の末梢血管を収縮して血圧を上昇させ，また，神経伝達物質としても作用する．

　このように副腎はきわめて重要な作用をする内分泌腺であり，その異常により種々の病態を発症する．

a．副腎皮質機能亢進症（クッシング症候群）

　慢性のコルチゾール分泌過剰によって起きる症候群である．

【疫学】　わが国では比較的まれであるが，高血圧症患者の約 0.1％くらいを占めるとの報告がある．男女比は約 1：6.7 で女性に多く，40 歳代に発病のピークがある．

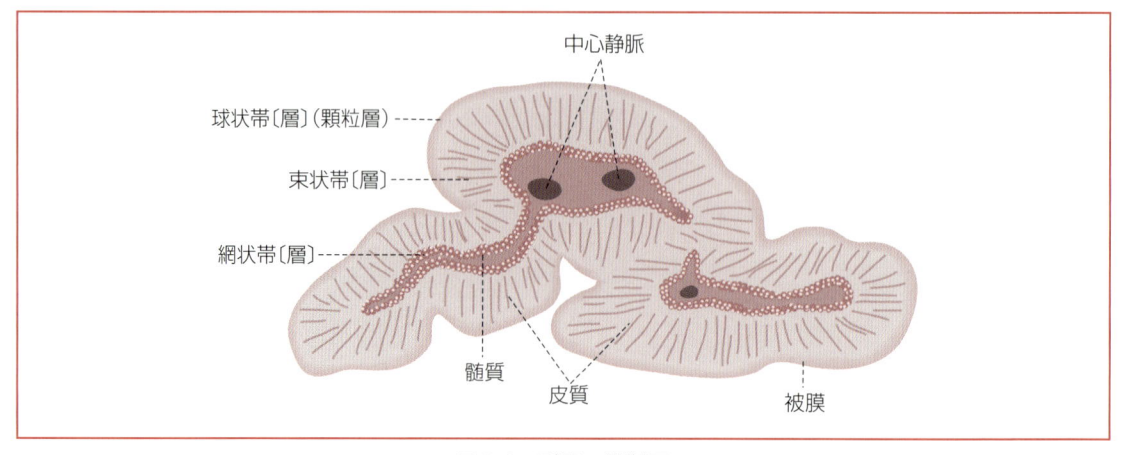

図 6-6　副腎の横断面

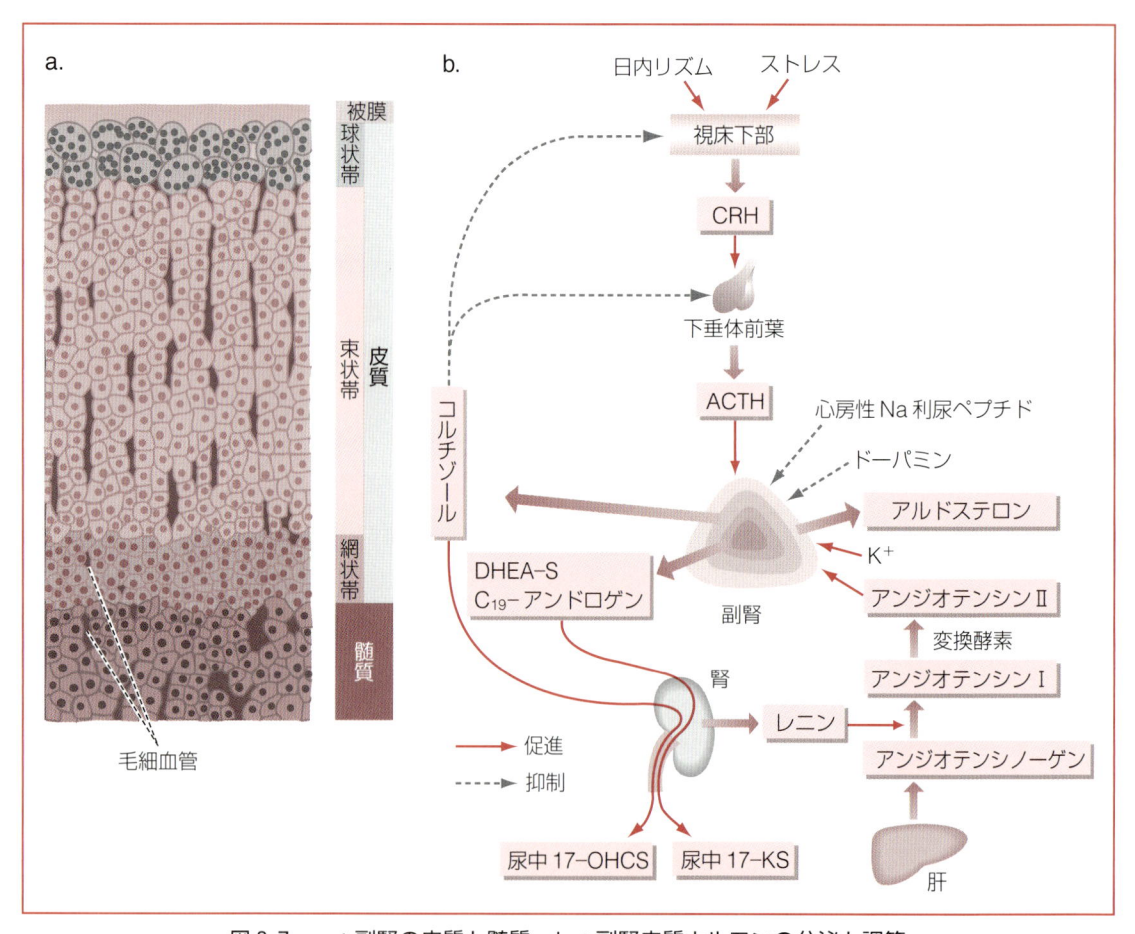

図 6-7　a：副腎の皮質と髄質　b：副腎皮質ホルモンの分泌と調節

表 6-2　コルチゾールの代謝系への作用

糖代謝	●血中ブドウ糖の肝臓への取り込み促進（糖生成） ●肝臓での脱アミノ基作用を促進（糖新生） ●解糖過程を促進し，血中ブドウ糖を増加
たんぱく質代謝	●末梢組織での異化を促進
脂質代謝	●脂肪組織を分解し血中遊離脂肪酸を増加 ●脂肪生成 ●脂肪沈着 ●コレステロール生成促進

【成因と病態生理】　クッシング症候群の原因には，①副腎皮質の腫瘍（ほとんどが腺腫，まれに癌）によるコルチゾール過剰分泌，②原発性副腎皮質過形成（異形成），③下垂体からの副腎皮質刺激ホルモン（ACTH）過剰分泌（クッシング病；99頁参照），④腫瘍による異所性 ACTH 産生がある．わが国では，副腎腫瘍が約50％，下垂体性が約40％，そのほかが10％程度である．

【症状】　中心性肥満（満月様顔貌，水牛様脂肪沈着），たんぱく質異化作用による皮膚の萎縮と赤色皮膚線条，糖代謝異常による糖尿病，骨吸収促進による骨粗鬆症，病的骨折，筋力低下，筋萎縮，高血圧，多毛，ざ瘡，月経異常，不眠・不穏・うつ状態などの精神症状など多彩な症状がある．また，免疫機能低下のために感染症にかかりやすい．

【診断】　中心性肥満が特徴体型である．副腎皮質ホルモン検査では，コルチゾール測定でコルチゾール過剰分泌を確認する．エコー，CT，MRI 検査などにより，副腎腫瘍，下垂体腫瘍を診断する．

【治療】
　①副腎腫瘍：副腎の摘出術を行う．
　②原発性副腎皮質過形成：両側副腎を摘出し，ヒドロコルチゾンを補充する．
　③下垂体腫瘍：摘出術，放射線照射，薬物療法などを行う．
　④異所性 ACTH 産生腫瘍（肺癌など）：可能ならば手術を行う．手術できないときには薬物療法を行う．

【経過・予後】　未治療では，感染症，高血圧や動脈硬化による心・血管・腎障害で死亡する．副腎腺腫，下垂体腺腫で腫瘍を摘出すれば治癒例もあるが再発することもある．癌では予後不良である．

b．原発性アルドステロン症

　副腎皮質の球状帯に腺腫，癌，過形成などといった原発性病変があり，その結果アルドステロンが過剰に分泌されて起きる病態である．発見者にちなみ，コン（Conn）症候群とも呼ばれる．

【疫学】 以前は高血圧症の約0.05%程度とされていたが，近年診断率が向上し，高血圧症患者の約3〜10%程度を占めると考えられている．20〜40歳代に多い．

【成因と病態生理】 過剰に分泌されたアルドステロンが腎臓の遠位尿細管および集合管に作用し，Naイオンの再吸収亢進，Kイオンと水素イオンの排泄を促進する．その結果として低K血性アルカローシスを伴う高血圧症が発症する．

【症状】 ①循環血液量の増加による高血圧，多尿，②低K血性アルカローシスによる筋力低下，易疲労感，四肢麻痺などがみられる．このほか，耐糖能異常や，低Mg血症によるテタニーが起きることもある．

【診断】 高血圧があり，血液生化学検査で血清Na高値，K低値，血漿レニン活性低値，血漿アルドステロン濃度高値がみられる．画像検査としてCT検査，シンチグラフィなどを行い，原疾患としての副腎腺腫，癌を診断する．

【治療】 副腎腺腫，癌があれば摘出する．副腎過形成に対しては，薬物療法（抗アルドステロン薬投与）を行う．

【経過・予後】 適切な治療を行い，高血圧を管理すると，予後は良好である．

c．副腎皮質機能低下症（アジソン病）

　副腎に病変が原発する慢性副腎皮質機能不全で，副腎皮質ホルモン（アルドステロン，コルチゾール，副腎アンドロゲン）が総合的に脱落し多彩な症状がみられる．

【疫学】 人口10万人に4〜6人程度の罹患頻度である．50〜60歳代に多い．

【成因と病態生理】 副腎結核，自己免疫による特発性副腎萎縮，癌の副腎転移，そのほか（真菌症など）により副腎機能不全が起きる．わが国では以前は結核によるものが半数を占めていたが，最近では特発性副腎萎縮の例が半数近くになっている．

【症状】 ①コルチゾール欠落による低血糖，低血圧，②アルドステロン欠落による低Na血症，高K血症，③副腎アンドロゲン欠落による女性の腋毛・恥毛の脱落，④コルチゾール低下によるネガティブ・フィードバックでACTH増加に伴う色素沈着，などが生じる．

　これらの結果，色素沈着，易疲労感，脱力感，食欲不振，体重減少，月経異常，皮膚乾燥，恥毛脱落などの症状がみられる．

【診断】 色素沈着，易疲労感などの症状が特徴である．副腎ホルモン検査を行い，血中コルチゾール，尿中17-OHCS，尿中17-KS，血中アルドステロン，血中デヒドロエピアンドロステロン硫酸（DHEA-S）の低値から診断する．また，血清ナトリウム低値，カリウム高値，貧血，低血糖などがみられる．画像検査では，副腎結核の場合にCTで副腎の石灰化が認められる．

【治療】 生涯にわたり，欠落している副腎皮質ホルモン（糖質コルチコイド，電解質コ

ルチコイド）を補充する．

【経過・予後】 慢性に経過するが，癌転移によるもの以外は予後は良好である．

d．褐色細胞腫

副腎髄質や傍神経節などクロム親和性組織から発生し，多量のカテコールアミンを分泌する腫瘍である．

【疫学】 高血圧患者の 0.1～0.6％ 程度と推定される．男女差はなく，30～50 歳代に多い．

【成因と病態生理】 カテコールアミンが過剰に分泌され，交感神経が刺激されて血管収縮，頻脈，心拍出量増加などが起こり，高血圧になる．その結果，高血圧による臓器障害として，高血圧性網膜症，心筋障害，腎機能障害などが発生する．またカテコールアミンは肝臓からの糖放出を増やし，末梢組織でのインスリン抵抗性が生じて耐糖能異常や糖尿病を生じる．

【症状】 高血圧，頭痛，発汗，高血糖，代謝亢進，頻脈などカテコールアミンの交感神経刺激症状がおもに出る．ほかに，顔面蒼白，四肢冷感，手指振戦，やせ，腹痛，悪心・嘔吐などもみられる．

【診断】 臨床症状として高血圧があり，頭痛や発汗などの交感神経興奮状態がある．このような場合に内分泌検査を行い，血中カテコールアミン高値，尿中カテコールアミン排泄増加，尿中カテコールアミン代謝産物（メタネフリン，ノルメタネフリン，バニリルマンデル酸など）が高値であることから診断する．血液生化学検査では，血糖値，遊離脂肪酸，総コレステロールなどの高値がある．CT，MRI，シンチグラフィ検査などで副腎あるいは傍神経節に腫瘍を検出し，確定診断する．

【治療】 腫瘍の摘出手術を行う．手術ができない場合には，降圧薬で高血圧の管理を行う．

【経過・予後】 早期に診断して腫瘍を手術で摘出すれば予後は良い．しかし，悪性高血圧症を呈しやすく，診断が遅れれば高血圧合併症の進行が早い．また，悪性腫瘍の場合では，再発や遠隔転移を起こしやすく，予後は悪い．

第7章 代謝・栄養疾患

- A. 糖代謝異常　*111*
  - a. 糖尿病
- B. 脂質代謝異常　*113*
  - a. 高脂血症・脂質異常症　　b. 肥満症　　c. るいそう
- C. 尿酸代謝異常　*117*
  - a. 高尿酸血症, 痛風
- D. その他の代謝異常症　*118*
  - a. ビタミン欠乏症・過剰症　　b. 骨軟化症（くる病）

　栄養障害は，食事の過不足あるいは運動不足などが原因となって起きる．体重の増減がみられるが，ただ単に体重の変化だけでなく種々の合併症を起こすことが問題となる．

　代謝異常は，糖質，脂質，たんぱく質，ビタミン，無機質などの代謝過程に異常があって，その過不足で身体に種々の症状が出たものを扱う．これらの異常は動脈硬化症などの引き金となって種々の疾患を合併するので注意が必要である．糖尿病や高脂血症では，初期には症状が出にくく，その発見および診断には臨床検査の役割が大きい．

A. 糖代謝異常

a. 糖尿病

　インスリン分泌不足もしくはインスリン感受性の低下により，インスリンの作用が障害されて血糖値の上昇をきたし，それに伴って代謝異常を呈する疾患である．長期間にわたって血糖高値が続くと，網膜症，神経障害，腎症などの合併症を併発する．

　糖尿病には，インスリンの補充が必須の1型糖尿病と，インスリンが必ずしも必須でない2型糖尿病がある．両者はインスリン分泌能の違いだけでなく，病因が異なる．

表 7-1　糖尿病の診断基準

型の区分と判定基準
① 早朝空腹時血糖値 126 mg/dl 以上
② 75 g 経口ブドウ糖負荷試験で 2 時間値 200 mg/dl 以上
③ 随時血糖値 200 mg/dl 以上
④ HbA1c が 6.5% 以上
⑤ 早朝空腹時血糖値 110 mg/dl 未満
⑥ 75 g 経口ブドウ糖負荷試験で 2 時間値 140 mg/dl 未満
・①〜④のいずれかが確認された場合には「糖尿病型」と判定する．ただし，①〜③のいずれかと④が確認された場合には，糖尿病と診断してよい．
・⑤および⑥の血糖値が確認された場合には，「正常型」と判定する．
・上記の「糖尿病型」「正常型」いずれにも属さない場合は「境界型」と判定する．

糖尿病の診断
・別の日に行った検査で，「糖尿病型」が再確認できれば糖尿病と診断できる．ただし，初回検査と再検査の少なくとも一方で，必ず血糖値の基準を満たしていることが必要で，HbA1c のみの反復検査による診断は不可．
・血糖値が「糖尿病型」を示し，かつ次のいずれかが認められる場合は，初回検査だけでも糖尿病と診断できる．   1) 口渇，多飲，多尿，体重減少などの糖尿病の典型的な症状．   2) 確実な糖尿病網膜症．
・検査した血糖値や HbA1c が「糖尿病型」の判定基準以下であっても，過去に「糖尿病型」を示した資料（検査データ）がある場合や，上記 1），2) の存在の記録がある場合は，糖尿病の疑いをもって対応する．

（日本糖尿病学会編：糖尿病治療ガイド 2022-2023．文光堂，2022 をもとに作成）

【疫学】　わが国では 2 型糖尿病が多い．2016 年の厚生労働省の調査では糖尿病患者が約 1,000 万人，予備患者も約 1,000 万人と推計される．

【成因と病態生理】　2 型糖尿病は，遺伝的素因に，栄養の過剰摂取，運動不足などの環境因子が加わって発症する．中年以降の肥満者に多い．

　1 型糖尿病は，遺伝的素因に，ウイルス感染や免疫異常などが加わって発症する．若年者に多く，非肥満者に発症する．

【症状】　高血糖による症状として，口渇，多飲，多尿，全身倦怠感，体重減少などがある．また糖尿病の合併症による症状として，糖尿病網膜症や白内障による視力低下，神経障害による四肢のしびれなどを訴える．

【診断】　（表 7-1）

　① 病歴：家系内に糖尿病患者がいることが多い．

　② 臨床症状：口渇，多飲，多尿などの症状がある．

　③ 血糖検査：尿糖，血糖，HbA1c[*1]，フルクトサミン[*2]，1, 5-AG[*3]，グリコアルブミン[*4] などが異常になる．

*¹HbA1c（ヘモグロビン A1c，グリコヘモグロビン）▶糖尿病のときに増加し，最近 1〜2 カ月の血糖値を反映する．
*²フルクトサミン▶アルブミンやグロブリンなどのたんぱくが糖化を起こし，安定なケトアミンとなった糖化たんぱくで，過去 1〜2 週間の平均血糖値を反映する．
*³1,5-AG〈1,5 anhydroglucitol〉▶血液中でグルコースに次いで多く存在する多糖類で，食事に由来する．腎から排泄されるが，糖尿病で糖排泄が増加すると尿細管からの再吸収が阻害され，血中 1,5-AG が低下する．
*⁴グリコアルブミン▶アルブミンとグルコースが非酵素的に結合して生成される糖化たんぱくである．過去 1〜2 週間の平均血糖値を反映する．

④ ブドウ糖負荷試験：75 g のブドウ糖を経口負荷して，血糖，尿糖を調べる．

⑤ 内分泌検査：甲状腺ホルモン，ステロイドホルモンなどを測定し，甲状腺や副腎疾患による二次性の糖尿病を区別する．

⑥ 合併症の診断

・網膜症：眼底検査

・神経障害：神経伝導速度検査

・腎症：尿検査，尿微量アルブミン，BUN，クレアチニンなど生化学検査

・動脈硬化症：総コレステロール，中性脂肪

【治療】　血糖値が適正に保たれるように目標をおく．

① 食事療法：摂取エネルギーを制限し，肥満を是正する．摂取エネルギーは，理想体重×25（高度肥満では 20）kcal とする．

② 運動療法：運動は高血糖や脂質異常症の是正に役立つ．

③ 経口抗糖尿病薬：スルホニル尿素薬，ビグアナイド薬，α-グルコシダーゼ阻害薬，DPP-4 阻害薬，SGLT2 阻害薬などを適宜使用する．

④ インスリン療法：1 型糖尿病患者には必須である．2 型糖尿病患者でも経口薬が無効なときや，重症な合併症を伴っているときにはインスリン療法が必要である．

【経過・予後】　腎不全や動脈硬化症などの合併症の有無と程度に左右される．とくに腎障害が進行して慢性腎不全になると人工透析が必要になる．

B．脂質代謝異常

a．高脂血症・脂質異常症

空腹時の血清中 LDL コレステロール 140 mg/dl 以上，HDL コレステロール 40 mg/dl 未満，トリグリセリド値が 150 mg/dl 以上の場合を脂質異常症*という．増えているリポたんぱく分画に基づいて分類される（表 7-2）．

表 7-2　原発性高脂血症の病型分類

病型	血中に増加している リポたんぱく	総コレステロール	トリグリセリド	疾　　患
I	カイロミクロン	↑	↑↑↑	LPL欠損症，アポCⅡ欠損症，その他未分類のもの
Ⅱa	LDL	↑	→	家族性高コレステロール血症
Ⅱb	LDL＋VLDL	↑	↑	家族性多種リポたんぱく型高脂血症，多因子性高コレステロール血症，未分類のもの
Ⅲ	β-(migrating) VLDL	↑	↑	家族性Ⅲ型高脂血症
Ⅳ	VLDL	→～↑	↑	原発性高トリグリセリド血症，家族性多種リポたんぱく型高脂血症
Ⅴ	カイロミクロン＋VLDL	↑↑	↑↑↑	原発性高トリグリセリド血症，未分類のもの

＊脂質異常症▶動脈硬化の発症にはHDLコレステロール低値も関与するため，従来高脂血症と呼ばれていたものが脂質異常症と表記されるようになった．なお，高コレステロール血症，高トリグリセリド血症を一括して呼ぶ高脂血症という名称は排除されていない．

【疫学】　高コレステロール血症は男性では約20.6％，女性では約24.6％で，女性の閉経後は男女差がなくなる．高トリグリセリド血症は男性では約16.9％，女性では約8.8％である．

【成因と病態生理】　遺伝的素因により家族性に高脂血症が認められる原発性高脂血症と，種々の疾患や病態に続発する続発性高脂血症がある．続発性高脂血症は，ネフローゼ症候群，甲状腺機能低下症，糖尿病，過食，肥満，長期の飲酒，運動不足などが原因となる．

【症状】　高脂血症だけでは自覚症状が乏しいが，高度の高脂血症，もしくは長期間続くことにより，下記のような合併症による症状を起こす．

　①粥状動脈硬化症：狭心症，心筋梗塞，脳梗塞，末梢動脈硬化症，大動脈瘤などを起こしうる．

　②急性膵炎：トリグリセリドが1,000 mg/dl以上では急性膵炎を起こしやすい．

　③黄色腫：皮膚，腱などに脂肪が沈着する．

【診断】　血清脂質を検査する．遺伝子検査が必要なこともある．動脈硬化症など合併症の診断には，胸部X線検査，エコー検査，CT検査などが行われる．

【治療】　食事療法が基本である．食事療法のみで効果がないときには薬物療法を併用する．高度の高脂血症には，血漿交換やLDL吸着療法などの特殊療法を行うことがある．

【経過・予後】　トリグリセリドが400 mg/dl以上のⅠ，Ⅳ，Ⅴ型では，急性膵炎，脾梗塞など，Ⅳ，Ⅴ型では脳梗塞，心筋梗塞などの血栓性疾患を併発しやすい．コレステロールが240 mg/dl以上のⅡa，Ⅱb，Ⅲ型では虚血性心疾患，脱疽，脳梗塞などの粥状動

表7-3 肥満の判定基準

body mass index (BMI)	判定	WHO基準
< 18.5	低体重	低体重
18.5 ≦ ～ < 25	普通体重	正常
25 ≦ ～ < 30	肥満（1度）	前肥満
30 ≦ ～ < 35	肥満（2度）	肥満Ⅰ度
35 ≦ ～ < 40	肥満（3度）	肥満Ⅱ度
40 ≦	肥満（4度）	肥満Ⅲ度

- 標準体重（理想体重）はBMI 22とする
- BMI＝体重(kg)÷身長(m)^2

脈硬化性病変を起こしやすい．早期に治療を行い，予防することが重要である．

b．肥満症

体内の脂肪組織が過剰に増加した状態を肥満という．肥満症とは，肥満度｛(実測体重－標準体重)÷標準体重*｝が20％以上，あるいはbody mass index（BMI）が25以上で，肥満による健康障害がみられたり，肥満が原因となって健康障害を起こす危険性が高いと考えられる場合をいう（表7-3）．

*標準体重 ▶ BMI＝22が疾病の罹患率がもっとも低いことから標準体重＝身長(m)^2×22として算出する．

【疫学】 BMIが30以上の中等度肥満は人口の3～5％，BMIが35以上の高度肥満は人口の約0.3％である．

【成因と病態生理】 肥満には，過食や運動不足が原因で起きる単純性肥満と，内分泌疾患（クッシング症候群，甲状腺機能低下症など），視床下部障害（間脳腫瘍など），遺伝性疾患（ローレンス-ムーン-ビードル症候群など），薬物（副腎皮質ステロイド薬など）などが原因で起きる症候性肥満がある．このうち，単純性肥満が98～99％と圧倒的に多い．

脂肪の分布から，①上半身肥満，下半身肥満，②中心性肥満，末梢性肥満，③内臓蓄積型肥満，皮下型肥満に分類される．高脂血症，糖尿病，高血圧，虚血性心疾患など，肥満にともなう代謝異常は上半身肥満，中心性肥満，内臓蓄積型肥満のほうが多く発生する．

【症状】 肥満そのものによる症状は乏しい．合併する代謝異常が問題になる．

【診断】 身体計測で身長，体重，ウエスト/ヒップ比，皮脂カリパスを用いた皮下脂肪厚，インピーダンス法による体脂肪量などを測定する．CT検査を行い，臍部での横断面で内

臓に分布する脂肪面積と皮下脂肪面積を算出し，その比が0.4以上を内臓蓄積型肥満と判定する．またエコー検査が内臓蓄積型肥満の診断に役立つ．

【治療】 食事療法と運動療法が基本になる．

食事療法では，摂取エネルギーを調節し，体脂肪を減らす．行動（精神）療法として，食生活の改善が肥満の治療になるということを自覚させ，適切な食事療法を実行するようにする．

運動療法は，治療の動機付け，基礎代謝の亢進に有用で，高血圧などの合併症がなければ，1日1万歩の歩行を指導する．

これらで体重の改善が得られなければ薬物療法を行うこともある．また，重症例では胃縮小術を行うことがある．

【経過・予後】 合併症の有無と程度に左右される．

c．るいそう

脂肪組織だけでなく筋肉組織のたんぱく量が減少した状態である．肥満度が，−10〜−20％を体重減少，−20％未満をやせ（るいそう）とすることが多い．

【疫学】 神経性食欲不振症の有病率は人口10万人に4.9人と報告されている．

【成因と病態生理】 生来やせていて身体の機能には異常のない単純性やせ（体質性やせ）と，基礎疾患が原因となってやせてくる症候性やせがある（表7-4）．原因となる器質的あるいは精神疾患がないのに著しいやせが長期間続き，内分泌異常・代謝異常を伴う状態を神経性食欲不振症といい，若い女性でやせようとして食べなくなることがきっかけになったりする（後述）．

【症状】 やせそのものだけでは自覚症状はない．悪性腫瘍や感染症など基礎疾患のある症候性やせでは，基礎疾患に基づく症状がある．

【診断】 身体計測で身長，体重などを測定する．炎症反応や血糖値を含む尿・血液検査，腫瘍マーカー，便潜血反応検査，胸部エックス線検査，腹部エコー検査，上部内視鏡検査，胸部・腹部CT検査などを行い，基礎疾患の有無を診断する．

【治療】 症候性やせでは，原因となった基礎疾患の治療が必須である．

適切なエネルギーと栄養素のバランスがとれた食事を行う．必要により，経鼻腔栄養，経中心静脈による高カロリー輸液を行う．薬物療法として，胃の機能亢進や食欲中枢を刺激する目的で薬物を使用することがあるが，補助的である．

【経過・予後】 やせそのものより，基礎疾患によって予後が左右される．

表7-4 やせ（るいそう）の原因とおもな疾患

原因		疾患
原因不明		単純性やせ
食物摂取量の低下	食物不足	栄養失調
	食欲不振，拒食	食欲中枢異常：脳腫瘍，脳血管障害 精神神経疾患：不安障害，うつ病 消化管疾患：胃炎，胃潰瘍，胃癌 全身性疾患：感染症，肝不全，腎不全，妊娠中毒，悪性腫瘍，高カルシウム血症 中毒：薬物中毒，アルコール依存症 その他：神経性食欲不振症
	食物通過障害	食道癌，球麻痺
消化・吸収の障害	消化管の異常	切除胃，膵炎
	吸収の異常	潰瘍性大腸炎，吸収不良症候群，慢性下痢，小腸手術後
栄養素の利用障害	先天性代謝異常	ガラクトース血症，リピドーシス
	ホルモン作用異常	糖尿病，アジソン病
	その他	肝不全，鉛中毒，ヒ素中毒
基礎代謝の亢進	ホルモン作用異常	甲状腺機能亢進症，褐色細胞腫
	その他	悪性腫瘍，感染症，覚醒剤中毒
摂取エネルギーの喪失	寄生虫症	条虫症，回虫症
	尿細管異常	ファンコニ症候群，腎性糖尿
	体液の喪失	外傷，外科手術

C. 尿酸代謝異常

a. 高尿酸血症，痛風

プリン体の代謝異常，あるいは最終産物である尿酸の排泄障害により，体内に尿酸が蓄積し，血中で尿酸値が高い病態を高尿酸血症という．高尿酸血症だけでは無症状であるが，尿酸塩が関節に沈着し，関節炎を起こすと激烈な痛みを生じる．この病態を「痛風」とよぶ．

【疫学】　成人男性に多く，成人男性の約1％の頻度で起きる．

【成因と病態生理】　原発性と続発性がある．原発性は遺伝性素因に環境因子が加わるもので，尿酸産生過剰型と尿酸排泄低下型，さらに両方の混合型がある．続発性は，悪性腫瘍（白血病，多発性骨髄腫など），腎不全，薬物（利尿薬など）などが原因で発症する．

【症状】　高尿酸血症だけでは症状はない．尿酸結晶が関節内に沈着し，白血球が貪食し

て炎症反応を起こすと痛風発作となる．母趾基関節（第1中足趾節間関節）の発赤，熱感，激痛が特徴である．そのほか尿管結石を合併しやすく，腰痛，背部痛を起こす．さらに動脈硬化症を併発しやすい．

【診断】　血清尿酸値が7.0 mg/dl以上を高尿酸血症とする．8.5 mg/dl以上になると痛風の発症する確率が高くなる．

【治療】　痛風発作時の治療と，高尿酸血症に対する治療がある．

発作時には，コルヒチンや消炎鎮痛薬を投与し，発作を鎮静化する．

高尿酸血症の治療は，肥満を是正し，アルコール過飲，肉食中心の食事を控えるよう指導する．薬物としては，尿酸排泄薬もしくは尿酸生成阻害薬を使用する．

【経過・予後】　重症の痛風では，関節破壊と腎不全が進行する．痛風患者では心疾患，脳血管障害を合併することが多く，予後を左右する．

D．その他の代謝異常症

a．ビタミン欠乏症・過剰症

ビタミンは補酵素として微量ながらも生体内で重要な働きをしている．このため，不足したり過剰になると中間代謝に影響が出て種々の症状を呈する．ビタミン欠乏や過剰にならないように，栄養所要量と許容上限摂取量を考慮した食事をとるようにする．

水溶性ビタミンは，摂取が不足すると欠乏症を起こすが，体外への排泄が速やかなので，過剰症は起こさない．一方，脂溶性ビタミンは脂肪組織や肝臓などに蓄積されて過剰症を起こすことがあるので注意が必要である．

①ビタミン欠乏症：現代のわが国の食生活では摂取不足によるビタミン欠乏症は少ないが，臨床的に問題となるのは，吸収障害をきたすような基礎疾患が存在するときや，長期間の抗菌薬や抗腫瘍薬の使用，妊娠や授乳時など需要が亢進した場合，中心静脈栄養などの場合である．

各種ビタミン欠乏によるおもな症状と治療を表7-5に示す．このうち，とりわけ欠乏症を起こしやすいビタミンとしては，ビタミンA，B_1，B_2，ナイアシン（ニコチン酸），ビタミンC，Dの6種類である．

②ビタミン過剰症：ビタミンが過剰になっても代謝異常を起こして種々の症状を呈する．とくにビタミン剤でビタミンを補充するような場合，過剰症になりやすいので注意すべきである．たとえばビタミンAの過剰投与では，無気力，食欲不振，脱毛，肝脾腫大，四肢長管骨の有痛性腫脹，ビタミンD過剰では高カルシウム血症，腎障害，石灰

表7-5 ビタミン欠乏症

	ビタミン	欠乏症	治療	
水溶性ビタミン	ビタミンB$_1$	脚気 ウェルニッケ脳症（意識障害，精神障害）	ビタミンB$_1$ ビタミンB$_1$	10〜100 mg/日内服 100〜200 mg/日静注
	ビタミンB$_2$	口角炎，口唇炎，口内炎，舌炎，羞明，流涙，脂漏性皮膚炎	ビタミンB$_2$	30〜50 mg/日内服
	ビタミンB$_6$	貧血，多発性末梢神経炎，脂漏性皮膚炎，口角炎，舌炎	ビタミンB$_6$	5〜100 mg/日内服
	パントテン酸	四肢のしびれ感，足の灼熱感	パントテン酸	50〜100 mg/日内服
	ナイアシン(ニコチン酸)	ペラグラ（皮膚炎，下痢，認知機能低下）	ニコチン酸アミド	50〜200 mg/日内服
	葉酸	巨赤芽球性貧血，下痢，舌炎	葉酸	10〜20 mg/日内服
	ビタミンB$_{12}$	巨赤芽球性貧血，ハンター舌炎，末梢神経炎，亜急性連合脊髄変性症*	ビタミンB$_{12}$	1 mg 筋注
	ビオチン	脂漏性皮膚炎，舌炎，筋肉痛，悪心，嘔吐	ビオチン	100〜3,000 μg/日内服
	ビタミンC	壊血病	ビタミンC	50〜2,000 mg/日内服
脂溶性ビタミン	ビタミンA	夜盲症，眼球乾燥，皮膚乾燥・角化	ビタミンA	3,000〜10,000 IU/日内服
	ビタミンD	くる病，骨軟化症	1α-OH-D$_3$	1〜2 μg/日内服
	ビタミンE	溶血性貧血，未熟児で浮腫，脱毛	ビタミンE	10〜300 mg/日内服
	ビタミンK	出血傾向，メレナ（血便）	ビタミンK	10〜50 mg/日筋注

*亜急性連合脊髄変性症▶ビタミンB$_{12}$の欠乏によって脊髄の後索と側索が傷害され，下肢の振動覚・位置覚の低下，下肢筋の筋力低下，痙性もしくは失調性歩行などがみられる．

沈着などが問題となる．新生児でビタミンKが過剰の場合には溶血性貧血や核黄疸を起こす．ビタミンを補充するときには，許容上限摂取量に注意する．

b．骨軟化症（くる病）

ビタミンD欠乏による骨の石灰化障害で，骨端成長軟骨線の閉鎖以後の成人に発症するものを骨軟化症，骨端成長軟骨線の閉鎖以前の小児におきるものをくる病という．
【疫学】　近年での発症は少ない．
【成因と病態生理】　ビタミンDの摂取低下，日光暴露の減少によるビタミンDの活性化障害，消化不良によるビタミンD吸収障害，肝疾患や腎疾患によるビタミンD活性化障害などが原因となる．
【症状】　骨痛と筋力低下が起きる．骨折しやすく，脊椎変形による円背になりやすい．
【診断】　骨痛，筋力低下があり，骨エックス線写真で骨皮質の菲薄化，骨・軟骨接合部の肥大（念珠腫），骨折などの所見がある．血液生化学検査では血清リン低下，カルシウ

ム低下，アルカリホスファターゼ高値，ビタミン D_3 の代謝産物の $25(OH)D_3$ の減少，代謝障害による $1\alpha, 25\text{-}(OH)_2D_3$ 標的臓器感受性低下が認められる．

【治療】　食事療法ではビタミン D とカルシウムを十分に摂取する．薬物療法としては，カルシウム，活性型ビタミン D_3〔$1\alpha(OH)D_3$〕を投与する．

【経過・予後】　骨軟化症で臥床がちになると骨粗鬆症を合併する．

第8章 整形外科疾患

A. 総論　*122*
 a．保存的治療と観血的治療　　b．画像診断
B. 関節疾患　*124*
 a．関節炎　　b．関節の可動域の異常：拘縮・強直・過剰な可動域
 c．いわゆる五十肩　　d．変形性関節症（変形性股関節症／変形性膝関節症／変形性足関節症／変形性肘関節症／手指の変形性関節症：ヘバーデン結節とブシャール結節）
C. 骨代謝性疾患・骨腫瘍　*133*
 a．骨粗しょう〔鬆〕症　　b．くる病・骨軟化症　　c．骨腫瘍（転移性骨腫瘍／骨肉腫／骨軟骨腫）
D. 筋・腱疾患　*141*
 a．筋肉炎・筋膜炎〔特殊な筋炎・筋膜炎（多発性筋炎／化膿性腸腰筋炎／骨化性筋炎／悪性高熱／足底筋膜炎）〕　　b．腱鞘炎（ばね指／ドケルバン病）　　c．重症筋無力症
E. 形態異常　*147*
 a．先天性股関節脱臼　　b．斜頸　　c．側彎症　　d．外反母趾
 e．内反足
F. 脊椎疾患　*157*
 a．椎間板ヘルニア　　b．後縦靱帯骨化症　　c．脊椎分離症・すべり症
 d．頸部変形性脊椎症　　e．腰部変形性脊椎症　　f．頸部脊柱管狭窄症
 g．腰部脊柱管狭窄症　　h．腰痛症　　i．頸椎捻挫・むちうち損傷
G. 脊髄損傷　*171*
 a．脊髄損傷
H. 外傷　*173*
 a．骨折　　b．脱臼　　c．捻挫　　d．スポーツ外傷・障害（テニス肘・上腕骨外側上顆炎／ゴルフ肘・上腕骨内側上顆炎／野球肘／野球肩／ジャンパー膝）
I. その他の整形外科疾患　*186*
 a．胸郭出口症候群　　b．頸腕症候群・頸肩腕症候群　　c．ガングリオン　　d．手根管症候群

A. 総論

a．保存的治療と観血的治療

　かつて阿部正和[*1]は「病と闘うに医師には3つの武器があります．まず，言葉の武器．はじめに言葉ありき，言葉は神とともにありき．できることなら言葉の力で病気を治すのが一番．2番目に，薬の武器．どうしても言葉だけでは治らないときに，やむを得ず薬を使うのです．そして3番目がメス．どうしても言葉や薬だけでは治せないときにやむを得ずメスをふるうべきです．この言葉，薬，メスはその順番に大事なものであり，その順番を間違えてはなりません．」と諭した．この簡単な治療法の分類とその位置づけは整形外科の治療の原則としても的を射た至言である．

　さて，一般に「メスをふるうこと」による治療法は手術を意味しているが，これを観血的治療という．それに対してそれ以外の手段による治療は保存的治療といわれる．保存的治療には「言葉」による治療，「薬」による治療がおもなものである．それ以外に鍼灸，あん摩，マッサージ，指圧をふくむ理学[*2]療法，運動療法，食事療法，作業療法，徒手整復，牽引療法，ギプスや副子，装具による固定療法，さらにはまだ現代医学体系のなかでは正式に容認されているとはいえないが香りによってリラックスさせるアロマテラピーや音楽療法といったものをも包含している．

[*1] 阿部正和(あべまさかず)▶1918年生まれ．慈恵医科大学卒．同大学内科教授，元学長．
[*2] 理学▶理学療法という言葉は physical therapy の訳語として定着してきているが，「理学」ということばの示唆するところが「物理学」的であり，あまり適切な訳語とは思われない．むしろ身体療法という平易な用語を用いたほうが理にかなっている．同じく physical findings を理学所見と訳すが，これもまた平易に身体所見というほうが適切であろう．

【種々の治療法の分類】

1　保存的治療

　① 安静：基本的な原則である．
　② 精神療法：同情，共感，激励，教育，カウンセリング，精神分析など
　③ 薬物療法：内服，外用，注射，点滴
　④ 理学療法：身体療法
　　ⓐ 運動療法　可動域訓練，筋力増強，日常生活動作訓練など
　　ⓑ 物理療法　温熱療法，電気治療，水治療法
　　ⓒ その他　鍼灸，あん摩，マッサージ，指圧など
　⑤ 作業療法と言語訓練
　⑥ 徒手矯正と整復

⑦ 牽引療法
⑧ 固定　ギプス，包帯，シーネ（副子），装具
2　観血的治療
① 手術
② 内視鏡下手術
③ その他

b．画像診断

　画像診断とは病変を何らかの方法で画像としてとらえ，その形態によって診断を下すものである．

① **放射線を使った画像診断法**

ⓐ エックス線撮影法

　簡便にしてもっとも有用な方法で，一般に骨や肺の描出に優れている．エックス線が透過した厚みのある被写体の全部の情報を総合的に描出するので読影には習熟を要する．造影剤を使うことによって血管撮影や腎臓，胆囊，胃腸などを描出するのにも多用される．

ⓑ CTスキャン〔コンピュータ断層撮影〕法

　エックス線の照射装置が体の周りを回転しながら撮影するもので，体軸に対して水平方向の断層画像を得る．体内の軟部組織や骨のわずかなエックス線透過性の差をデータとして収集しコンピュータによって画像を再合成する．整形外科の分野では骨の断層撮影に威力を発揮するほか，脳や肺の画像診断には今日ではなくてはならないものになってきた．放射線の被曝量が比較的多いこと，後頭蓋窩や脊髄のような骨に囲まれた狭い構造部位では解像力に限界があるなどの欠点がある．

② **磁気を利用した画像診断法**

ⓐ MRI〔磁気共鳴断層撮影（法）〕

　人体に強い磁場をかけたり，それを解除したりするときに，人体中のH（水素原子核）やP（リン原子核）が揺れ動く現象をデータとしてとらえ，CTスキャンと同じくコンピュータ処理して画像を合成するものである．1980年代になって人体を入れることのできる超電導磁石の開発がなされ，画質が著しく向上したために本格的な普及期に入った．CTと比べて脳や脊髄，関節腔などにおいて，画像描写の精密さが優れているほか，水平断のみならず，矢状断や前額断のような任意の方向の断層撮影が可能であることが長所である．また，放射線被曝がないことも利点のひとつである．骨の描写力はいまのところあまりよくはない．また，強力な磁場をかけるためにペースメーカー，ステント（心臓の冠動脈拡張のための金属片），脳動脈瘤クリップなどの金属が体内に埋め込んである

場合は原則使用できない．

③ 超音波を利用した画像診断法
ⓐ 超音波診断法（単にエコーとも略称する）

　検者が手に持つプローブから超音波を発射し対象物から反射されたエコーを捕捉してディスプレイ上に表示させ，その位置，形状，性質などから診断を進めるもので，各科領域で広く用いられている．近年，解像度の著しい改善をみており，整形外科では軟部組織の腫瘤や，肩関節，膝関節の観察に有用である．一方，心臓の観察では心筋の動きや弁の動き，さらには血液の逆流などをダイナミックに観察できるので非常に有用であるほか，産婦人科では胎児の様子を放射線被曝の懸念なく行うことができるのも重宝されている．

　さらに腎臓，肝臓，胆嚢，膵臓，副腎，乳腺，甲状腺の疾患の診断や鑑別にも有用である．超音波診断法はほかの画像診断法と比べ無侵襲かつ手軽に生体の断層像をリアルタイムで描出でき，体内臓器の運動をも持続的に観察しうることが最大の利点である．

B．関節疾患

a．関節炎

　関節に炎症が起これば，これを関節炎という．

【成因と病態生理】　炎症とは生体組織の有害刺激に対応する局所性反応である．有害刺激としては外来性の異物，化学物質，微生物，あるいは代謝異常や免疫異常による自家産生の生化学的物質のほか，外力，高熱，寒冷，紫外線，放射線といった物理的エネルギーも炎症を惹起する有害刺激となる．

【症状】　関節の腫脹や関節液の貯留，疼痛（関節痛），局所熱感，運動機能障害などがある．病理学的には，滑膜への細胞浸潤，浮腫，結合組織の増殖などが認められる．慢性期になってくると熱感や発赤は消失し，かえって局所冷感や皮膚蒼白，関節の変形を認めるようになる．この状態になったら，「関節炎」という用語はかならずしも適正ではなく「関節症」という．

【診断】　血液検査で炎症を示唆する白血球増多，赤沈（赤血球沈降速度）亢進，CRP（C反応たんぱく）増加がある．膠原病を基盤にするときは各種自己抗体を血液中に証明する．関節液の量の増大，粘稠度の低下，混濁や色調の変化を認める．エックス線撮影で骨の変形や破壊像，脱灰，病的骨折，部分的骨硬化像や透亮像（すけて見える像のこと），関節裂隙の狭小化を認める．

【治療】 原則は関節の固定と安静をはかることである．熱感があれば氷冷やシップを行い，細菌性の関節炎であることがはっきりしていれば，抗生物質の全身もしくは局所関節腔内投与を行う．無菌性のものでは関節液の関節腔穿刺による排液や関節腔内へのキシロカイン（局麻剤），ステロイド，ヒアルロン酸ナトリウムなどの注入を行う．

b．関節の可動域の異常：拘縮・強直・過剰な可動性

関節の障害について，主としてその可動域（動きの範囲）の観点から分類すると次のようになる．

① 拘縮[*1] 運動障害の原因が関節包外の軟部組織にある場合．おもな原因の部位によって皮膚性，筋肉性，神経性，関節性に分類する．

② 強直[*1] 運動障害の原因が関節包内の関節を構成する骨や軟骨にある場合．関節の可動性がまったくなくなった完全強直（骨性強直）と，わずかながら残存している不完全強直（線維性強直）に分類することがある．

③ 過剰な可動性 関節の外傷や炎症，神経の麻痺，結合織の異常などによって関節が本来有している可動域をこえて動くことがあり，関節の不安定性をもたらす．膝関節の反張膝[*2] は典型例である．

[*1] 拘縮と強直の用語の混乱と慣例▶わが国では慣例上，関節の可動域がほぼ消失してしまった場合を強直と呼び，関節の動きがある程度残っている場合には，たとえその原因部位が関節包内にあっても拘縮と言い習わしている．
[*2] 反張膝（はんちょうしつ）▶正常な膝関節の最大伸展位は0°（大腿骨と脛骨の側面よりみた四肢軸が一直線であることを意味する）であるが，伸展がさらに可能な状態をいう．

【予後】 拘縮の場合には，まだしも原因を取り除くことが可能なことがあり，改善の余地がある．必要と適応*があれば，手術を考慮すべきである．手術の適応がない場合には関節可動域保存のため，あるいは疼痛緩和のために理学療法やマッサージ，鍼灸，薬物療法によって保存的に対処する．

強直はいったん成立してしまうと原因の除去自体が困難なことが多く，そのために元の状態に戻すことは容易ではない．強直では一般には手術の適応が限られてくる．むしろ良肢位での関節固定をはかるほうが患者にとって利益が大きいこともある．

*適応▶ある治療手技を行うにあたり医学的な正当性，合理性があること．「適用」という語としばしば誤用されるので注意．

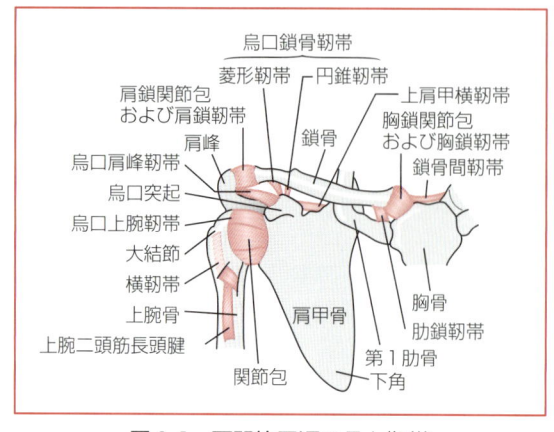

図8-1 肩関節周辺の骨と靱帯

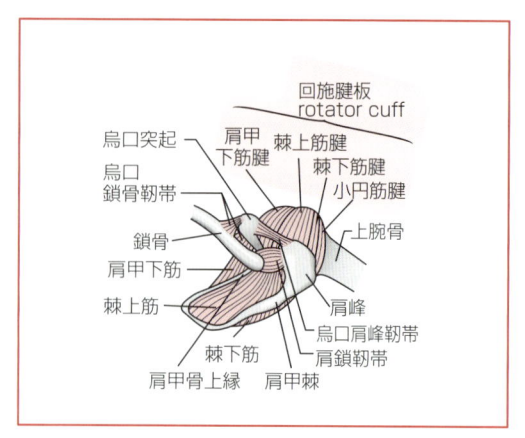

図8-2 腱板を構成する筋（上からみたところ）

表8-1 肩関節周囲炎の分類と頻度

診断名	例　数	発生率
烏口突起炎	98	5％
長頭腱鞘炎	183	9
肩峰下滑液包炎	38	2
腱板炎（主として変性性のもの，外傷性および腱板不全断裂を含む）	617	31
石灰沈着性腱板炎	53	3
臼蓋上腕靱帯障害（不安定性肩関節）	43	2
いわゆる"五十肩"（疼痛性関節制動症）	364	18
肩関節拘縮（二次性のもの）	83	4
肩結合織炎	562	26

（信原，1979による）

c．五十肩

　いわゆる五十肩といわれるものは，50代を中心として40代後半から60代前半にかけて発来する肩関節の痛みと関節拘縮をおもな兆候とする症候群に与えられたやや通俗的な病名である．より医学的な名称としては肩関節周囲炎という．

【疫学】　非常にありふれた疾患である．男女差はない．50代に多い．ついで60代，40代と続く．

【成因と病態生理】　はっきりした原因は不明であるが，五十肩では肩関節周囲軟部組織（図8-1, 2）の加齢による退行変性を基盤に炎症性病変を生じた症候群で，表8-1のような種々の病態を含んでいる．

【症状】　40代後半から60代にかけて徐々に発病する肩周囲の疼痛と運動制限．

　疼痛は寒冷によって増悪し，また，夜間に強くなる傾向がある．痛みは肩周囲のみならず上腕や肘まで放散することがある．肩の局所の熱感や発赤，腫張は顕著なものはない．もしそうした症状があって，疼痛が激しい場合には五十肩よりも石灰沈着性腱板炎

を疑う．また，発症の比較的早期の段階においても拘縮を認める．一方，拘縮がない場合には五十肩よりも腱板断裂や上腕二頭筋長頭腱障害を示唆する．

【診断】 年齢的要素は大切なポイントである．また，明らかな外傷などの原因がなく，疼痛と関節運動の制限があれば，五十肩を疑う．関節の運動制限が「帯を結ぶ」動作，すなわち肩関節の外転と内旋運動の組み合わせや，「髪を結う」動作，すなわち肩関節の外転と外旋運動の組み合わせで著しい．

また，有痛弧徴候（painful arc sign）というのは上肢を挙上（通常側方挙上させる）する，あるいは挙上した位置から徐々に下ろしてくるとき，外転位 60°～120°の範囲で痛みを感じる徴候であるが，これは腱板断裂の代表的な所見であり，この徴候が陽性の場合には「五十肩」といっても，腱板断裂の要素が強い症例と考えるべきである．

【治療】 治療法には，① 保存的治療法（薬物療法，リハビリテーション，鍼灸，マッサージ）と，② 手術療法がある．

【経過と予後】 狭義の五十肩（肩関節周囲炎）の場合，痙縮期→拘縮期→回復期と各期数カ月をかけて経過し，予後はおおむね良好で 1 年ないし 1 年半で日常生活に支障がなくなることが多い．

d．変形性関節症

関節の加齢現象，すなわち関節の退行変性*によって関節構造の摩耗と増殖が混在して同時に起こり，関節の形態が変化する非炎症性，進行性疾患である．

*退行変性 ▶ 簡単にいえば加齢とともに起こる変化．老化現象．

【疫学】 エックス線学的，病理形態学的にみると成人人口の半分以上にいずれかの関節に変形性関節症の所見があるとの報告がある（佛淵による）．また，65 歳以上になるとエックス線検査で大部分の人に何らかの変形性関節症所見があるといわれている．

【成因と病態生理】 原因が明らかでないものを一次性変形性関節症，何らかの疾患に続発するものを二次性変形性関節症と大別する．前者は中年以降にみられ，老化現象に加え，力学的ストレスが加わって発症する．後者は若年者にもみられ，関節の外傷，形態異常，疾患，代謝異常など明らかな原因を有するものに続発して生じるものである．

（1）変形性股関節症

股関節の軟骨の変性，摩耗によって関節の破壊が起こり，これに対応して骨硬化や骨棘形成などの骨増殖が起こり股関節の変形と疼痛，運動制限を起こす進行性疾患である．

【疫学】 原疾患が明らかでない一次性変形性股関節症と，先天性股関節脱臼，同亜脱臼，

臼蓋形成不全などの疾患に続発する二次性変形性股関節症がある．わが国では一次性は約15％程度，二次性が約80％である．二次性の基礎疾患は女性に圧倒的に多いため，変形性股関節症もまた女性に多い．

【成因と病態生理】　軽症の先天性股関節亜脱臼や臼蓋形成不全はしばしば治療されずに放置されることがあるが，20歳前後で何らかの症状を呈してくる．主たる成因は加齢現象による軟骨の変性と，股関節にかかる体重の3倍にもなるという荷重である．二次性変形性股関節症の先行する股関節疾患には上記のほか，化膿性股関節炎，ペルテス病*，大腿骨頭すべり症，大腿骨頭壊死症，関節リウマチなどがある．

> *ペルテス（Perthes）病▶大腿骨近位骨端核の骨端症．男児に多くみられる疾患で，6～8歳くらいまでに発症するものが多い．何らかの原因により大腿骨頭への血行が障害され，骨頭の無腐性壊死が生ずる．通常約3年くらいの経過でふたたび修復されるが，扁平骨頭，頸部の短縮や幅の増加など若干の変形を残したり，関節不適合をきたしたりする．予後は一般に良好で，若干の変形が遺残しても将来あまり機能上の問題にはならない．

【症状】　歩行や立ち座り，寝返りなどの股関節運動時の股関節部痛と，跛行（一側をひきずる形の異常歩行）および可動域制限をきたす．歩容（歩く様）はトレンデレンブルグ徴候*陽性である．

> *トレンデレンブルグ（Trendelenburg）徴候▶股関節外転筋力の低下のため，患側立脚時に骨盤は健側へ，肩は患側へ下がる．体が揺れて歩いているようにみえる（図8-9参照）．

【診断】　関節裂隙の狭小化，軟骨下骨の硬化像，骨嚢胞の出現，骨頭の変形，骨棘の形成，臼蓋形成不全，シェントン線*の乱れなどが出現する（図8-3）．

> *シェントン（Shenton）線▶正常な股関節では恥骨内下縁（閉鎖孔の上縁）のカーブを延長すると大腿骨頸部内縁をスムーズになぞる．この線をShenton線といい，股関節脱臼ではこの2つの線が連続せず，乱れる．

【治療】
① 保存的治療
ⓐ 生活指導：股関節への負担を減らすために体重減量，杖の使用，長時間立位・歩行の制限などを指導する．

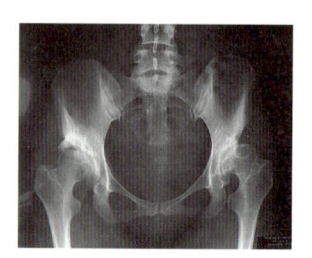

図8-3　変形性股関節症　44歳女性（自験例）
両側の変形性股関節症である．右は10年前に臼蓋形成術が施行されている．左はこのあと人工関節置換術を受けた．

ⓑ 補装具：補高装具を下肢短縮や内転拘縮例に用いることがある．
ⓒ 薬物：基本的には外用薬を補助的に用い，原則として鎮痛薬の使用は控える．
② 観血的治療
ⓐ 原則：関節裂隙が完全に消失している末期の変形性股関節症には関節を切除する人工関節全置換術，または固定術（片側例に限る）を行う．関節裂隙が少なくとも一部に残存する場合（進行期まで）は関節を温存する骨切り術を考慮する．
ⓑ 手術適応の判断：50代まではなるべく関節温存を心がけ保存的治療を行っても少しずつ症状およびエックス線所見が進行する場合，骨切り術の適応があれば早めに手術を考慮する．しかし人工関節全置換術の適応の場合には，なるべく保存的治療により手術時期を遅らせる努力をする．60代以降では日常生活に支障を及ぼす場合には人工関節全置換術を行う．

【予後】 進行は緩徐であるので，保存的な療法でしばらく経過を観察して進行するようであれば，また，疼痛が強いようであれば観血的治療を考える．

(2) 変形性膝関節症

膝関節の軟骨の変性，摩耗によって関節の破壊が起こり，これに対応して骨硬化や骨棘形成などの骨増殖が起こり，膝関節の変形と疼痛，運動制限を起こす進行性疾患である．

【疫学】 老化や肥満以外に原疾患が明らかでない一次性変形性膝関節症と，外傷歴や何らかの先天性あるいは後天性の膝関節疾患に続発する二次性変形性膝関節症がある．変形性股関節症とは異なり，膝関節では一次性が多い．40歳以上の太った女性に多い．

【成因と病態生理】 一次性変形性膝関節症は加齢による関節軟骨の退行変性と荷重と関節運動の機械的刺激が作用して摩耗による関節の変形と増殖性変化を起こすが，肥満，動脈硬化，関節軟骨破壊酵素の活性化，性ホルモンの影響もある．二次性のものは半月板損傷，靱帯損傷，骨折，化膿性関節炎，関節リウマチなどに続発する．

【症状】 疼痛は椅子から立ち上がるなどの運動開始時に多い．温泉などの温熱効果で改善する傾向がある．関節裂隙，ことに内側に圧痛を認めることが多い．病勢が進行すると関節腫脹がみられ，膝蓋骨の輪郭が不明になる．また，関節液が貯留し膝蓋骨の浮動感を認める．運動制限は多くは疼痛のためであるが，やや進行すると屈曲拘縮をきたす．関節の変形は内反変形でO脚を呈することが多いが，外反変形も散見する．また，本症に限らず膝関節疾患全般に当てはまるが大腿四頭筋の萎縮，筋力低下は必発である．そのため階段の下りに難渋する．

【診断】 エックス線撮影で関節裂隙の狭小化，軟骨下骨の硬化像と骨萎縮像の混在，骨囊胞の出現，骨棘の形成，関節内遊離体（関節ねずみ），半月板の石灰化などが出現する．
関節液検査：淡黄色透明で，粘稠性がある．ヒアルロン酸の濃度と分子量が低下して

いる．

【治療】
　① 保存的治療
　ⓐ 生活指導：膝関節への負担を減らすために体重減量，杖の使用，長時間立位・歩行の制限，正座を避けることなどを指導する．
　ⓑ 理学療法：仰臥位での下肢挙上訓練など，四頭筋強化トレーニングを指導する．また，水中歩行は膝にかかる体重の負荷が少なくてすむので合理的である．
　ⓒ 装具：内反膝には外側を高くした，また，外反膝には内側を高くした楔状足底板を使用させる．
　ⓓ 薬物：基本的には外用薬を補助的に用い，原則として鎮痛薬の連用は控える．薬剤療法のひとつとして除痛と関節水腫の改善を目標に漢方の防已黄耆湯を使ってみる価値はある．麻杏薏甘湯を併用するといっそう効果がある．
　ⓔ 関節内注入療法：関節内注入療法としては，ヒアルロン酸ナトリウム，キシロカイン，ステロイド薬を用いるが，ステロイド薬についてはその頻用は不適当である．
　② 観血的治療
　観血的治療法には，関節鏡視下デブリドマン（郭清術），脛骨高位骨切り術，人工膝関節置換術がある．末期変形性膝関節症には，人工膝関節置換術が行われる．

(3) 変形性足関節症

　足関節は距骨と脛骨・腓骨の遠位端にある関節面よりなる．この部における進行性の退行性変性疾患が変形性足関節症である．

　足関節は可動域も比較的少なく，構築学的に強固な関節であり，ほかの荷重関節に比べ一次性関節症の頻度は少ない．大部分は，足関節部の脱臼・骨折や靱帯損傷などの外傷，感染や麻痺などに続発する二次性のものである．

【症状】　足関節部の変形，腫脹，可動域制限があり，局所熱感や圧痛，軋轢音*を認める．

　　*軋轢音▶車の車軸がきしむような，擦れるような音のこと．ゴリゴリとかジャリジャリといった擬
　　　音語で表すような音感と振動のこと．

【治療】
　1　保存的治療
　他の変形性関節症とほぼ同じ．足底板を装具として重宝する．
　2　観血的治療
　① 関節内デブリドマン：骨棘や関節内遊離体（関節ねずみ）を切除摘出し，関節面の衝突をなくし可動域の改善をはかる．
　② 靱帯再建術：足関節外側靱帯損傷後の不安定性に起因する二次性関節症に適用す

③ 足関節固定術：確実な除痛と安定性が得られる有用な治療法であり，今日においても広く適用されている．関節鏡下に行うこともある．

④ その他：骨切り術，人工関節置換術など．

(4) 変形性肘関節症

　変形性肘関節症は肘関節軟骨の退行変性に反応性の増殖性変化が加わる疾患である．肘関節の骨折などの外傷，関節炎，離断性骨軟骨炎（関節ねずみ），削岩機やチェーンソーのような振動工具の長時間の使用，野球選手における投球動作，相撲取りにおける「鉄砲」のやり過ぎなど，肘関節の過度の使用によって，関節軟骨が変性，摩耗し，骨棘が増殖する．多くはこうした原因があるが，ときに原因不明のものも散見する．

【症状】　肘関節部に徐々に疼痛が出現する．ことに肘使用後に疼痛と可動域制限をきたしやすくなる．可動域の制限は屈曲，伸展制限が多く前腕回旋運動は障害されない．ときに関節内遊離体（関節ねずみ）が嵌頓（かんとん）を起こして，屈曲・伸展が急に制限される．また，軋轢音を認めることがある．尺骨神経溝（上腕骨内側上顆の後面）に骨棘が形成され，尺骨神経の絞扼性障害である肘部管症候群を伴うこともある．

【診断】　エックス線撮影では他の変形性関節症と同じく，関節裂隙の狭小化，骨の萎縮と硬化像，骨棘の形成，関節内遊離体（関節ねずみ）を認める．

　尺骨神経の運動神経・知覚神経伝導速度の測定によって尺骨神経の障害があれば遅延を認める．

【治療】

① 保存的治療

　自覚症状が軽ければ保存療法だけで様子をみる．内容はほかの変形性関節症とほぼ同様である．

　ⓐ 局所の安静．

　ⓑ 理学療法．

　ⓒ 薬物療法：鎮痛薬の内服頓用*と外用．

　ⓓ 注射療法：ステロイドあるいはヒアルロン酸ナトリウムの関節内注射．ステロイドの頻用は好ましくない．

*頓用▶痛みなどの症状がある時だけ臨時に使うこと．

② 観血的治療

　ⓐ 関節形成術：疼痛と可動域制限に対する手術．骨棘切除，癒着剥離，瘢痕切除，関節遊離体（関節ねずみ）の除去を行う．肘部管症候群があればその処置を行う．

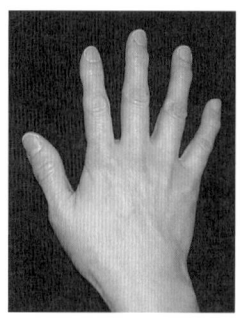

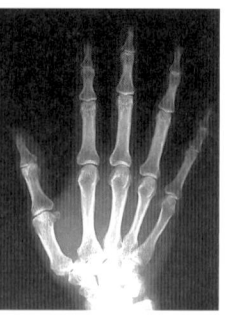

図8-4 ヘバーデン結節
51歳女性．全DIP関節に変形を認める．示指，中指の
PIP関節には軽度のブシャール結節を認める．

ⓑ肘部管症候群に対する手術：神経剥離術．神経を圧迫している上腕骨内側上顆の切除術．尺骨神経前方移行術．

【予後】 比較的良好．関節形成術の手術後は早期にCPM（持続他動関節運動）を行う．

(5) 手指の変形性関節症：ヘバーデン結節とブシャール結節

遠位指節間関節（DIP joint）に生ずる変形性関節症をヘバーデン（Heberden）結節と呼び，近位指節間関節（PIP joint）に生ずる変形性関節症をブシャール（Bouchard）結節と呼ぶ．基本的には加齢に伴う退行変性であるが，遺伝性の証明される例もある（図8-4）．

【疫学】 40歳以上の女性に多く，性差は1：10程度といわれている．ヘバーデン結節のほうがありふれていて，ブシャール結節はヘバーデン結節のある20％に合併するといわれている．

【症状】 両手の複数のDIP関節やPIP関節部に軽度の疼痛，こわばり感ともに徐々に出現する．最初は軽度の熱感と発赤を伴うことが多い．関節裂隙の狭小化と両側方への骨棘の形成によって関節部は節くれ立ってくる．ときに側方に脱臼して指が曲がることがあるほか，軽度屈曲位で拘縮を起こすこともまれではない．運動は軽度障害される．

【診断】 エックス線撮影ではほかの変形性関節症と同じく，関節裂隙の狭小化，骨の萎縮と硬化像，骨棘の形成を認める．

【治療】 保存的治療が中心で観血的治療は通常しない．

自覚症状が軽ければ保存療法だけで様子をみる．治療内容はほかの変形性関節症とほぼ同じ．

① 局所の安静．
② 薬物療法：鎮痛薬の内服頓用と外用．
③ 注射療法：ほかの変形性関節症と異なり，小関節なのでまず注射はしない．

【予後】 まず，変形が治ることはないが，一定のところで進行は止まり，疼痛も軽減な

いし消失してくる.

C. 骨代謝性疾患・骨腫瘍

a. 骨粗しょう症（骨粗鬆症）

骨粗しょう（鬆）[*1]症とは骨量の減少と骨微細構造の変化のために，骨がもろくなって骨折しやすくなった病態である．原発性[*2]のものと続発性[*3]のものに分けられるほか，骨軟化症などの類似疾患を鑑別する必要があるために，表8-2のような診断基準が作られている．

[*1] **粗鬆（そしょう）**▶粗も鬆も「すかすかであらい」という意味でしっかり中身の詰まった「緊」の反対語である．
[*2] **原発性**▶ある疾患が他の疾患によってひき起こされることなく，その疾患として独立して発生する場合に「原発性」という．反対語は続発性．
[*3] **続発性**▶ある疾患が他の疾患の結果として引き続き発生してくるような場合に「続発性」という．

【疫学】 日本の原発性骨粗しょう症の診断基準（骨折がない場合は若年成人平均値の70％以下）に合わせると，80歳前後では人口の約半数が骨粗しょう症の骨密度に関する診断基準を満たすことになる．また，50歳以上の全女性の約1/4が原発性骨粗しょう症の診断基準を満たす．

一方，わが国での椎体骨折の有病率は40代では0～2％，50代では3～10％，60代では8～14％，70代では20～45％である．大腿骨頸部骨折は，日本では80歳前後では1年間に人口の1,000人当たり3～5人の頻度で，90歳前後では1,000人当たり約10人の頻度で発生する．

【症状】 骨量の減少のみでは疼痛は生じないし，かならずしも骨の変形を起こすわけでもない．しかし骨粗しょう症によってしばしば骨折と変形を起こす．そうすると症状を呈することになるので，骨粗しょう症の症状とは変形そのものと疼痛という単純な2つの症状にまとめられる．骨粗しょう症による骨折には好発部位があり，①橈骨遠位端骨折（手首の骨折：コーレス骨折，スミス骨折，バートン骨折），②上腕骨近位端骨折（肩の骨折），③脊椎（圧迫）骨折（腰椎と胸椎の移行部，腰椎，胸椎），④大腿骨頸部骨折に遭遇する機会が多い．

また，脊椎の後彎変形によって内臓を圧迫するために，肺の低換気や肺炎，逆流による慢性食道炎，便秘，鼓腸，食欲不振，嘔吐，亜イレウス状態などを起こすことがある．

表 8-2　原発性骨粗しょう症の診断基準（2000 年度改訂版）
　　　　　　　　　　　　　　　　　　　　　日本骨代謝学会

低骨量をきたす骨粗しょう症以外の疾患または続発性骨粗しょう症を認めず，骨評価の結果が下記の条件を満たす場合，原発性骨粗しょう症と診断する．
Ⅰ．脆弱性[*1]骨折あり
Ⅱ．脆弱性骨折なし

	骨密度値	脊椎エックス線像での骨粗しょう症
正常	YAM の 80％以上	なし
骨量減少	YAM の 70％以上 80％未満	疑いあり
骨粗しょう症	YAM の 70％未満	あり

YAM：若年成人平均値（20〜44 歳）

注 1　脆弱性骨折：低骨量（骨密度が YAM の 80％未満，あるいは脊椎エックス線像で骨粗しょう症がある場合）が原因で，軽微な外力によって発生した非外傷性骨折．骨折部位は脊椎，大腿骨頸部，橈骨遠位端，その他．

骨粗しょう症の鑑別診断：低骨量を呈する疾患

原発性骨粗しょう症	続発性骨粗しょう症		その他の疾患
閉経後骨粗しょう症 老人性骨粗しょう症 特発性[*2]骨粗しょう症 （妊娠後骨粗しょう症など）	内分泌性	甲状腺機能亢進症 性腺機能不全 Cushing 症候群	骨軟化症 原発性，続発性 　副甲状腺機能亢進症 悪性腫瘍の骨転移 多発性骨髄腫 脊椎血管腫 脊椎カリエス 化膿性脊椎炎 その他
	栄養性	壊血病 たんぱく質欠乏 ビタミン A または D 過剰	
	薬物	コルチコステロイド，メソトレキセート，ヘパリン	
	不動性	全身性（安静臥床，対麻痺，宇宙滞在） 局所性（骨折後等）	
	先天性	骨形成不全症 Marfan 症候群	
	その他	慢性関節リウマチ 糖尿病 肝疾患等	

[*1] 脆弱性（ぜいじゃくせい）▶脆くて，弱いこと，壊れやすいこと，損傷を受けやすいこと．
[*2] 特発性▶原因の不明の疾患に付せられる語である．「本態性」という用語もほぼ同義語である．「突発性」という用語と混同しないこと．これは，「突然起こってくる」という意味でまったく別の言葉である．

【診断】

①エックス線撮影：画像診断は単純エックス線写真（胸椎 2 方向，腰椎 2 方向）がもっとも重要であり，腰背部痛を生じる他疾患，とくに転移性脊椎腫瘍の鑑別に有用である．椎体の骨折は急に起こったものは打撲や転落，しりもちをついたなどの受傷機転が

問診で得られる．また，当該部の脊椎棘突起に叩打痛を認めれば新鮮な椎体骨折であることがわかる．陳旧性の椎体圧迫骨折ではいつ起こったのかもわからないことが多い．身体所見では身長の短縮，円背（ねこ背），亀背（脊椎の棘突起が腰部で亀の背のように突出）などで推定できる．

　②骨量測定：骨量計測は定性的診断に比べ，微妙な骨量減少をとらえることが可能であり，再現性も高い．その方法は一般のエックス線撮影装置を使うものやCTスキャンを利用したものなど数種類がある．

　③血液生化学検査：骨粗しょう症では，血清カルシウム・リン濃度には異常を認めず，アルカリホスファターゼ（ALP）も，ときには高値を示す例がみられるが，多くの場合正常であることが特色である．

【治療】
①骨折予防
ⓐ骨折防止の薬物療法：エストロゲン，ビタミンD，ビスフォスフォネートに椎体圧迫骨折の発生率を低下させる効果が確認されている．
ⓑ運動療法：体操，歩行など運動による不動性骨粗しょう症の防止．
ⓒ食事療法：カルシウムの多い小魚，乳製品，補助食品によってカルシウム摂取不足を避ける．
ⓓ転倒防止：運動療法による筋力，関節可動域，平衡感覚の維持．杖や歩行器具の使用．バリアフリー化へ向けた住宅改造．
ⓔ転倒時の大腿骨頸部骨折予防：大転子部を保護するヒッププロテクターの装着．
ⓕ禁煙：喫煙は骨折の危険を増す．

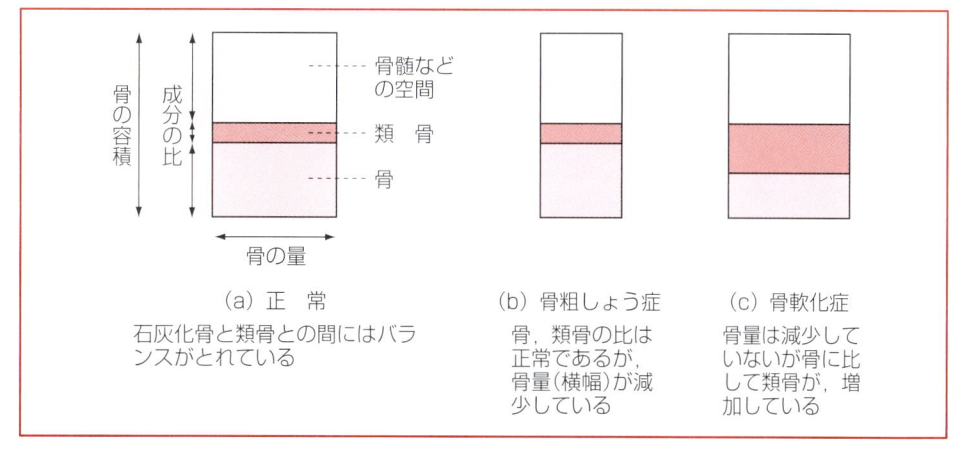

図8-5　骨粗しょう症と骨軟化症
(真角昭吾：骨系統疾患．ベッドサイドの整形外科（第2版），山本　真，河路　渡，三好邦達，今井　望，編，p.57，医歯薬出版，1994．）を一部改変．

b．くる病・骨軟化症

　骨基質の石灰化が障害されて，石灰化不十分な類骨が増加した状態を骨軟化症というが，同じ病態で成長中の骨端線（成長軟骨）閉鎖前の変化をくる病という．全骨量は不変であるが，骨端線と皮質骨，海綿骨に特異的な病変を認め，小児期では四肢変形，歩行障害など多様な所見を示す．骨粗しょう症と骨軟化症の違いは図8-5を参照．

【疫学】　多くは2歳までの乳幼児に発症する．栄養良好な現在のわが国では，栄養障害に基づくビタミンD*欠乏性くる病は，まれと考えられる．起こるとすると，もっとも多いのがアトピー性皮膚炎に対する誤った極度の食事制限，離乳の失敗や，未熟児，肝胆道系疾患，吸収不全などがビタミンD欠乏性くる病の原因となる．

> *ビタミンD▶前駆体のプロビタミンDが紫外線照射を受けてプレビタミンDになり，ついで異性化を受けてビタミンDになる．生理作用はカルシウムとリンの代謝の保持であり，小腸におけるカルシウム，リンの吸収促進，血中カルシウム濃度の調節，骨組織へのリン酸カルシウムの沈着などである．

【成因と病態生理】　骨の形成は骨芽細胞が骨基質である類骨をつくることから始まって，この基質に石灰化を生じて骨となる．この後半部分，石灰化に障害があると骨の生産工程に渋滞が起こり類骨が過剰な状態になる．この類骨過剰状態が骨端線閉鎖前の骨で起こると骨端線の幅が増大し変形を生ずる．

【症状】　全身状態として，不機嫌，不安，不眠，発汗，蒼白な皮膚，肝臓や脾臓の腫大，筋弛緩，疲れやすいなどの症状を訴える．また，小児では低身長，下肢変形，年長では腰背部痛や下肢痛を示す．さらに筋力低下，筋緊張低下，歩行障害（アヒル様歩行）がみられる．重症になると脊柱後側彎，肋骨念珠（肋軟骨移行部の突出），ハリソン溝（横隔膜付着部の陥凹）などの胸郭変形，四肢の変形（O脚，X脚），骨折，大泉門の閉鎖遅延，頭蓋骨の軟化を認める．

【診断】　上記のような症状に加え，骨のエックス線所見では手関節部の橈骨・尺骨遠位端で骨端線がぼやけ，骨端拡大，杯状変形像，骨端骨膜突起像を認める．

【治療】

　① 食事療法：1日のビタミンD所要量は400 IUとされる．原因が脂質の吸収障害でない場合には食事の指導のみで治癒は可能である．

　② 薬物療法：投薬としては活性ビタミンDで，微量ですみやかなCa骨代謝改善効果を示すアルファカルシドールをくる病の症状が改善する2〜3カ月用いる．

　③ 日光浴：適度の紫外線に当たることによってビタミンDの前駆物質であるプロビタミンがプレビタミンに変わる．一般には両腕くらいの皮膚面積を週に2〜3回，10〜20分も日光に当てれば充分である．

*ビタミンDの過剰投与▶活性型ビタミンD投与過剰による高Ca血症の症状として,口渇,多飲,多尿,食欲不振,便秘が出現することがあるので注意.

【予後】 早期に診断されれば予後は悪くない.

c. 骨 腫 瘍

骨腫瘍という言葉で表されるものは「骨に生じた腫瘍」すべてを含むものであるが,大きく分類して次の3つに分類される.
　① 原発性骨腫瘍:もともと骨から発生した腫瘍
　② 続発性骨腫瘍:骨以外の組織に発生した腫瘍が骨に及んだもの
　③ 腫瘍類似疾患:自律性に細胞が増殖するという意味の「腫瘍」ではないが腫瘤を骨に形成する疾患

また,一般に腫瘍の分類には悪性腫瘍と良性腫瘍があるが,そのうち悪性腫瘍については上皮性*細胞から発生するものを癌(または癌腫)といい,非上皮性細胞から発生するものを肉腫という.したがって,骨肉腫という言葉は骨に生じた原発性の悪性腫瘍のことを指す.

*上皮性▶わかりやすく割り切っていうと,体の表面と消化管および呼吸器など,つまり空気が触れることの可能な部位(皮膚,食道,胃腸,肺,胆のう,膵臓,尿路,腎臓,子宮,乳腺など)のことで,非上皮性とは空気が触れることはない組織,つまり骨,筋肉,脂肪,血液など体の内側に存在する組織のことを指している.

【疫学】 日本整形外科学会により1964~1994年の全国骨腫瘍登録制に基づき集計された,わが国における各骨腫瘍の発生頻度は,松野によれば**表8-3**のようになっている.

すべての骨腫瘍のなかでは癌の骨転移がもっとも多く,26.2%を占める.原発性骨腫瘍のなかでは骨軟骨腫,軟骨腫,骨肉腫と続く.悪性の骨腫瘍では,癌の骨転移に次いで,原発性の骨肉腫,軟骨肉腫,骨髄腫,と続く.

癌の骨転移はそう珍しいことではないが,かならずしも整形外科で診療を受けているとは限らないためにこの統計に正確な実態が表現されてはいないと推察され,実際にはもっと多いものと思われる.したがってこうした続発性の骨腫瘍を除外して考えると,骨腫瘍は30年間で約33,000例が登録されているに過ぎないので,年間では1,100程度の登録数となり,ありふれた疾患というわけではない.

(1) 転移性骨腫瘍

骨以外の部位に生じた悪性腫瘍が骨に転移してきたものである.骨腫瘍のなかではもっともありふれているため,臨床現場で遭遇する機会も少なくない.

表8-3 わが国における各骨腫瘍の発生頻度

	総数	全例に対する%	原発性骨腫瘍に対する%	原発性悪性骨腫瘍に対する%	骨腫瘍類似疾患に対する%
1. 癌の骨転移	11,533	26.2	—	—	—
2. 骨軟骨腫	8,226	18.7	34.0	—	—
3. 軟骨腫	4,170	9.5	17.2	—	—
4. 骨嚢腫	3,703	8.4	—	—	47.9
5. 骨肉腫	2,778	6.3	11.5	42.5	—
6. 線維性骨異形成	2,288	5.2	—	—	29.6
7. 骨巨細胞腫	1,849	4.2	7.6	—	—
8. 非骨化性線維腫	1,319	3.0	5.4	—	—
9. 軟骨肉腫	991	2.2	4.1	15.2	—
10. 骨髄腫	956	2.2	3.9	14.6	—
11. 類骨骨腫	719	1.6	3.0	—	—
12. 好酸球性肉芽腫	623	1.4	—	—	8.1
13. 動脈瘤様骨嚢腫	528	1.2	—	—	6.8
14. 肉腫の骨転移	524	1.2	—	—	—
15. Ewing肉腫	415	0.9	1.7	6.4	—
16. 悪性線維性組織球腫	396	0.9	1.6	6.1	—
登録総数	44,100			6,533	7,724

(悪性腫瘍は日整会骨軟部腫瘍委員会編:整形外科・病理 悪性腫瘍取扱い規約,第3版,p.9, 2000,金原出版を松野改変(標準整形外科,第8版,p.271, 医学書院,2002)を改変)

【疫学】 日本整形外科学会の骨腫瘍登録の統計によれば,わが国の全骨腫瘍のなかではほかの部位の癌が骨に転移を起こしたものが約26%ともっとも多い.

発生数は癌の好発年齢である40代以降増加し,50代にピークを迎える.女性の乳癌,男性老人の前立腺癌,男女を問わない肺癌が一般に骨転移を生じやすい癌である.胃癌や大腸癌も原発巣としては多いほうではあるが,発生の母数が大きいので癌として骨転移をしばしば起こしやすいとまではいえない.骨転移巣の好発部位は脊椎,なかでも腰椎と胸椎にもっとも多く,ついで骨盤,大腿骨,上腕骨に多くみられる.

【成因と病態生理】 骨転移は多くの検討から血行性転移であることが知られている.骨髄は血液成分の多い赤色髄と脂肪の多い黄色髄に分かれるが,転移巣の好発部位は成人の赤色髄の分布に一致している.

【症状】 骨転移の症状は腫瘍による骨の破壊,病的骨折により生じる.体位や安静によっても軽減しない頑固な疼痛が徐々に悪化していく.転移巣の部位によって腰痛*,背部痛*,上下肢痛などを生じる.脊椎に転移した場合には初発症状は,肋間神経痛や背部痛が主体で,安静や消炎鎮痛薬投与によっても消失しがたい頑痛をみる.病巣が増大すると神経根症状に加え,病的骨折(支持性破壊)による痛みや脊髄圧迫症状で苦悶する.

*腰痛や背部痛を訴える高齢者では癌の骨転移(先行する癌の診断がついているとは限らない)や,骨粗しょう症が根底にあることがある.その場合,病的骨折を起こしかねないのでマッサージ・指圧や整体においては決して乱暴な過度の力を加えてはならない.また,変形性頸椎症や変形性腰椎症の存在は程度の差はあってもほぼ全員にあるので,急な運動や「矯正術」を加えると椎間板ヘルニアや脱臼を起こし脊髄損傷にもつながりかねないので注意が必要である.

【診断】

①単純エックス線撮影：典型的には疼痛部位に骨破壊像，虫食い像，骨透亮像，骨硬化像などの形態的変化を認める．脊椎では正面像で椎弓根が消失する所見がしばしばみられる．しかしその一方で，初期には3〜6カ月間，何も変化らしきものを認めないこともある．

②CTスキャン：肩関節，股関節，膝関節，脊椎で骨の破壊像を早期にみつけやすい．

③MRI：とくに脊椎，骨盤病変の描出に優れており，ガドリニウム造影像により病変が造影される．

④アイソトープを用いた骨シンチグラム：転移巣を全身くまなく探すのに適している．

⑤血液検査：各種の腫瘍マーカーの上昇．AFP，CEA，CA19-9などのほか，肺癌ではシフラ，前立腺癌ではPSAが有名である．一般検査ではLDHの上昇，Caの上昇，アルカリホスファターゼ（ALP）の上昇がみられる．前立腺癌では酸性ホスファターゼが上昇する．

【治療】

①保存的治療

化学療法，ホルモン療法：原発巣に応じて行うが，すでに原発巣の治療で行われていて，骨転移時にはその治療に抵抗性になっていることも多い．

放射線治療：疼痛の軽減，病巣の鎮静化を目的として行われる．

②観血的治療

多くの場合，根治は望めないので，疼痛のコントロール，麻痺などの脊髄圧迫症状があれば除圧をはかり，ADLの維持と向上をはかる．

【予後】 肺癌，腎癌，肝癌はじめ，子宮癌，胃癌，大腸癌で骨転移があると，予後は絶対不良である．

(2) 骨肉腫

骨に原発する悪性腫瘍のなかでは，その42％を占めるもっとも頻度の高い疾患である．

【疫学】 他臓器の癌に比べて原発性悪性骨腫瘍はそもそもの頻度が高くはないので，川野（1990）によれば一般整形外科医が外来で骨肉腫に遭遇する機会は10年に一度という．わが国の骨腫瘍登録によれば，原発性骨腫瘍中の11.5％であり，年間に人口7〜10万人に1人の発生率である．好発年齢は10代，ことに15〜19歳あたりに多い．男女差は3：2で男性に多い．好発部位は大腿骨の遠位と脛骨の近位の骨幹端（膝周囲）である．次いで，上腕骨の骨幹端である．

【症状】 運動痛が初発症状であることが多い．外傷を機に疼痛に気付くことも多いが，

外傷が成因となっているわけではない．疾患の進行とともに昼夜関係のない自発痛が進行し，やがて局所の熱感，腫脹，関節運動の障害，跛行などを呈する．局所に骨と癒着した腫瘍を触れることもある．

【診断】
① 単純エックス線撮影：ごく初期には変化はみあたらないこともあるが，微細な骨膜反応からはじまる．典型例になれば骨幹端部の骨髄に境界不鮮明な骨破壊像と骨硬化像を呈する．骨皮質の虫食い像（蚕蝕像）やコッドマン三角といわれる骨皮質の棘状ないし三角形の盛り上がり，太陽の旭光のような針状の新生骨棘を認める．

② 血液検査：アルカリホスファターゼ（ALP）は高値となり，病巣の活動性と並行する．

③ 血管撮影：腫瘍への豊富な血管新生と血流増加がみられる．

【治療】
① 保存的治療
化学療法：骨肉腫では自覚症状が出たときにはすでに微小ながら転移していると考えられるので，局所の治療もさることながら強力な化学療法を術前10週間行うようになっている．

また，術後も約1年の化学療法をプロトコール（定型的治療計画）に従って行う．

② 観血的治療：可能ならば患肢を温存した骨腫瘍の広範囲切除を行う．生じた骨欠損には人工関節挿入か骨移植を行う．患肢温存不可能な症例では患肢切断，関節離断を行う．

【予後】　以前は予後のもっとも不良な疾患であったが，近年では強力な補助化学療法の導入により，次第に生存率の向上がみられるにいたっている．すなわち，1970年初頭までは10〜15%だった5年生存率が最近では60〜70%に向上してきている．

(3) 骨軟骨腫

長管骨の骨幹端部に発生する原発性良性骨腫瘍であり，全骨腫瘍のなかで約19%を占め，転移性骨腫瘍に次いで2番目に多い．単発性と多発性があり，後者では遺伝性が認められることがある．5〜25%は悪性化する．腫瘍というよりは一種の骨系統疾患として理解したほうがよい．

【疫学】　年齢は10代にもっとも多く，次いで20代に多い．性差は2：1で男性に多い．単発例が70%，多発例が30%である．

【症状】　腫瘍が小さいうちは無症状だが，大きくなると周囲の軟部組織や血管，神経を圧迫してそのための症状を呈する．

【診断】
単純エックス線撮影：骨幹端部に骨外へ膨隆した発育をみる．腫瘤状の軟骨帽という

軟骨組織がある．

【治療】 観血的に腫瘍を切除する．軟骨帽を含めて腫瘍を全摘する．

【予後】 十分に切除されていれば予後は良好．骨の成長が止まる時期になると腫瘍の増大もなくなる．多発例でまれに悪性化することがある．

D. 筋・腱疾患

a．筋肉炎・筋膜炎

筋肉や筋膜に炎症が起これば，それを筋炎，筋膜炎とよぶ．炎症とは組織の有害刺激に対応する局所性反応であり，通常，疼痛・発熱・発赤・腫脹の4大症状を呈する．また多くの場合，疼痛とあいまって機能障害を伴い，その筋肉を動かせなくなる．

筋肉は筋膜という線維性の丈夫な膜に包まれている．筋肉と筋膜は合わさって1つの機能単位となっており，筋肉が収縮しても筋肉組織が無秩序にばらばらになったりせず，一定の枠内で調和して動くことが可能になっている．さらに筋肉の端はしばしば腱や靱帯に移行している．したがって，筋炎，筋膜炎，腱炎，靱帯炎は多くの場合，併存して起こる．

【原因】 炎症は，①繰り返す運動や外力などによる機械的，ないし物理的刺激や，②有害化学物質，③細菌感染などの生物的侵襲，④それにリウマチやその類似疾患による自己免疫的機序が原因となる．もっともありふれていて臨床上大切なものは過度の運動後に生じる筋肉痛や筋肉のしこり，こわばり，あるいは筋肉や筋膜の断裂（肉離れ）といった①のカテゴリーに含まれるものである．

近年，プラバスタチンやベザフィブラートなど高脂血症に対して非常に有効な薬物が導入されて多くの人々が内服しているが，これらの薬物は時に横紋筋融解の副作用を起こすことが知られている．化学物質による筋炎の例である．

細菌による筋炎は，今日では著しく少なくなってきているが，ごくまれに散見する．一方，かぜやインフルエンザなどのウイルス感染症で筋肉や節々が痛むことはよく経験されているところであるが，これはこうした感染にさいし，サイトカインという生物活性をもった物質を白血球が放出するためと考えられている．

【治療】 上記の原因に応じた治療を行う．原則は原因の除去である．過剰な運動，無理な運動など，機械的・物理的刺激によるものは，急性期には安静，氷冷，シップ，消炎薬を含む塗布薬の使用などを行う．場合によっては消炎鎮痛薬を内服させることもある．局所が熱をもって腫脹しているような急性期には，マッサージはかえって状態を悪化さ

せるので原則として行わない．鍼灸は筋肉痛に有効なことが知られている．

　慢性化した筋肉や筋膜の痛みの多くは発赤や発熱を伴わず，むしろ局所的には低温となっている．そのようなケースでは鍼灸，マッサージ，温熱療法，附子を含む漢方薬を用いて，血流を改善し，新陳代謝を促すのが理にかなっている．

　細菌感染による筋炎・筋膜炎には適切な抗生物質の使用によって治癒する．自己免疫疾患に伴う筋炎・筋膜炎は病状に応じてステロイド薬や非ステロイド系の消炎薬を正しく使うことが大切である．

特殊な筋炎・筋膜炎
① 多発性筋炎

　自己免疫疾患である．四肢の近位筋に左右対称に起こりやすく，筋力低下や関節痛が目立つが，全身症状としての発熱や倦怠感，ときに罹患筋肉の自発痛，圧痛，腫脹を起こす．眼瞼周囲のうす紫のアイシャドー様の色素変化や浮腫，手のMP（中手指節）関節やPIP（近位指節間）関節のかさぶた状の紅斑，肘や膝の強皮症様変化などの皮膚症状を伴う亜型は**皮膚筋炎**とよばれる．しばしば内臓の癌を併発していることがあるので有名である．治療にはステロイド薬や免疫抑制薬を用いる．

② 化膿性腸腰筋炎

　主として黄色ブドウ球菌が原因となってひき起こされる腸腰筋の化膿性疾患で，虫垂炎，憩室炎，クローン病，尿路感染症，腰椎の手術後などに起こる．症状としては腰部から股関節部の疼痛で，患者は疼痛のために股関節は屈曲位を保とうとし歩行不能となる．化膿性疾患の症状として悪寒，発熱，倦怠があるほか，赤沈の亢進，CRP高値，白血球増多などがみられる．治療は手術による切開排膿と適切な抗生物質の使用である．

③ 骨化性筋炎

　肘関節や膝関節付近の骨折後に周辺軟部組織に石灰沈着や骨化が生ずるものである．粗暴な矯正手技によって起こることが多いといわれているが，自然に生じてしまうこともある．多くは安静によって石灰沈着や骨化巣は吸収や再構築が起こり問題化しないが，ときにしっかりした骨化が起こり，関節可動域の制限を起こす．その場合には摘出手術の適応となる．

④ 悪性高熱

　常染色体優性遺伝の疾患で，小児では15,000人に1人，成人では50,000人に1人の発生頻度である．この素因のあるものが吸入麻酔薬とサクシンの組み合わせで全身麻酔を受けたときに発生することが多い．筋肉，ことに咬筋の硬直を起こし，頻脈となり，40℃にも達する高熱を発する．横紋筋や心筋が融解し，高カリウム血症，ミオグロビン尿，血清CPK上昇などがみられる．麻酔の中止，体温冷却，ダントロレン投与によって治療するが，時期を失すると死亡率は60％をこえる重篤な疾患である．

⑤ 足底腱膜炎

　足底筋膜は踵骨隆起の前縁から足趾の間に存在する．その筋膜の中央部は足底腱膜とよばれているが，しばしばこの部に痛みを生ずることがあり，足底腱膜炎とよばれる．ランニングによる障害としてしばしば見かけるが，とくに誘因がない場合もある．X線撮影によって踵骨の骨棘を認めることがあるが，これを原因と考えて切除しても症状の解決にならないことが多い．踵骨圧痛部のステロイド注射は除痛に効果的だが，かえって腱膜断裂の危険性があり，推奨されてはいない．対症療法として安静，鎮痛薬の内服のほか，ビニール袋に入れた氷片で疼痛部をマッサージすること（アイシング）は効果的である．

b．腱鞘炎

　腱はその周囲を滑膜性腱鞘とよばれる柔らかい袋状の膜で覆われている．その中にはごくわずかな量の滑液を含んでいて，腱のスムーズな滑走を可能にしている．この袋状の構造の外側にはより堅固な靱帯性腱鞘があり，腱の固定に役立っている．

　腱鞘炎には，この腱鞘内面を覆う滑膜の炎症の場合と靱帯性腱鞘の慢性肥厚性の炎症の場合とがある．

【原因】　炎症は繰り返す運動による物理的，機械的な刺激や，細菌感染，それにリウマチによる自己免疫疾患的機序が原因となる．

【好発部位】　物理的な刺激によるものでは短母指伸筋と長母指外転筋の腱鞘が手関節橈側部で発症する場合（ドケルバン病）や母指そのほかの指屈筋腱の腱鞘炎（ばね指）などがある．細菌感染としては化膿菌による感染があり，好発部位は手の屈筋腱の腱鞘である．また，結核性腱鞘炎は慢性の腱鞘炎を起こすが，前腕や手の屈筋腱の腱鞘にみられる．リウマチ性関節炎の場合に手関節の屈・伸筋腱で慢性腱・腱鞘炎が起こり，しばしば腱の断裂を生ずる．

【症状】　当該部の疼痛と腫脹，それに熱感と機能障害を生ずる．細菌感染では発赤と膿瘍の形成を認める．

【治療】　原因によって異なる．まず，局所の安静が第一であるが，消炎薬はいずれの場合でも内服ないし外用として使う機会がある．機械的刺激によるものはステロイド薬の局注，細菌感染には適切な抗生物質の投与，リウマチ性の場合にはリウマチ治療の戦略に従った治療法を選択する．

(1) ばね指

　指の屈曲や伸展に際し，付け根のところで屈筋腱がひっかかっているために指が屈曲位のまま伸びなくなったり（ロッキング現象），力を入れるとカックンという感触ととも

に急に指が伸びたり曲がったりする状態のことである．

【疫学】　中年以降の女性と1～2歳の幼少児に好発する．

成人の場合，手をよく使う職業の中年以降の女性の右親指に好発する．指のなかでは母指，中指，環指（薬指），示指，小指の順に生じやすい．幼少児の場合はほとんどが母指に生じる．

【成因と病態生理】　指の屈筋腱はところどころを靱帯性腱鞘に囲まれ，指の屈伸運動時に腱が指骨より浮き上がらないように保持されている．指の屈筋腱を列車にたとえれば，靱帯性腱鞘はトンネルということになるが，何らかの原因で腱とトンネルのサイズが合わなくなると屈筋腱のなめらかな滑走が阻害される．屈筋腱はしごかれたように一部太くなり，靱帯性腱鞘は腱鞘炎のために肥厚して，通常MP関節レベルのトンネルの入口部でつかえてしまう．ばね指とはこのひっかかりのために指の屈曲，伸展に支障をきたした状態のことで，力を入れることによって急にひっかかりが開放される弾発現象のため，ばね指と呼ばれている．

成人のばね指は慢性の機械的刺激が原因とされているが，真の原因は不明である．幼少児のばね指は屈筋腱の先天性の肥厚といわれているが，これも真の原因は不明である（図8-6）．

【症状】　上記のような指の弾発現象を伴う運動障害と，手掌側MP関節部に圧痛のある小結節を認める．ときにMP関節部ではなくPIP関節部の痛みしか訴えないこともある．

【治療】

①保存的治療：成人の場合，手の過度の使用を控え，安静を保つ．軽度の症例にはステロイド薬の注射が有効なことがある（週1回程度で数回まで）．

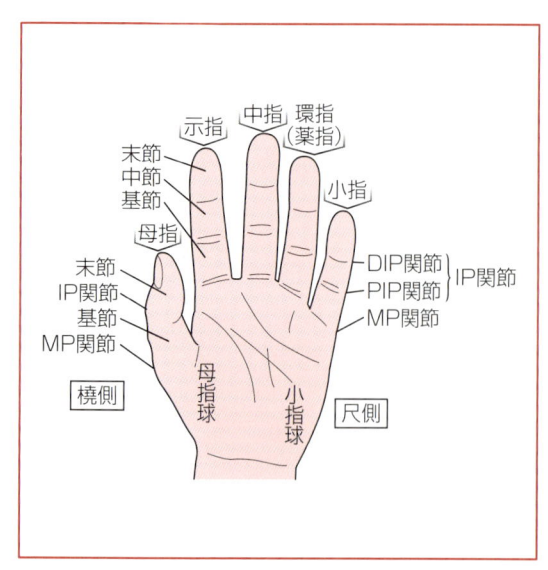

図8-6　手の表面解剖（手掌側）

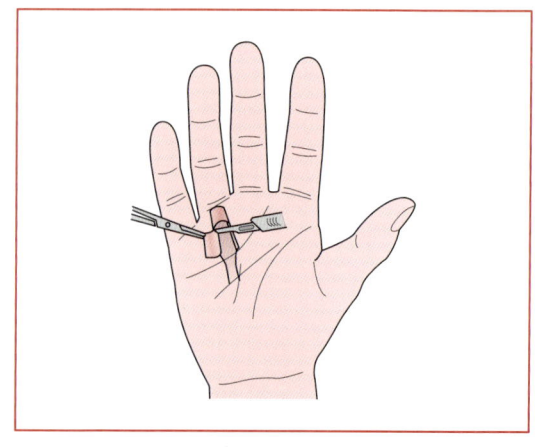

図8-7　成人における弾撥指
母指以外の指に起こることも多く，治療として腱鞘切開が行われる．
生田義和：手の外科，エッセンシャル整形外科学（第2版補訂），腰野富久，白井康正，生田義和，編，p.294，医歯薬出版，2001．

MP 関節 ▶ metacarpophalangeal joint．中手指節関節．指の付け根の関節のこと．
PIP 関節 ▶ proxymal interphalangeal joint．近位指節間関節．示指から小指までの指にある2つの関節のうち手掌に近いほうの関節．
DIP 関節 ▶ distal interphalangeal joint．遠位指節間関節．示指から小指までの指にある2つの関節のうち手掌に遠いほうの関節．指先の関節．
IP 関節 ▶ interphalangeal joint．指節間関節．母指には1つしか関節がないが，その関節のこと，および示指から小指までの指にある2つの関節，すなわち PIP 関節と DIP 関節をひっくるめていう場合もある．

　幼少児では自然に治ることもあるので，4〜5歳頃までは様子をみるのが一般的である．IP 関節*を伸展位に保持する夜間装具療法を行う．数カ月で改善することが多い．
　② 手術療法：保存療法に抵抗性の症例では手術が考慮されてよい（図 8-7）．成人では局麻下に，幼少児では全麻下に腱鞘切開術を行う．
【予後】　手術療法の予後は良好である．

(2) ドケルバン（de Quervain）病

　手関節橈側の橈骨茎状突起部における狭窄性腱鞘炎であり，この部を通る短母指伸筋と長母指外転筋を使い過ぎたために機械的炎症を起こしたものである．
【疫学】　手の使用頻度の高い中年以降の女性や妊娠後期および出産直後の女性などに多発する．
【症状】　手指，とくに母指使用時の手関節橈側の痛み，橈骨茎状突起部の腫脹，圧痛がある．
【診断】　フィンケルスタイン（Finkelstein）テスト（図 8-8）：この簡単な手技が特異的診断法として有名である．このテストは母指を他の4本の指で手掌中に覆うように握らせた状態で手関節を尺屈するとかなり激しい疼痛が誘発されるものである．

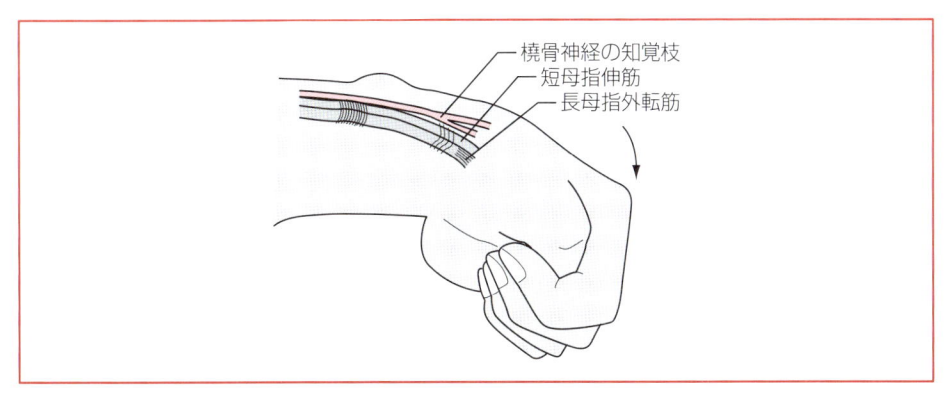

図 8-8　ドケルバン病の検査法（フィンケルスタインテスト）と狭窄部位の解剖模式図

【治療】

① 保存的治療

ⓐ まず母指，手関節の安静(痛い動作を避けること)．弾性包帯による固定で経過をみる．症状が続けばシーネやスプリントによる外固定を行う．

ⓑ 鎮痛薬の局所外用（軟膏，湿布）や，消炎鎮痛薬内服などの薬物療法．

ⓒ 症状が強い場合には，腱鞘内ステロイド薬注入を行うが，2～3回にとどめ，なお症状が強く続く場合には，手術を考慮する．

② 観血的治療

手術は狭窄部を切開し，狭窄されている腱を開放する．手術の成績はよい．

c．重症筋無力症

運動神経が筋肉と接合して筋肉に収縮を起こさせる命令を受け渡しする場所を神経筋接合部という．この神経筋接合部の興奮伝達の阻害により，筋の脱力，易疲労性が生じる疾患で，自己免疫疾患*とされている．

> *自己免疫疾患▶そもそも「免疫」は自己以外の細菌などの外敵を攻撃し，自己防衛するものであるが，ある一群の「免疫失調症」では自己の体成分に対してこれを異物，外敵と誤って認識し，自分に対して攻撃的な「自己抗体」をつくってしまう．たとえば関節リウマチは関節の滑膜成分に対して抗体をつくり，自己破壊的に働く．こうした一群の自己免疫疾患には甲状腺の橋本病，多発性筋炎，皮膚筋炎，SLE（全身性エリテマトーデス），血小板減少性紫斑病，目や口の乾燥するシェーグレン症候群などがあり，概して難病である．

【疫学】　有病率は人口10万人当たり4～5人．男女比は1：2.1．

【成因と病態生理】　筋肉の運動が起こるメカニズムは，まず運動神経終末からアセチルコリンという神経伝達物質が分泌されることから始まる．このアセチルコリンが筋線維膜に存在するアセチルコリン受容体たんぱくと結合すると筋肉の収縮が起こる．本症においてはこのアセチルコリン受容体たんぱくに対して自己抗体を生じるためにその量が減少し，そのために興奮伝達が阻害されている．本疾患では胸腺異常（胸腺肥大ないしは胸腺腫）の合併率が高く（80～90％），胸腺が発症に関わっていると推定されている．

【症状】　眼球を動かす外眼筋やまぶたの筋など，目のまわりの筋力低下と易疲労性（疲れやすいこと）を主症状とする．眼瞼下垂と複視はほぼ必発で，症状の分布と強さにより眼筋型と全身型に分けられる．全身型では頸部伸筋群がより侵されやすく頭をうなだれた姿勢になったり，嚥下・呼吸筋，四肢に症状の現れることが多い．腰や四肢では肩の筋肉の脱力感が強い．こうした症状は少しの時間休養すると消失し，動作を繰り返すと悪化する．また朝方は比較的症状が軽く，夕方になると症状が悪化するという特徴がある．また感染やストレスをきっかけに症状が急激に増悪*し，呼吸筋麻痺を起こす場合

があり，クリーゼ（危機の意）と呼ばれる．

増悪▶「ぞうお」ではなく，「ぞうあく」と読む．病状が悪化すること．

【診断】 誘発筋電図での活動電位の減衰，抗コリンエステラーゼ薬の試験投与（テンシロン・テスト）での有効性の確認，血清抗アセチルコリン受容体抗体価上昇などで診断は確定する．胸部エックス線撮影やCTスキャンで胸腺腫を認める．

【治療】
① 拡大胸腺摘出術：本症では胸腺肥大（約70％），胸腺腫（約20％）の合併の頻度が高く，胸腺摘出が根治療法につながる重要な方法である．悪性の胸腺腫では放射線治療を行う．

② 薬物療法
ⓐ 抗コリンエステラーゼ薬による治療：対症療法として大切である．
ⓑ 副腎皮質ステロイドや免疫抑制薬での治療法
ⓒ 血液浄化療法（血漿交換療法：プラズマフェレーシスともいう）
血中抗アセチルコリン受容体抗体の除去を目的として，ほかの治療に抵抗性，あるいはクリーゼに陥りやすい不安定例，急性進行型，晩期重症例，胸腺摘出術前後の症状不安定例などを対象に行われる．

【予後】 軽快するのは約70％であり，そのうちほぼ症状が消失（寛解）するのは眼筋型で25％，全身型で20％である．死亡率は眼筋型で0.2％，全身型で約2％，胸腺腫では30％である．

E．形態異常

a．先天性股関節脱臼

外傷や感染とは関係なく，先天的に大腿骨頭がその受け皿の寛骨臼から脱臼している状態をいう．このなかには軽度の寛骨臼の臼蓋形成不全から重度の完全な脱臼までを含んでいる．

【疫学】
① 発生頻度：0.1～0.25％程度
発生率は予防の啓蒙によって1975年頃からそれ以前の1％程度だったものが0.1％程度，すなわち約1/10に減少した．
② 性差は男：女＝1：5～9で女児に多い．

③発生頻度に人種差があり，北イタリア地方の人，スカンジナビア半島のラップランド地方の人やアメリカ先住民，日本人に多く，また，日本人と同じモンゴロイド人種でも中国人やイヌイットには少ない．おむつ（昆布巻のように下肢伸展位でくるむやり方）や抱き方といった文化的な差異のためといわれている．
　④最近では12～4月頃の出生児に多いことが知られている．理由は不明である．
　⑤骨盤位，殿位分娩など分娩時の異常胎位に発生率が高い．

【成因と病態生理】　本症の原因は明らかではないが，家族内発生が多いこと，女児に多いこと，殿位での出産例に好発することなどから，もともと股関節が弛緩しやすいとか，骨格の形態異常があるなどといったような遺伝的素因のほかに，ホルモンの影響（妊娠末期に関節弛緩ホルモンが母体から分泌される）や，出生前後に下肢が伸展位にあって自由な運動が妨げられるといったような機械的作用など，環境因子が関わりあって発症すると考えられる．また最近では本症は関節の不安定をもっとも軽症として，亜脱臼，脱臼へと進展する一連の病態ととらえ「股関節の発達過程における形成異常症」として理解されるようになった．

【症状】
＜新生児期＞
　①下肢の位置の異常（股位異常）：新生児を自然なかたちで仰向けに寝かせたとき，股関節は開排位になるのが普通だが，先天性股関節脱臼では股関節が内転内旋位にある．
　②クリック音：股関節の屈曲外転にさいし股関節が脱臼するときと整復するときに軽いクリック音を触知する．

＜乳児期＞
　①股位異常：新生児期と同じ．
　②下肢短縮〔アリス（Allis）徴候〕：仰向けにして膝を屈曲して股関節を屈曲，いわゆる「立て膝」位をとらせると患側の膝の高さが低い．これは股関節脱臼によるみせかけの短縮である．
　③大腿皮膚溝の左右非対称：大腿内側に正常でもみられる皮膚溝があるが，患肢ではその数が多く，深くかつ長い．
　④寛骨臼の空虚：大腿三角（スカルパ三角）*といわれる大腿鼠径部にあるべき大腿骨頭を触れない．

*大腿三角▶大腿前面上部のくぼんでみえる部位で，上が鼠径靱帯，外側が縫工筋，内側が長内転筋で三角形に囲まれた領域．

　⑤歩き初めの遅延：乳児は普通は10～12カ月で歩き始めるが，患児は処女歩行が遅れる．
　⑥トレンデレンブルク徴候*：歩行にさいしてからだがぎこちなく揺れる（図8-9）．

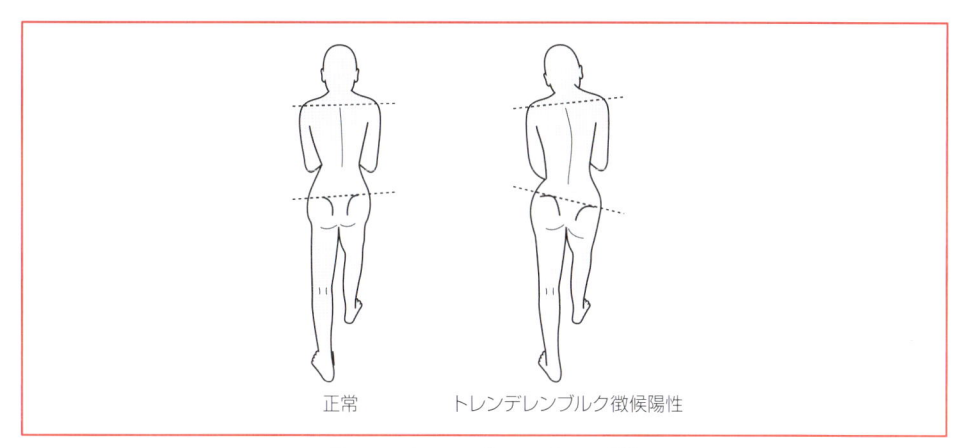

図8-9　トレンデレンブルク徴候
患肢（図右の左足）で立ったとき，骨盤は健側（右）に沈下し，バランスを取ろうとして肩は患側（左）へ傾き，歩行時には肩が患側へひどく揺れる．

⑦跛行：歩行時に一側をひきずるかたちの異常歩行．

＊トレンデレンブルク徴候▶先天性股関節脱臼，変形性股関節症，内反股などにおいて患肢で片脚起立すると健側の骨盤が下降し，上体は患側に傾く現象をいう．殿筋不全や殿筋麻痺によって起こる．

【治療】
①保存的治療

＜新生児期＞

ⓐ育児指導：適切なおむつの使用と抱き方を指導する．定期的検診と指導によって，軽症例はほとんど正常な股関節に発達してくる．

ⓑフォン・ローゼン装具（図8-10）：H型のシーネを用いる．股関節の弛緩が強いものに用いる機会がある．

＜乳児期＞

ⓐリーメンビューゲル＊装具療法（図8-11）：革製の「あぶみ式吊りバンド」を装着させる．この装置による治療は乳児の先天性股関節脱臼治療の基本になっている．この装具は股関節の伸展は制限するがほかの運動は制限しない．股関節の開排制限の改善と脱臼整復に1〜2週間，その後4〜6週間装着し股関節の安定をみたら装具を外し，適正なおむつに替える．本来は乳児用に用いる装具を小さくした新生児用リーメンビューゲル装具を用いることがあるが，新生児期に新生児用リーメンビューゲルを付けることは，骨頭障害が起こりやすいので避ける．

＊リーメンビューゲル装具▶Riemenbügel と書くが，Riemen は「革ひも」，Bügel は「あぶみ」の意である．1957年にチェコスロバキアの Pavlik が開発した．

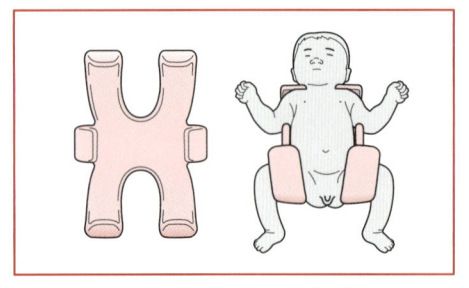

図8-10　フォン・ローゼン装具 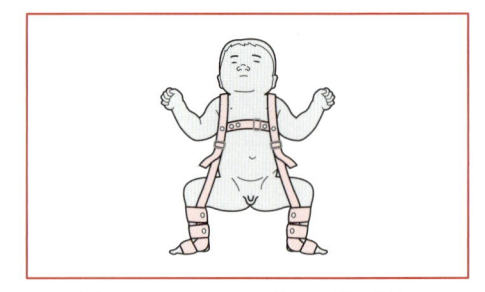　　　　　図8-11　リーメンビューゲル装具

　ⓑ 頭上方向牽引療法：リーメンビューゲル装具による治療に抵抗する症例で入院をさせて行う．2～4週の水平牽引→数日の垂直牽引→数日のオーバーヘッド牽引→1～6週の開排位牽引のステップからなる．
　ⓒ ローレンツ・ギプス固定法：古典的治療法で徒手整復後にカエルの足のような開排位での数カ月のギプス固定を行う．
　② 観血的治療：保存的治療の成績はかなり良好であるが，ときに保存的治療法に抵抗する症例がある．また整復した脱臼がギプス内で再脱臼を繰り返すこともある．このような症例では観血的治療が行われる．
【予後】　早期発見され早期に順調に整復されたものの予後は比較的良好である．1歳半を過ぎて発見されたものの予後は不良である．また，両側例，男児症例では予後不良なものが多い．発育とともに臼蓋形成不全が明らかとなる例があり，骨成熟期まで経過を十分観察する必要がある．後遺症としては，① 骨頭変形，② 遺残性亜脱臼，③ 変形性股関節症がある．

b．斜　頸

　頸が曲がっている状態．もう少し厳密には頭部が一側に側屈し，かつ対側に回旋している変形の総称である．先天性と後天性に分類されるが，斜頸のなかでは乳児に生ずる先天性筋性斜頸がもっとも多く，一般に斜頸というとこのことを指すので，以下は先天性筋性斜頸について述べる．
【疫学】　先天性の筋性斜頸は全新生児の0.08～1.9％に起こるといわれており，骨盤位分娩（いわゆる逆子）では正常の頭位分娩の10～40倍の頻度で起こり，しかも初産児での発生率が高い．右側と左側では2：1で右に多い（赤松 1981）．
【成因と病態生理】　古くから，分娩時の外傷説，子宮内強制位説，遺伝説，炎症説などがあるが，いずれも確定的なものではない．患側の胸鎖乳突筋に生後1週頃から腫瘤形成が起こり，2～4週で最大となる．その後，90％のケースでは自然治癒傾向を示すが，一部は線維化し索状物として残り，筋性斜頸となる．

【症状】 生後1週頃より一側の胸鎖乳突筋に腫瘤様のしこりを触知できる．その後斜頸位をとるようになるが，生後1カ月頃になって一方の側ばかりを向くことで気付かれることが多い．斜頸状態が持続すれば，頭の変形や顔面非対称が目立つようになり，さらに上位脊柱の側彎も起こしてくる．

【治療】
　①保存的治療法：後頭部がなるべく変形しないように寝かせ方を工夫する．そのために患児が向きやすい側と反対方向に体が向くようにバスタオルを敷いたり，反対方向から授乳や話しかけをすることによって，患児が自らそちらを向くようにし向ける．このような保存的治療法で1歳頃までに80％程度，2歳頃までには90％程度の患児に自然治癒が期待できる．なお，胸鎖乳突筋のしこりのマッサージや徒手矯正はかえって症状を増悪させ，逆効果といわれているので注意しなければならない．
　②観血的治療法：上記のような保存的治療法を行いつつ1～2カ月ごとに外来で経過観察する．これらの治療にもかかわらず斜頸が6カ月を過ぎても解消しない場合には手術治療の適応となる．手術時期は1歳過ぎがよく，2～3歳頃まで様子をみてもよい．手術は全身麻酔下に胸鎖乳突筋が胸骨と鎖骨に付着している部分を切離もしくは切除する．

【予後】 上述のように自然経過と保存的療法で90％は治癒する．自然治癒の傾向は生後1年半くらいは続くが，それ以降は自然治癒はまれとなる．それで治癒しないものも手術によって大部分は治癒する．ときに手術しても再発することもある．グリソン牽引*や頸の綿包帯による固定など後療法が大切である．

*グリソン牽引▶革バンド製の固定具を用いて下顎と後頭部を支点として牽引するもの．

c．側彎症

　脊柱が前額面*上で異常に左右に彎曲している状態で，通常はさらに脊柱のねじれを伴う．一般にはコブ角（図8-12）が10°未満は正常範囲内，10～19°は要定期的観察，20°以上は何らかの治療を要するといわれている．

*前額面（ぜんがくめん）▶人体を真正面からみた面のこと．前額断という言い方もほぼ同じ．それに対して人体を真横からみた面のことを矢状面（しじょうめん），矢状断という．これは弓を構えたときの方向に当たるのでそういう言い方になる．人体を水平方向に輪切りにするような面は水平面水平断という．

【疫学】 わが国では1979年に学校保健法が改正されて，小中学生の定期健康診断に側彎症の検診が追加になった．そのため側彎症の発見率が急に高まったが，一般に学童健診

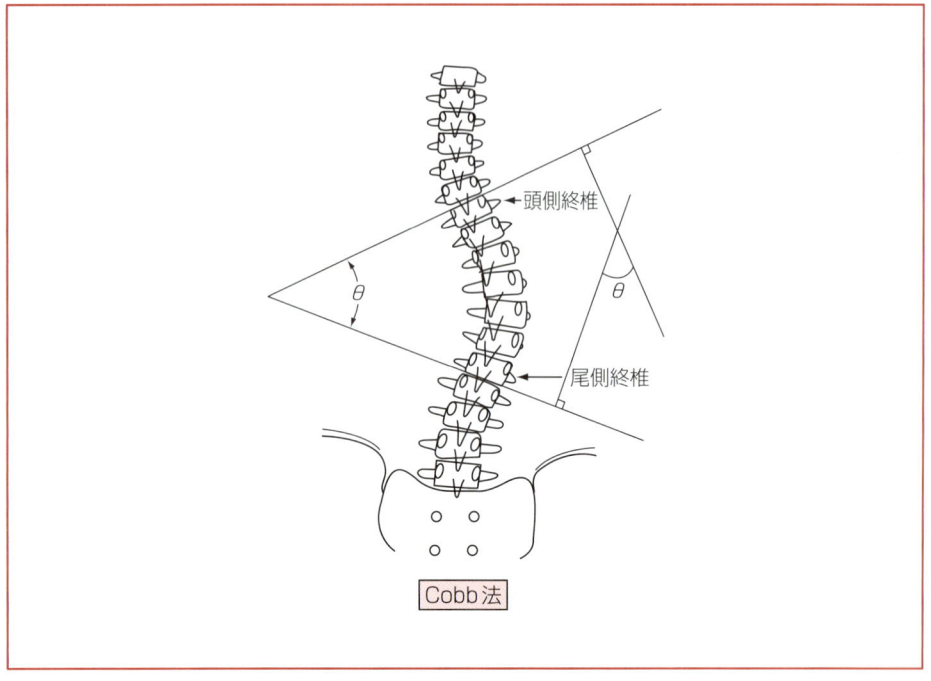

図8-12 コブ（Cobb）角の計測法
エックス線像での側彎度計測法．脊柱カーブの上下端で水平面に対してもっとも傾いている頭側終椎の上縁と尾側終椎の下縁を結ぶ線のなす角度．

で1％程度の発見率となっている．男女比は1：2〜3で女性に多い．

側彎症の原因疾患については1987年の全国調査で，原因不明である特発性が79％，先天性が10％，脳性麻痺[*1]やポリオ，脊髄空洞症[*2]など神経原性が2％，神経線維腫症が2％，マルファン症候群[*3]が1％などとなっている．もっとも多くを占める特発性では大半は思春期側彎症であり，女性が約80％を占める（南，2002）．

[*1] **脳性麻痺** ▶ 脳の発育期に生じた不可逆性の脳障害で，非進行性の病変．出生前に原因があるものでは，胎内感染，胎盤機能不全，遺伝性など，出生時原因には，分娩時の機械的損傷，脳出血，無酸素症など．また，出生後原因には，重症黄疸頭蓋内感染症，脳出血などがある．筋緊張の異常としてアテトーゼ，強直，無緊張などを起こす．麻痺の広がりには，四肢麻痺，片麻痺などがあり，合併症候には知能障害，てんかん発作，脳神経障害，言語障害などがある．
[*2] **脊髄空洞症** ▶ いろいろな原因で脊髄の中心部が空洞となって神経の伝導路が傷害される病気．麻痺や知覚障害，筋肉の萎縮などを起こす．
[*3] **マルファン症候群** ▶ 常染色体優性遺伝による先天性異常で，四肢が長く細い，指が長く細い（クモ指症），水晶体脱臼，解離性大動脈瘤，側彎などを呈する．四肢と指趾の異常のため関節可動域が異常に広いことも知られている．

【成因と病態生理】 側彎症は彎曲が可逆性か矯正不能かによって機能性側彎と構築性側彎に大別され，機能性側彎は疼痛あるいは姿勢などに起因する一時的な側彎状態であり，種々の原因による非可逆性の構築性側彎症と区別される．また，構築性側彎症の多くは原因の特定できない特発性側彎症であり，側彎症の70〜80％を占める．

<側彎の分類>

① 機能性側彎：脊柱に変形がなく自分で矯正できるもの．
  ⓐ 姿勢不良による小児の側彎
  ⓑ 脚長差を解消するための代償性側彎
  ⓒ 坐骨神経痛などの痛みのための疼痛性側彎
  ⓓ 心因性のヒステリー性側彎
  ⓔ 筋炎や筋膜炎などによる炎症性側彎

② 構築性側彎：脊柱に変形や捻れがあって自分で矯正できない真の側彎症．
  ⓐ 特発性：原因がはっきりしないもの
    (i) 乳児期側彎：男児に多く3歳までに発症．左カーブが多い．
    (ii) 学童期側彎：4～9歳までに発症．性差なく，右カーブが多い．
    (iii) 思春期側彎：10歳～成長期終了までに発症．ほとんどが女児で右カーブが多い．
  ⓑ 症候性側彎：はっきりした原疾患があってそれに続発するもの
    (i) 神経性側彎：脳性麻痺やポリオ，脊髄空洞症などによるもの
    (ii) 筋性側彎：筋ジストロフィー[*1]など筋肉疾患によるもの
    (iii) 先天性側彎：楔状椎，半椎など椎体の奇形によるもの
    (iv) 神経線維腫症：フォン・レックリングハウゼン病[*2]によるもの
    (v) 間葉性側彎：マルファン症候群などによるもの
    (vi) 外傷性側彎：脊椎の脱臼骨折などによるもの
    (vii) リウマチ性：若年性関節リウマチ[*3]などによるもの

[*1] 筋ジストロフィー▶先天性筋ジストロフィーやデュシェンヌ型筋ジストロフィーなど亜型が数種あるが，遺伝子異常で起こる筋肉の変性症で，運動障害，呼吸障害などを起こす．

[*2] フォン・レックリングハウゼン病(von Recklinghausen disease)▶思春期ころから全身に多発する神経線維腫，カフェ・オ・レ斑と呼ばれる褐色の皮膚色素斑，脊椎側彎症などの骨病変，そのほかにも眼病変，神経腫瘍など多彩な症候がみられる優性遺伝性疾患である．発生頻度は高く，軽症例も少なくないが，わが国の有病者数は約4万人と推定されている．2亜型があり，17番目または22番目の染色体上の遺伝子異常によって起こる．

[*3] 若年性関節リウマチ▶16歳未満に発症した慢性関節リウマチのことをいう．小児の膠原病でもっとも多い．発症型によって全身型発症(Still病)，多関節型発症，少関節型発症の3つのサブタイプに分類される．リウマチ因子が陰性のものが多い．

【症状】 外観上の問題がある．しばしば背部痛，腰痛を訴える．また，若いときは概して無症状であっても，変形が80°以上になると胸腔体積は減少し，やがて心肺機能障害を呈する．思春期女子に好発する特発性側彎症では，異常な彎曲の与える精神的影響も無視できない．

【治療】 原因，年齢，彎曲のパターンと側彎度によって異なる．コブ角(図8-12)が25°以下では経過観察と体操療法，25°をこえるようだと唯一効果が証明されている保存的治療の装具(図8-13)による矯正を行う．コブ角が45～50°をこえると手術を考えるべきで

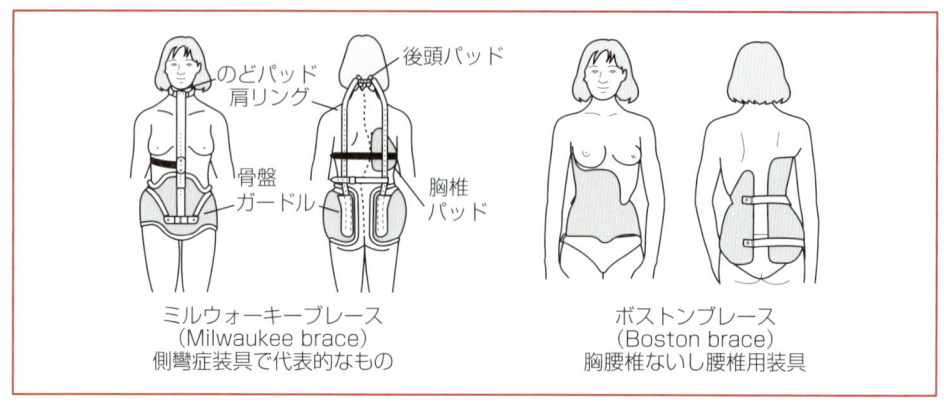

図8-13 側彎症治療に用いられる装具

ある．手術は変形矯正と固定である．また，野原は治療に当たって患者に次のような説明をするのが好ましいと唱えている（野原，2002）．

① 軽度の側彎は病気ではないが，コブ角が25°をこえるようであれば病気と考える．
② 経過観察は重要であるが，マッサージや牽引などは無効である．
③ 装具療法は成長期までが有効でそれ以後は無効となる．

【予後】 装具による保存的治療法の適応となるような中程度の側彎症では骨成長の終了する時期まで行い，それ以降は徐々に装着時間を短縮していく．装具療法は有効なことが証明されている唯一の保存的療法である．

予後が悪いのは骨成長の未熟な症例，側彎の程度が強い症例，側彎の観察中に急速に増悪する症例，椎体の変形の強い症例である．

d．外反母趾

足の親指（母趾）が小趾のほうへ側屈（外反）して，親指の付け根〈第1中足趾節関節〉が内側に突出することにより同部に疼痛が生じる疾患を外反母趾という．

【疫学】 この変形は欧米人に多く日本人には少ないとされてきたが，近年日本人にも増加の傾向がみられる．また，男女比については約1：10の割合で圧倒的に女性に多く，10代と40代に発症するものが多い．

【成因と病態生理】 10代に発症するものは家族集積性がある．中年期発症のものは肥満も原因として考えられている．また変形の発生要因として，先のとがった靴によって足の先端部が左右から圧迫されること，足の内在筋の弱化などがあげられている．靴の使用との関係がいわれているが，靴をはかないアフリカ人にも外反母趾は認められており，不適切な靴はひとつの要因でしかない．足の骨の解剖上の変化として，母趾趾節骨の外反，第1中足骨の内反，足底の縦方向と横方向両方のアーチが減少した扁平足，母趾お

よび中足骨が長いエジプト足*が認められる．

*エジプト足▶母趾が足の趾のなかでいちばん長いタイプの足のこと．一方，第2趾がいちばん長いタイプはギリシャ足といわれる．

【症状】 母趾の変形と疼痛である．また，突出した母趾付け根にバニオンと呼ばれる滑液包の腫脹や，足底にタコ（胼胝）の形成を認める．バニオンは疼痛と発赤を伴い，痛風発作と間違えられることがある．

【診断】 足の荷重時正面エックス線撮影により，外反母趾角（第1中足骨軸に対する母趾基節骨軸のなす角度）および第1・第2中足骨間角を計測して変形の重症度を判定する．外反母趾角は15°以上，第1・第2中足骨間角は10°以上を異常としている．

【治療】

① 保存的治療

ⓐ 外反母趾用の靴：足先のゆったりしたもの．また，ヒールは3cm以下が望ましい．

ⓑ 矯正体操：足趾を意識的に開くようにする外反母趾体操は若年症例に有効である．

ⓒ 矯正装具：足袋，足底板，第1・第2趾の間に挟む装具などがある．進行例には無効である．

② 観血的治療

疼痛を伴う進行例に適応がある．150種類をこえる手術法*が報告されて広く行われてきたが，現在では中足骨骨切り術が一般的に行われている．

*外反母趾の手術法▶大別すると軟部組織矯正術（McBride法），中足骨骨切り術，関節固定術（McKeever法）などがある．現在は中足骨骨切り術が主流で，頸部（Michell法），骨幹部（Wilson法），基部（Mann法）で骨切りが行われ，良好な結果が得られている．

e．内反足

内反足という用語自体は「足の前部が内側に屈曲し，後部が内側に回転している変形」である．生下時にみられる原因不明の先天性内反足のほか，外傷，痙性麻痺，弛緩性麻痺，二分脊椎，先天性多発性関節拘縮*でも現れる．多くの場合，内反足というと先天性内反足のことを指す．以下，本項でも先天性内反足について述べる（図8-14）．

*先天性多発性関節拘縮症▶出生時に少なくとも2カ所以上の関節拘縮があり，筋萎縮と紡錘形関節を認める症候群である．頻度は出生1万人に2～3例．原因は不明であるが，遺伝性はないと考えられており，胎生早期の四肢の運動制限により発症するといわれる．関節以外にも小顎症，斜頸，鼠径ヘルニア，停留睾丸，漏斗胸，肺動脈弁狭窄症などさまざまな合併奇形を伴うことが報告されている．部位別頻度は上肢のみが11％，下肢のみ43％，上下肢とも障害されるものが46％と下肢に多い．足部変形の頻度はとくに高く足関節では内反足が多い．

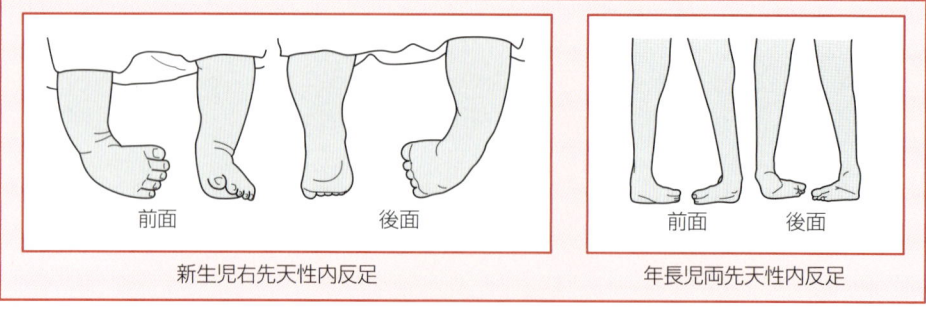

図8-14　先天性内反足

【疫学】　整形外科領域における先天性疾患のなかでは先天性股関節脱臼に次いで多い．先天性内反足の発生率は1,000～1,500の出生に対して1例．性差は2：1で男児に多い．片側性と両側性ではほぼ同数といわれている．片側性での左右差はない．

【成因と病態生理】　病因として，遺伝や胚芽の欠損，子宮内でのウイルス感染説，機械的圧迫説，成長障害説など種々の説が提唱されているが，いずれも確証はない．

【症状】　変形の要素として，①内反足，②尖足，③内転足，④凹足があげられる．つまり上記4変形が混在して変形が成り立っている．何ら治療されずに成長すると，変形は歩行によりさらに増強し，足の外側縁側や，さらに悪化すると足背部をついて歩くようになる．

【診断】　変形の外観とエックス線撮影で行う．足の側面エックス線撮影で，距骨と踵骨の骨軸は通常新生児では40°～50°あるが内反足ではこの角度が減少し平行に近づく．

【治療】
　①治療方針と原則
　ⓐできるだけ早期に，できれば生後数日で診断し，治療を開始する．治療開始が早いほど予後が良好となる．
　ⓑ歩行開始までになるべく矯正を完成させる．
　ⓒ観血的治療が必要な場合は就学までに行う．
　②保存的治療法：治療開始時はまず徒手矯正，矯正ギプス固定による保存的療法を行う．1週間に1～2回ギプスを巻き換える．ギプス固定治療期間は約3カ月（図8-15），次いでデニス-ブラウン（Denis Browne）（型）副子（図8-16）に移る歩行開始までは昼夜とも装用させる．歩行開始後は矯正靴を使用する．
　③観血的治療法
　ⓐ軟部組織解離手術：矯正ギプスで矯正が得られない症例には3カ月以降9カ月以前に軟部組織の解離手術を施行する．それによって変形が矯正されれば，6歳頃就学前まで夜間装具や矯正靴で矯正の保持に努める．
　ⓑ骨・関節の手術：年長になっても，矯正が得られなかったり，変形が再発する症例には，骨切り術や関節固定術で対処する．

図 8-15　先天性内反足

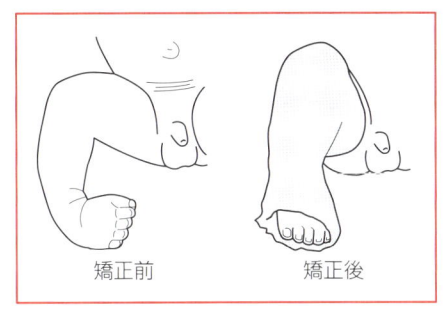

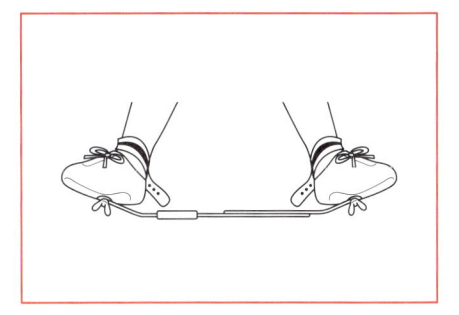

図 8-16　デニス-ブラウン型副子

【予後】　比較的軽症例で，早期に保存的治療を開始したものは予後は良い．治療開始の遅れたもの，二分脊椎や先天性多発性関節拘縮に随伴するものは治療に難渋する．

F．脊椎疾患

a．椎間板ヘルニア

　椎間板は髄核と線維輪により構成され，上下2つの椎体間を連結している．椎間板ヘルニアとはこの椎間板が加齢による変性のために，椎間板後方部分の線維輪に亀裂が生じ，内部の髄核が亀裂を通って膨隆・脱出して神経根や脊髄を圧迫している状態である．椎間板ヘルニアは頸椎，胸椎，腰椎のどこにでも発生するが，下部腰椎に発生するものがほとんどであるので，椎間板ヘルニアというと腰部のものをさすことが多い．以下，腰椎の椎間板ヘルニアについて述べる．

【疫学】　20代から40代の男性に好発する．好発部位は$L_{4/5}$（第4腰椎と第5腰椎の間）L_5/S_1（第5腰椎と第1仙椎の間）で，この2椎間で80％を占める．壮年者ではまったく症状がなくても76％の人にMRI上のヘルニアが存在している．

【成因と病態生理】　椎間板にはほとんど血管がなく栄養は周囲組織からの拡散に依存している．そのため退行変性を起こしやすい．また髄核の含有水分は小児期で88％のものが老年期には66％まで低下してクッションとしての作用が減少する．そこに繰り返し捻転外力が加わると線維輪の亀裂を起こしやすくなる．

【症状】　腰痛と下肢痛が2大症状である．下肢筋力の低下やしびれは痛みよりやや遅れて出現する．まれに巨大ヘルニアにより急性の両下肢筋力の低下，感覚障害，膀胱直腸障害が出現する場合がある．この場合には緊急手術の適応となる．

【診断】　身体所見では，腰椎の可動性の減少，下肢伸展挙上テスト（SLR）あるいはラセーグ・テスト*（図 8-17）による下肢痛の再現がある．ヘルニアの高位により深部腱反射

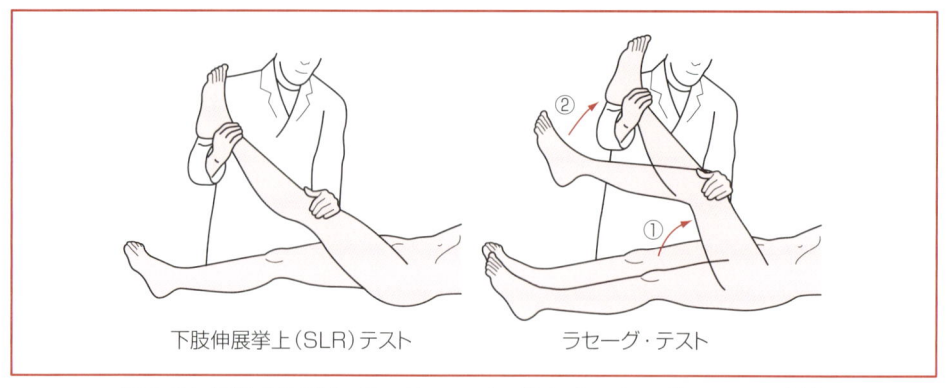

図 8-17　下肢伸展挙上（SLR）テスト（左）とラセーグ・テスト（右）

の低下がみられる．たとえば $L_{3/4}$ 間ヘルニアでは L_4 の神経根が影響を受け膝蓋腱反射が，L_5/S_1 間では S_1 の神経根症状としてアキレス腱反射が低下ないし消失する．その左右差がはっきりしているときに臨床的意義がある．また筋力テストでは母趾の背屈力の低下は $L_{4/5}$ の間のヘルニアで起こる．知覚障害は，筆や鈍針を使用し左右差や上肢との比較を行うことによって評価する．

　画像診断としては単純エックス線検査は不可欠であるが，椎間板自体は写らないので変形性腰椎症や椎間腔狭小化などの所見から間接的にヘルニアの存在と高位診断を行う．一方，MRI は直接的にヘルニアを描出するのでもっとも有効な診断法である（図 8-18）．ただし描出された所見が症状の発生に対して責任病巣となっているのかどうかは神経学的診断との対比で下すべきである．以前はミエログラフィー（脊髄腔造影）が非常に重要であったが，今日では手術例を除き診断的価値が少なくなってきている．

＊**下肢伸展挙上（straight leg raising；SLR）テスト**▶膝関節を伸展位のまま検者が患者の下肢を挙上すると坐骨神経が伸展され，その支配域に疼痛を誘発する．70°未満で疼痛が出現するものを陽性とする．ラセーグ・テスト（**図 18-18**）は厳密には膝関節を屈曲位のまま大腿を挙上し，ある角度，たとえば 70°あたりで膝関節を他動的に伸展したときに同様の坐骨神経痛を誘発するかどうかを調べるものであるが，意味するところは SLR と同じである．今日では SLR のことをラセーグ・テストと呼び習わすことも黙認されている．

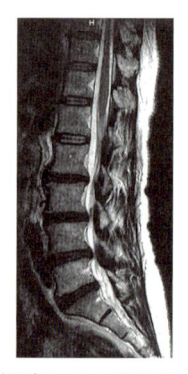

図 8-18　椎間板ヘルニア MRI（T2 画像）
$L_{2/3}$　$L_{3/4}$　$L_{4/5}$　L_5S_1 にヘルニアがみられる．

【治療】
　① 保存的治療：急速な下肢の麻痺や膀胱直腸障害（排尿と排便の失禁や停止）を起こすようなケースを除き原則は保存的治療を優先する．3カ月は保存的治療だけで様子をみる価値がある．
　ⓐ 急性期には臥床と腰部の安静．さらしを巻く，あるいはコルセットを装着．
　ⓑ 非ステロイド性鎮痛薬などの薬物療法．
　ⓒ 温熱療法
　ⓓ ステロイドと局所麻酔薬による硬膜外ブロック．
　ⓔ 骨盤牽引．ただし骨盤牽引でかえって痛みが増強する例では中止する．
　ⓕ 慢性期には日頃の鍛錬として腹筋の強化をはかる．
　② 観血的治療：適応は膀胱直腸障害のある例，足関節の下垂するような高度の麻痺を伴う症例，保存的治療に抵抗する症例である．
　ⓐ ラブ法：伝統的な直視下の手術．椎弓の部分切除と変性した髄核の切除を行う．
　ⓑ 脊椎固定術：椎体前方から侵入して椎間板を切除し腸骨から採った骨片で椎体を固定する．
　ⓒ 経皮的髄核摘出術：エックス線イメージの透視下に椎間板に刺入した管を介して髄核を摘出する．
　ⓓ レーザー椎間板蒸散法：椎間板内に刺入した内視鏡下にYAGレーザーで髄核を蒸散させて取り除く方法．成功率80％程度．手術の侵襲は少ない．

【予後】　近年CTやMRIでの観察で脱出ヘルニア（ヘルニアが脊柱管内まで脱出しているもの）の自然消退する例が観察されている．したがって自然治癒ということも期待される．また，症状が疼痛だけのものでは長期予後は80％は良好である．
保存的治療と手術的治療の成績を比べると，治療後1年以内は手術のほうが良好であるが，4年以上経過すると両者に差はなくなる（Weber, 1983）．

b．後縦靱帯骨化症

　椎体の後壁にあってこれを縦方向に連結する後縦靱帯が，一部または全体的に骨化変性を起こす疾患である．1960年にわが国の月本により初めて報告されたが，その後まれな疾患ではないことが判明してきている．都築によれば後縦靱帯の骨化そのものは，わが国の剖検例調査で成人の30％近くにみられ，また単純エックス線写真による住民調査では約2％に発見される．このことから，骨化の発生そのものはありふれている．したがって単に後縦靱帯の骨化だけではなく，その結果，脊髄圧迫を生じるほどに骨化が増大し，脊髄の圧迫障害を発現した場合を後縦靱帯骨化症（OPLL）という．

【疫学】　疫学的にわが国を中心とした東南アジアに多く，白人には少ない．発生年齢は

50歳以上の高齢者の男性に多い．頸椎部の発生は男子に，胸椎部の発生は女子に多い．本症ではほかの脊柱靱帯（黄色靱帯，前縦靱帯など）の骨化を合併する頻度が高い．家族集積性が高い．耐糖能異常やカルシウム代謝異常などとの関連がある．

【成因と病態生理】 遺伝や代謝異常など全身的因子を背景とした，より包括的な疾患として脊柱靱帯骨化症と総称される．原因として遺伝子レベルでの解析がなされつつある．

【症状】 骨化があっても脊髄を圧迫するに至っていない場合には無症状である．また，小さな骨化であっても脊柱管狭窄症を生来有していると，早くから症状を呈する．症状は基本的に脊髄の圧迫性障害である．多彩な神経症状を取りうるが，頸髄症では原則的に痙性四肢麻痺を，また，胸髄症では初発症状は下肢のしびれと脱力である．腰部神経根障害などを合併することも多く，病変部位の広がりによって複雑な様相を呈する．

【診断】 単純エックス線写真にて全脊椎を検索すると後縦靱帯骨化症をみいだすことは容易である．頸椎の単純エックス線像で椎体後縁から1～2mm離れた後方に帯状の石灰化像が認められる．頸椎の後縦靱帯骨化症はみつけやすいが，同時に胸椎の後縦靱帯骨化および黄色靱帯骨化にも注意する．骨化はCTやエックス線断層撮影でより明瞭にとらえられる．脊髄の観察にはMRIが適している．脊柱管狭窄率が40％をこすと脊髄障害を生じることが多い（図8-19, 20）．

【治療】 無症状と有症状で対応が異なる．偶然発見された小さな骨化で無症候性の場合にはおおむね1年ごと程度にエックス線写真による経過観察でよい．

比較的大きな骨化で無症候性の場合，症状発現の予防には頸椎の安静が有利であることを自覚させ，激しい頸の運動（たとえばゴルフや剣道，柔道）や負担（たとえば天井のペンキ塗り，あるいは重い物を担ぐなど）を避けるよう教育する．また軽微な外傷（たとえば追突事故など）で急激に悪化することのあることも説明しておき，慎重に経過を観察する．

＜有症状となった場合＞
① 保存的治療：軽症～中等症

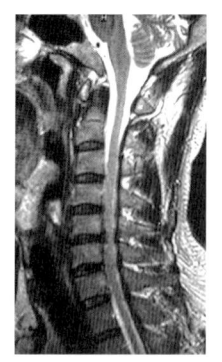

図8-19 $C_{4/5}$ $C_{5/6}$ のMRIによる後縦靱帯骨化症と脊柱管狭窄症

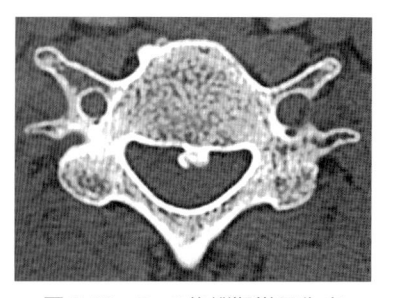

図8-20 C_5 の後縦靱帯骨化症

ⓐ 頸椎の装具による外固定
　　ⓑ 牽引療法
　② 観血的治療：中等症〜重症
　　ⓐ 前方固定：前方から侵入し脊椎の前方固定を行う．骨化を摘出できる点で根治的であるが，技術的にはむずかしい手術である．
　　ⓑ 後方からの椎弓形成術：片開き法（平林）と両開き法（黒川）がある．脊柱管を拡大することによって脊髄への除圧をはかる方法である．
　③ 後療法：頸椎可動域訓練および頸部筋力訓練が有用である．

c．脊椎分離症・脊椎すべり症

　脊椎分離症とは脊椎骨の上関節突起と下関節突起の間をつなぐ椎弓の峡部という狭い部分において骨性の連続を欠く状態を生じたもので第5腰椎に好発する．一方，脊椎すべり症とは上位椎体が下位椎体に対して前方にすべって移動している状態の総称であるが，しばしば脊椎分離症に併発する．この場合，**脊椎分離すべり症**という（図8-21）．

【疫学】　脊椎分離症の発生頻度は全人口の5〜7%で，さらにその10〜20%が分離すべり症となる．スポーツ選手での発生はその2〜3倍にのぼる．脊椎すべり症の発生頻度は20〜30代では男性に多く，40〜50代では女性に多くなる．

【成因と病態生理】　以前は何らかの先天性要因が関与した骨癒合不全症という考え方が有力であったが，今日ではそうした先天性の要因よりも主たる原因は発育期の過度の運動による疲労骨折とその遷延治癒という後天性のもの，外傷性のものということで大方の見解の一致をみている．

【症状】　脊椎分離症では腰部の鈍痛や疲労感がある．坐骨神経症状は脊椎分離症では一般にはない．脊椎すべり症を起こすと坐骨神経症状を呈することがある．また罹患腰椎の棘突起に圧痛を認めるほか，脊椎すべり症では外観上あるいは触診でその部に陥凹を認め，またしばしば腰椎の前彎の増大を起こし，お尻が後方に出っ張る．

【診断】　脊椎すべり症はエックス線撮影の側面像で第5腰椎と仙骨の間（L_5/S_1）で認めることが多い．また，45°斜位像では脊椎分離部を含む周辺像はテリア犬のようなイメージを形作るが（図8-22），脊椎分離症ではその首輪部分が離断されているのが描出される．

【治療】　脊椎分離症，脊椎すべり症とも原則は保存的治療を優先する．少なくとも1年は保存的治療で経過を追う．青少年の脊椎分離症で腰痛を起こし始めたばかりのものは硬性コルセットによる厳格な安静固定で分離部の骨性癒合を得て完治を期待できる．慢性化したものは姑息的に対処（対症療法）する．この場合にも軟性コルセットによる固定が中心的な療法となる．

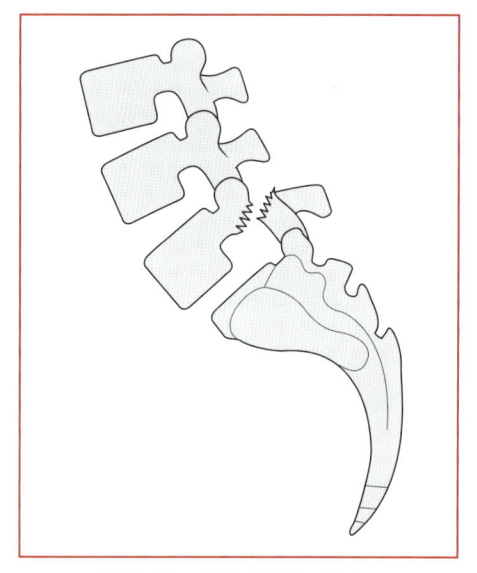

図8-21 脊椎分離すべり症

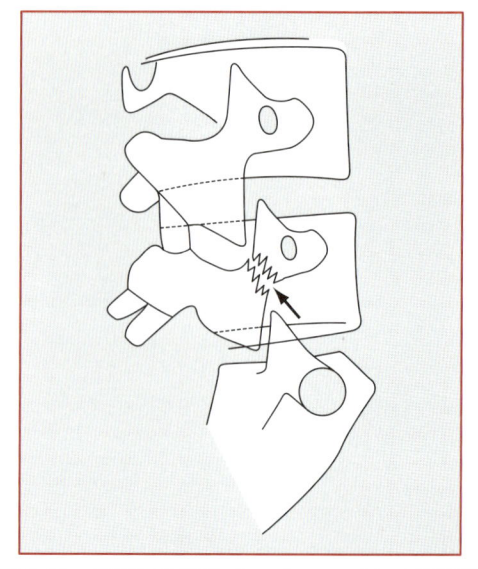

図8-22 テリアの首輪（terrier neck）の断裂像
（脊椎分離症の斜位エックス線像）

脊椎すべり症が悪化して疼痛が著しいもの，持続する神経症状がある場合に手術の適応となる．

【予後】 10年以上の自然経過をみると脊椎分離症だけのケースでは予後は良好である．一方，脊椎分離すべり症に移行したものはいつまでも腰痛を訴え，その意味で予後は良くはない．

d．頸部変形性脊椎症

頸椎と頸部椎間板の退行変性（加齢による変化）に基づく椎体周辺の骨増殖と椎間腔の狭小化を生じ，そのために頸神経や脊髄が圧迫されて症状を呈する疾患である．用語として頸部変形性脊椎症，変形性頸椎症，頸椎症は同じものと考えてよい．

【疫学】 変形性脊椎症は加齢現象であり，Nathauによれば頸椎における著明な骨棘形成は50歳以上で45％にあるという．また，Pallisによると，たとえ頸部に愁訴のないものでも65歳以上では75％に変形性脊椎症の典型的なエックス線撮影上の所見があるという．一方，佐藤によれば症状を呈する変形性頸椎症による脊髄症の罹患率は10万人当たり5.7人で，その好発年齢は50～60代で，男女差はおよそ2：1である．

【成因と病態生理】 頸椎部の脊柱管は上部ほど広く下部に向かって細くなっている．そのもっとも狭い部分は第5～第6頸椎部である．一方，脊髄はちょうどその場所で頸膨大部を形作っている．そのために脊柱管と脊髄のサイズが近接しており，余分のスペースはもっとも少ない．したがってこの部分で脊髄は容易に圧迫を受けやすい構造になっている．さらに頸椎はその生理的彎曲がこのレベルでもっとも大きく，このことでも頸

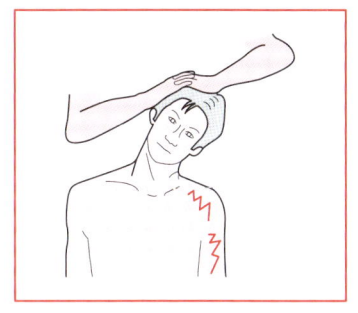

図 8-23　スパーリング（Spurling）テスト
座位をとらせ，頭部を患側に倒して，頸部を過伸展して上から押し下げて行う椎間孔圧迫検査法である．患側上肢に痛みやしびれが放散すれば陽性とする．

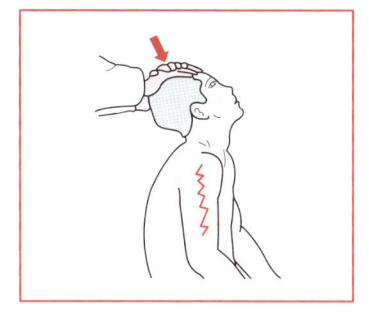

図 8-24-①　ジャクソン（Jackson）テスト
頭部を過伸展（後屈）させて，検者は背後から患者の前額部を下方へ押さえる．この操作により患側の上肢に放散痛を生じるものを陽性とする．ジャクソン・テストとだけ記載した場合にはこの手技による検査を指すことが多い．

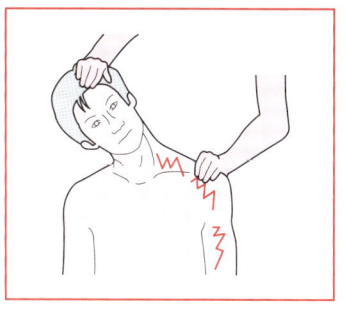

図 8-24-②　ジャクソン（Jackson）テスト
頭部を健側に倒し（側屈），検者の片手を患者の頭に，もう片手を患者の肩において押し下げる．この頸神経伸展により上肢に疼痛やしびれを誘発すれば陽性である．肩下方圧迫テスト（shoulder depression test）ともいう．臨床的意味は頸神経根症でスパーリング・テストやもう一つのジャクソン・テストと同じ．

部変形性脊椎症の症状がこの部分に出現しやすいことになる．

【症状】　肩こり，背部痛，項部痛，頸部痛，緊張型頭痛，肩から上肢にかけての放散痛などが初期症状として起こる．神経根症状としては手指のしびれ感や握力の低下，母指球や小指球，虫様筋の萎縮を起こす．また，手の細かい運動（巧緻運動）の障害を起こしてくる．脊髄症状を起こしてくると下肢の痙性麻痺のために歩行障害を起こしたり，さらには膀胱直腸障害を起こす．

【診断】　エックス線撮影で狭い脊柱管（前後径 13 mm 以下），椎間腔の狭小化，骨棘の形成，椎間孔の狭小化を認める．CT では脊柱管の狭小化や，骨棘を，MRI では椎間板ヘルニアとそれによる脊髄の圧迫を認める．

　神経学的所見では神経根の圧迫誘発テストであるスパーリングテスト（図 8-23）やジャクソンの過伸展圧迫検査法（テスト）（図 8-24-①）が陽性となるほか，上下肢の深部腱反射の亢進や低下などの異常，傷害された神経根に一致した知覚低下，筋萎縮などが起こる．

【治療】
　①保存的治療　ⓐ頸椎カラーの装着　ⓑ薬物療法　ⓒ牽引療法：グリソン牽引 12〜15 kg 程度　ⓓ温熱療法
注意：本症においては経過観察中の軽症患者にも頸椎の過屈曲，過伸展は避けるべきである．決して激しい頸椎マニピュレーション（徒手療法）などはやってはならない．
　②観血的治療
　ⓐ前方除圧固定術：罹患頸椎が 1〜2 椎間である場合に適応となる．

ⓑ 後方除圧術：多くの椎間が罹患している場合や脊柱管狭窄症を伴っている場合によい適応となる．脊柱管拡大術を行う．

【予後】　手術による改善率はいずれの術式でもおよそ60～70％である．高齢，術前評価で重症であること，長い罹病期間が予後不良の因子である．

e．腰部変形性脊椎症

　腰部変形性脊椎症とは腰部椎間板の退行変性（加齢による変化）に基づく椎体周辺の骨増殖と変形，椎間腔の狭小化を生じたものであり，そのために神経が圧迫され疼痛や運動制限，姿勢不良をきたす疾患である．今日の高齢化社会では非常にありふれた重要疾患である．また，用語としては腰部変形性脊椎症，変形性腰椎症，腰部脊椎症などは同じものである．一方，腰椎における脊柱管狭窄症，椎間板ヘルニア，脊椎すべり症，腰椎の圧迫骨折などは腰部変形性脊椎症と深い関連性があり，こうした疾患は年齢的にも合併しやすいために症状の発現に一役買っていることも多い．

【疫学】　中年から老人層にかけて好発する．

【症状】　腰痛，腰背部痛，坐骨神経痛などの疼痛がおもな症状である．下肢の知覚低下，筋力低下，運動制限も起こってくる．疼痛は激痛ではないが，体動時に増強し安静で改善する．また，同一姿勢から次の運動に移るときに強くなる．

【画像診断（図8-25）】　椎体の前方の上縁や下縁に骨棘を形成し，しばしば犀角状になったり上下で架橋することもある．腰椎の後彎化，椎間腔の狭小化を起こす．しばしば脊椎すべり症や側方への脱臼すら認めることがある．ただし，こうした腰椎の変形所見がただちに症状の発現と関連しているとは言い切れないので注意が必要である．

【治療】　椎間板ヘルニアや脊椎すべり症などの合併する疾患に対して手術することはあるが，変形性脊椎症自体が手術の対象になることはめったにない．多くは対症療法に終始する．

　①安静や硬めのベッドの使用，②軟性コルセットの装着，③腹筋や腰背部筋肉の筋力

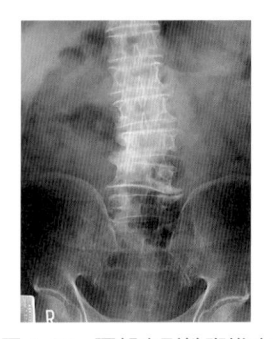

図8-25　腰部変形性脊椎症
L_3, L_4 中心に著しい変形が認められる．

強化, ④ ホットパックなどの温熱療法, ⑤ 薬物療法 (NSAIDs や八味地黄丸, 桂枝加苓朮附湯, 桂牡烏頭加杜仲丸などの漢方薬), ⑥ 硬膜外ブロック注射など.

【経過と予後】 退行変性であるということにおいて変形が改善することはない. 疼痛は上記の治療によってある程度, 場合によっては劇的に改善する.

f. 頸部脊柱管狭窄症

頸部の脊柱管が狭い状態に発育していった発育性のものと, 頸椎の不安定性のために上位頸椎が下位頸椎に対して後方にすべることによる動的な脊柱管の狭窄とがある. 一応, 変形性頸椎症や後縦靱帯骨化症による脊柱管狭窄の場合とは別に扱う.

【疫学】 40代以降に多く, 性別では男性に多い (約2:1).

【症状】 原則的には頸部脊髄症状を呈する. 手指のしびれで発症するものが約80％で, ほとんどが両側性である. 手指がもつれ, 細かい指先でする仕事に支障をきたす. 歩行障害, 下肢・体幹のしびれ, 尿の出始めの遅れるような排尿障害を伴ってくる.

【診断】 頸椎単純エックス線撮影で管球-フィルム間距離1.8 mで撮影し, 脊柱管前後径が12 mm以下であれば, 発育的脊柱管狭窄とする. 同じ条件で頸椎屈曲位と伸展位の側面像を撮影して, 2 mmの後方すべりがあり12 mm以下であれば動的脊柱管狭窄とする.

MRIの矢状断では, クモ膜下腔の間隙消失と脊髄圧迫がみられる. CTでは頸椎の水平断で脊柱管が扁平な二等辺三角形である.

【治療】 保存療法は一般に対症療法的, 姑息的治療で一時しのぎである. 後方除圧術をはかって, 現在では椎弓形成術による脊柱管拡大術が広く行われる. また, 前方固定術もしばしば適応となる.

【経過と予後】 重症例や1年以上の罹病期間の例は改善が不良で, 手術しても多くが50％以下の改善にとどまる. 動的脊柱管狭窄は一般に改善が不良である.

g. 腰部脊柱管狭窄症

腰部の脊柱管の横断面積が狭くなり, 馬尾神経あるいは神経根圧迫の症状をきたす疾患の総称であり, したがって症候群である. 脊柱管狭窄は, 多くの場合, 先天性に狭窄を起こしやすい形態 (横断面で三角型, 三つ葉型の脊柱管) に, 後天性の変形性脊椎症はじめ, 脊椎すべり症, 腰椎椎間板ヘルニア, さらには外傷, 手術などが加わることによって起こる.

【疫学】 40歳以上の男性に多発. 性差は4:1程度. 両側性で多椎間のことが多い.

【成因と病態生理】 形態的には上記のとおりであるが, そもそもの脊柱管の形態を決め

る骨性の因子以外にも脊柱管の横断面積を狭くする因子として，椎間板の関与（ヘルニア，高さの減少），黄色靱帯*の関与（肥厚と短縮）があり，さらに疼痛症状の発現に関わる因子として神経性因子と血流性因子が関与しているものと考えられる．

> *黄色靱帯▶隣り合う椎骨の椎弓板を結ぶ靱帯で脊柱管の後壁と外側壁の形成にあずかる．多量の弾性線維を含んで黄色を呈するところから，この名がある．脊柱を前屈姿勢から引き戻したり，直立姿勢を保持したりするのに役立っている．

【症状】 腰痛は80％に認められるもっともありふれた症状である．次いで下肢のしびれ感，冷感，疼痛，違和感などの知覚異常がまずあげられる．知覚障害はL_5やS_1領域に多い．椎間板ヘルニアの根症状である疼痛は多くの場合，ヘルニア脱出部の神経根に限られ，片側性であるが，脊柱管狭窄症では2～3の神経根にかけて両側性に出現する点が異なる．

腰部脊柱管狭窄症における歩行障害，間欠性跛行[*1]は50～60％の頻度でみられるが，これは神経性間欠性跛行であり姿勢を変えること，たとえば体幹の前屈，しゃがみ込むといったことですみやかに改善する点が特徴的である．

下肢伸展挙上（SLR）テストは陰性のことが多い．膝蓋腱反射やアキレス腱反射は80％以上で消失する．

馬尾神経の症状としては両下肢，殿部，会陰部のしびれ感，灼熱感，下肢の筋力低下，同脱力感，残尿感や尿意頻数，尿失禁，便秘がある．勃起障害[*2]なども報告によっては30％程度にみられるといわれており，決して少ないものではない．

> [*1] 間欠性跛行（かんけつせいはこう）▶間欠性とは「一時的に繰り返し起こる」こと，跛行とは「一側をひきずるかたちの歩行異常」のことである．間欠性跛行は歩行障害のひとつであるが，歩いていると下肢に痛みを生じ一側をひきずるかたちの異常歩行になるか，ついには歩行できなくなり，立ち止まる現象をいう．しばらく時間が経つとふたたび歩けるようになる．下肢の動脈硬化症による血管性間欠性跛行と腰部脊柱管狭窄症による神経性間欠性跛行がある．
> [*2] 勃起障害▶欧米での呼称はerectile dysfunction（ED）が用いられているが，日本では1998年の日本性機能学会用語委員会において"勃起障害"あるいは"勃起不全"と決定され，現在では，従来言われていたインポテンスという用語は使われなくなった．

【診断】 エックス線撮影で椎間の狭小化や骨棘の形成，斜位像では椎間孔の狭小や閉塞などの変形性腰椎症の所見を認める．また，原因疾患としての脊椎すべり症や脊椎分離症所見を認めることもある．一般にエックス線撮影で脊柱管の前後径が13 mm以下を病的と判定している．

CTは直接腰椎の水平方向の断層写真を得るのに優れており，脊椎管の形状や前後径などは直接測定できるので有用である．

MRIは骨の観察よりも脊髄腔，椎間板，黄色靱帯の観察に優れている．

【治療】
① 保存的治療

ⓐ 装具：腰椎伸展を制限し，屈曲を許す体幹コルセット装具．
　　ⓑ 薬物療法：鎮痛抗炎症薬，末梢循環促進薬，神経賦活薬，神経障害性疼痛改善薬（リリカ），漢方薬（八味地黄丸（はちみじおうがん），牛車腎気丸（ごしゃじんきがん），桂枝加苓朮附湯（けいしかりょうじゅつぶとう）など）
　　ⓒ 硬膜外ブロック
　　ⓓ 選択的神経根ブロック
　② 観血的治療：保存療法で効果の得られない例や重症例は手術療法を検討する余地がある．手術適応となる重度の障害はⓐ膀胱直腸障害，ⓑ著明な筋力低下，筋萎縮，ⓒ安静時の下肢しびれ，痛み，ⓓ間欠性跛行の距離の著しい短縮（50～100 m）である．手術は除圧術が主体で，必要に応じて脊椎固定術が追加される．

【予後】　神経根症状は自然寛解傾向があるが，馬尾症状にはない．また機能改善の予後不良なものとして，ⓐ安静時にも強いしびれや痛みがある例，ⓑ明瞭で強い知覚障害のある例，ⓒ著しい筋力低下と筋萎縮を認める例，ⓓ罹病期間がすでに長期に及んでいる例があげられる．

h．腰痛症

　運動時あるいは安静時に腰部に痛みを感じる疾患の総称であり，疾患名というより症状名である．腰痛の原因としては腰椎，椎間板，椎間関節，靱帯，筋・筋膜の障害が想定されているが，正確な診断が可能なのは全腰痛患者の半数以下，報告者によってはせいぜい10％程度ともいう．そのような場合にとりあえず，腰痛症という病名を付す．

【成因と病態生理】　腰痛と頸部痛とは人類が2本足で立位をとることに内在する宿命的疾患ともいわれる．腰痛については，原因として想定されるものは種々さまざまであるが，それをまとめると次のようになる．
　① 退行変性によるもの：椎間板ヘルニア，変形性脊椎症，脊柱管狭窄症
　② 骨代謝異常によるもの：骨粗しょう症，骨軟化症
　③ 外傷によるもの：腰椎圧迫骨折，横突起骨折，打撲，脊椎分離症・脊椎すべり症
　④ 炎症によるもの：筋炎，筋膜炎，化膿性脊椎炎，結核性脊椎炎，関節リウマチ
　⑤ 腫瘍によるもの：骨肉腫，軟部組織肉腫，血管腫
　⑥ 静力学的要因によるもの：姿勢不良，筋肉疲労
　⑦ 先天性の要因によるもの：仙椎の腰椎化，腰椎の仙椎化，奇形

【症状】　原則的には下肢症状を伴わない腰部の疼痛ということになっている．腰痛の発現によって急性，慢性，再発性に分類するのが治療上から便利である．
　① 急性腰痛症　疼痛は腰部に限らず，殿部，大腿後面や側面などにも出現することがあるが，原則として下肢神経症状は伴わない．腰痛は運動により増強され，安静により消失する．

＜ぎっくり腰＞

　急性腰痛症のなかで，ちょっとした体動で急に発症し，場合によっては激痛のため脂汗が出て，歩けなくなるような発作性の腰痛症を俗に「ぎっくり腰」という．その真実の病態は不明であるが，多くの場合は腰椎における椎間関節内への滑膜の陥入であると考えられている．また，なかには椎間板ヘルニアの始まりのこともあれば，何らかの拍子に生じた筋肉，筋膜，靱帯の微小損傷のこともある．多くの場合，安静にしていれば2～3日で激しい痛みは消え去る．安静や鎮痛薬の使用でも緩解しない腰痛，徐々に進行する腰痛，発熱を伴う腰痛などは，内臓疾患，悪性腫瘍，感染症などを疑うべきである．

　② 慢性腰痛症　慢性に持続する腰痛があっても，はっきりした原因が判明しているものはこのカテゴリーには含まず，おのおのの疾患としてとらえるべきである．問題は原因がはっきりしない，6カ月以上続くような慢性腰痛症の場合であるが，多くのケースで複合的要因が関与していて単純ではない．繰り返される微小外傷，精神的ストレスなどが影響しているし，痛みからくる筋肉の緊張状態や，筋肉の長期疲労から阻血や拘縮を起こしていて，痛みの悪循環から脱しきれない状態となる．また肥満による腰への過重な負担や背筋や腹筋の未発達状態，不良姿勢などもしばしば関与している．さらに慢性的な疼痛は，いらいらや，抑うつ状態など，心理的要因まで加重され，器質的障害から想像される以上の痛みを訴えることもある．

*いわゆる「ぎっくり腰」の成因は，しばしば腰椎における椎間関節内への滑膜の陥入である．したがって骨盤整体やマニピュレーションによってその滑膜の陥入が解除されることで劇的に治ることがある．しかし腰痛にはそれ以外にも多くの原因があるので，一事をもって万事に当てはまると思いこんではならない．

【診断】　神経学的検査を行ったうえで単純エックス線撮影や血液検査など基本的な検査はひととおり行うべきである．その結果，あきらかな疾患をみいだしたならばその疾患に最適な治療法を選択する．

　たとえば椎間板ヘルニア，脊椎すべり症，脊柱管狭窄症，リウマチ，感染症，尿管結石症などがみつかることがある．一方，エックス線撮影などで著しい変形性脊椎症や軽度の奇形を発見しても，それが腰痛の原因として意味ある所見なのかどうかは慎重に考えるべきである．

【治療】
　① 安静や軟性コルセットによる固定
　② 消炎鎮痛薬の内服や外用
　③ ストレッチングや，水中歩行などの運動
　④ トリガーポイントへの注射や仙骨裂孔からの硬膜外ブロック注射

i. 頸椎捻挫・むちうち損傷

　むちうち損傷とはその発生状況から呼ばれる名称で，元来軍艦の艦載機をカタパルトで急発進させたときに起きやすいものとして，1928年にアメリカで提唱された病名である．すなわち急激な後方からの外力により，頸部に鞭がしなるような過伸展とそれに続く反動の過屈曲運動が起こり，軟部組織の損傷が起こることをいう．

　ところが，車社会の到来とともに交通事故が多くなり，わが国でも1958年ころから追突自動車事故後の頸部の疼痛に対して「むちうち症」という診断名が用いられるようになった．この視覚に訴える魅力的な病名はやがてマスコミを通じてこの疾患が予後不良の難病であるかのように喧伝されたために比較的軽微なはずの頸椎の外傷が異様なまでの「流行」を招いた．

　交通事故による損傷では，患者と医師の人間関係以外に事故の加害者との不快なやりとり，さらに保険会社が加わり金銭的な疾病利得が保証されることもあって，いびつに拡大した診療関係が形成されがちである．したがってそういうことになりがちな病名の付け方は社会的に不適切であるほか，正確な病態を表していないことで医学的にも問題があるので，今日では頸椎が生理的可動範囲をこえて受傷したものは頸椎捻挫，それ以下のものには頸部挫傷と呼称し区別するのが一般的である．また，総称的な診断名として外傷性頸部症候群と呼ぶことも容認されている．

　なお，今日の自動車はヘッドレストがかならず装備されているほか，法令でシートベルトの装着も義務づけられている．そのため，軽微な物損に終わる事故では追突されても頸部は過伸展・過屈曲せず「むちうち症」の発生は少ないものと考えられる．

【定義】　頸椎捻挫は「頭部・頸部に直接の外力が加わることなく，体幹に加わった衝撃力によって，頭という重い物体を支えている頸椎に過伸展・過屈曲が強制され，そのために起こる傷害でエックス線撮影上，脱臼や骨折があきらかでないもの」と定義される．

【成因と病態生理】　頸椎捻挫の場合，頸部の筋肉，靱帯，椎間板，関節包などの軟部組織の損傷がほとんどであるが，それに頸神経根，脊髄，交感神経などの症状が付け加わることがある．むちうち損傷ということになると，これに心因反応をも加えた病態を示唆する用語となろう．

【症状】

　一般には次のような病型の分類がなされており，おのおのに症状の特徴がある．

　①頸椎捻挫型：頭痛，頸部痛，頸椎運動制限の3大症状があり，それにとどまる．

　②頸神経根症状型：後頭部，頸部，背部，上腕から手指にわたる痛み，こり，しびれ，脱力や頸椎運動痛など頸神経根症状が目立つもの．神経支配領域の分布に矛盾しないとき，また日によってくるくる変わらないときにその存在は信用できる．

　③バレー・リュー症状型：頭痛，頭重感，めまい，耳鳴り，難聴，悪心，嘔吐，眼振，

眼痛，霧視など自律神経症状の目立つ病型．

　④脊髄症状型：四肢不全麻痺，歩行障害，筋肉萎縮（脊髄内前角細胞障害）膀胱直腸障害などを呈する．

> 注▶本間（2002）は「症状のうち真に器質的障害由来と評価できるのは受傷直後から長くても数週間以内の頸（項）部の鈍痛と軽い可動性制限にすぎない．大半の患者はこの範囲内で軽快し治癒する．これをこえた例は事故を契機に，潜在していた心理的葛藤や事故関係者との不快なやり取りで誘発された抑うつ状態などが肉体的苦痛として表現される，いわゆる身体化現象に移行したものがほとんどである．」と断言している．これは大部分の軽症例については正論であろうが，一部の例外はつきものなのですべてを説明するにはいささか明快過ぎる割り切りであろう．

【診断】　神経学的所見を中心にしっかりした診察を行うことで診断は容易である．

　頸椎のエックス線撮影は必須である．できれば6方向，上位頸椎損傷を疑う場合には開口位を追加して7方向撮っておくのが後日の紛争に際しても望ましい．

　また，できることならMRI検査を行う．CT検査は骨折などの骨病変を念頭におくときは有用である．

　エックス線撮影やCT検査で脱臼，骨折のないこと，MRIで脊髄，神経根損傷（圧迫），ヘルニアなどのないことを確認するべきである．もしそうしたものがあれば頸椎捻挫やむちうち症という病名を用いるべきではなく，それぞれの特異的な疾患名を用いて，それにふさわしい治療を選択する．

【治療】　原則は保存的治療である．急性期には安静と頸椎カラーによる固定を行う．また，鎮痛薬の内服と外用，抗炎症薬の内服もルーチンである．この時期には通常の頸椎牽引は症状の悪化をもたらすので禁忌である．

　「ケベックむち打ち症関連障害特別調査団」による研究によれば，本疾患が本来良好な経過をたどる疾患であることを治療早期に患者に理解させること，すなわち「安心感の保証」が良好な予後に重要であることがわかってきた．

　早期の頸椎捻挫症状には，鎮痛薬主体に簡素に行い，早めにもとの生活に戻す．身体化現象が現れたら，精神的ケアとともに抗不安薬や眠剤へと切り替えていく．ほどほどの期間で，ある程度の自覚症状を残したまま「症状固定」として理解させて事故扱いを終了すると，残ったはずの症状もまもなく消えていく．逆に，点滴やカラー固定，頻回の通院治療，入院安静，長期の休業，「むちうち症」の宣告，愁訴の一方的な否定などは重症感と心理的ダメージを与えて身体化現象の誘因，悪化因になるので避けるべきである．また手術は一時的な症状寛解後，ほぼ確実に症状再発するので行うべきでない（本田，2002）．

【予後】　病状の定義から，頸椎捻挫であれば，初期の適格な治療が行われればほぼ100%が治癒すべきものである．しかしながら実際には治療期間6カ月をこえる慢性化例が存在する．

原因は初期治療の失敗，頸椎捻挫ではない頸椎症などの疾患の混入や見逃し，患者の性格の偏り，加害者や保険会社の不適切な言動といったものが単独あるいは複合的に関与する．

*頸椎捻挫の患者が鍼灸，あん摩・マッサージ・指圧などによる治療を求めてきた場合には，この疾患のもつ心理的側面をよく理解して言動には注意すべきであろう．たとえば，
　①「むちうち症」という言葉を安易に使わない
　②疾病利得（病気であることによって何か得すること）を助長しない
　③「頸が曲がっている」など根拠のないことをいって不安を助長しない
などである．また，主治医とはなるべく連絡をとってその治療方針を踏まえて協力体制をとることや，マッサージや牽引などでは粗暴な力や過剰な力を入れないように注意することが大切である．

G．脊髄損傷

a．脊髄損傷

脊髄損傷とは，脊柱管のなかに保護されている脊髄の損傷である．

【疫学】　わが国における外傷性脊髄損傷の年間発生は新宮によれば人口10万人当たり4人程度である．したがって年間新規発生は約5,000件と推定される．また，身体障害者手帳発行からの推計では脊髄損傷患者数は約8万人と見積もられている．男女比はおおむね4：1で男性に多く，平均年齢は48歳である．受傷原因は交通事故関連が最多で，次いで転落事故となっている．この2つで約70％を占める．転落事故が約11％，スポーツ関連の事故は約5％である（豊永らの報告による）．

【成因と病態生理】　脊髄損傷の多くは外力によって脊椎の脱臼骨折が起こり，それに伴って脊髄が損傷されるものである．一方，このような骨傷を伴わない非骨傷性脊髄損傷といわれるタイプの損傷がある．

【症状】　脊髄損傷の発生したレベルと程度（完全麻痺か不完全麻痺か）によって特色があるが，損傷発生直後には脊髄ショックに陥り，損傷レベルから下位の脊髄は自律性を失う．すなわち運動，知覚，深部腱反射等すべてが消失した弛緩性麻痺となり，同時に自律神経機能も低下する．脊髄ショックからはおおむね24時間で回復してくるが回復期を過ぎると損傷脊髄以下の反射機能は回復して痙性麻痺となり，深部腱反射は亢進してくる．

＜麻痺のパターン＞
　脊髄損傷の場合，原則として頸髄の損傷は四肢麻痺となり，胸髄以下の損傷では対麻痺となる．

①呼吸障害：第3頸髄以上の上位頸髄損傷の完全麻痺では肋間筋や腹筋のみならず横隔膜神経も麻痺し，自発呼吸が消失する．それゆえ一刻を争って人工呼吸を確立できなければ致命的となる．それより下位の頸髄損傷でも肋間筋や腹筋の麻痺のため，自発呼吸が十分でなくなる．気管内挿管下に人工呼吸を要する．

②循環障害：第5胸髄より頭側の脊髄損傷では副交感神経優位の状態となり，徐脈と末梢血管拡張による低血圧が生じる．

③排尿障害：初期の脊髄ショックの時期には弛緩性麻痺を起こし，尿閉に陥るので導尿を要する．回復期になると反射性膀胱や自律性膀胱という状態になる．

④消化器障害：麻痺性イレウス，消化性潰瘍，胃拡張，便秘・宿便などを起こす．

⑤その他の症状：褥瘡，過高熱，低体温，異所性骨化症，拘縮，脊髄空洞症など．

【診断】　上記のような神経学的所見をもとに脊髄損傷の高位診断と完全麻痺か不完全麻痺かといった重度の判定を行う．高位診断には診断チャート（**表8-4**）が，また重度判定にはフランケルの評価法（**表8-5**）が用意されている．

画像診断にはエックス線撮影，CT，MRIが有用である．

【治療】　脊髄損傷の治療は発症直後の初期治療と慢性期の治療に分けられる．

表8-4　脊髄損傷のレベルとADLのレベル

C_4	頸部筋のコントロール，肩をすくめる動作（僧帽筋）は可能 電動車椅子（顎コントロール），要介助
C_5	肩の弱い動き（肩甲帯の筋），肘の弱い屈曲（上腕二頭筋）が可能，BFO（balanced forearm orthosis）による上肢動作（食事動作，電動車椅子操作など），要介助
C_6	肩の強い外転・外旋，弱い内転・内旋，肘の強い屈曲，手関節背屈可ノブつき車椅子駆動，機能的把持副子（tenodesis splint）によるつまみ動作，肘ロックによる弱いプッシュアップ，ADL可能のレベル
C_7	肘の伸展によるプッシュアップ，体幹の安定，手関節の弱い屈曲
C_8	弱いつまみ・握り動作が可能
T_1	上肢は正常，自由な車椅子動作可能
T_6	循環系の安定
T_{12}	強力な腹筋による車椅子動作，大振り歩行
L_3	股関節の屈曲と膝の伸展が可能で，短下肢装具と杖による歩行が実用レベル
S_1	足関節と殿筋のコントロールが可能で，装具なしで歩行可能，膀胱直腸障害は残る

C：頸髄節　T：胸髄節　L：腰髄節　S：仙髄節
土肥信之：リハビリテーション医学（第2版），社団法人東洋療法学校協会編，p.136，医歯薬出版，2003．

表8-5　フランケルによる脊損の神経症状の分類

A	運動・知覚喪失	損傷部以下の運動・知覚機能が失われているもの．
B	運動喪失・知覚残存	損傷部以下の運動機能は完全に失われているが，仙髄域などに知覚が残存するもの．
C	運動残存（非実用的）	損傷部以下に，わずかな随意運動機能が残存しているが，実用的運動は不能なもの．
D	運動残存（実用的）	損傷部以下に，かなりの随意運動機能が残されており，下肢を動かしたり，あるいは歩行などもできるもの．
E	回復	神経学的症状，すなわち運動・知覚麻痺や膀胱・直腸障害を認めないもの．ただし，深部反射の亢進のみが残存しているものはこれに含める．

<初期治療：全身管理>

① 呼吸管理：気管切開，人工呼吸．

② 循環器管理：超早期の神経原性ショックには輸液，昇圧薬．

③ 消化器管理：H2 ブロッカーや PPI による消化性潰瘍の予防．胃拡張には胃管挿入．

④ 尿路管理：間欠導尿法．

<初期治療：脊髄損傷の治療>

① 脊髄損傷の薬物療法：最初の 24 時間にステロイド大量療法を行う．

② 局所安静や頭蓋牽引：脱臼，転位がないか比較的軽度の場合に適応．

③ 手術：受傷後 24 時間以上経過して行う．不全麻痺が適応となる．脱臼の整復，脊髄に対する除圧，脊椎の固定など．

<慢性期の治療>

慢性期の治療はリハビリテーションと，呼吸，排尿の管理が中心となる．書字，衣服着脱など日常生活動作を確立させ，車椅子移動や歩行動作の基本訓練を行う．関節の拘縮予防はリハビリテーションをスムーズに行うためにも重要である．また，関節周囲の活動性異所性骨化に対しては早期に発見し薬物療法を行うことが大切である．

【予後】 損傷部位以下の自動運動・知覚の温存，会陰部の知覚，肛門括約筋の随意収縮は不全麻痺の徴候であり，機能改善が期待できる．

第 3 次労災データベース（1997〜1999）によれば，日本における頸髄損傷の平均生存期間は 30 歳以下では 27 年程度と推計されている．一方，46〜60 歳群では 7.3 年，61 歳以上では 8 カ月である．また，胸腰髄損傷では 46〜60 歳群では 15 年，61 歳以上では 1.5 年である．全脊髄損傷患者の受傷後 1 カ月での死亡率は 17％である．

H. 外 傷

a. 骨 折

何らかの原因によって，骨の生理的連続性が断たれた状態をいう．

【分類】 骨折にはさまざまな分類法がある．もっとも普通の分類は骨の解剖名を付すものである．たとえば，上腕骨骨折，橈骨骨折，舟状骨骨折，といった具合である．これには全身の骨の数（約 200 個）だけ種類があることになる．一方，骨折の起こる機序や原因をグループ化して分類する方法もあるが，それはおのおののグループには共通した特徴があるからである．以下，骨折の起こる機序や原因をグループ化する方法による分

図8-26　不完全骨折

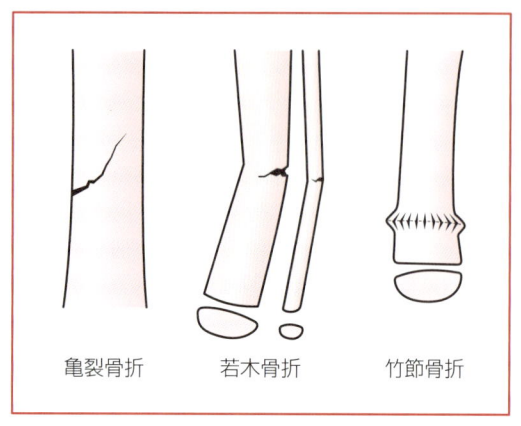

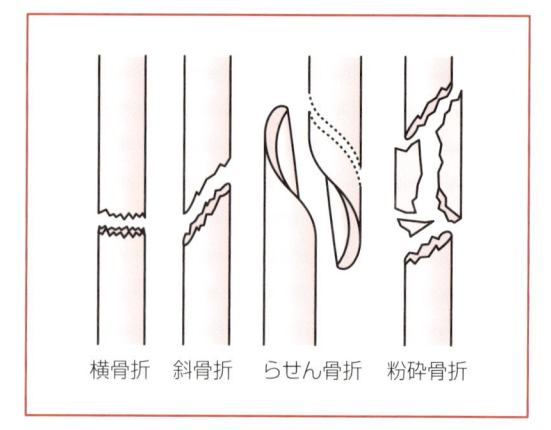

図8-27　骨折線の走行による骨折分類

類を中心に概説する．

<原因別の分類>

　①外傷性骨折：正常な骨にその強度をこえる直達もしくは介達外力が加わって起こる骨折．もっともありふれた骨折のタイプである．

　②病的骨折：骨に何らかの基礎疾患があり，わずかの外力により骨折に至るものをいう．たとえば骨腫瘍や骨髄炎の部位に生ずる骨折，あるいは骨軟化症，くる病，骨粗しょう症を基盤にした骨折など．

　③疲労骨折：骨の同一部位に通常では骨折を起こさない程度の軽度の外力が繰り返し加わり，その結果生じる骨折．長距離を歩くことによって生じる中足骨の行軍骨折，ランナーにおける脛骨や腓骨の走者骨折などがその例である．

<程度による分類>

　①完全骨折：骨の連続性が完全に絶たれたもの．

　②不完全骨折：骨梁の連続性は絶たれているが，骨全体の連続性は保たれているもの．たとえば次のようなものがある（図8-26）．

　　ⓐ亀裂骨折：亀裂，いわゆる「ひび」が入ったもの．この亀裂はその骨を完全に横断していてはならない（ただしエックス線検査上，転位が少なくて一見不完全骨折のようにみえる「ひび」も手術してみると実はほとんどが完全骨折である）．

　　ⓑ若木骨折：枯れ木がぽっきり折れやすいのと異なり，小児の場合骨質が柔らかいので若木を折った場合のように不完全に折れることがある．これを若木骨折という．

　　ⓒ竹節骨折：長管骨が長軸方向に押しつぶされてあたかも竹の節のように盛りあがって折れるもの．

<骨折線の走行による分類（図8-27）>

　①横骨折：長管骨をほぼ真横に横切る骨折．

　②斜骨折：長管骨を斜めに横切る骨折．

③ らせん骨折：長管骨をらせん階段状に横切る骨折．発生機序が捻転による．

④ 粉砕骨折：骨折線が単一でなく第三骨片を生ずるような粉砕を伴う骨折．

<被覆軟部組織の状況による分類>

① 皮下骨折（単純骨折*）：骨折した骨組織が外界にさらされないもの．

② 開放骨折（複雑骨折*）：骨折部位における皮膚が骨折により損傷を受け，骨折部が外界と交通するもの．

*単純骨折と複雑骨折▶単純骨折とは皮下骨折のことであって，不完全骨折や粉砕された第三骨片を伴わない「単純なかたちをした」骨折のことを指すのではない．同様に複雑骨折とは外界に骨折部がさらされる，つまり感染の危険性の高い，開放骨折のことであって，「複雑なかたちをした」骨折のことではないので注意すること．

【知っておくべき特定の骨折】

① 大腿骨頸部骨折：高齢化社会を迎え非常に頻度の高い骨折であり，注目すべき骨折である．

骨粗しょう症を基盤にもつ老人が転倒して殿部や腰を痛め歩けないというときは，まずこの骨折を想定する．男性より女性に多い．骨折の急性期には内出血が1,500〜2,000 mlあることを認識して輸液や輸血を怠ってはならない．

高齢者が安静を余儀なくされることによる認知症（痴呆），肺炎，褥瘡，尿路感染，あるいは下肢の静脈血栓，筋力低下や拘縮などによる機能的予後の低下を避けるために，なるべく早期の手術療法をすすめ，術後はなるべく早くから起こしてリハビリテーションに努めさせる．生命予後も決して良好ではなく，本骨折患者の死亡率は，受傷後1年以内は対照群の約3倍と高率（10〜20％）であり，課題の多い骨折である．

② 高齢者の上腕骨近位部骨折：大腿骨頸部骨折とならび高齢者では非常に多い骨折である．大腿骨頸部骨折の7割程度の頻度で起こる．老年期では骨粗しょう症を基盤に発生するので受傷機転は平地での転倒，ドアにぶつかるなど軽微な外力が多い．約80％は転位がない骨折であるのでよい保存的治療の適応である．転位の大きい骨折は整復を要する．本骨折は肩関節機能を障害するので，治療の目的もこれら機能の回復である．

保存的治療としては三角巾や既製スリング（体の一部または全部を吊り上げるもの）で固定し，手指の腫脹を予防・除去するため手指の自動運動を励行させる．ADL（日常生活動作）上，手を口までもっていけるとか，髪の手入れができることを目標にすることも多い．

③ コーレス（Colles）骨折：転倒時に手をついたさいに生ずる橈骨遠位端の骨折をいう．骨折のなかでもっとも頻度の高い骨折のひとつ．ことに骨粗しょう症をもつ老人が転倒した場合にしばしば起こす．遠位端は背側に転位する．しばしば尺骨茎状突起の骨折や手根骨の骨折を伴う．また，ときに正中神経損傷を伴うので注意が必要である．多くは局所麻酔下に徒手整復後，手関節を軽度掌屈位でギプス固定する．

④ 鎖骨骨折：全骨折の 10〜15% を占めるもっともありふれた骨折のひとつである．小児期に多発する骨折である．交通外傷，スポーツ外傷の頻度が高く男性に多い．慣例的に内 1/3，中 1/3，外 1/3 という部位別に分類するが，発生頻度は鎖骨中 1/3 の骨折がもっとも多く，次に鎖骨遠位端，鎖骨近位端の順である．

治療方針としては鎖骨の中 1/3 の骨折は原則的には保存的治療の適応である．6〜8 週間の鎖骨バンド（8 字帯）による外固定で骨癒合が期待できる．鎖骨遠位端骨折で烏口鎖骨靱帯損傷が高度で転位を認める場合は手術適応である．2 本の K ワイヤーを交差させて鎖骨外側端から刺入し内固定する．鎖骨近位端骨折は開放骨折，鎖骨下の神経血管損傷合併例以外には手術適応はない．3〜4 週間の三角巾固定を行う．いずれの場合でも多少の変形治癒は成長とともに自然に解除する．

【骨折の症状】　骨折の症状は次の 5 つに集約される．

① 疼痛：骨折直後からその部の激しい自発痛が起こるのが普通である．また，自発痛のほかに骨折の部位に局所圧痛を認める．あるいは長軸方向に圧迫や打診を加えると遠くに離れている骨折部位でも介達性の疼痛を誘発することができる．

② 腫脹および皮下出血：骨折によって内出血を起こし，それとともに腫脹が発来する．打撲のみでも腫脹や皮下出血は起こりうるが，骨折を伴った場合にはその程度がいっそう高度になる．

③ 変形：骨折の結果，骨の正常なアライメント（一直線上にならぶこと）が破綻して変形や転位を認める．また内出血によっても腫脹を起こし，変形に寄与する．脱臼を伴う骨折ではいっそう著明である．

④ 異常可動性：骨折によって動くはずのない部位で異常な可動性を呈する．このとき，骨折片や断端が擦れて異常なゴリゴリいうような軋轢音（あつれきおん）を触知したり聴取したりする．脱臼を伴う骨折ではいっそう著明である．

⑤ 機能障害：骨折によって骨の本来果たしていた，体を支えたり，関節をスムーズに動かしたりする機能が失われる．その原因はひとつには疼痛のためであるが，変形や異常可動性，またときに合併する神経や筋肉の挫滅に起因することもある．

【治療】

① 整復：なるべくすみやかに正しく整復する．可能ならば局所麻酔下に適当な牽引のもとに徒手整復を行う．あるいは適応があるものは観血的に整復する．

② 固定：整復後，ただちにギプスやシーネ，特殊な包帯などによる外固定，あるいは観血的骨接合術により内固定する．

③ 療法：筋萎縮，関節拘縮などを防ぐために早期に機能回復訓練を行う．

【予後】　骨折の重傷度によってさまざまであるが，開放性骨折は皮下骨折より，粉砕骨折はそうではないものより，関節にかかるものはそうではないものより，合併症を伴うものはそうでないものより重傷であり，治癒まで時間がかかり，後遺症を伴いがちであ

る．

合併症としては皮膚損傷，感染，神経損傷，血管損傷，脂肪塞栓，内臓損傷などがあるが，ことに感染症としての骨髄炎はやっかいな問題を残す．

後遺症としては変形治癒，四肢の短縮，骨化性筋炎，偽関節，阻血性拘縮，ズデック骨萎縮*，無腐性骨壊死，関節症などがあげられる．

*ズデック骨萎縮▶骨折後に急性に起こる著しい脱灰現象．難治性で，原因不明だが自律神経と関連があるとされている．

b．脱　臼

関節面が正常な可動域をこえて接触を失った状態を脱臼と呼ぶ．一部の関節面がなお接触を保っている場合を亜脱臼と呼ぶ．

【成因と病態生理】　外傷により，一方の関節端が関節包外に脱出したものを外傷性脱臼と呼ぶ．外傷性以外の脱臼を病的脱臼と呼ぶ．病的脱臼は外傷性と違って関節包内脱臼である．

【症状】　異常肢位，関節の疼痛，変形，他動的に関節を動かすと急に元の肢位に戻る弾発性固定などがみられる．完全脱臼では関節腔が空虚で正常な関節の輪郭を失う．

【診断】　上記の症状とエックス線検査による．しばしば関節周囲の骨折を合併する（脱臼骨折）ので徒手整復前にエックス線撮影を行うべきである．また関節周辺の軟部組織，ことに血管と神経の損傷の合併に気をつけるべきである．

【治療】　外傷性脱臼は，受傷後なるべく早期に整復することが望まれる．大腿骨頭（股関節）や上腕骨頭（肩関節）の脱臼は脱臼後，時間が経てば経つほど骨頭壊死の頻度が高まる．徒手整復ができない例では観血的整復を行う．整復は決して乱暴にやってはならない．整復後，ギプスなどで約3週間固定する．その後，後療法を行う．

【おもな脱臼】

①肩関節脱臼

四肢の外傷性脱臼でもっとも多く，全脱臼の半数を占める．そのなかでは前方脱臼が多く90%を占める．上肢を伸ばしたまま転落するなどの外転，外旋を強制されると起こりやすい．約20%に腕神経叢や腋窩神経の麻痺を合併するので注意が必要である．整復法としてコッヘル法（**図8-28**），ヒポクラテス法が有名であるが，腹這いにさせて3～5kgの重錘を持たせておくと自然整復するスティムソン法は容易かつ愛護的で理にかなっている．

また，反復性の肩関節脱臼は習慣性脱臼のなかでもっとも頻度が高い．外傷性脱臼と同じく多くは前方脱臼である．10代では外傷性脱臼の90%以上，20代で80%，30代で

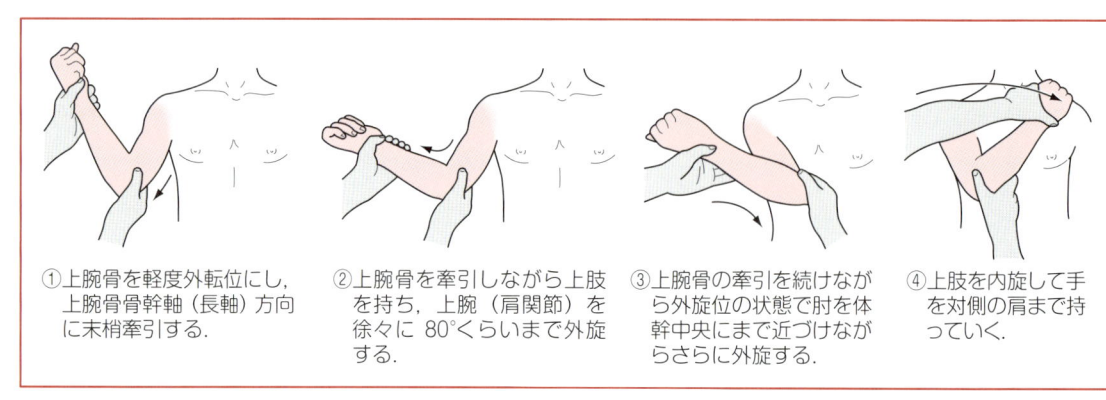

①上腕骨を軽度外転位にし，上腕骨骨幹軸（長軸）方向に末梢牽引する．
②上腕骨を牽引しながら上肢を持ち，上腕（肩関節）を徐々に 80°くらいまで外旋する．
③上腕骨の牽引を続けながら外旋位の状態で肘を体幹中央にまで近づけながらさらに外旋する．
④上肢を内旋して手を対側の肩まで持っていく．

図 8-28　コッヘル（Kocher）法

50％が反復性肩関節脱臼に移行するといわれている．投球やテニスのサーブなど肩関節の外転・外旋で起こりやすい．反復性肩関節脱臼の治療は一般に保存的治療として肩関節周辺の筋力増強を行うが，確実には観血的治療を行う必要がある．

② 股関節脱臼

股関節脱臼は正面衝突の交通事故でダッシュボードに膝をぶつけたとき発生することが多い．大腿骨長軸方向に外力が働くため，後方脱臼が多い．腹部損傷，骨盤骨折，膝関節損傷などの合併損傷が比較的多く重傷である．徒手整復法は腰椎麻酔または全身麻酔下に仰臥位で行う．24 時間以内に整復しないと骨頭壊死の頻度が高くなる．整復後も 4～6 週間のベッド上での牽引を要する．大腿骨頭壊死を防止するため整復後約 3 カ月間免荷歩行とする．

c．捻　挫

捻挫とは関節部に外力が加わり，生理的な可動域をこえて運動を強制されたときに生じる関節包，靱帯などの軽度の損傷である．関節包や靱帯などの関節支持組織の損傷はあるが，通常骨，軟骨の損傷はなく，関節面の相互関係は正常に保たれている．

【疫学】　日常生活でも頻繁にみられるがとくにスポーツ外傷として発生する場合が多い．部位別には足関節にもっとも多く，ついで膝関節，肩関節，肘関節，手指に生じやすい．

【症状】　自発痛，圧痛，腫脹，疼痛のための運動制限，関節の異常可動性．

【診断】　臨床所見によって可能であるが，ストレスエックス線撮影（関節に受傷機転と同じ方向の外力を加えて撮影する方法）が有用で，ことに健側においても同様のストレス撮影を行い比較することによって靱帯損傷を明らかにすることができる．

【治療】

① 保存的治療：ICE 療法として知られている．すなわち，ice（氷冷），compression（圧

迫), elevation(挙上)を行う.さらに安静(rest)を守らせるためにテーピング,シーネ,ギプス固定を併用することもある(RICE療法).

②観血的治療:捻挫であっても,靱帯の完全断裂,関節包の断裂を起こしているものは第3度の捻挫といわれ,捻挫のなかでも重傷の部類に入る.このようなケースでは後日,関節の不安定性とそのために再度の捻挫を繰り返す危険性があるので,通常は手術によって靱帯縫合,靱帯再建を行う.

【予後】 後療法として,固定中もできるかぎり筋肉強化に努める.固定している以外の部位は,積極的に動かし,荷重も可能なかぎり早期に行うよう指導する.予後は軽症〜中等症は一般に良好である.重度のものでもきちんとした観血的治療を行えば予後良好となる.何らかの理由で観血的治療を見送った重度の捻挫では関節の不安定性を残す.

d. スポーツ外傷・傷害

スポーツによって起こる傷害を総称して「スポーツ傷害」と呼ぶ.スポーツによって起こる傷害は急に大きな力が骨,関節,靱帯,筋肉に作用して骨折,脱臼,筋や腱の断裂を生じる「スポーツ外傷」と,繰り返し同じ動作を行うことによって生じる運動器の機能不全である慢性の「スポーツ障害」とに分けられる.

【成因と発生機序】 ある種目に特有の頻発外傷である「スポーツ障害」が起こる成因の多くは「過度の使用」であるが,もう少し詳しくみてみると表8-6のような発生要因をあげることができる.

*傷害▶傷つけ,損なうこと.(広辞苑,第五版,岩波書店,2003.)
*障害▶身体器官に何らかのさわりがあって機能を果さないこと.(広辞苑,第五版,岩波書店,2003.)

表8-6 スポーツ障害の発生要因

1. 過度使用(overuse)
2. 小外傷(microtrauma)の反復
3. 解剖学的特性(全身的関節弛緩,O脚,X脚や扁平足などのアライメント不良,発育・形成不全)
4. 急速成長症候群(overgrowth syndrome)
5. 衝突症候群(impingement syndrome)
6. 絞扼症候群(entrapment syndrome)
7. スポーツを行う場所の影響
8. 靴・スパイクの影響
9. フォーム
10. 患部をかばっての障害発生

(藤巻悦夫:スポーツ.エッセンシャル整形外科,第2版.腰野富久,白井康正,生田義和,編,p.451,医歯薬出版,2001.)

(1) テニス肘・上腕骨外側上顆炎

　テニスをする人にしばしばみられるのは肘関節の外側の骨の突起部（上腕骨外側上顆）周辺の痛みで，これが典型的な「テニス肘」である．これを一般的な解剖学用語に基づいて表すと上腕骨外側上顆炎ということになる．

　ところが，テニスの選手によっては肘関節の外側ではなく内側に痛みを生ずることがある．これは上腕骨内側上顆炎であるが，これも「テニス選手が肘を痛がる」という定義に従えばやはりテニス肘ということになるが，頻度は外側のほうが多い．したがって，「テニス肘」に外側型と内側型の2型があることになる．

　一方で，テニスをしない人，ことに主婦に同じ上腕骨外側上顆部の痛みを認めることが少なくない．この場合には上腕骨外側上顆炎という病名のほうが適切であろう．

【疫学】　テニス肘の外側型と内側型の比率は7：1以上で外側型が多い．毎日プレーする人の45％，週1～2回プレーヤーの25％に何らかの肘の症状がみられるという（櫻庭，2002）．また，30～50歳の主婦にもとくにテニスとは関係なく上腕骨外側上顆炎がしばしば起こる．

【成因と病態生理】　テニス中，とくにバックストロークで衝撃力が加わると，上腕骨外側上顆に疼痛を生ずる．この部の出血，部分剝離，小断裂などによる炎症が病態と考えられる．テニスでは中年の初心者に多く発症する．一方，トッププレーヤーでは強力なサーブ，トップスピンなど手関節の屈曲や回内動作により，筋付着部である上腕骨内側上顆炎を生じる．この内側型をフォアハンドテニス肘という．

【症状】　もっとも多い上腕骨外側上顆炎としての症状を述べる．

　① 上腕骨外側上顆部の圧痛

　② タオルを絞る，雨戸を開け閉めする，ドアノブを回す，フライパンを持つ，重い辞典などの本をつかんで持ち上げるなどの手関節の背屈と前腕の回外を伴う運動で鋭い痛みが誘発される．

　③ 肘関節の運動そのものには制限や疼痛はない．

【診断】　好発年齢，テニス歴，典型的な症状を問診すれば診断は容易である．そのほかに上腕骨外側上顆炎の誘発テスト（図8-29）として椅子の持ち上げテスト，トムセンテスト，中指伸展テストがある．エックス線検査では通常なにも所見はない．

【治療】

　① 保存的治療

　　ⓐ 安静の指示：要はテニスを休止することである．

　　ⓑ 消炎鎮痛薬の内服と外用．

　　ⓒ シップは温罨法が好ましい．

　　ⓓ 上腕骨外側上顆の疼痛部にステロイド薬の注射．

　　ⓔ 数回のステロイド注射でも軽快しないときにはテニス肘用のバンド装着．

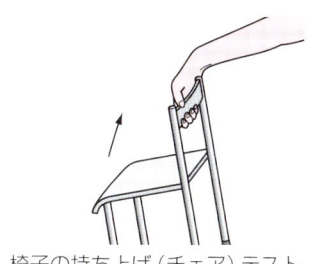

椅子の持ち上げ（チェア）テスト	トムセン（Thomsen）テスト	中指伸展テスト
肘関節伸展，前腕回内位で椅子を持ち上げさせると，外側上顆部痛を生じる．	肘関節伸展，前腕回内位で手関節を背屈させ，検者がこれを掌側に押し下げると外側上顆痛を生じる．	肘関節伸展，前腕回内位で中指を伸展させ，検者がこれを掌側に押し下げると外側上顆痛を生じる．

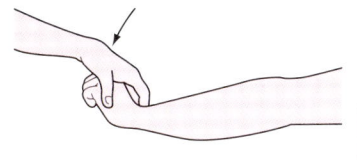

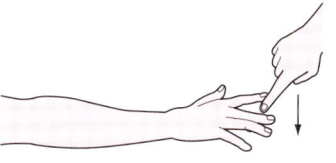

図8-29　外側上顆炎の疼痛誘発テスト

　ⓕ 手関節背屈を制限する装具の着用．
　ⓖ 手関節と手指の伸筋群のストレッチングと筋力強化．
　② 観血的治療：めったに必要とならないが，上腕骨外側上顆部の筋剝離術や骨膜切除，手根伸筋の延長術などが試みられる．

【予後】　ステロイド薬の局所注射で著効を認めることも多いが，その一方で慢性的に経過し，緩解までに年月を要する例も少なくない．十分に治りきらないうちに激しい手関節運動を再開すると容易に再発する．ただいずれにしても重篤な機能障害に陥ることはない．

(2) ゴルフ肘・上腕骨内側上顆炎

　ゴルフはほかのスポーツと異なりプレー人口が非常に多く，わが国でおそらく1,000〜1,500万人と見積もられている．それだけにプレー最中のけがも多く，打撲傷，捻挫，脱臼，骨折，筋膜断裂(肉離れ)，アキレス腱断裂，椎間板ヘルニア，手の腱鞘炎など枚挙にいとまがない．しかしこうしたものはスポーツ時の外傷ではあっても，スポーツ障害とはみなさない．ゴルフにおけるスポーツ障害は通称「ゴルフ肘」といわれる肘関節の内側の痛みである．ゴルフ肘は上腕骨の内側の突起部の痛みを中心とした炎症の通称であり，医学的には上腕骨内側上顆炎である．

【成因と病態生理】　上腕骨内側上顆の屈筋腱，回内筋付着部の機械的炎症である．スイング中のダフリ，ゴルフボールを打った後のターフをとるダウンブロースイングなどによる衝撃が，利き腕側の肘関節内側に伝わり，回内屈筋群の筋・筋膜損傷を起こす．

【症状】　もっとも多い上腕骨内側上顆炎としての症状を述べる．
　① 上腕骨内側上顆部の圧痛．
　② スイングしたとき，ことにダフった場合の利き腕（多くは右腕）の肘内側の痛み．
　③ 肘関節の運動そのものには制限や疼痛はない．
　なお，もし何らかの理由で上腕骨外側上顆に痛みがある場合には，テニス肘と同じ病

態であり,上腕骨外側上顆炎としての症状になる.

【診断】 好発年齢,ゴルフ歴,典型的な症状を問診すれば診断は容易である.エックス線撮影像は何も所見を呈さない.

【治療】 原則的にテニス肘の治療と同じ.

【予後】 ゴルフを休めば改善するが,多くの熱心なゴルファーは完治しないままに続けるので年余にわたって症状が続く.

(3) 野球肘(図8-30)

　野球によって生じる肘関節の障害を総称する用語である.野球肘は少年期のものは離断性骨軟骨炎(成長期の骨軟骨片が剥離する)であり,成人期のものは尺側側副靱帯損傷をはじめとする筋炎,腱炎,関節包炎など肘関節周囲の軟部組織の炎症が主体であって病態のおもむきが異なる.また,少年期の障害を抱えたままに放置されると,ついには変形性肘関節症となって関節機能の荒廃を招くこともある.少年期の野球肘をリトルリーガーズ・エルボー*ということもある(変形性肘関節症については本章B-d-(4)を参照).

> *リトルリーガーズ・エルボー(little leaguer's elbow)▶少年野球肘のこと.多くは上腕骨内側上顆の骨端核の離断や剥離によって起こる.13～17歳の少年野球のピッチャーにみられる.治療は関節内遊離体(関節ねずみ)を観血的に摘出する.後日,変形性肘関節症に移行しやすい.少年野球のコーチや親はこういうことがあるのを知っておくべきであり,いたずらに根性論だけで少年を煽るようなことは厳に慎まねばならない.

【成因と病態生理】 投球動作時には肘関節全体に外反ストレスが生じ,投球後のフォロースルーにおいては肘頭部は肘頭窩に強くぶつかる.この結果,関節軟骨,靱帯,筋腱,神経などさまざまな障害が発生する.

　まだ骨端線が閉じていない成長期にある少年では上腕骨内側上顆,小頭,肘頭の骨化障害,小頭の離断性骨軟骨炎*などが,また,成人では変形性関節症や肘頭疲労骨折などの骨障害が生じる.そのほかに軟部組織では上腕二頭筋炎,三頭筋腱炎,屈筋腱炎,回

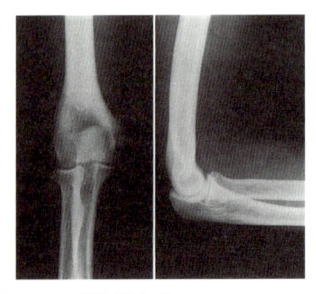

図8-30 野球肘(base ball elbow)
(太田信夫:肘スポーツ障害.ベッドサイドの整形外科学,第2版,山本 真,他編,p.110,医歯薬出版,1993.)

内筋腱炎，関節包炎，尺側側副靱帯損傷，尺骨神経障害などが全年代に生じる．この多彩な病態を全部ひっくるめて野球肘という．

> *離断性骨軟骨炎▶膝関節，肘関節，股関節などが好発部位で，15～20歳の男性に好発する．細菌感染によらない骨の破壊と壊死を無腐性壊死という．外傷を誘因として，血流障害を起こすことによって発生する．その無腐性壊死を生じた骨軟骨片が関節面から剝離して関節内をあちこち動き回る遊離体となる（そのためこの骨軟骨片を関節内遊離体（関節ねずみ）ともいう）．その離断した骨軟骨片は摩擦や圧迫の原因となって関節炎をひき起こし，ときには関節面間に嵌頓して疼痛や関節運動痛の原因となる．さらに時間がたつとその関節全体に悪影響を及ぼしやがて変形性関節症に移行する．エックス線撮影，CT検査，MRI検査で初期には骨硬化像を認める．これがやがて離断して関節ねずみとなり，同様の検査で同定されることもある．

【症状】 肘関節の痛み，ことに運動時の疼痛．肘の痛みのほかに，前腕に放散する痛みを訴えることもある．肘関節の可動域制限や動揺性．離断した骨軟骨片が嵌頓すれば激痛と可動域の制限．進行すれば尺骨神経麻痺がみられることもある．

【診断】 スポーツ歴，とくにピッチャーかどうか，どの程度の練習をしていたかを聞き，肘関節の可動域制限や軋轢音などを触知することで診断は容易である．エックス線検査・CT検査・MRI検査などの画像診断で変形や，関節内遊離体（関節ねずみ）の存在，関節の破壊を質的に評価する．

【治療】
① 保存的治療
ⓐ 局所の安静：投球の禁止．
ⓑ 肘，手関節周囲筋の筋力増強訓練
② 観血的治療
ⓐ 靱帯再建術：保存療法に難渋する内側靱帯損傷や肘頭部障害で行う．
ⓑ 骨軟骨移植術：治癒傾向にない症例や骨軟骨炎部が遊離した症例で，関節ねずみの除去と骨軟骨の移植を行う．最近はこうした手術を内視鏡下に行うことも多くなってきた．

【予後】 初期には，数カ月の投球禁止で治癒することが多い．進行してしまって変形性肘関節症や尺骨神経麻痺を起こしているものは治療に難渋する．

(4) 野球肩

　野球肩とは繰り返す投球動作による使い過ぎのために肩関節周囲の組織に生じたさまざまな障害を総称したものである．投球動作によって肩の腱板[*1]を構成する4つの筋肉は急速に疲労し，腱板機能の低下をもたらす．その結果，肩関節の安定性が低下して，関節周囲組織に機械的刺激による種々の急性炎症，具体的には，肩峰下滑液包炎，腱板炎，関節包炎，関節炎，上腕二頭筋長頭腱炎，筋腱付着部炎などを起こす．この状態が

慢性化すると，さまざまな器質的損傷（腱板損傷，関節包拘縮，関節唇損傷，肩関節の前後方向の不安定性，ベネット骨棘[*2]，肩甲上神経損傷など）を生じる．もっとも多くみられる初期変化は後下方関節包の拘縮である．慢性化するのは学生，セミプロ，プロの者に多いが，重症化すると名選手も選手生命を絶たれる事態に追い込まれる．

[*1] **腱板**▶肩甲骨から始まって上腕骨の骨頭に付着する4つの筋肉（肩甲下筋，棘上筋，棘下筋，小円筋）を回旋腱板と呼ぶ．肩関節の屈曲，外転，回旋運動に際して，固定筋としての作用と動作筋としての作用を担っており，重要な役目を果たしている（本章B-c．五十肩の項，図8-2参照）．
[*2] **ベネット骨棘**▶ベネット病変ともいう．野球肩の一型で肩関節窩後縁に骨棘を生ずるもの．後方関節包への繰り返す牽引力によって発生してくるものと考えられる．X線撮影やCT検査で判明する．

【症状】　ボールをほうると肩周辺に疼痛が生じ投球に支障がある．また棘上筋や棘下筋など外から観察できる筋肉の筋萎縮，二頭筋長頭筋腱や肩峰下滑液包などの圧痛，肩関節可動域の低下，肩関節の不安定性などがみられる．

【診断】　臨床所見から診断は容易である．リトルリーガー肩[*]やベネット骨棘などの例外を除けばエックス線撮影では原則的に所見はない．関節鏡で病変を直視下に観察できることがある．MRI検査やCT検査も有用である．

[*] **リトルリーガー肩**▶little leaguer's shoulder. 成人の野球肩と異なり，少年野球における肩の使い過ぎのための障害は利き腕の上腕骨近位骨端線の離解というかたちで現れる．

【治療】
　①保存的治療
　ⓐ安静：投球を数日禁止する．
　ⓑストレッチングと関節可動域訓練：安静に引き続き行う．
　ⓒ筋力増強：腱板を中心とした肩関節周囲筋の筋力増強を行う．これで疼痛が軽減してくれば徐々に投球動作を行わせる．
　②観血的治療：保存的治療を3～6カ月施行しても症状の改善がみられないとき，手術療法を考慮する．

【予後】　大半の症例は保存的治療で回復する．しかし野球の再開によって再発することも多い．有効な予防，再発防止策は現場指導者に野球肩発生のメカニズムを科学的に説明して理解させることである．また，選手をよく教育し，選手の復帰プログラムをしっかりと準備することこそ大事である．いたずらな精神論は被害を拡大するだけである．

(5) ジャンパー膝

ジャンパー膝は膝蓋靱帯炎とも呼ばれるが，繰り返し行われるジャンプ動作によって生じる膝関節伸展に関与する筋肉と靱帯の使い過ぎによる障害である．

【疫学】　原因となるスポーツとしては，バレーボール，バスケットボールがもっとも多

い．そのほかに陸上競技やサッカー，野球などでも起こる．こうしたスポーツに熱中する15〜18歳に起こりやすい．

【症状】　典型例では膝蓋骨の下極に自発痛と圧痛があり，また，ときに同部に腫脹を認める．しばしば膝蓋骨の上極に症状を示すこともある．通常は関節内には異常はない．この症状は安静によって半日〜数日で軽快するが，スポーツによって再発を繰り返す．初期のジャンパー膝では運動の開始時にみられ，ウォーミングアップによって和らいでくる特徴があり，スポーツは可能となる．しかしスポーツ終了後にまた痛みを繰り返す．

【成因と病態生理】　膝伸展機構として膝蓋骨と脛骨粗面をつなぐ膝蓋靱帯に繰り返しの過度のストレスが加わることにより生じる．ジャンパー膝を起こす選手はしばしば長身で，好発年齢の高校生の頃に急速に身長が伸びた者がなりやすい．急な大腿骨の成長に大腿四頭筋やハムストリング筋*の成長が追いつかないことも成因のひとつである．

＊ハムストリング筋▶半膜様筋，半腱様筋，大腿二頭筋は共同して膝関節の屈筋として働いている．これらの「大腿部にある膝屈筋群」を総称してハムストリング筋あるいはハムストリングという．英語としては厳密には複数形であるので，ハムストリングスというべきである．

【診断】　腹臥位で膝を十分屈曲させてみると，大腿四頭筋の拘縮のために踵（かかと）がお尻にくっつかない症例が多い．また，ハムストリング筋の拘縮のために膝関節が完全に伸展することができないこともある．エックス線撮影では膝蓋骨高位や膝蓋骨亜脱臼を認めることが多い．MRIで膝蓋靱帯の肥厚を認めることがある．

【治療】
　①保存的治療
　ⓐ安静：まず，可能な限り2週間のスポーツの休止と安静をとらせる．
　ⓑストレッチングとアイシング：スポーツ活動をなんとか継続できる軽度の障害ではプレー前のウォーミングアップ，ストレッチング，プレー後のストレッチングとアイシングを指導する．膝蓋バンドをつけさせたり，消炎鎮痛薬の内服と外用も普通に行われている．

中〜高度障害ではスポーツの禁止を指示し安静を守らせるが，大腿四頭筋とハムストリング筋の拘縮をきたしているので，時期をみはからいながら痛みを増強しない範囲で可能な限りのストレッチングを指導する．
　ⓒ筋力強化：大腿四頭筋とハムストリング筋が筋力低下をきたしているので，筋力強化をはかる．
　②観血的治療：難治例に膝蓋靱帯を切除し再縫合する手術があるが，手術の適応となる症例は少ない．

【予後】　軽症例でもスポーツを中止することは非常に少ないので，一度生じると慢性化することが多い．自己管理の重要性を本人に自覚させることが大切である．

I. その他の整形外科疾患

a. 胸郭出口症候群

　胸郭出口とは第1肋骨，鎖骨，前斜角筋，中斜角筋などによって構成される胸郭の上端から頚の下部の構造のことで，この部を通る鎖骨下動脈や静脈，それに腕神経叢の神経が肋骨，鎖骨，前・中斜角筋，それにときには頚肋*などによって圧迫されることがあり，そのために引き起こされる一連の症候群を胸郭出口症候群という．この概念には頚肋症候群，斜角筋症候群，肋鎖症候群，過外転症候群といった亜型を含んでいる（図8-31）．

> *頚肋 ▶ 第7頚椎に接続する過剰な異常肋骨で，一種の奇形である．これがあると胸郭出口に狭窄をきたしやすくなる．

【疫学】　15〜50歳の各年齢層にみられるが，20代がもっとも多い．なで肩の体型の人に起こりやすい傾向があり，一般に女性のほうに多い．発現に左右差はない．両側性より左右どちらか片側性のことが多い．

【成因と病態生理】
　①頚肋症候群：頚肋の存在によって斜角筋三角の底部が狭められて神経・血管の圧迫を生じると考えられているもの．
　②斜角筋症候群：前斜角筋もしくは中斜角筋の攣縮によって神経・血管の圧迫を生じると考えられているもの．

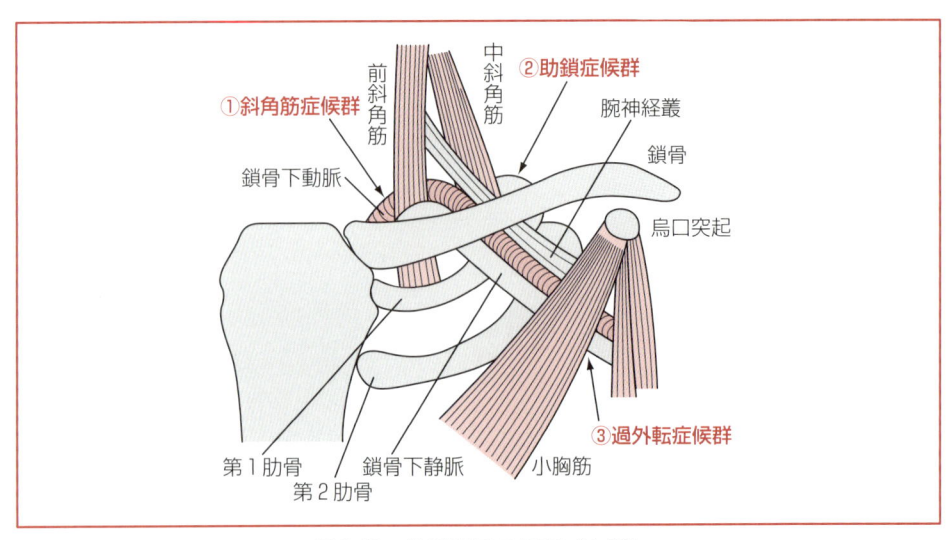

図8-31　胸郭出口の解剖（左側）

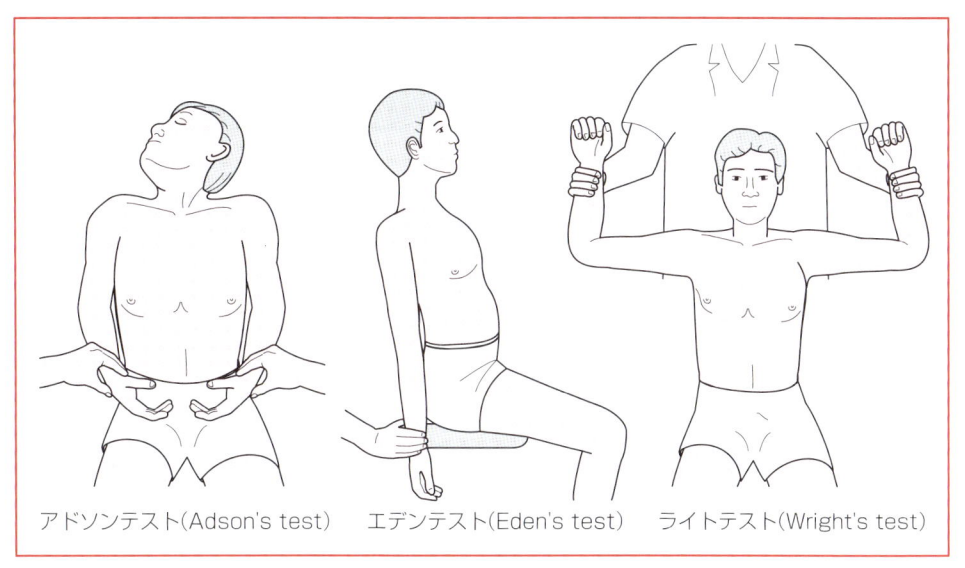

アドソンテスト(Adson's test)　　エデンテスト(Eden's test)　　ライトテスト(Wright's test)

図8-32　胸郭出口症候群に対する諸テスト

　③肋鎖症候群：第1肋骨と鎖骨の間が狭く，そのために神経・血管の圧迫を生じると考えられているもの．

　④過外転症候群：上肢を過外転することによって烏口突起のところで神経・血管が過伸展され小胸筋によって圧迫を生じると考えられているもの．

【症状】　症状でもっとも多いのは上肢のしびれ感，放散痛，脱力感など自覚症状が目立つが，ときにチアノーゼや筋萎縮のような他覚所見を伴うこともある．

【診断】

　①身体の神経学的テスト：数種類の神経学的テストがある（**図8-32**）．いずれも検者が被検者の橈骨動脈の拍動を触れながら特定の姿位をとらせることによって脈拍を触れなくなることをもって陽性とする．疾患特異性の低いテストが多いので解釈には慎重でなくてはならない．

　②血管撮影：手術を前提に考えるとき実際にどの部分で圧迫されているのか知るために行う．

【治療】

　①保存的治療

　ⓐ姿勢の指導矯正：上肢の外転や挙上を保持することの多い職業では，しばらくの休職が必要かもしれない．場合によっては転職も考慮すべきであろう．

　ⓑ上肢の三角巾による保持

　ⓒ上肢帯筋肉強化運動

　ⓓ温熱療法：ホットパックや超音波療法

② 観血的治療

ⓐ 第1肋骨切除術：胸郭出口症候群の圧迫部位でもっとも多いのは肋鎖間隙においてであるので，その場合，第1肋骨切除が効果的である．

ⓑ 頸肋切除術：頸肋が存在し，それによる圧迫が主たる原因であると判断されたら適応がある．前斜角筋の切断を併用することもある．

【予後】 比較的良好．

*胸郭出口症候群に対して頸椎牽引は通常無効で，しばしば悪化させることがある．胸郭出口症候群であることが確実な場合には牽引は行うべきではない．

b．頸腕症候群・頸肩腕症候群

　頸部から肩，上肢にかけて何らかの症状を示す疾患群の総称である．歴史的にキーパンチャー，タイピスト，電話交換手などの上肢を繰り返し使う業務に従事する人に多くみられ，後頭部，後頸部，僧帽筋，肩甲帯，上腕，手，手指のいずれかあるいは全体にわたっての「こり」「しびれ」「痛み」「鈍痛感」などの不快感を職業性の「頸肩腕障害」として産業医療の分野で容認してきた経緯がある．さらに労働者保護の立場から労働基準法施行規則第35条に規定が掲載されたために疾病概念や病態生理の解明が十分なされることなく用語だけがひとり残存している．ことにこのような後頸部から肩や上肢に至る症状を訴える場合には，それ以外の愁訴もしばしば多彩をきわめ，心因性因子の関与や自律神経失調による病状修飾が濃厚な症例も少なからず混入している．

　頸腕症候群なる疾患が独立疾患として存在しているわけではないと思われるが，車社会の到来で喧伝された「むちうち症」や公害の頻発で注目された「イタイイタイ病」などと同様に，その存在を完全に否定することができない場合に，時流に乗って社会的弱者，臨床医，鍼灸師，あん摩マッサージ指圧師，あるいはマスコミや社会思想家によって便利な用語として使われているきらいがある．

　ただ，「頸部から肩，上肢にかけて何らかの症状を示す疾患群」は現にあるわけであるから，そのなかで原因疾患が判明している場合には，できるだけ病態生理の解明されている疾患名を使うようにするのが健全な科学的態度といえよう．そういう流れのなかで，今日の権威ある医学教科書では「頸腕症候群」や「頸肩腕症候群」といった用語は廃れてきており，やがて使われなくなるものと思われる．

【成因と病態生理】　かつては頸（肩）腕症候群は表8-7 のように分類されていたが，今日ではそのうち1や2は病態が判明する限り，そうした確立した疾患名で呼ぶことになり，「3．その他原因が不明のもの」だけを頸（肩）腕症候群というようになっている（片岡・高田，2002）．おそらく，このなかには自律神経失調症，局所血流の異常，不安神経

表8-7 かつての頸肩腕症候群の疾患概念

1. 頸椎に病変を有するもの（神経根症状，脊髄症状を有するものは除外する）
    1) 頸部椎間板症，頸部椎間板ヘルニア
    2) 頸部脊椎症
2. 胸郭出口に病変を有するもの（胸郭出口症候群）
    1) 斜角筋症候群または頸肋斜角筋症候群
    2) 肋鎖症候群
    3) 過外転症候群または烏口下小胸筋症候群
3. その他原因不明のもの

かつては上記1~3を頸肩腕症候群としていたが今日では1と2はそれぞれの独立疾患として認識し3のみを頸肩腕症候群とする．
（片岡 治，高田正三：頸肩腕症候群．PT・OTのための整形外科学・運動器疾患とリハビリテーション，第2版（補訂），p.209，医歯薬出版，2002）

症，抑うつ神経症，うつ病，月経困難症，更年期障害，末梢神経炎，筋結合織炎（いわゆる寝違えなど），脊髄疾患，脊椎の不安定性，脊髄空洞症，脳ことに小脳の奇形，片頭痛，メニエール症候群，顎関節症など多数の疾患が混在しているものと推定される．

【症状】（上述）

【診断】 除外診断となる．エックス線撮影をすれば，しばしば何らかの所見を認めることがあり，また整形外科学的理学所見，精神神経科的なアプローチを試みれば何らかの別の疾患として扱うべきことが明らかとなることも多い．

【治療】 頸肩腕症候群とされていたものが別の独立疾患であることが判明したら，その疾患としての治療を行う．純粋な頸肩腕症候群の場合には対症療法を行う．薬物療法，注射療法，理学療法，精神療法などが試みられる．

【予後】 心因が関与している場合にはそれが解決すると急によくなることがある．一般には慢性に経過し，だらだらと続くことが多い．

〈参考〉
VDT病 ▶ VDTとはvisual display terminalの略語でコンピュータ端末のディスプレイ装置のことである．技術革新により，オフィス労働者はVDTを使用してのデータの入力，文書作成などを行う仕事が急増し，それに伴う健康障害が問題になってきた．この作業は，激しい視線の移動，上肢の反復作業のほかに，時間に追われながらも正確性が要求される．そのために精神的な緊張度も大きく，ストレスの多い作業となる．頭痛，肩こり，後頸部痛，上肢の痛みやしびれ感，目の疲れ，かすみ目，イライラ，下痢，便秘，高血圧などさまざまな症状を呈する．これをVDT病と呼び職場の労働衛生管理上，大きな問題となってきている．

c．ガングリオン

ガングリオンとは腱鞘，靱帯，関節包から生じる良性の嚢腫様腫瘤である．嚢腫とは一般に袋状の腫瘤のことで，内容は液体であることが多いが，そのほかにゼリー状物質，あるいは粘土状，泥状といった無構造の物質が貯留している．嚢腫は自律性に増殖する

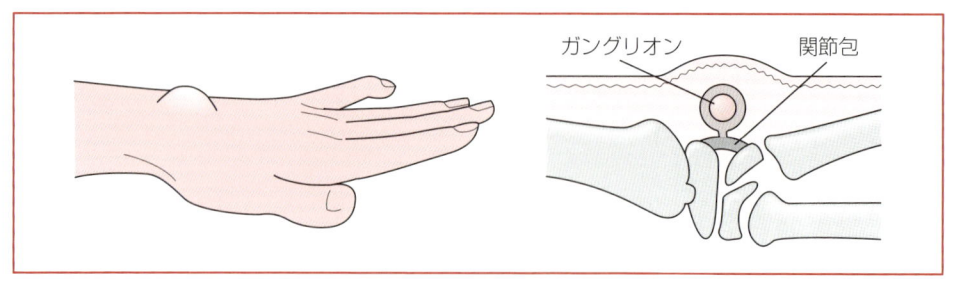

図 8-33　手背ガングリオン

能力を有する「真の腫瘍」ではない（図 8-33）．

【疫学】　10〜30 歳の比較的若い女性に好発し，好発部位は手関節背側である．手に発生する腫瘍ないし類腫瘍のうちでもっとも頻度が高い 60〜70％を占める．

【成因と病態生理】　ガングリオンは，手関節背側にもっとも多い．また，手関節掌側，手指の中手指節(MP)関節屈筋腱鞘上，足背にも好発する．発生母地は靱帯，腱鞘，関節包などが大部分であるが，まれには神経内部，半月板，それに骨内から発生することすらある．

　発生原因に定説はないが，関節包あるいは靱帯周辺の滑膜細胞，間葉細胞，線維芽細胞などが，繰り返される外傷，使い過ぎの刺激が誘因となって粘液を産生し，小囊胞となり，これらが集合して囊腫を形成するといわれている．

【症状】　腫瘤の存在そのものが症状の第一番目である．一般に移動性の少ない弾性軟の皮下腫瘤として触知する．腫瘤自体の痛みはほとんどないが，腫瘤によって神経や周辺組織が圧排されると痛みを生ずる．ことに手関節背側の潜在性ガングリオンは原因不明の手関節痛の原因であることがある．また，手根管症候群など絞扼性疾患の原因になっていることがある．

【診断】　通常のガングリオンであれば好発年齢，好発部位，腫瘤の形状から診断は容易である．注射針で試験穿刺して，オイル状ないしゼリー状の内容物を確認すれば診断は確定する．しかし，半月板やときに骨内にあるような非定型，潜在性ガングリオンなどの診断はむずかしい．このようなケースには MRI 撮影が有用である．

【治療】　元来，良性の疾患であるので放置してもよいし，自然に消退することもある．美容上問題である場合，有痛性である場合，神経圧迫症状がある場合などに積極的治療の適応となる．

　① 保存的治療：上述のように穿刺して，内容物を吸引する．全部吸引できないときには指圧で残存内容物を圧出する．そのあとに弾性包帯などで圧迫することもある．再発しやすいが，手軽な手技なのでそのときは同じことを繰り返しているとそのうち再発しなくなる．

　② 観血的治療：再発を繰り返す例，疼痛のあるもの，大きくて心理的に耐えがたいも

のは摘出術を行う．手術のさいには嚢腫部だけを摘出すると再発率がきわめて高い．茎部を確認し発生母地の関節包，靱帯部から切除する．指屈筋腱腱鞘発生のものは腱鞘を含めて摘出する．神経・血管の近くから発生していることがあるのでその温存に留意する．

【予後】　一般に良好．手術適応例では，摘出術が不十分だと再発率が高い．腫瘍類似疾患であり，悪性化することはない．

d．手根管症候群

手関節の掌側で横手根靱帯（屈筋支帯）と手根骨に囲まれたトンネルを手根管というが，手根管症候群は，手根管部のトンネルにおける炎症，骨折，奇形，腫瘍などのために，手根管が狭くなり，手根管内を通る正中神経が圧迫されて発症する絞扼神経障害の一種である．

【疫学】　手根管症候群を片側に認める患者の50％は両側性に同疾患がある．発症年齢は20～90代にわたるが，特発性の発症平均年齢は50代半ばで，男女比は1：6～10と女性に多い．通常，患者の訴えは利き腕側の片側性である．

特発例と異なり基礎疾患をもつ人工透析に続発する手根管症候群の男女比は1：1，また，左と右の発症比，シャント側と非シャント側の発症比のいずれも約1：1である．

【成因と病態生理】　手根管症候群は正中神経が手関節の屈筋支帯の下で圧迫や絞扼を受けることによって発生する．この外傷の原因は使い過ぎ，肥満，妊娠などのほかに，糖尿病，アミロイドーシス，甲状腺機能低下症，痛風，それに慢性関節リウマチなどの全身疾患があげられる．近年わが国では長期血液透析に伴う患者が多数発生している．

特発性と思われる症例で自己抗体を測定してみると，膠原病症状がなくてもリウマチ因子や抗核抗体陽性例が少なからずみられることから，潜在性の自己免疫疾患が基礎にある例もあると考えられている（小林，2002）．

【症状】　正中神経領域のしびれ感，知覚障害および母指球筋の脱力・萎縮が主訴となる．しびれ感や痛みは夜間，ひどくなると明け方に増強するのが特徴で，場合によっては痛みのために目覚めるようになる．病状が進行すると知覚障害とともに母指球筋の萎縮が生じ対立運動障害により巧緻障害が起こる．

【診断】

①ファーレン（Phalen）テスト（図8-34）：手関節を掌屈させ両手を強く合わせて押すと，しびれや痛みが増強する．

②ティネル（Tinel）徴候（図8-35）：手根管の上をハンマーなどで叩打すると，末梢にしびれ，痛みが放散するものである．

③神経電気生理学的検査：正中神経の神経伝導速度を測定すると低下している．

図8-34　ファーレン-テスト　　　　図8-35　ティネル徴候

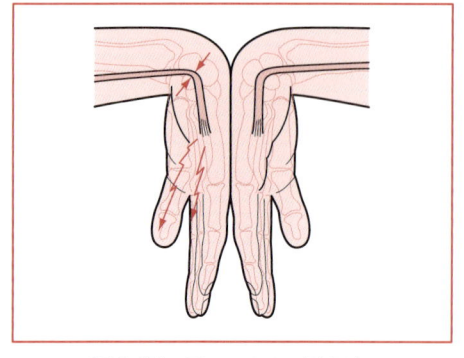

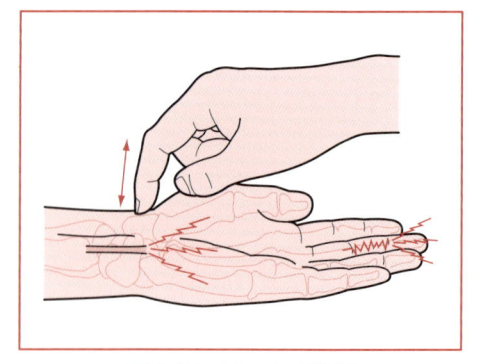

　④ 手根管内圧測定：安静位（静的）において15 mmHg以上あれば異常．内圧の低い本症候群はない．

【治療】
　① 保存的治療：通常まず3カ月程度の保存療法を行う．非ステロイド性消炎鎮痛薬とビタミンB_{12}の内服．手関節部の安静，上肢の挙上運動．夜間痛の強い症例に対しては固定装具．また疼痛が強い例では手根管内へステロイドの局注を行う．
　② 観血的治療：保存療法によって症状改善しない場合，母指球筋の筋萎縮が著明な重症例，腫瘍などの占拠性病変や透析例では観血的治療が必要である．手術は局所麻酔下で行える．横手根靱帯（屈筋支帯）を切離，手根管を開放する．

【予後】　妊娠や出産時期に発症するものは，ほとんどの例で保存的治療だけで治る．保存的治療では軽快せず手術が必要となった場合でも，一般に予後は良好である．母指球筋の萎縮が著明な例では，腱移行による対立再建術を要する場合がある．
透析例では，術後数年で再発の可能性もある．

第9章 循環器疾患

A. 心臓疾患　193
　　a．心不全　　b．心臓弁膜疾患(僧帽弁狭窄症／僧帽弁閉鎖不全症／僧帽弁逸脱症候群／大動脈弁狭窄症／大動脈弁閉鎖不全症)　　c．不整脈(心房細動)　　d．その他：代表的な先天性心疾患(心室中隔欠損症／心房中隔欠損症)
B. 冠動脈疾患　208
　　a．狭心症　　b．心筋梗塞
C. 動脈疾患　212
　　a．(粥状)動脈硬化症　　b．大動脈瘤　　c．大動脈解離
D. 血圧異常　217
　　a．高血圧(症)　　b．低血圧症

A．心臓疾患

a．心不全

　心不全とは，組織へ必要なだけの血液を送り出すことができない心機能の異常な状態をいう．

【疫学】　心不全は心臓弁膜疾患，虚血性心疾患(狭心症，心筋梗塞)，不整脈などすべての心疾患が原因で生じる状態であり，社会の高齢化に伴い，心不全は増加している．

【成因と病態生理】（図 9-1）

　① 心不全は一般的に慢性（慢性心不全）の経過をとるが，心筋梗塞や心筋炎などにより急速に増悪する心不全（急性心不全）もある．心不全は早期には心臓の拡大などにより代償されて無症状の時期がある（代償性心不全）．病状が進行すると息苦しさ，むくみなどの症状が出現するようになる（非代償性心不全）．

　② 心不全は心筋の収縮力の低下によって生じる収縮不全が多いが，心臓の拡張が不良なために十分な血液を送り出せない心不全（拡張不全）も少なくない（心不全全体の約

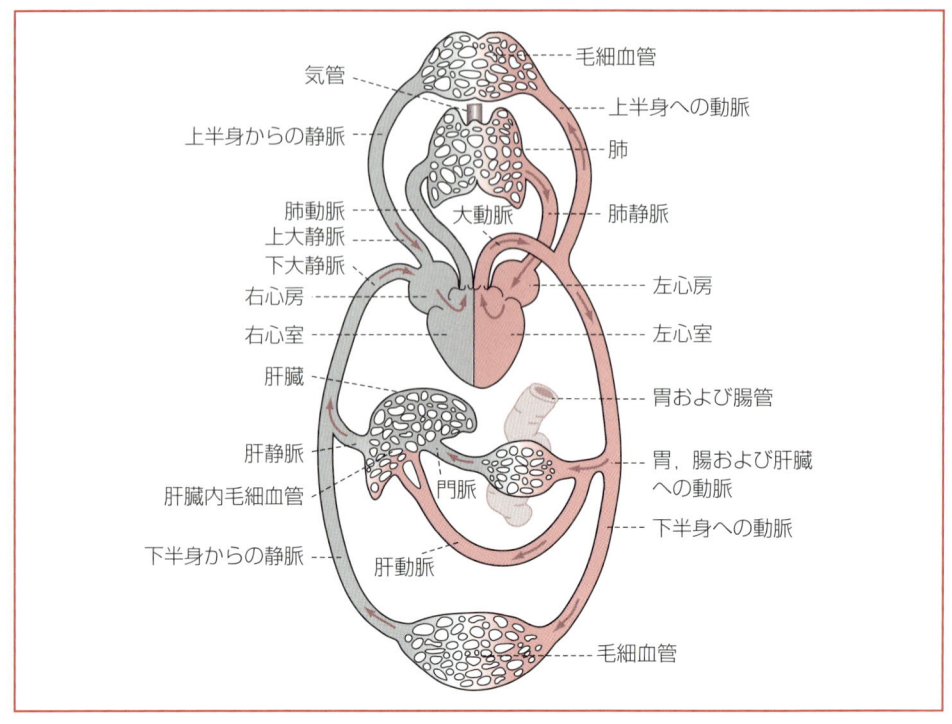

図9-1　全身の血管系

左心不全では左心室が十分に血液を送り出すことが困難になり，その結果，左心室に流れ込む左心房の血液がうっ滞する．左心房のうっ滞により左心房に流れ込む肺静脈がうっ滞し，肺うっ血をきたし，息苦しさが出現する．右心不全も同様で，右心室が十分に血液を送り出すことができないために右房がうっ滞し，右房に流れ込む上大静脈や下大静脈がうっ滞する．その結果，むくみや肝のうっ滞（肝腫大）などをきたす．
（奈良信雄：エッセンシャル人体の構造・機能と疾病の成り立ち，医歯薬出版，2003, p.332, より）

半数）．

③心不全は，左心室の機能低下による左心不全と，右心室の機能低下による右心不全とに分けられ，症状が異なる．

④急激に出現し，心拍出量の低下により循環不全をきたした場合を心原性ショックと呼ぶ．

⑤左心不全や右心不全を悪化させる要因として，ⓐ感染，ⓑ貧血，ⓒ甲状腺中毒症もしくは妊娠，ⓓ不整脈，ⓔリウマチ性や他の心筋炎，ⓕ感染性心内膜炎，ⓖ身体負荷，精神的負荷，塩分負荷，水分負荷，ⓗ高血圧症，ⓘ心筋梗塞，ⓙ肺塞栓などがある．

【症状】

①左心不全の症状

ⓐ左心系の機能低下では肺のうっ血をきたし，息苦しさを認める．最初は労作時呼吸苦であるが，次第に安静時呼吸苦を自覚するようになる．

ⓑ横になると肺うっ血がひどくなり，症状が増悪する（夜間発作性呼吸困難[*1]，起座呼吸[*2]）．

ⓒ体動時に咳嗽が出現し，ひどくなると気管支喘息と同様の喘鳴が出現する（心臓喘

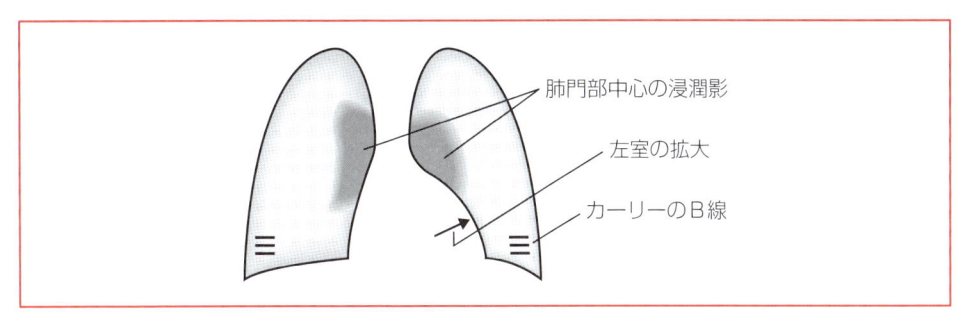

図 9-2 左心不全の胸部エックス線写真（模式図）

息）．さらにピンク色泡沫状の痰を喀出するようになる．
　② 右心不全の症状
　ⓐ 右心系の機能低下では上・下大静脈のうっ血をきたし，その結果浮腫（すねで圧痕を残すむくみ），肝腫大，食欲低下，倦怠感などが出現する．

*[1,2] **夜間発作性呼吸困難，起座呼吸** ▶ 横になって就寝後数時間で息苦しさや咳嗽が出現する．座ると楽になるため，座って呼吸する状態．横臥時に肺うっ血が悪化することが原因．ひどくなると座ったままでないと苦しくて眠れない状態になる．

【診断】
　① 胸部エックス線写真（**図 9-2**）
　心拡大（心胸郭比 50％以上）や両側肺門部の浸潤影（こうもりの翼状陰影）を認める．
　② 心エコー
　ⓐ 心臓の機能（左室駆出率，心室壁の運動），形態（心室壁の肥厚，拡大の有無や弁の性状）を知ることができる．
　ⓑ ドプラ検査では弁の閉鎖不全などによる血液の逆流の有無を知ることができる．
　ⓒ 拡張不全に対しては心エコーでは判定困難である．
　③ 心電図
　ⓐ 非特異的な心筋傷害所見を示すことが多い．
　ⓑ 心房細動，上室性頻拍などの心不全の原因となる不整脈を検出することができる．
　④ 血液検査：BNP（脳性ナトリウム利尿ペプチド）は，循環血液量の増加や心室壁へのストレスなど，心負荷の増大により BNP 前駆体が産生され，これが蛋白分解酵素により心臓中で BNP と NT-proBNP に分解されて血中に放出される．心不全の際には BNP や NT-proBNP が高値を示す．

【治療】
　① 心不全の増悪要因（上記）があれば，それを治療する．
　② 安静保持．
　③ 塩分摂取制限と水分の過剰摂取禁止．

④利尿薬投与：うっ血の改善，心臓の負担を軽減（ラシックス，スピロノラクトン）．

⑤血管拡張薬投与：ACE（アンジオテンシン変換酵素）阻害薬，アンジオテンシン受容体拮抗薬は動脈系を拡張させ，亜硝酸薬は静脈系を拡張させることで心臓の負担を軽減する．

⑥強心薬投与：ジゴキシンなどで心臓の収縮力を高める．

⑦β遮断薬：交感神経を抑制させ，長期投与では慢性心不全の症状を改善させる．

⑧新たな治療薬：アンジオテンシン受容体拮抗薬に利尿効果を加えた薬剤（サクビトリルバルサルタン）や，糖尿病薬でもあるSGLT2阻害薬などが標準治療薬に加わってきている．

【経過・予後】 心不全の原因により，初期は症状で左心不全か右心不全かの区別は明らかであるが，左右心室の機能低下はやがて両心室の機能低下へと進行し，症状はどちらも含むようになる．

b．心臓弁膜疾患（図9-3）

(1) 僧帽弁狭窄症（図9-4）

僧帽弁口（僧帽弁の開放時面積）が何らかの原因で狭窄し，拡張期に左房から左室への血液流入が障害される状態をいう．

【疫学】 原因は溶血性連鎖球菌の感染によるリウマチ性が多いが，リウマチ熱の激減で僧帽弁狭窄症の新規発症も激減している．弁輪石灰化による症例もみられる．

【成因と病態生理】

① 正常の僧帽弁口面積は$4〜5\,cm^2$であり，$1〜1.5\,cm^2$以下になると臨床症状が出現してくる．

② 原因としてリウマチ熱[*1]感染後の心内膜炎が多い．

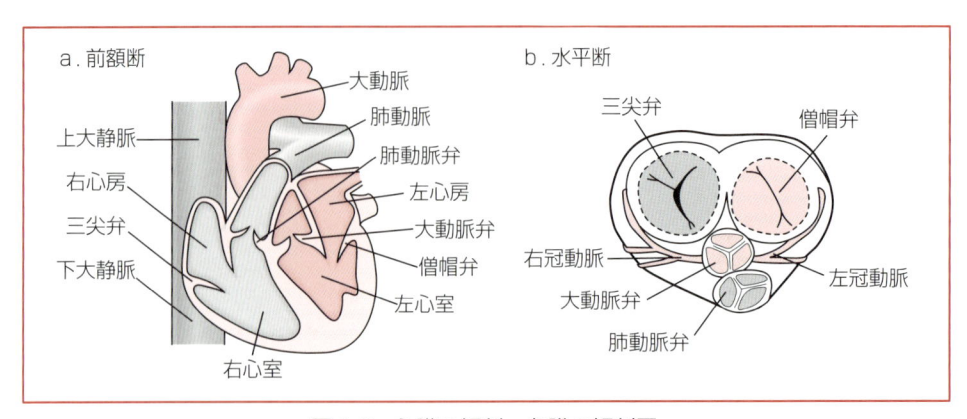

図9-3 心臓の解剖，弁膜の解剖図

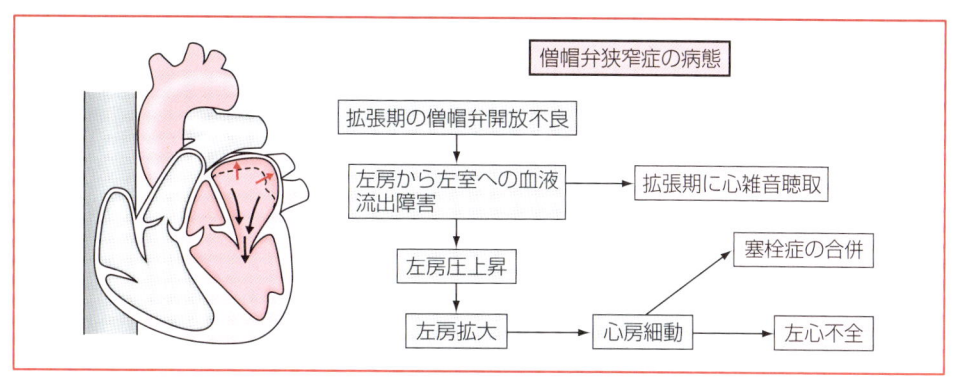

図9-4 僧帽弁狭窄症

　③ 左室への流入障害は，左房圧の上昇と左房の拡大を認める．左房の拡大は心房細動*2 をきたしやすい．

　④ 左房内に血液がうっ滞するため，左房内で血栓が生じやすくなる．血栓ははがれると脳や腎臓，四肢などに流れていき，末梢の血管をつまらせる（塞栓症）．心房細動を合併した場合は塞栓の頻度が高くなる．

　⑤ 左房圧の上昇は左房に流れ込む肺静脈，肺毛細血管圧の上昇をきたし，肺うっ血や肺水腫に移行する．進行すると右心系にも影響が出現し，肺高血圧，右室圧の上昇，右心不全を合併する．

*1 **リウマチ熱**▶A群溶血性連鎖球菌による感染で，咽頭炎に罹患して数週間の潜伏期間で発病する感染症であるが，僧帽弁狭窄症の臨床像を呈するのは約20年を要する．
*2 ▶次項「c. 不整脈」を参照．

【症状】
　① リウマチ熱による感染から僧帽弁狭窄症による症状が出現するまでに20年程度の間隔がある．

　② Ⅰ音*1が強く聴取され，Ⅱ音*2後の僧帽弁開放音（opening snap）と拡張期ランブル音を心尖部で聴取する．

　③ 僧帽弁狭窄症は左房への灌流がうっ滞する結果，肺静脈圧，肺毛細血管圧が上昇し，労作時に呼吸苦や咳嗽が出現するようになる．病状が進行すると軽い運動や精神的ストレスでも症状が出現してくる．

　④ 横臥時は血行分布が変わるため，左房への灌流うっ滞が強まり，起座呼吸や喘鳴，夜間発作性呼吸困難を自覚するようになる．

*1 **Ⅰ音**▶心音で，僧帽弁と三尖弁が閉鎖する際の音．心室の収縮の開始．
*2 **Ⅱ音**▶心音で，大動脈弁と肺動脈弁が閉鎖する際の音．心室の収縮の終了を示す．大動脈弁の閉鎖後，肺動脈弁が閉鎖する．

【診断】
　①胸部エックス線写真
　　ⓐ左第二弓（肺動脈主幹部）と左第三弓（左心房の一部）が突出するが，中等度までの僧帽弁狭窄症では心拡大は認めない．
　　ⓑ肺静脈陰影は上肺野での拡張所見と下肺野での収縮所見を認める．
　②心エコー：僧帽弁狭窄症を診断するうえで，もっとも感度がよく，特異性も高い非侵襲性の検査法である．心エコードプラ検査もあわせて行うことにより圧較差や僧帽弁口の大きさ，僧帽弁閉鎖不全症合併の有無，僧帽弁の厚みなど，さまざまな情報が得られる．
　③心電図
　　ⓐ洞調律では，僧帽弁狭窄症は通常左房拡大を示す．
　　ⓑ心房細動を合併している場合が多い．

【治療】
　①内科的治療
　　ⓐ利尿薬の投与（送り出す血液の量を減らすことで心臓の負担を軽減）
　　ⓑ強心薬（ジギタリス）の投与（心収縮力の増加）
　　ⓒ不整脈治療：上室性不整脈に対する治療
　　ⓓ塞栓の発症予防：ワーファリンによる抗凝固療法
　以上の内科的治療はいずれも病態の改善，合併症予防が目的であり，僧帽弁狭窄症の根本的治療としては次の「②外科的治療」，「③経皮的僧帽弁交連裂開術」しかない．
　②外科的治療
　　ⓐ直視下交連切開術と弁置換術がある．
　　ⓑ手術に禁忌となる要因がなければ僧帽弁口が 1.0 cm^2 未満の有症状患者に対しては適応となる．
　　ⓒ通常は手術により著明な症状の改善と血行動態の改善を認め，延命効果もある．
　　ⓓ合併症がなければ手術死の率は 2% 未満である．
　　ⓔ手術後数年して再狭窄をきたす場合もあるので，手術後も経過観察が必要である．
　③経皮的僧帽弁交連裂開術：僧帽弁狭窄症の治療の根本は外科的治療であり，手術が困難な患者に対して実施する．

【経過・予後】
　①中等度以上の僧帽弁狭窄症が数年間持続すると，心房性不整脈（上室性期外収縮や心房細動）の頻度が増し，心房細動による心拍数の増加はしばしば呼吸苦増悪の原因となる．
　②僧帽弁狭窄症がさらに進行し，右心不全を合併すると倦怠感，易疲労感，浮腫，食欲不振などの症状を認めるようになる．

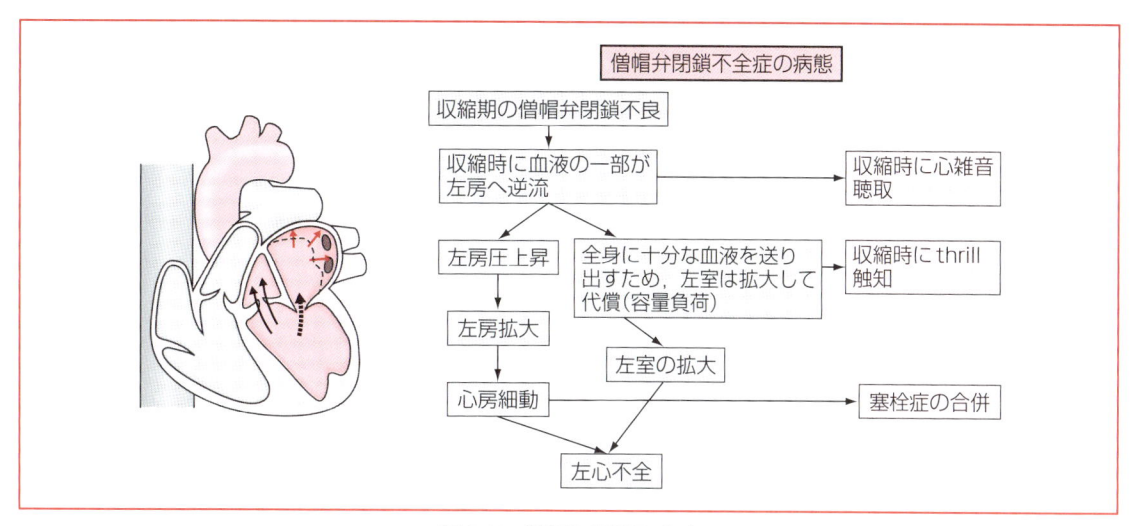

図9-5 僧帽弁閉鎖不全症

(2) 僧帽弁閉鎖不全症（図9-5）

収縮期に僧帽弁が完全に閉鎖しないため，左室から左房へ血液の逆流が生じる状態をいう．

【疫学】

① 大動脈弁狭窄症とともに有病率の高い弁膜疾患である．

② リウマチ性の頻度は激減し，加齢に伴う変化による僧帽弁閉鎖不全症が増えている．

【成因と病態生理】

① 急性僧帽弁閉鎖不全と慢性僧帽弁閉鎖不全とに分類される．

② 急性の原因には感染性心内膜炎，腱索や乳頭筋の断裂，人工弁機能不全などがある．慢性の原因ではリウマチ性が減少し，非リウマチ性の腱索断裂が増えている．

③ 僧帽弁の閉鎖不全に伴い，左房の容量負荷，さらには左室の容量負荷をきたす．慢性型では左房と左室の容量負荷が徐々に進行する．左房腔の拡大は左房圧の上昇を緩衝し，肺うっ血症状が緩和されるため，左房が著しく拡大した症例では臨床症状の出現が遅れる傾向がある．

④ 左房の拡大は心房細動を合併し，心拍数が増えると労作時呼吸困難，さらには心不全を合併するようになる．

【症状】

① 急性の重症僧帽弁閉鎖不全症では急性肺うっ血を伴う左心不全と心原性ショックがしばしばみられる．

② 慢性の重症僧帽弁閉鎖不全症では，疲労感，労作時呼吸苦，起座呼吸がおもな症状である．

③ 血圧は通常は正常である．重症僧帽弁閉鎖不全症では脈拍が急峻な立ち上がりを示す．

④触診上，心尖部に収縮期のthrill*を触れる．心尖部拍動はしばしば外側に偏位する．

*thrill（血管の振戦）▶体の表面で触知される振動であり，大量の血液が弁口を通過するときに生じる．

⑤聴診上，Ⅰ音は欠損または収縮期の雑音にまぎれてしまう．僧帽弁閉鎖不全症では収縮期雑音が特徴的であり，全収縮期に聴取される．収縮期雑音は心尖部で明らかである．重症僧帽弁閉鎖不全症では大動脈弁が早期に閉鎖するため，Ⅱ音（大動脈弁と肺動脈弁の閉鎖音）の分裂がめだつ．

【診断】

①胸部エックス線写真

ⓐ慢性例では，巨大な左房と左室が特徴である．

ⓑ肺静脈うっ血，間質浮腫，"カーリーのB線"を認める場合もある．

ⓒ慢性の僧帽弁狭窄症と僧帽弁閉鎖不全症を合併する患者においては，しばしば僧帽弁に著明な石灰沈着を認める．

②心エコー：心エコードプラ検査やカラードプラ血流画像が僧帽弁閉鎖不全症による血液逆流の同定や程度の評価に有用である．左房は通常拡大し，拍動も亢進している．左室は動きが亢進していることがある．

③心電図

ⓐ左房拡大と左室の容量負荷が特徴的所見である．

ⓑ慢性例の多くは心房細動所見を認める．

ⓒ経過とともに左室の容量負荷所見を認める．

【治療】

①内科的治療

ⓐ活動を制限すること，塩分制限すること，利尿薬の使用により塩分排出を増加させることが中心である．血管拡張薬（カルシウム拮抗薬，ACE阻害薬，ニトロ製剤）投与も行う．

ⓑ感染性心内膜炎（B．冠動脈疾患-b．心筋梗塞参照）の予防として抗生物質投与を，心房細動による血栓や全身性塞栓の予防として抗血小板薬あるいは抗凝固薬を用いる．

ⓒ僧帽弁閉鎖不全症の根本的治療は外科的治療であるが，無症状か，運動時にわずかな息切れを自覚する程度であれば内科的治療が中心となる．

②外科的治療

ⓐ慢性で緩徐な進行を認める患者においては手術の危険性と弁置換や弁形成による長期的な利点とで総合的に手術適応を判断しなければならない．

ⓑ僧帽弁閉鎖不全症を認めるが無症状もしくは過激な運動時のみ自覚症状が出る程度の患者では，さらに何年も安定した状態が続くと考えられ，手術の絶対適応とはなら

ない．日常生活が困難な NYHA 心機能分類[*1] Ⅲ度以上や左室造影で Sellers の分類[*2] Ⅲ度以上の例が手術適応だが，最近では，より早期でも手術が行われる傾向にある．

　ⓒ 逆流の程度や左室の動きを知る目的で外科手術前に左室造影検査を実施する．

　ⓓ 高齢で手術リスクが高い患者に，心停止操作が不要でより安全な経皮的カテーテル僧帽弁修復術という治療法が注目されている．

[*1] **NYHA（New York Heart Association）機能分類▶**
　Ⅰ度：心疾患患者であるが，身体活動の制限に至らないもの．
　Ⅱ度：心疾患をもち，軽度の身体活動制約をきたすもの．日常以上の活動では疲れ，動悸，呼吸困難，または狭心発作を起こすもの．
　Ⅲ度：心疾患をもち，高度の身体活動制約をきたすもの．日常の活動でも疲れ，動悸，呼吸困難，または狭心発作を起こすもの．
　Ⅳ度：心疾患をもち，軽度の労作で症状が出現する．安静時にも心不全または狭心症状が存在するもの．

[*2] **Sellers の分類▶**
　Ⅰ度：逆流のジェットのみ認める．
　Ⅱ度：ジェットともに左房全体が薄く造影される．
　Ⅲ度：左房と左室が同程度造影される．
　Ⅳ度：左房が左室より濃く造影される．

【経過・予後】　左室機能は，初期のうちは収縮の亢進を認めるが，次第に収縮力が低下し，左心不全症状をきたすようになる（「A．心臓疾患-a．心不全」の項参照）．

(3) 僧帽弁逸脱症候群

　僧帽弁の前尖あるいは後尖が，収縮期に左房側へ突出する状態を僧帽弁逸脱と呼び，それに伴うさまざまな症状群を僧帽弁逸脱症候群という．

【疫学】　心エコーでの検討では，人口の 2.4％という報告もあり，心臓弁膜症で最も頻度が高い．

【成因と病態生理】

　① 患者の大部分で原因は不明であるが，一般的に遺伝的な膠原組織の疾患（マルファン症候群など）が疑われる患者にみられることが多い．多くの患者で腱索が延長しており，これが逆流の原因の1つになっている．

　② 原因疾患としては，急性リウマチ熱，僧帽弁膜切開術後，などがあり，心房中隔欠損症（二次孔開存）患者では 20％の頻度で僧帽弁逸脱症候群を認める（A．心臓疾患-d．その他-(2) 参照）．

【症状】

　① 大部分の患者は無症状であり，一生涯無症状である場合も多い．症状としては運動に無関係のチクチクする胸痛が特徴で，若年者で胸痛を訴える場合は僧帽弁逸脱症候群も疑う必要がある．

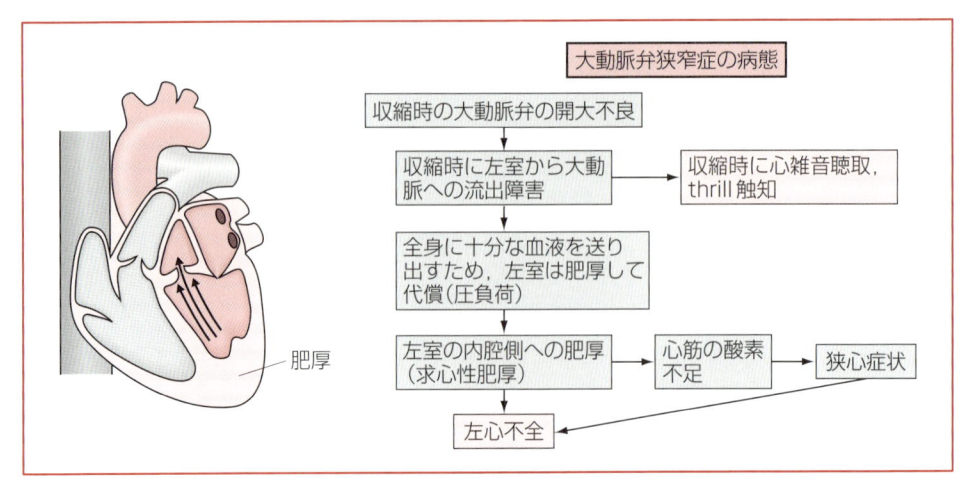

図9-6 大動脈弁狭窄症

②聴診上，僧帽弁逸脱の際に生じる収縮中期のクリック音が特徴である．心尖部でよく聴取される．その後生じる僧帽弁逆流が収縮後期の雑音として聴取される．
③心室性期外収縮や発作性上室性頻脈がみられることもある．

【診断】
①心エコー：僧帽弁の弁尖が左房側に突出する所見で診断できる．

【治療】
①僧帽弁閉鎖不全や不整脈のない患者では治療は不要であり，本人を安心させることが重要である．胸痛に対してはβ遮断薬が有効な場合もある．
②心エコーで僧帽弁尖の肥厚や僧帽弁閉鎖不全の合併を認める患者では感染性心内膜炎合併に注意する．
③重症な僧帽弁閉鎖不全症を合併した患者では，手術適応（僧帽弁形成術か弁置換術）となる．塞栓症を合併した患者では抗凝固療法の適応がある．

【経過・予後】 僧帽弁閉鎖不全症や不整脈のない患者では一般的に予後は良好である．

(4) 大動脈弁狭窄症（図9-6）

何らかの原因により大動脈弁口が狭窄し，左室から大動脈への駆出が障害される状態をいう．

【疫学】 慢性心臓弁膜疾患の約1/4を占め，何らかの症状がある成人大動脈弁狭窄症患者の約80%が男性である．

【病因と病態生理】
①大動脈弁での狭窄は，左室と大動脈の圧較差を生じる．成人の正常大動脈弁弁口面積は約 $3\,cm^2$ であるが，$1.5〜2.0\,cm^2$ 以下になると駆出に抵抗が生じ始め，弁口面積が正常の1/3（$1\,cm^2$）以下，あるいは圧較差が 50 mmHg 以上になったとき，左室流出路に

重大な障害をきたす．

②先天性，加齢による弁の石灰化変性が主な成因である．先天性の多くは二尖性大動脈弁であり，男性に多く，約半分が大動脈弁狭窄をきたすとされる．石灰化した大動脈弁による狭窄は75歳以上で約2～3%に認められる．リウマチ性大動脈弁狭窄は近年著明に減少している．

③ゆっくりと進行している場合は，左室の肥大によって左室の拍出量は維持され，長期間無症状のままで経過する．

④大動脈弁狭窄症は，冠動脈に動脈硬化による狭窄がなくても心筋虚血が生じやすい．左室心筋の肥大による酸素需要の増加と，心筋内圧上昇に伴う冠動脈灌流の低下により，心筋虚血の状態が生じやすいことが原因とされる．

【症状】

①ほとんどの患者は何年もかかって次第に狭窄の程度を増していくが，50～70代になるまで無症状のことが多い．

②聴診上，駆出性収縮期雑音を認める．低ピッチの荒い音で，胸骨右縁第2肋間でよくきこえ，頸動脈まで音が伝播する．

③症状は，ⓐ労作時呼吸苦，ⓑ狭心症状，ⓒ失神が3つの大きな特徴である．疲労感や呼吸苦の緩徐な増悪を認め，次第に活動性が低下していく．失神やめまいは体動時や体位変換時に多く出現し，原因として不整脈の出現や心拍出量の急激な低下などが考えられている．

ⓐ労作時呼吸苦は，求心性に肥厚した左室が拡張不全になり，拡張末期の左室圧さらには左房圧が上昇する．その結果肺うっ血が生じるための症状である．

ⓑ狭心症状は後期に出現し，心筋の酸素需要増加と酸素供給量不足の不均等から出現する．狭心痛は重症大動脈弁狭窄症患者では冠動脈疾患が軽度でもみられる．

ⓒ失神は動脈圧の低下から生じる．心拍出量が増加しないまま労作時にみられる骨格筋への血流増加がその原因と考えられる．心拍出量の突然の低下が不整脈を生じさせている可能性もある．

④収縮期のthrillは胸骨右縁第2肋間を中心に頸動脈まで及んで触知することがある．

【診断】

①胸部エックス線写真：心筋は求心性肥厚をきたすため，何年も心拡大を認めないことが多い．左心不全を認めるようになると，左室が拡大し，肺うっ血の所見を認める．

②心エコー：左室の肥大と左室-大動脈間圧較差を知ることができる．

③心電図：左室肥大を認める．進行するとSTの低下とT波の陰転化を認める．

④血管造影：左室造影や冠動脈造影は，重症大動脈弁狭窄症が疑われる症例で行う．とくに手術を実施する前に最終決定の情報として行う場合が多い．

【治療】

① 内科的治療：中等度以上の大動脈弁狭窄症では注意深い経過観察が必要である．重篤な大動脈弁狭窄症では，たとえ無症状であっても激しい運動は避けさせる．ジギタリスと塩分制限，注意しながらの利尿薬投与はうっ血性心不全の治療として適応があるが，過剰投与になって循環血漿量が減らないよう注意すべきである．狭心症状を軽減させるためにニトログリセリンは有効である．

② 外科的治療

ⓐ 石灰化した弁や弁口面積が 0.75 cm^2 以下，圧較差 50 mmHg 以上，または何らかの症状を有する大動脈弁狭窄症患者の大部分は外科治療（弁置換術）の適応となる．

ⓑ 予後は比較的長い場合が多く，無症状の患者では外科的治療はすぐには不要な場合もある．しかし，その場合でも心電図や心エコーにて注意深く経過を追うべきである．狭窄が著しい症例では無症状であっても手術が適応である．心不全症状のない患者での大動脈弁置換術の死亡率は約 4% である．

③ 経カテーテル的大動脈弁植え込み術（Transcatheter Aortic Valve Implantation）：高齢等で外科的治療が困難な患者に対して大血管から挿入したカテーテルにより，人工大動脈弁を装着する治療法であり，開胸や心臓を止める必要もなく弁を留置できる新たな方法である．

【経過・予後】

① 症状出現から死亡までの平均期間は狭心症状出現後 5 年，失神後 3 年，呼吸苦出現後 2 年，うっ血性心不全出現後 1.5～2 年とされる．うっ血性心不全が大動脈弁狭窄症患者の死因の 1/2 から 2/3 を占めている．

② 不整脈によると思われる突然死は 10～20% でみられる．突然死のほとんどは以前から症状があった患者である．

(5) 大動脈弁閉鎖不全症（図 9-7）

何らかの原因により，拡張期に大動脈弁が完全に閉鎖しないため，大動脈から左室へ血液が逆流する状態をいう．

【疫学】　リウマチ性大動脈弁閉鎖不全症が減少し，加齢に伴う動脈硬化性大動脈弁閉鎖不全症が増加傾向にある．

【成因と病態生理】

① 本症の病態は，大動脈からの逆流による左室の容量負荷である．

② 原因として，リウマチ熱，感染性心内膜炎，動脈硬化，先天性大動脈二尖弁，大動脈解離などがある．心室中隔欠損症患者の一部で合併しやすい（A.心臓疾患-d.その他-(1)参照）．

③ 感染性心内膜炎や大動脈解離などによる急性の大動脈弁閉鎖不全症では左室壁や

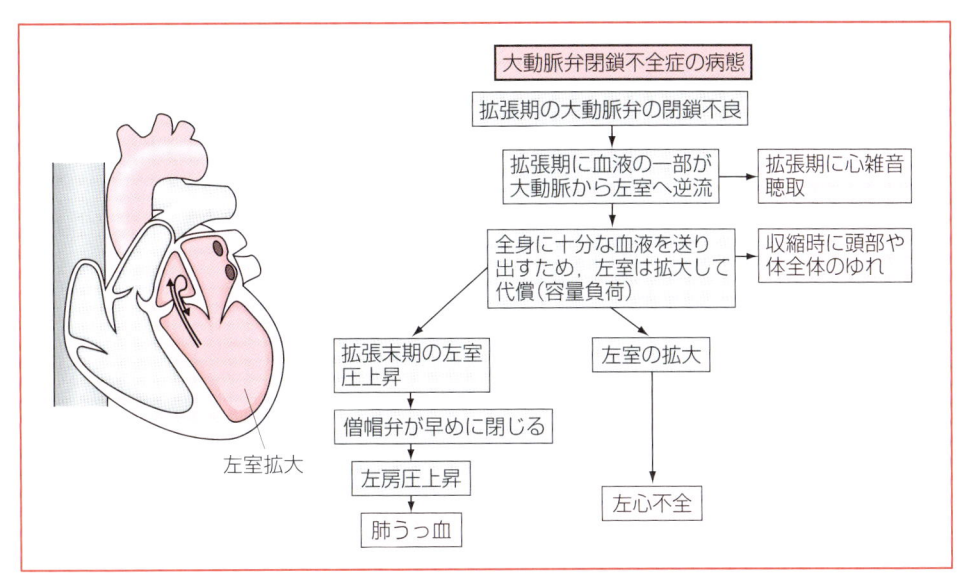

図9-7 大動脈弁閉鎖不全症

心膜はその容量負荷に応じた伸展ができないため左室拡張末期圧は急激に上昇するが、心拍出量は十分増加させることができない。その結果、左室拡張末期圧が左房圧を凌駕し、僧帽弁の早期閉鎖をきたす。その結果肺うっ血や肺水腫を合併する。

④ 慢性の大動脈弁閉鎖不全症では、逆流による左室拡張期容量の増大により、左室収縮力（駆出力）も大きくなり、1回拍出量は増加する。左室壁は遠心性肥大をきたすが、左室拡張末期圧は正常に維持され、肺うっ血はきたさない。この状態で長期にわたり心拍出量は維持される。やがて、代償できなくなり、左心不全期になると、左室の拡張末期容積がさらに増大し、心筋収縮不全が加わり、肺うっ血をきたすようになる。

⑤ 拡大した左心室を十分収縮させるために心筋の酸素消費量は増加している。一方、弁の逆流により拡張期血圧が低下するため、冠動脈への血流が減少しており、心筋虚血が生じやすい。

【症状】

① 急性型では突然の左室の容量負荷と肺うっ血をきたし、起座呼吸や夜間発作性呼吸困難を自覚する。

② 慢性型では代償時期が長く、その間は無症状である。しかし、末期で心筋の収縮不全や肺うっ血をきたす時期になると労作時呼吸困難や左心不全症状が出現し、急速に進行する。

③ 脈は収縮期に急峻に立ち上がったのち、拡張期の後半に急速に減弱することが特徴であり、収縮期に体全体のゆれや頭部のゆれがみられることがある。

④ 聴診上、高調ではっきりした逆流性雑音が拡張早期にしばしば聴取される。これは胸骨左縁第3〜4肋間を中心に聴取される。

【診断】
　①心エコー：カラードプラ検査が大動脈弁閉鎖不全症診断にもっとも感度のよい検査方法である．
　②心電図：軽度大動脈弁閉鎖不全症患者では異常所見はないが，重症の慢性大動脈弁閉鎖不全症では左室肥大を認め，しばしばST低下やT波の陰転化を伴う．
　③左室造影，冠動脈造影：手術前の評価目的で実施される．

【治療】
　①感染性心内膜炎，大動脈解離などによる急性大動脈弁閉鎖不全症は緊急手術の適応である．
　②慢性大動脈弁閉鎖不全症では，無症状期においては治療は不要であるが，経過中に心不全期に移行するため，注意深い経過観察が必要である．心不全も最初のうちはジギタリス，塩分制限，利尿薬，血管拡張薬ことにACE阻害薬に反応を示す．しかし，急速に悪化することが多く，常に手術の可能性も考慮すべきである．
　③手術は，ⓐ左室機能障害が進行し，ⓑ左室の駆出率が50％未満，ⓒ左室収縮末期径が55mmより大であれば無症状の患者であっても実施すべきである．手術は弁置換術が行われる．
　④外科治療後でも左室機能は正常に回復しないため，術後も注意深い経過観察が必要である．

【経過・予後】
　①慢性型の場合は左室の代償期が非常に長く，長期間無症状で経過するが，いったん心不全症状が出現すると病態は急速に悪化する．
　②心不全症状出現後で平均1～2年，狭心症状出現後で平均5年の生存期間とされている．症状が発現した場合は外科的治療を考慮すべきである．

> 注▶弁膜疾患として三尖弁，肺動脈弁でも同様に狭窄症と閉鎖不全症とがある．リウマチ性，感染性心内膜炎，肺高血圧などが原因であり，右房の負荷や右室負荷の所見を呈し，右心不全の症状をきたす．このとき僧帽弁や大動脈弁にも異常を認める場合が多い．

c．不 整 脈

(1) 心房細動

　心房が規則正しい調律で収縮しなくなり，心室の拍動がまったく不規則になった状態をいう．高齢化社会において最もよくみられる不整脈であり，心不全の原因となりうる重要な疾患である．

【疫学】　50代では0.5％程度のまれな疾患であるが，65歳以上で5％，80代では8.8％に増加する．一般に55歳を過ぎると10年ごとに倍加するともいわれ，ほとんどが治

療の対象となる．

【成因と病態生理】

① 心房内の無秩序な電気的興奮が心室へ不規則に伝導する．その結果，心室のリズムが不規則となる状態を心房細動という．

② 一過性に出現する発作性心房細動と，7日以上持続する持続性心房細動とに大きく分けられる．

③ 原因として，加齢，心房拡大，アルコールや甲状腺機能亢進症などがある．

【症状】

① 無症状の場合もあるが，胸部不快感，動悸を訴えることが多い．発作性心房細動の場合は，心房細動の出現と消失に一致して症状を認める．

② 心拍数が多くなると左心不全症状を認めることもある（「A-a．心不全」の項参照）．

【治療】

① 基礎疾患がある場合はその治療もあわせて行う．

② 洞調律への治療：アミオダロンがもっとも有効だが，薬剤性肺炎などの副作用がある．強心薬（ジギタリス）とカルシウム拮抗薬の併用は洞調律への回復や心拍数のコントロールに有効である．

③ 症例によっては直流電気による除細動で洞調律への回復を行う．

④ 発作性心房細動では，カテーテル・アブレーションによる根治療法が進歩しており，適応があれば考慮する．

⑤ 持続性心房細動では多くの場合，心原性塞栓症の予防にワーファリンもしくは新規経口抗凝固薬を投与する．

【診断】

① 心電図：心房収縮を示すP波が消失し，心筋収縮の間隔が不整であることで診断される．

【経過・予後】　心房細動では，左心房内に血栓が形成される頻度が高い．脳梗塞の合併は年間4～5％であり，心房細動のない人より頻度は約6倍高くなる．

高齢者の持続性心房細動では心拍数の増加により心不全が合併しやすく，予後不良な場合もある．

d．その他：代表的な先天性心疾患

（1）心室中隔欠損症

左右の心室を隔てた中隔（心室中隔）に欠損孔があり，その孔を通して左室から右室へ動脈血の一部が流入する疾患であり，先天性心疾患のなかで最も頻度が高い．全収縮期雑音を聴取し，感染性心内膜炎の合併をきたしやすい．自然閉鎖が30～50％にみられ，大多数は2歳までに閉鎖する．

(2) 心房中隔欠損症

　左右の心房を隔てた中隔（心房中隔）に欠損孔があり，欠損の部位で一次孔欠損と二次孔欠損とに分けられる．心室中隔欠損症に次いで頻度が高い先天性心疾患である．乳幼児期には症状はなく，学童期に発見されることが多い．自然閉鎖はまれである．心房中隔の欠損孔を通して左房から右房へ血液が流入すると右室で容量負荷が生じ，成人期には心不全症状が出現するため，手術を考慮する．

B．冠動脈疾患

a．狭心症

　心筋へ酸素を供給する冠動脈が血管内腔の狭窄をきたすと，運動時に十分な酸素供給ができず，心筋虚血により胸痛（狭心痛）が生じる．これを狭心症と呼ぶ．冠動脈は，左前下行枝と左回旋枝の2本と右冠動脈という3本の主要血管からなる．

【疫学】　虚血性心疾患（狭心症と心筋梗塞）の患者数は72万人（2017年データ）で，35歳以上で加齢とともに患者数が増えている．

【成因と病態生理】（図9-8）

　① 血管の断面積が75％以上狭窄すると労作時に狭心痛が出現する（労作狭心症）．最初は労作時のみの胸痛だが，狭窄が進行し95％以上になると安静時でも狭心痛を認めるようになる（安静狭心症）．

　② 狭窄には，ⓐ線維性プラーク（血管内膜が線維性に肥厚），ⓑ脂質性プラーク（脂質成分が血管内に付着）の2つの過程がある．後者は高度の狭窄をきたす前に破裂し，それを契機に血管内に血栓が形成され，突然閉塞する場合もあり，臨床症状としては不安定狭心症，急性心筋梗塞の原因となる（≫急性冠症候群，p.210）．

　③ 内腔の狭窄には動脈硬化のほか，冠血管の攣縮による狭心症（異型狭心症）もある．

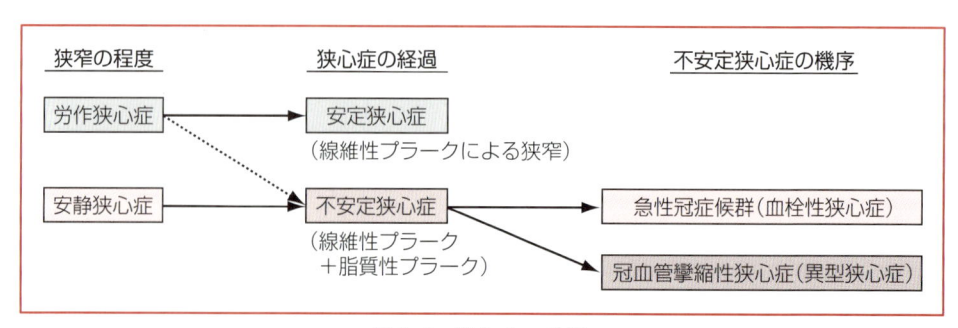

図9-8　狭心症の分類

④ 危険因子は加齢，高脂血症，高血圧，糖尿病，肥満，高尿酸血症，喫煙，ストレス，性格などである．

【症状】

① 心筋に十分な酸素供給ができないときに胸痛（狭心痛）を認める．

② 典型的には，労作時（朝，急いでいるとき）や興奮時に，前胸部中心に万力で押されたような強い圧迫感・重圧感を感じる．痛みは背部や左肩へ放散する．痛みは胸の深部の胸痛部位がはっきりしない痛みである．安静のみで数分から15分ほどで消失する．1分以内に消失する痛みは別の疾患と考えてよい．

③ あごから心窩部までの部位でさまざまな症状を呈することもあるため，労作時に出現し，安静のみで自然に消失する症状があれば狭心症も疑う必要がある．

④ 血管攣縮による狭心症は夜中から明け方にかけて出現する胸痛である．

⑤ 不安定狭心症は急性心筋梗塞に移行する危険性のある狭心症であり，安定狭心症はいつも同程度の運動で狭心痛が出現するような安定した狭心症である．

【診断】

① 心エコー：狭心症では心臓の動きは正常であり，無動，運動低下を認める場合は心筋梗塞を疑う．

② 心電図：発作時の心内膜下虚血ではST低下を認め，回復時には正常化する．冠攣縮性の発作時ではST上昇を認める．

③ 負荷心電図：運動負荷により，ST低下出現の有無や不整脈の有無を確認する．

④ 冠動脈造影：血管の狭窄部位を確認するもっとも確実な方法である．最近は，マルチスライスCTを用いたCT検査で冠動脈所見を調べる方法もある．

【治療】

① 発作時の治療として，安静およびニトログリセリンの舌下投与またはスプレー噴射を行う．

② 発作の予防として，ⓐ心筋酸素需要抑制の目的でβ遮断薬，ⓑ冠血流改善目的での血管拡張薬（亜硝酸薬，カルシウム拮抗薬），ⓒ冠攣縮の予防薬（カルシウム拮抗薬），ⓓ抗血小板薬（アスピリン）を服用する．

③ 高脂血症，高血圧，肥満，喫煙，糖尿病を改善し，ストレスをためないよう心がける．狭心痛が出現しない程度の軽い運動は行ってよい．

④ カテーテルを用いた狭窄部位拡張のための手技は急速に進歩しており，外科的治療が減少傾向にある．

⑤ 外科的治療（冠動脈バイパス術）の適応は，心筋虚血のある冠動脈3枝の狭窄症例，内科的治療抵抗性の不安定狭心症，左冠動脈主幹部の狭窄症例などである．

【経過・予後】　最初の狭心症状出現後1カ月以内，発作の頻度や強度・持続時間が増している狭心症（不安定狭心症）は心筋梗塞へ移行する危険性が高く，要注意である．

a．胸全体がしめつけられる痛み．冷や汗を伴い，嘔気・嘔吐の合併が多い．

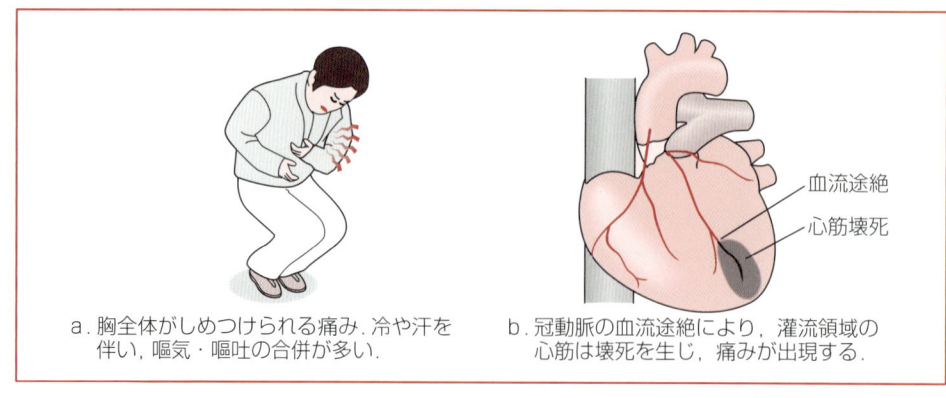

b．冠動脈の血流途絶により，灌流領域の心筋は壊死を生じ，痛みが出現する．

図9-9　心筋梗塞

b．心筋梗塞（図9-9）

　心筋梗塞とは何らかの原因により冠動脈が閉塞し，不可逆的な心筋壊死に陥った状態である．

【疫学】　発症頻度は人口10万人当たり年間約50人で，男性が女性の2倍以上と多いが，女性も閉経後増加し，75歳以上では男女差はない．虚血性心疾患による死亡率は増加傾向にある．

【成因と病態生理】

　①冠動脈内の脂質性プラークが破裂し，そこに血栓が形成され冠血流が途絶する．短時間で血栓が溶解されれば不安定狭心症であり，血流途絶で心筋壊死をきたせば心筋梗塞となる．プラーク破裂から血栓形成による血流途絶までを急性冠症候群として一連の病態ととらえ，不安定狭心症と心筋梗塞が含まれる．

　②冠動脈の完全閉塞による心筋壊死が出現すると，心内膜下から心筋へと梗塞は進展し，下記の症状が出現する．血管閉塞が30分以上経過すると心筋壊死が生じる．

【症状】

　①発症は午前6時から正午がもっとも多い．狭心症発作と同様の胸部圧迫感や胸痛で，安静時や軽い労作時に出現し，これが30分以上持続し，しばしば数時間に及ぶ．狭心症と異なり，安静やニトログリセリン舌下で症状が軽快しない．

　②胸痛は虚血部および周囲の刺激によるもので，梗塞が完成し，壊死に陥ると胸痛は消失する．疼痛は場所の同定が困難な，深部の不快な痛みであり，冷汗を伴い，嘔気・嘔吐の合併が多い．

　③高齢者や糖尿病患者ではまれに無痛性の心筋梗塞もある．

【診断】

　①心電図：初期には明らかでない場合が約半数で，経過を追ううちにST上昇，T波陰性化，異常Q波，冠性T波の順で異常所見が出現する．

② 心エコー：心機能や梗塞部位の判定に有用である．
③ 血液検査
ⓐ 白血球数，CK（クレアチンキナーゼ），ミオグロビン，ミオシン軽鎖，心筋トロポニンTの上昇：時間的にはミオグロビンは1～4時間で，CKが4～6時間，ミオシン軽鎖が6～12時間で，トロポニンTが3～12時間で上昇し始める．そのほか，AST（GOT），LDHも6～12時間で上昇し始める．
ⓑ 脳性（B型）ナトリウム利尿ペプチド（BNP）：BNPは主として心室で合成，分泌されるペプチドで，心不全と心筋傷害/再構築の程度も反映し，予後を反映するマーカーである．
④ 心筋シンチグラフィ
ⓐ テクネシウム99mピロリン酸（^{99m}Tc）は梗塞部位に集積し，梗塞の確定診断に有用．
ⓑ タリウム201（^{201}Tl）は心筋血流を表す．
⑤ 冠動脈造影：冠動脈の閉塞を確認する方法であり，下記の治療（PTCA）の実施も同時に行う場合が多い．

【治療】
① 発症後30～40％の患者が1時間以内に死亡しており，初期治療が非常に重要である．
② 不整脈などにただちに対応できる冠動脈疾患集中治療室（CCU：coronary care unit）と呼ばれる集中治療室もしくはそれに準じる部屋での治療が望ましい．
③ 再灌流の効果があるのは発症後12時間以内であり，早いほど効果は大きい．ウロキナーゼや組織プラスミノーゲン・アクチベーターなどが使用される．早期であれば，カテーテルを用いた経皮的冠動脈形成術（PTCA：percutaneous transluminal coronary angioplasty）が予後を改善させる．
④ 内科的治療は狭心症と同様である．

【経過・予後】
① 心筋梗塞を発症すると30～40％は心室細動により死亡し，病院に搬送された患者の約10％が院内で死亡する重症な疾患であり，急性期をのりきった後も約2～3週間は注意が必要である．
② 心筋梗塞発症後4週以降を陳旧性心筋梗塞と呼ぶ．この時点でも心不全，狭心症，心筋梗塞の再発，致死的不整脈などの合併症に注意し，治療管理を継続する．

心臓突然死について
　何ら前兆がない状態で，急性の症状を発症したのち1時間以内に突然意識障害をきたす心臓に起因する内因死であり，24時間以内に死亡する場合を突然死といわれている．

20歳代の若年者での心臓突然死では器質的心疾患がない特発性の場合が多く，Brugada症候群等の可能性が高い．

【疫学】　わが国では10万人に100人程度で，60〜70％は心臓大動脈疾患に起因し，その多くは虚血性心疾患とされている．剖検例での検討では急性心筋梗塞よりも慢性心筋梗塞や冠状動脈硬化症が大勢を占めており，正確な病因は不明である．

24時間心電図記録中の心臓突然死例の解析では約30％が狭心症発作に続発し，50％は不整脈死であったが，その大多数は弁膜症などの基礎心疾患を有していた．

〈参考〉
心臓神経症▶動悸，息切れ，胸痛，胸部不快感などの循環器疾患によくみられる症状を呈するが，器質的心疾患(狭心症や心筋梗塞，弁膜疾患など)が否定的な場合を心臓神経症と呼ぶ．精神的，肉体的ストレスが基盤にある場合が多い．
感染性心内膜炎▶心内膜，とくに弁膜に疣贅を形成し，細菌などが感染して弁の破壊，弁穿孔を起こし，心不全に発展する難治性の疾患．感染症状を呈し，心雑音を聴取する．起炎菌は弱毒菌の場合が多いが，血行性感染をきたし，4週間程度の抗生物質投与が必要となる．心臓弁膜症や先天性心疾患など基礎疾患を有する症例に多い．

C．動脈疾患

a．（粥状）動脈硬化症 (図9-10)

動脈硬化症には粥状動脈硬化 (atherosclerosis)，中膜石灰化硬化，細小動脈硬化の3つがあるが，頻度がもっとも高いのが粥状動脈硬化である．

動脈硬化は動脈の分枝部に多く発症し，動脈壁の内膜が病変の主たる部位である．

【疫学】　中高年で問題となる疾患であるが，動脈硬化は少年期から出現している．

【成因と病態生理】

①脂質を含む粥腫（アテローム）が内膜に蓄積し，内腔の狭窄，閉塞の原因となる．好発部位は，ⓐ腹部大動脈・腸骨動脈，ⓑ冠動脈近位部，ⓒ大腿動脈・膝窩動脈，ⓓ内頸動脈，ⓔ椎骨脳底動脈の順である．

②アテロームは，酸化などにより変性したLDL（低比重リポたんぱく）が血管内皮に取り込まれ，内皮細胞を傷害することからはじまり，単球（後のマクロファージ）とTリンパ球，血小板の集簇をきたす．各細胞からさまざまなサイトカインが放出され，内膜が炎症の場となる．内膜内のマクロファージはLDLコレステロールを貪食して泡沫細胞になり，最終的に内膜下で脂質成分中心の壊死物貯留をきたす（脂質プラーク形成）．

③アテロームは内腔を狭窄し，破裂により破裂部位に血小板や凝固系が作用して血栓形成をする．その結果，動脈内の狭窄が進行する．最終的にはさまざまな動脈での狭窄・

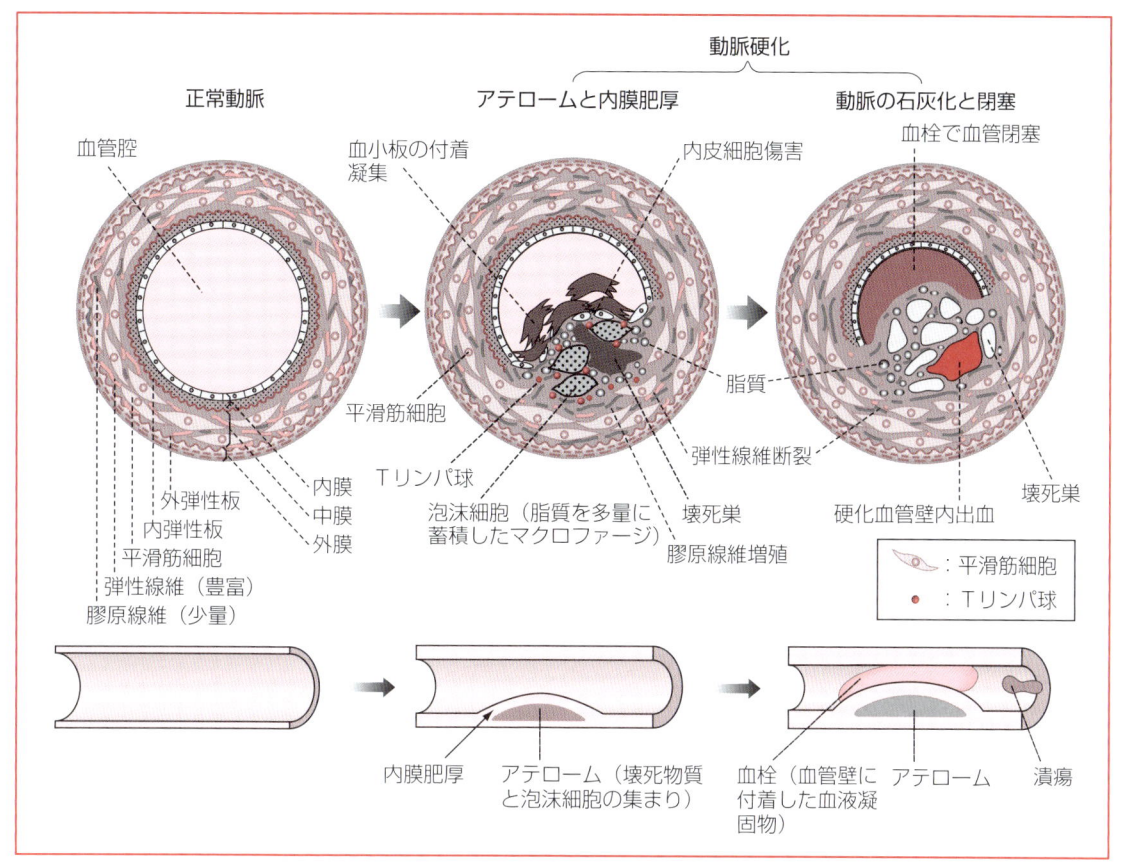

図9-10 動脈硬化（アテローム硬化）

内皮細胞が傷害されると，そのすき間から脂質が侵入する．集積したマクロファージが脂質を過剰に取り込み，多量に蓄積して崩壊する．膠原線維の増殖とともにアテロームが形成され，血管内膜は厚くなる．中膜の筋細胞や弾性線維は減少し，膠原線維は増加．

弾性線維が断裂して石灰が沈着し，血管壁は固くなり（動脈硬化），血管内腔の狭窄，血栓形成を起こし，血管が閉塞し，血流の障害が起こる．

心臓では心筋梗塞，脳では脳梗塞，血管では動脈瘤など．

閉塞により，虚血症状や梗塞をきたす．

④ 血中のLDL濃度はおもに肝臓にあるLDL受容体の数が決定している．LDLはLDL受容体によりおもに肝臓内に取り込まれ，胆汁酸生成に利用される．したがって，LDL受容体が少ない場合はLDLの吸収・利用が減り，血中LDL値が高値を示し，動脈硬化が進行する．

⑤ HDL（高比重リポたんぱく）は，末梢血管に蓄積したコレステロールを除去し，動脈硬化に対して防御的に作用する．したがって，LDLコレステロールが悪玉コレステロールと呼ばれ，HDLコレステロールが善玉コレステロールと呼ばれている．HDLコレステロールは運動や少量の飲酒により増加する．

【症状】　動脈硬化病変自体は無症状であるが，やがて血管の狭窄による臓器の虚血，壊死がさまざまな症状をもたらす．そのおもなものとして，虚血性心疾患では狭心症，心

筋梗塞，脳血管障害では脳血栓，脳出血，脳血管性痴呆（認知症），腎血管障害では腎血管性高血圧，腎不全，その他大動脈瘤などがあげられる．

【診断】

① エコー：動脈硬化を画像で確認できる．頸動脈で観察する場合が多い．

② 血液検査：総コレステロール，LDLコレステロールの増加と，HDLコレステロールの低下は動脈硬化病変の存在を示唆しており，LDLコレステロールの高値やHDLコレステロールの低値は治療の適応となる．

【治療】

① 生活習慣が重要であり，ⓐ 禁煙し，過食を避ける，ⓑ 動物性脂肪を控え，青魚（イワシ，サバ等）をとるように心がける，ⓒ 運動習慣を身につけ理想体重を心がける，ことが重要である．

② 高血圧や糖尿病がある場合はその治療・コントロールが動脈硬化進行予防にも有効．

③ 高脂血症に対する薬剤は，HMG-CoA還元酵素阻害薬*が中心である．そのほか，小腸壁で食事性および胆汁性コレステロールの吸収を選択的に阻害するエゼチミブも用いられる．

*HMG-CoA還元酵素阻害薬の作用機序▶肝臓内ではコレステロールを利用して胆汁酸が生成され，胆汁酸は小腸内に分泌されて食物の脂肪吸収を助けている．一方，肝臓でのコレステロール供給経路には，①LDL受容体を介してLDLコレステロールを取り込み利用する経路と，②肝臓内でコレステロールを合成する経路，とがある．HMG-CoA還元酵素は②に関わる重要な酵素であり，この酵素を阻害することで肝臓では①の経路が活発化し，結果としてLDL受容体が増え，血中のLDLが低下する．

【経過・予後】　動脈硬化自体は無症状であるが，結果として出現する血管狭窄は，脳，心臓，腎臓，大動脈などで多くの病気の原因に深く関わっている．

b．大動脈瘤

大動脈が局所的に拡大した状態であり，中枢側の正常大動脈径より1.5倍以上の拡大を示すものと定義される．

【疫学】

① 腹部大動脈瘤は胸部大動脈瘤よりも頻度が高く（約2倍），加齢で頻度は増し，65歳以上の男性では約2～3％の頻度である．原因は動脈硬化性がもっとも多い．

② 腹部大動脈瘤は男性に多く（女性の4～5倍），喫煙が最大の危険因子である．

③ 胸部大動脈瘤は，ⓐ 上行大動脈瘤，ⓑ 弓部大動脈瘤，ⓒ 下行大動脈瘤およびⓓ 胸腹部大動脈瘤に分類され，それぞれの発生頻度は約30％，30％，30％，10％程度である．

【成因と病態生理】

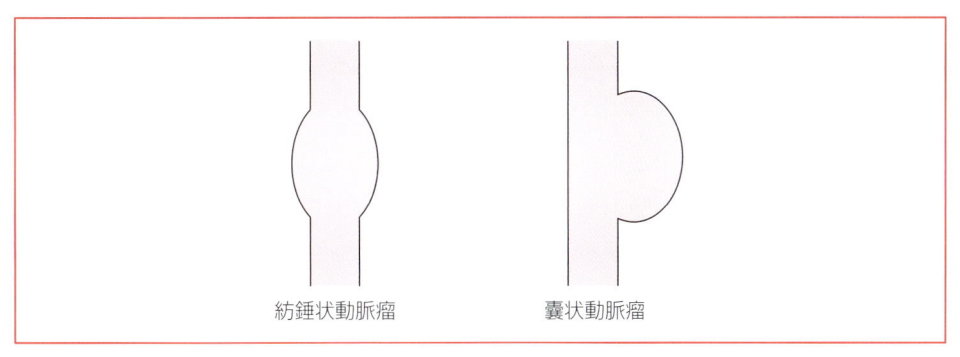

図 9-11 大動脈瘤の分類

① 腹部大動脈瘤の多くは，動脈硬化での中膜の破壊による動脈の局所的脆弱性が原因で生じている．瘤が大きくなるほど瘤の壁にかかる圧は大きくなり，瘤拡大が進行する．

② 紡錘状瘤と，偏在して拡大する嚢状瘤とに分類され（図 9-11），嚢状瘤の頻度は 20〜30％と少数である．

③ 胸部大動脈瘤の原因は動脈硬化のほか，マルファン（Marfan）症候群による中膜壊死，ベーチェット（Behçet）病の大動脈炎なども含まれる．

【症状】 多くは無症状である．

【治療】
① 収縮期血圧を 120 mmHg 以下まで低下させる．
② 動脈瘤の径が腹部で 5 cm 以上，胸部で 6 cm 以上の場合や，急速に拡大（6 カ月で 5 mm 以上）している場合は手術適応となる．

【経過・予後】 腹部において，径が 4 cm 以下の動脈瘤の破裂の危険は 2％以下であるが，5 cm 以上では 2 年以内の破裂の危険率が 22％になる．半年間で 5 mm 以上の速度で拡大する場合の破裂リスクは 15〜20％である．胸部大動脈瘤は腹部に比べて手術による合併症（脳血管障害，四肢麻痺など）が多い．

c．大動脈解離

大動脈の中膜で内外 2 層に解離し，2 層間（解離腔）に血腫を形成した状態である．大動脈壁の内膜に生じた亀裂から中膜内に血液が流入して起こる（図 9-12）．

【疫学】 60 歳以上の高齢者に多く，男性に多い．人口 10 万人に 4 人程度の頻度である．

【成因と病態生理】
① 大動脈壁の内膜に生じた亀裂から中膜内に血液が流入する．中膜は内外 2 層に解離し，2 層間（解離腔）に血腫を形成する．解離に際し，激しい痛みを伴う．
② 病型分類は亀裂の部位と解離の進展範囲に基づいた DeBakey 分類もしくは Stanford 分類が用いられている．亀裂部は上行大動脈が全体の 50〜60％を占める．

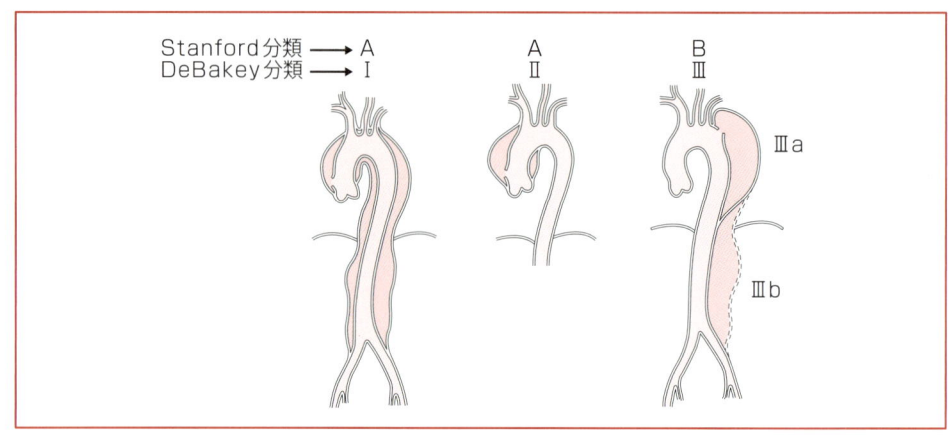

図 9-12 大動脈解離の分類

③動脈硬化やマルファン症候群，ベーチェット病などの大動脈壁の脆弱性が原因であり，高血圧も関わっている．

【症状】

①突然の激烈な胸背部痛を認める．解離の進展部位により前胸部痛から背部痛，背部下方に移動するような激烈な痛みである．

②破裂によるショック，主要分枝動脈閉塞による臓器虚血障害（心筋，脳，腎，腸管，上下肢虚血など）が起こりうる．

【診断】

①エックス線写真：大動脈陰影の拡大が特徴．

②胸部造影CT：解離腔の部位，範囲を評価する．

③経食道心エコー：すべての胸部大動脈の観察が可能であり，診断能が優れている．しかし，検査中に"いきむ"ことで血圧が上昇し，破裂する危険性もある．

【治療】

①亀裂が上行大動脈から生じている StanfordA 型では緊急手術，大動脈弓部より遠位からの B 型では保存的治療が原則である．

②保存的治療：血圧管理がもっとも重要で，収縮期血圧を 100〜110 mmHg まで可能な限り下げる．

③外科的治療：亀裂部を含む大動脈部位の切除と人工血管置換術を行う．

【経過・予後】

①急性大動脈解離の自然予後はきわめて不良であり，発症後 48 時間以内で 50％死亡するとされており，急性 A 型解離では発症初期の心タンポナーデによる突然死が高率である．

②保存的治療を行う場合も厳重な降圧治療に加えて定期的に CT で経過を追うことが重要である．

D. 血圧異常

a. 高血圧（症）

　血圧とは血管内の圧力であり，通常は動脈圧をいう．血圧は心拍出量と血管抵抗の積であり，心臓の収縮期に最大（収縮期血圧）となり，拡張期に最小（拡張期血圧）となる．従来，水銀柱を用いて測ったために単位は mmHg である．

　収縮期血圧と拡張期血圧のいずれかが下記の診断基準をこえている場合を高血圧と呼ぶ．ただし，高血圧は持続的に上昇した状態をいい，1 回のみの測定ではなく，日を変えて繰り返しの測定によってなされるべきである．

【疫学】　高血圧の頻度は 30 歳以上でみた場合，男性で 60％，女性で 45％ である．年齢が増すとともにその頻度は急激に増加する〔平成 22（2010）年データ〕．日本での罹患者数は約 4,000 万人に及ぶとされる．

【成因と病態生理】

　① 明らかな基礎疾患のない高血圧を本態性高血圧と呼び，高血圧の大部分（90〜95％）を占める．遺伝的要因の関与は 30〜60％ 程度である．一方，原因となる疾患が明らかなものを二次性高血圧と呼ぶ．二次性高血圧の原因として腎疾患（慢性糸球体腎炎，糖尿病性腎症など），内分泌疾患（原発性アルドステロン症，クッシング症候群，褐色細胞腫など），血管病変（大動脈縮窄症），薬剤性（ステロイドなど）などさまざまな疾患がある．

　② 遺伝的に腎臓でのナトリウム排出能が低下している人は，過剰な塩分摂取があれば，腎血流量の増大によって尿中ナトリウム排出を増加させようとする．その結果全身血圧が高く維持される．安静時の血圧が持続的に上昇した状態を高血圧と呼ぶ．

　③ 食塩過剰摂取，肥満，アルコール多飲，運動不足，喫煙，ストレスなどが高血圧に影響する要因である．

【症状】　大多数は無症状であるが，高血圧が著しい場合は，頭痛，頭重感，肩こりなどを呈する．

【診断】

　① 高血圧の基準は表 9-1 のとおりである．

　② 血圧測定は安静時に測定し，常に高値を示す場合を高血圧とする．一時的に高値を示しても高血圧とはしない．

表 9-1　成人における高血圧の基準
異なる測定法における高血圧基準

分類	収縮期血圧 (mmHg)	拡張期血圧 (mmHg)
診察室血圧	≧140 かつ/または	≧90
家庭血圧	≧135 かつ/または	≧85
自由行動下血圧		
24時間	≧130 かつ/または	≧80
昼間	≧135 かつ/または	≧85
夜間	≧120 かつ/または	≧70

(日本高血圧学会高血圧治療ガイドライン作成委員会編：高血圧治療ガイドライン 2019)

表 9-2　降圧目標

	診察室血圧 (mmHg)	家庭血圧 (mmHg)
75歳未満の成人 脳血管障害患者 　（両側頸動脈狭窄や脳主幹動脈閉塞なし） 冠動脈疾患患者 CKD患者（尿蛋白陽性） 糖尿病患者 抗血栓薬服用中	<130/80	<125/75
75歳以上の高齢者 脳血管障害患者 　（両側頸動脈狭窄や脳主幹動脈閉塞あり，または未評価） CKD患者（尿蛋白陰性）	<140/90	<135/85

(日本高血圧学会高血圧治療ガイドライン作成委員会編：高血圧治療ガイドライン 2019)

白衣高血圧 ▶ 医師に測ってもらうと緊張して通常よりも高値を示す現象．約20％の患者でみられる．

家庭血圧測定 ▶ 起床後1時間以内，排尿後，座位での測定と，就寝直前の測定が外来時血圧測定よりも心血管死との相関があるとされている．このときは 135 mmHg 以上/85 mmHg 以上を高血圧とする．

【治療】
① 二次性高血圧の場合は基礎疾患を治療する．
② 塩分制限（1日7g以下），適正体重の維持〈体格指数（BMI〔体重(kg)/身長(m)^2〕22を目標に〉，脂肪制限，アルコールの制限（1日1合前後），禁煙，適度な運動を指導する．
③ 利尿薬，ACE阻害薬，α遮断薬，β遮断薬，Ca拮抗薬，アンジオテンシンⅡ受容体拮抗薬などが用いられ，血圧を正常範囲内まで低下させることを目標とする．
④ 降圧目標は年齢や合併症の有無によって異なる（**表 9-2**）．

【経過・予後】　高血圧は全身の細動脈硬化や大血管の粥状硬化，心肥大をもたらし，脳出血や脳梗塞，心血管系疾患の主要な危険因子となる．

b．低血圧症

収縮期血圧が 100 mmHg 以下を低血圧と呼び，血圧が低い，あるいは一時的に低くなるために日常生活に支障をきたす状態を低血圧症と呼ぶ．

【疫学】 常に血圧が低い本態性低血圧は若いやせ型の女性に多い．

自律神経を介した起立性低血圧や神経調節性失神*が多く，青少年期にみられることが多い．

> ***神経調節性失神** ▶【成因と病態生理】病気のない健常者で生じる失神のうちでもっとも頻度が高い原因である．圧受容体の突発的異常により起こされる一過性の低血圧発作．起立時に横隔膜下からの灌流が減少し，心拍出量は低下する．それを抑制するために圧受容体を介して血管抵抗が増加し，脳への血圧を維持するのが正常な反応である．このとき，左心室の圧受容体が過剰に反応すると，最終的に急激に副交感神経の活動が増すために，徐脈，血管拡張，血圧低下が生じる．冷汗，嘔気に続いて失神をきたす．典型的には長時間の起立時や脱水を伴うときに起こりやすい．予後は良好であり，しゃがみこんだり，横になると失神はすぐに消失する．

【成因と病態生理】 本態性低血圧は無症状の場合が多い．低血圧症の原因は一過性の脳灌流圧の低下である．生理的状態下では動脈圧が 70～150 mmHg の間は脳灌流圧を一定に保つ自動調節能が存在する．しかし，ⓐ 血管抵抗の著明な亢進による脳灌流圧の低下や，ⓑ 脳灌流圧の低下がこの調節能の下限を下回ると，めまい，立ちくらみ，失神をはじめとする症状が出現する．ⓐ の代表は過呼吸による過換気であり，過呼吸は脳内の血管抵抗を増すことで脳内血流を下げる．ⓑ の代表は立位時に血圧が低下して生じる起立性低血圧である．

【症状】 めまい感，立ちくらみ，失神が中心的症状．

【診断】

起立試験：安静臥位で血圧と脈拍を測定したのち静かに起立させ，直後から1分おきに血圧と脈拍を測定し，起立時の血圧の低下を確認する．立位で収縮期血圧が 80 mmHg 以下または収縮期血圧が 20 mmHg，拡張期血圧が 10 mmHg 以上低下する場合を起立性低血圧と呼ぶ．

【治療】

① 日常生活で，ⓐ 早朝は低血圧になりやすいので注意する．ⓑ 食後は血圧が低下しやすいので早朝は食べ過ぎないよう注意する．ⓒ 適度な水分，塩分の摂取をすすめる．ⓓ（女性であれば）弾性ストッキングの使用を指導する．

② 起立性低血圧が頻回にみられる場合はフルドロコルチゾン（鉱質コルチコイド）などを投与する．

【経過・予後】 予後は良好である．

第10章 血液・造血器疾患

A. 赤血球疾患　*221*
   a. 鉄欠乏性貧血　b. 巨赤芽球性貧血
   c. 溶血性貧血　d. 再生不良性貧血
B. 白血球疾患　*227*
   a. 白血病
C. リンパ網内系疾患　*230*
   a. 悪性リンパ腫
D. 出血性素因　*231*
   a. 紫斑病　b. 血友病

　血液・造血器疾患では，血球成分の異常を主とする貧血，白血病，血小板減少症，および血漿成分の異常を主とする凝固線溶系の異常などがある．また，血球成分と血漿成分の両者に異常がみられる多発性骨髄腫，リンパ節の異常を主とする悪性リンパ腫も血液疾患として扱われる．

　これらの診断には，血液検査，血液生化学検査，骨髄検査が主となる．さらに染色体検査，表面マーカー検査，遺伝子検査などの新しい検査法も重要な意味をもつ．

A. 赤血球疾患

　末梢血液中の赤血球数，ヘモグロビン濃度あるいはヘマトクリット値が減少し，体内への酸素運搬能が低下した病態を貧血という．一般には，成人男性ではヘモグロビン濃度が13 g/dl 未満，成人女性では12 g/dl 未満，高齢者では男女ともに11 g/dl 未満を貧血と定義する．

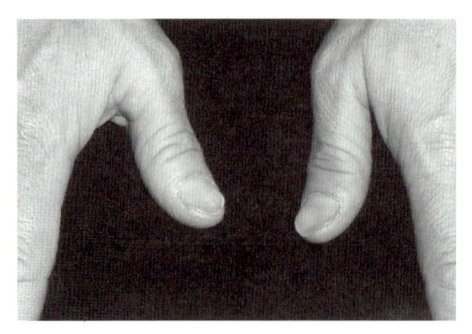

図 10-1　スプーン状爪

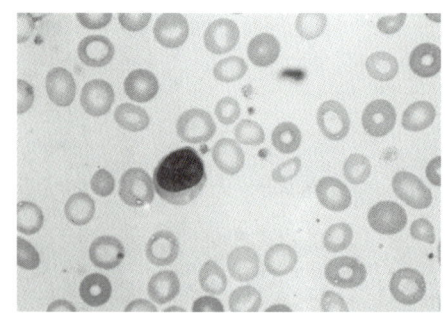

図 10-2　鉄欠乏性貧血の末梢血液像

a．鉄欠乏性貧血

　　鉄が欠乏して赤芽球内でのヘモグロビン合成が障害されて起きる貧血の病態をいう．

【疫学】　鉄欠乏性貧血は貧血のなかでもっとも頻度が高く，女性の約10％にみられる．20〜50歳未満の女性では約10〜20％程度の発症率と推定されている．

【成因と病態生理】
　　① 鉄の供給の低下（極端な偏食，胃切除後），② 鉄の吸収不良（吸収不良症候群），③ 慢性の出血による鉄の喪失（消化管の潰瘍や癌による出血，痔核，過多月経，子宮筋腫など），④ 需要の亢進（成長期，妊娠など）などが鉄欠乏のおもな原因となっている．

【症状】　貧血のため体内組織への酸素供給が障害され，顔色不良，息切れ，動悸，めまい，頭痛，易疲労感などが訴えられる．また，鉄の欠乏による爪の変形（スプーン状爪：図10-1），舌炎，嚥下障害なども起きる．

【診断】　貧血による症状があり，末梢血液検査で赤血球数，ヘモグロビン濃度，ヘマトクリット値が低下し，小球性低色素性貧血のタイプを示す．赤血球の形態では，大小不同，奇形，菲薄化が目立つ（図10-2）．血液生化学検査では血清鉄とフェリチン＊が減少し，総鉄結合能（TIBC），不飽和鉄結合能（UIBC）が増加している．

　＊フェリチン▶鉄貯蔵たんぱくで，分子量約445,000のアポフェリチン，2,500〜4,000原子の鉄を含む鉄複合体である．細胞内に保存されるが，水溶性のために血清フェリチンとして測定できる．

【治療】　経口鉄剤を服用し，不足している鉄を補充する．消化管障害などで内服できないときには鉄剤を静注する．同時に，消化管出血，子宮筋腫など，鉄欠乏を起こした原因を明らかにし，原疾患の治療を行う．

【経過・予後】　基礎疾患を治療し，鉄剤を適切に補えば予後は良好である．ただし，再発しやすい．

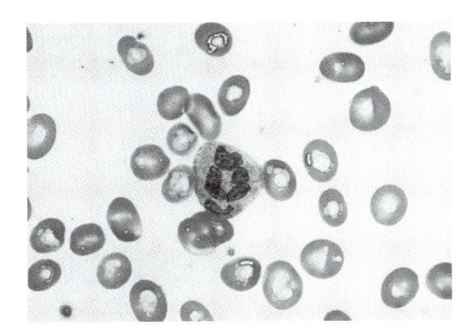

図10-3 巨赤芽球性貧血の末梢血液像
好中球の核が過分葉している．

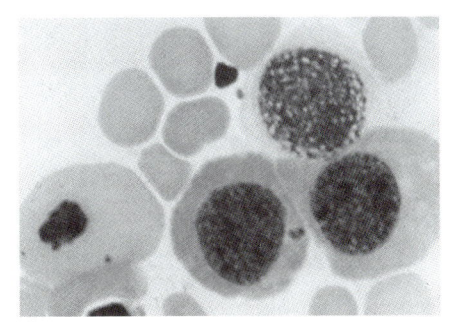

図10-4 巨赤芽球性貧血の骨髄検査
巨赤芽球の存在を認める．

b．巨赤芽球性貧血

　細胞の核が成熟する際に必要なビタミン B_{12} もしくは葉酸が欠乏して起きる貧血の総称である．核酸代謝に異常が生じるために赤芽球の成熟が障害され，巨赤芽球となって無効造血*を起こし，その結果，大球性正色素性貧血を起こす．巨赤芽球性貧血のうち，自己免疫機序によって生じる貧血が悪性貧血である．

　*無効造血 ▶ 骨髄内で血球がつくられる際，十分に成熟できずに途中で壊れてしまい，貧血を起こす．

【疫学】　悪性貧血は人口10万人に対して約1〜5人の割合で起きると推定される．発症年齢の中央値はおよそ60歳で，女性にやや多い．

【成因と病態生理】　ビタミン B_{12} 欠乏は，摂取不足（厳密な菜食主義者），吸収不良（悪性貧血，胃全摘手術後，吸収不良症候群），需要増大（妊娠，悪性腫瘍），利用障害（肝障害，先天性ビタミン B_{12} 代謝異常症）などが原因で発症する．ビタミン B_{12} の吸収には胃酸に含まれる内因子が必須であり，胃が全摘出された患者や，抗内因子抗体がある悪性貧血では，ビタミン B_{12} が吸収できないために発症する．

　葉酸欠乏は，摂取不足（アルコール中毒，偏食），吸収不良（吸収不良症候群），需要増大（妊娠），利用障害（葉酸拮抗薬使用，肝障害）などで起きる．

【症状】　貧血の一般症状として，息切れ，動悸，めまい，易疲労感などがある．そのほか，ビタミン B_{12} 欠乏症では，食欲不振，萎縮性舌炎（ハンター舌炎），末梢神経障害，脊髄後索・側索障害による腱反射減弱，位置覚や振動覚の低下，知覚鈍麻，しびれなども出現する．

【診断】　貧血の症状があり，血液検査で大球性正色素性貧血，好中球の核の過分葉（**図10-3**）がある．血液生化学検査により血清ビタミン B_{12} もしくは葉酸を定量し，低下していることを確認し，診断する．また，無効造血を反映して血清LDHが上昇している．悪性貧血では，免疫血清学的検査で抗内因子抗体，抗胃壁細胞抗体が陽性になる．骨髄検

査では，骨髄に巨赤芽球の存在を認める（図 10-4）．

【治療】 ビタミン B_{12} 欠乏症にはビタミン B_{12} 製剤を筋注する．葉酸欠乏症には葉酸を経口もしくは注射する．

【経過・予後】 不足を補充すれば予後は良好である．ただし，悪性貧血は自己免疫疾患であり，ほかの自己免疫疾患や悪性腫瘍の合併に注意する．

c．溶血性貧血

何らかの原因によって赤血球の寿命が短縮して起きる貧血の総称である．先天性のものと，後天性のものとがある．

【疫学】 先天性溶血性貧血では遺伝性球状赤血球症が 70～80％を占め，有病率は人口 100 万人あたり約 5.7～20.3 人と推定されている．後天性溶血性貧血では自己免疫性溶血性貧血の頻度が高く，人口 100 万人に 3～10 人の推定有病率で，年間発症率は 100 万あたり 1～5 人，男女比は約 1：1.6 で 50 歳代に多い．

【成因と病態生理】 溶血性貧血には，赤血球自体に傷害があって発症するものと，赤血球外の原因によって発症するものがある．前者には，赤血球膜異常，赤血球酵素異常，ヘモグロビン異常などが原因となる（表 10-1）．後者では赤血球に対する自己抗体ができて自己の赤血球を破壊する自己免疫性溶血性貧血の頻度が高い．

表 10-1　原因別にみた溶血性貧血の種類

1．赤血球自体の異常による溶血性貧血
1）先天性 　　赤血球膜異常：遺伝性球状赤血球症，遺伝性楕円赤血球症 　　赤血球酵素異常：G-6-PD 欠乏症，ピルビン酸キナーゼ欠乏症 　　ヘモグロビン異常：異常ヘモグロビン症，サラセミア 　2）後天性 　　赤血球膜補体感受性亢進：発作性夜間ヘモグロビン尿症（PNH）
2．赤血球外に原因のある溶血性貧血
1）自己抗体：自己免疫性溶血性貧血，寒冷凝集素症，発作性寒冷ヘモグロビン尿症 　2）同種抗体：不適合輸血，Rh または ABO 不適合による新生児溶血性疾患 　3）物理的原因：細血管病変（DIC），行軍ヘモグロビン尿症，人工心臓弁置換，熱傷 　4）化学的原因：化学薬品，薬物 　5）その他：血液透析，尿毒症など

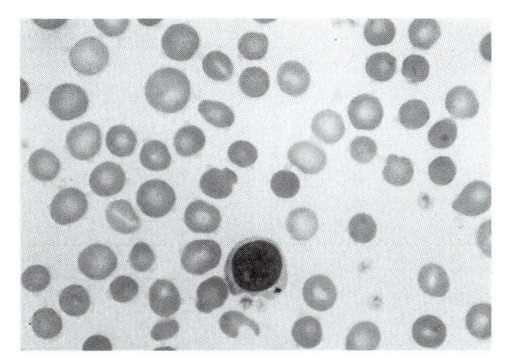

図10-5 遺伝性球状赤血球症(末梢血液像)

【症状】 貧血による症状と,溶血の結果として起きる症状(黄疸,脾腫,胆石症,ヘモグロビン尿,腰痛,発熱など)がある.

【診断】 臨床症状として,貧血以外に黄疸,脾腫などの症状がみられる.尿・便検査で尿・便にウロビリノゲンが増加する.血液検査では正球性正色素性貧血がみられる.遺伝性球状赤血球症では特徴的な赤血球の形態異常がみられる(図10-5).標的赤血球[*1],ジョリー小体[*2],ハインツ小体[*3]などが認められることもある.網赤血球数が増加している.血液生化学検査で,間接ビリルビン増加,血清LDH上昇,血清ハプトグロビン[*4]低下などの所見が溶血を反映して認められる.骨髄検査では赤芽球過形成の所見がある.赤血球寿命が短縮している.

特殊検査としては以下のようなものがある.

・遺伝性球状赤血球症:赤血球浸透圧抵抗[*5]が減弱.
・自己免疫性溶血性貧血:直接クームス試験[*6]が陽性.
・発作性夜間ヘモグロビン尿症:ハム試験[*7]が陽性.フローサイトメトリー検査を行う.
・異常ヘモグロビン症:ヘモグロビン分析,遺伝子検査を行う.

[*1] **標的赤血球**▶赤血球膜が変化してあたかも弓の標的のように見えるものである.
[*2] **ジョリー小体**▶赤血球内に核の一部が残存したもの.
[*3] **ハインツ小体**▶赤血球内でヘモグロビンが変性して沈着したもの.
[*4] **ハプトグロビン**▶ヘモグロビンと特異的に結合する糖たんぱくで,遺伝型によりHp 1-1,Hp 2-1,Hp 2-2の3種類がある.
[*5] **赤血球浸透圧抵抗試験**▶0.15～0.9%の食塩水に血液を入れ,溶血の程度から浸透圧抵抗を測定する.
[*6] **直接クームス試験**▶赤血球に結合している抗グロブリン抗体量を測定する試験.
[*7] **ハム試験**▶新鮮血液を酸性にしてインキュベートすると,発作性夜間ヘモグロビ尿症では補体活性により補体感受性の高い赤血球が溶血する.溶血の有無を判定するための試験.

【治療】 遺伝性球状赤血球症に対しては,脾臓摘出手術を行う.自己免疫性溶血性貧血

には副腎皮質ステロイド薬などで免疫抑制療法を行う．溶血性貧血全般については，必要に応じて赤血球輸血を行う．

【経過・予後】 遺伝性球状赤血球症は，摘脾手術を行えば予後は良好である．自己免疫性溶血性貧血では難治性のこともある．

d．再生不良性貧血

造血幹細胞の異常が原因で骨髄の低形成，末梢血液の汎血球減少（貧血，白血球減少，血小板減少）をきたした病態である．

【疫学】 年間発症率は人口10万人あたり約0.5人とされる．

【成因と病態生理】 先天性の異常としてファンコニ貧血がある．後天性の再生不良性貧血では，原因が明らかでない特発性と，薬物（抗菌薬，鎮痛薬，抗炎症薬など），放射線などが原因で起きる二次性のものがある．特発性再生不良性貧血は，自己免疫的機序や造血微小環境の障害などによって造血幹細胞に異常があると想定されている．

【症状】

① 貧血による症状：顔面蒼白，息切れ，動悸，めまい，立ちくらみ，易疲労感，頭重感，頭痛，微熱などがみられる．

② 白血球減少による症状：気道感染症や尿路感染症などを併発し，発熱などを訴える．

③ 血小板減少による症状：皮膚や粘膜からの出血傾向が起きる．

【診断】 臨床症状として，貧血，発熱，出血傾向などがみられる．血液検査で汎血球減少があり，骨髄検査を行うと低形成で脂肪髄になっている（図10-6）．血液生化学検査では血清鉄高値，不飽和鉄結合能低下，フェリチン増加，エリスロポエチン高値がみられる．

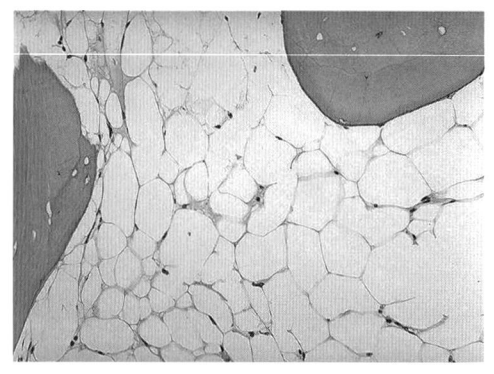

図10-6 再生不良性貧血の骨髄像

【治療】 病態の重症度に応じて治療方針を決定する．重症の患者には造血幹細胞移植，免疫抑制療法（抗リンパ球グロブリン，ステロイド・パルス療法，シクロスポリンなど）を行う．中等症，軽症の患者には免疫抑制療法，たんぱく同化ホルモン薬投与などを行う．また，補充療法として，必要に応じて，成分輸血を施行し，感染症を併発しているときには抗菌薬を投与する．

【経過・予後】 軽症例や中等症例では予後が比較的良いが，重症例では予後が不良である．

B．白血球疾患

a．白血病

造血幹細胞もしくは造血前駆細胞が腫瘍化した白血病細胞が骨髄，末梢血液で無制限に増殖し，正常の造血機能を障害する病態である．

【疫学】 2019年には，人口10万人あたり11.3人（男13.7，女9.1）が罹患している．また，2020年には8,983人（男5,467人，女3,516人）が死亡している（国立がん研究センター：がん種別統計情報，2022年）．

【成因と病態生理】 放射線，発癌物質，ウイルスなどが成因と考えられるものもあるが，多くの白血病患者での真の原因は不明である．ただし，造血細胞の増殖に関与する癌遺伝子あるいは癌抑制遺伝子に異常があり，発症すると考えられている．経過ならびに病態像から急性骨髄性白血病（AML），急性リンパ性白血病（ALL），慢性骨髄性白血病（CML），慢性リンパ性白血病（CLL）に大別され，さらに細分類される（表10-2）．特殊なタイプの白血病として，ヒト成人T細胞白血病ウイルス（HTLV-Ⅰ）が原因となる成人T細胞白血病がある．

急性骨髄性白血病は，造血幹細胞から顆粒系へ分化する段階での細胞が腫瘍化して白血病細胞になったと考えられる．白血病細胞はペルオキシダーゼ反応＊が陽性で，骨髄球系の細胞表面マーカーを示す．

＊ペルオキシダーゼ反応▶顆粒球と単球系のペルオキシダーゼを染色する方法で，白血病細胞の固定に使用される．

急性リンパ性白血病はリンパ球が分化する段階で白血病細胞になったもので，Tリンパ球系，Bリンパ球系およびそのほかのタイプの白血病がある．白血病細胞はペルオキシダーゼ反応が陰性で，リンパ球の表面マーカーが検出される．

表 10-2　白血病の分類

急性白血病	慢性白血病
●急性骨髄性白血病（AML） 　M0（未分化型白血病） 　M1（分化傾向のない急性骨髄芽球性白血病） 　M2（分化傾向のある急性骨髄芽球性白血病） 　M3（急性前骨髄球性白血病） 　M4（急性骨髄単球性白血病） 　M5（急性単球性白血病） 　M6（急性赤白血病） 　M7（急性巨核芽球性白血病） ●急性リンパ性白血病（ALL） 　L1 　L2 　L3（バーキット型）	●慢性骨髄性白血病（CML） ●慢性リンパ性白血病（CLL） 特殊な白血病 ●成人Ｔ細胞白血病（ATL）

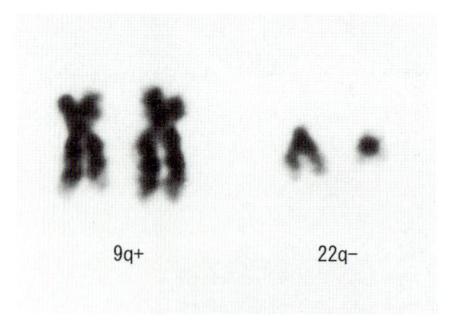

図 10-7　慢性骨髄性白血病の染色体異常（9 番と 22 番染色体の転座）

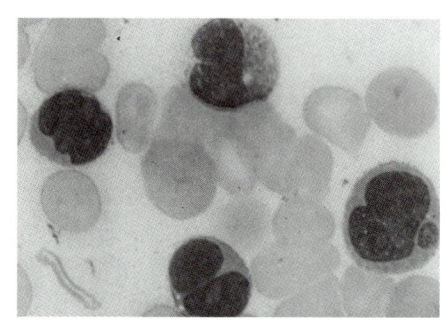

図 10-8　成人 T 細胞白血病細胞（骨髄像）

　慢性骨髄性白血病では末梢血液，骨髄中に顆粒球系の白血球が著しく増えているのが特徴で，幼若な白血球から好中球のように成熟した各種成熟段階の白血球が増加しているのが特徴である．95％以上にフィラデルフィア染色体（9 番と 22 番染色体の転座）があり，遺伝子の異常が明確である（**図 10-7**）．比較的慢性に経過するが，発病して 3～5 年くらい経つと，急性転化といって急性白血病のような病像に変化し，急速に悪化する．

　慢性リンパ性白血病は高齢者に多く，一見すると成熟したような形態のリンパ球が末梢血液や骨髄で増加し，リンパ節も腫脹する．ほとんどが B リンパ球の腫瘍化したもので，免疫能の低下をきたして感染症や二次性の悪性腫瘍を合併したりする．慢性の経過をたどり，5～10 年にわたることもある．

　成人 T 細胞白血病（ATL）では，白血病化した異常な形態を示す T 細胞が末梢血液や骨髄，リンパ節で増殖し，正常の造血機能を障害する（**図 10-8**）．日本の西南地方に多い．

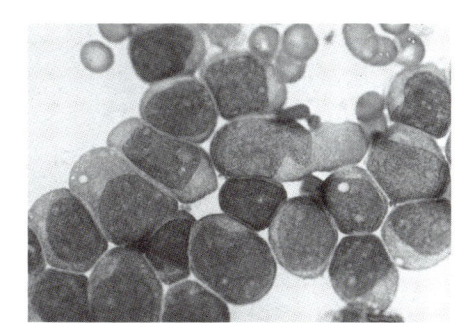

図 10-9　急性骨髄性白血病（骨髄像）

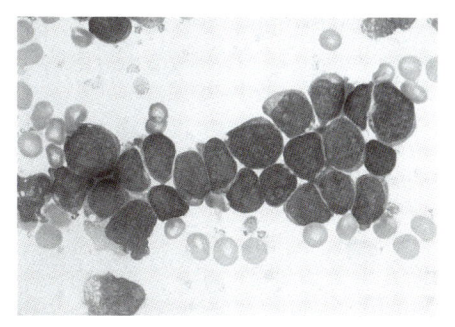

図 10-10　急性リンパ性白血病（骨髄像）

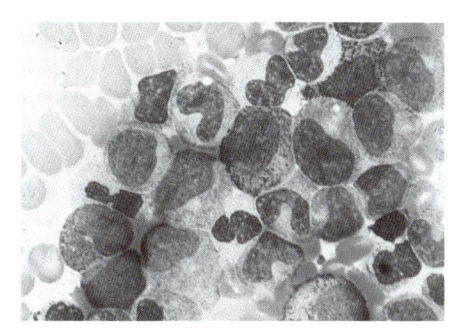

図 10-11　慢性骨髄性白血病（骨髄像）

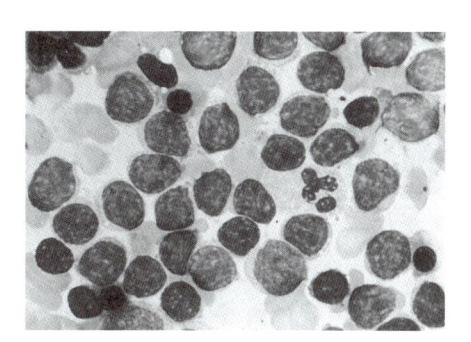

図 10-12　慢性リンパ性白血病（骨髄像）

白血病のほか，悪性リンパ腫の病態を示すものもある．

【症状】　白血病では白血病細胞の増加に伴って正常の血球産生が障害される．そのため，白血球減少による肺炎や敗血症など感染症，血小板減少による出血傾向，赤血球減少による貧血が主症状となる．このほか，悪性腫瘍による発熱，全身倦怠感，易疲労感などもみられる．

【診断】

①臨床症状：貧血，感染症，出血が主としてみられる．

②血液検査：正球性正色素性貧血，白血球増加（減少することもある），血小板減少がみられる．末梢血液中に異常な白血病細胞を認めることもある．

③血液生化学検査：血清 LDH が高値である．ATL ではしばしば高 Ca 血症を認める．

④骨髄検査：白血病細胞が増加し，正常の造血細胞が減少している（**図 10-9, 10, 11, 12**）．

⑤染色体・遺伝子検査＊：白血病では，しばしば特徴的な染色体ならびに遺伝子の異常所見があり，診断に有用である．

＊**遺伝子検査**▶白血病患者では半数以上に特徴的な染色体および遺伝子の異常が認められ，病型とも関連している．このため，骨髄細胞を対象として染色体・遺伝子検査を行って診断する．治療後に白血病細胞が消失したかどうかを判定するうえでも染色体・遺伝子検査が有用である．

【治療】 抗癌薬による化学療法，造血幹細胞移植療法が主体となる．また，貧血や血小板減少には，適宜，成分輸血を行う．感染症に対しては抗菌薬を十分に投与する．

【経過・予後】 白血病のタイプにより異なるが，2009～2011年診断例の5年生存率は約44.0%（男43.4%，女44.9%）と報告されている．治療法の進歩により予後は改善されているが，感染症や出血が死因になる．

C．リンパ網内系疾患

a．悪性リンパ腫

リンパ節もしくはリンパ組織に発症する悪性腫瘍である．病理組織学的にホジキンリンパ腫，非ホジキンリンパ腫に分類され，さらに細分類される．

【疫学】 わが国では悪性リンパ腫の罹患率は人口10万人当たり約29.0人（男性31.4，女性26.8）で，2020年には13,786人（男性7,553人，女性6,233人）が死亡している（国立がん研究センター：がん種別統計情報，2022年）．ホジキンリンパ腫と非ホジキンリンパ腫の比率はほぼ1：10である．30歳以上では年齢とともに増加する．

【成因と病態生理】 成因は不明である．リンパ節が腫脹し，リンパ球の機能が障害されて免疫能が低下する．このため感染症にかかりやすくなる．また，肝臓，脳，骨髄などの諸臓器にも病変が及ぶと，臓器障害を起こして重症になる．

ホジキンリンパ腫，非ホジキンリンパ腫ともに，リンパ節が多く侵されたり，種々の臓器に病変が及ぶほど予後が悪くなる．

【症状】 リンパ節が腫大する（図10-13）．進行すれば，食欲不振，体重減少，貧血などが起こり，免疫能低下により感染症に罹患しやすくなる．

【診断】 頸部のリンパ節などをはじめとしてリンパ節腫大がみられ，進行すると全身性に広がる．血液検査で貧血や白血球増加もしくは減少（リンパ球の減少），血小板減少，

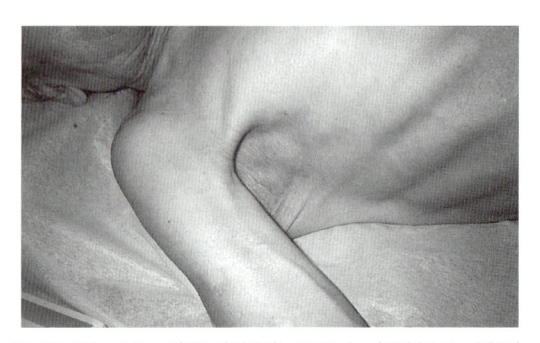

図10-13 リンパ節（腋窩）の腫大（悪性リンパ腫）

血液生化学検査で血清 LDH 高値，Ca 高値がみられることがあるが特異的ではない．確定診断は腫大しているリンパ節を生検し，病理組織学的にリンパ腫であることを確認する．同時に細胞表面マーカーを検索して腫瘍細胞の起源を確定する．そしてエコー，CT 検査などの画像検査でリンパ腫の広がりを検索し，病期を決定する．

【治療】　抗癌薬による化学療法，放射線療法を併用する．感染症を併発した場合には，抗菌薬を投与する．

【経過・予後】　腫瘍細胞の悪性度と，病期の進行度によって予後は異なる．2009〜2011 年診断例の 5 年相対生存率は約 67.5％（男 66.4％，女 68.6％）である．病期が進行し，かつ病理組織学的に悪性度の高いものほど予後が不良である．

D．出血性素因

血管に傷がついて出血すると，生体防御反応として出血を阻止する止血機構が働く（図 10-14）．まず血管が収縮して血流が減少し，傷ついた血管に血小板が粘着し，さらに血小板どうしが凝集して血栓を作り，血管の破綻部を防ぐ．この血栓は一次血栓と呼ばれ，もろくて，はがれやすい．一方，血漿中にある凝固因子（Ⅰから XIII 因子まである．ただし Ⅵ は欠番）が次々に活性化され，最終的にはフィブリノゲンがフィブリンとなって血小板でできた血栓を，あたかもセメントで固めるようにして固め，強固な二次血栓を作る（図 10-15）．こうして止血が完了する．

この一連の凝血過程に異常があるとわずかな傷でも出血しやすくなり，かつ止血しにくくなる．こうした病態を出血性素因もしくは出血傾向と呼んでいる．

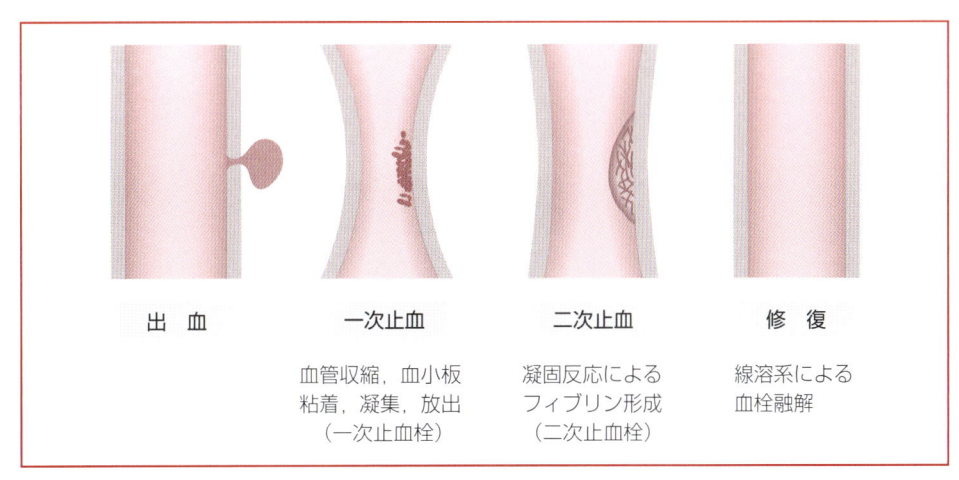

出　血	一次止血	二次止血	修　復
	血管収縮，血小板粘着，凝集，放出（一次止血栓）	凝固反応によるフィブリン形成（二次止血栓）	線溶系による血栓融解

図 10-14　止血機構

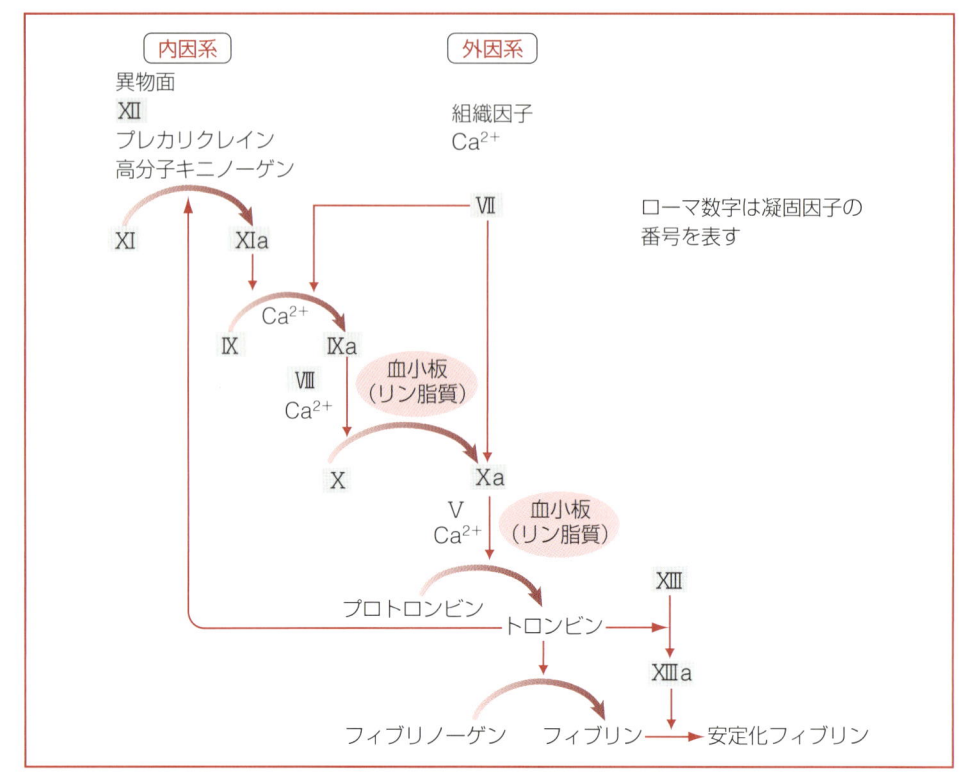

図 10-15　血液凝固反応

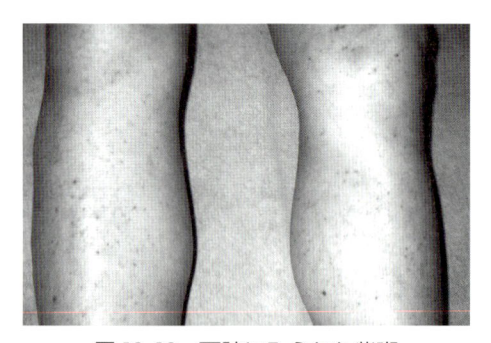

図 10-16　下肢にみられた紫斑

a. 紫斑病

　　血小板数の減少，機能の障害，あるいは毛細血管壁が脆弱であると，血管壁から血液が滲み出て，皮下や粘膜に点状出血，斑状出血などの出血斑を生じる（**図 10-16**）．こうような病態を紫斑病といい，先天性のものと後天性の場合がある．頻度的には後天性の特発性血小板減少性紫斑病が多い．

　　特発性血小板減少性紫斑病（免疫性血小板減少性紫斑病）は血小板に対する自己抗体によって血小板数が減少し，出血傾向をきたす自己免疫疾患である．急性型と慢性型がある．急性型は小児に多く，ウイルス感染症などに続発して発症し，6 カ月以内に治癒

することが多い．

【疫学】　慢性型は20～40代の女性に多く，緩徐に発症し，経過が長く，難治性である．わが国における患者数は約2万人で，男女比は約1：4と女性に多い．

【成因と病態生理】　末梢血液中の血小板が何らかの原因によって産生された血小板膜抗原に対する自己抗体と結合し，脾臓などのマクロファージで捕捉されて破壊され，血小板が減少する．骨髄での血小板産生は正常もしくは亢進している．

【症状】　血小板減少によって，皮膚や粘膜での出血が起きる．皮膚の点状出血，斑状出血，歯肉出血，鼻出血，性器出血などがおもな出血である．

【診断】　皮膚や粘膜に出血傾向がみられる．血液検査で血小板数が著明に減少し，赤血球と白血球には異常がない．骨髄検査では巨核球数は正常か増加し，血小板付着のない巨核球が多い．

【治療】　副腎皮質ステロイド薬などを投与する．脾臓摘出術が有効なこともある．また，ヘリコバクター・ピロリ除菌療法が有効なケースもある．緊急時や手術・分娩時にはγ-グロブリン大量療法を行う．

【経過・予後】　急性型では，6カ月以内に自然に治癒することが多い．慢性型では比較的軽症のものと，脳出血や消化管出血を起こして重症になるものもある．

b．血友病

血液凝固第Ⅷ因子または第Ⅸ因子活性の先天的欠乏によって出血傾向を起こす先天性の疾患である．第Ⅷ因子の欠乏しているものを血友病A，第Ⅸ因子の欠乏しているものを血友病Bという．いずれもX連鎖性（伴性）劣性（潜性）遺伝で，主に男性に発症し，女性では保因者となる．

【疫学】　血友病Aは男子出生5万人に1人程度，血友病Bは血友病Aの1/5程度の発生率である．2021年度の全国調査では，血友病Aの患者は5,657名，血友病Bの患者は1,257名である（公益財団法人エイズ予防財団：血液凝固異常症全国調査）．

【成因と病態生理】　X染色体上にある第Ⅷ因子または第Ⅸ因子遺伝子の異常によって起きる．第Ⅷおよび第Ⅸ因子は内因系凝固反応に重要(図10-15)で，これらの活性が低下すると血液凝固反応が障害され，止血障害が起きる．凝固因子活性が正常の1％以下は重症，1～5％は中等症，5～25％は軽症で，30％以上あれば血液凝固に異常はみられない．

【症状】　重症例は乳幼児期から打撲部の皮下血腫，関節内血腫，筋肉内出血，血尿，頭蓋内出血などを生じる．軽症例では，抜歯や外傷の際に止血困難がみられる．

【診断】　男性にみられる止血異常で，血液凝固検査を行うと活性化部分トロンボプラスチン時間（APTT）が重症度に応じて延長し，プロトロンビン時間（PT），血小板数，

出血時間は正常である．凝固因子活性・抗原定量検査を行い，第Ⅷもしくは第Ⅸ因子の活性または抗原量が低下していることから確定診断が下される．

【治療】　出血しているときや，手術などに際して，欠乏している凝固因子を補充する．

【経過・予後】　適切な凝固因子の補充療法を行えば予後は良好である．

第11章 神経疾患

A. 脳血管疾患　*236*
　　a. 脳梗塞（脳血栓／脳塞栓）　　b. 一過性脳虚血発作
　　c. 脳出血　　d. クモ膜下出血

B. 感染性疾患　*243*
　　a. 髄膜炎（ウイルス性髄膜炎／細菌性髄膜炎／結核性髄膜炎／真菌性髄膜炎）　　b. 神経梅毒　　c. ポリオ

C. 脳・脊髄腫瘍　*247*
　　a. 脳腫瘍（神経膠腫／髄膜腫／下垂体腺腫／神経鞘腫／転移性脳腫瘍）
　　b. 脊髄腫瘍

D. 基底核変性疾患　*252*
　　a. パーキンソン病　　b. ハンチントン舞踏病　　c. 脳性小児麻痺
　　d. ウィルソン病（肝レンズ核変性症）

E. その他の変性疾患　*255*
　　a. 脊髄小脳変性症　　b. 脊髄空洞症　　c. 進行性核上性麻痺

F. 認知症性疾患　*257*
　　a. 認知症（アルツハイマー病およびアルツハイマー型老年認知症／脳血管型認知症（多発脳梗塞型認知症）／ピック病／一般身体疾患に伴う認知症）

G. 筋疾患　*260*
　　a. 重症筋無力症　　b. 進行性筋ジストロフィー
　　c. 筋強直性ジストロフィー

H. 運動ニューロン疾患　*263*
　　a. 筋萎縮性側索硬化症

I. 末梢神経性疾患　*265*
　　a. ギランバレー症候群　　b. 圧迫性および絞扼性ニューロパシー（橈骨神経麻痺／正中神経麻痺／尺骨神経麻痺／総腓骨神経麻痺／脛骨神経麻痺）
　　c. 末梢性顔面神経麻痺（ベル麻痺）　　d. ラムゼイ ハント症候群

J. 神経痛　*269*
　　a. 三叉神経痛　　b. 肋間神経痛　　c. 坐骨神経痛　　d. 後頭神経痛

K. 機能性疾患　*272*
　　a. 緊張型頭痛　　b. 片頭痛　　c. 群発頭痛

A. 脳血管疾患

脳血管障害とは虚血あるいは出血によって脳の一部の領域が一時的または持続的に障害された状態をいう．脳の機能はその場所ごとに決まっており，症状は虚血か出血かの原因によるのではなく，脳のどこを障害されたかによる．

脳血管障害は虚血性病変（脳梗塞，一過性脳虚血発作）と出血性病変（脳出血，クモ膜下出血）とに分けられる．

a．脳梗塞

脳梗塞は血管の閉塞によりその灌流域に虚血を生じ神経細胞の壊死を生ずる．その原因によって脳血栓と脳塞栓とに分けられるが，症状からは鑑別できないこともある．

(1) 脳血栓

脳血管に血栓を生じて血管閉塞をきたすものをいう．部位に応じて四肢の麻痺，感覚障害，半盲，失語などの脳の局所症状が出現する．一過性脳虚血発作が先行することが多い．症状が段階的に進行する．階段状に増悪して数時間から数日のうちに症状が完成したり，いったん改善傾向を示した症状がのちに増悪することがある．

梗塞の範囲が広範な場合は意識障害を起こす．脳浮腫を伴って脳ヘルニアを起こし死に至ることもある．

【疫学】 脳血管疾患は令和2（2020）年の人口動態統計の死因のなかで，悪性新生物，心疾患，老衰に次いで，第4位であり，7.5％を占めている．脳梗塞は55.2％，脳出血は31.0％，クモ膜下出血は11.1％を占める．

【成因と病態生理】 脳の主幹動脈あるいはその分枝のアテローム硬化部分に血栓ができ，それが成長して動脈内腔を閉塞して生ずる．動脈のアテローム硬化部分にできた血栓が末梢に流れ，閉塞を起こすこともある．

成因により2つに分類される．

① アテローム血栓性脳梗塞

脳の主幹動脈あるいはその分枝の皮質枝に生じる血栓はアテローム硬化による．

② ラクナ梗塞

ラクナとは"水が溜まった穴"などを意味し，脳深部の限局性虚血性病変をいう．原因として脳穿通枝のアテローム硬化による．

【症状】

① アテローム血栓性脳梗塞では発症に先立って一過性脳虚血発作を経験している症

例がある．片麻痺，片側感覚障害などに加えて，優位半球の障害では失語，失認，失算などを，非優位半球の障害では着衣失行などの大脳皮質症状を認めることがある．意識障害を認めることがあるが，麻痺などの神経症状の程度に比べて軽度のことが多い．危険因子として，高血圧，糖尿病，高脂血症が重要である．

②ラクナ梗塞では一過性脳虚血発作が前駆することは少ない．大脳皮質症状はない．病巣の部位によって特徴ある症候が種々の組み合わせで認められる．80％が無症候といわれる．意識障害は通常認めない．危険因子として，高血圧と糖尿病が重要である．

また，脳血管の閉塞部位によって症状が異なる．

①内頸動脈の閉塞の場合，反対側の麻痺，知覚障害，優位半球の場合は失語，失行を生ずる．重篤な場合は意識障害や死に至ることもある．逆にウィリス（の大脳動脈）輪での交通が良好の場合はまったく症状を呈さないこともある．

②前大脳動脈の閉塞の場合は反対側の下肢に強い麻痺，感覚障害を生じる．

③中大脳動脈の閉塞では，閉塞部位（起始部か穿通枝か皮質枝か）によって症状の違いがある．対側の片麻痺，知覚障害に加え，同名半盲，1/4半盲を呈することがある．優位大脳半球では失語，劣位半球では病態失認，半側空間無視などの大脳皮質症状が出現する．

④後大脳動脈の閉塞では，反対側の同名半盲がみられる．

⑤椎骨脳底動脈系の閉塞では，脳底動脈遠位端部の閉塞が多い．後大脳動脈，上小脳動脈，前・後下小脳動脈のいずれが閉塞したかにより，意識障害，自発性低下，同名半盲，眼球運動異常，回転性めまい，小脳症状などが多彩な組み合わせで出現する．

【診断】　CT検査では発作直後では異常を認めず，3～6時間後から軽度低吸収域を示す．12時間以上経つと低吸収域となる．3日目になると低吸収域ははっきりし，通常，圧排像も最大となる．7日目になると，低吸収域の程度，広がりがさらに強くなる．14～21日目になると，低吸収域は一見正常化してくる（くもり効果）．その後低吸収域はふたたび著明となり，髄液に近い低吸収域を示し，囊胞を形成する．MRI検査では発症3～6時間後にT2強調画像*で白色の高信号域，T1強調画像*[1]では低信号域として描出される．拡散強調画像ではより早期に病巣を高信号域として確認できる（図11-1）．

【治療】　意識障害のある例では呼吸管理，血圧のコントロールが大切である*[2]．急性期は降圧薬を使用しない．また，脳浮腫に対し，脳圧下降薬（グリセオール）を使用する．抗トロンビン薬を使用する．慢性期には再発予防のため，抗血小板薬（アスピリン）を使用する．

*[1] T1，T2強調画像▶MRIは磁場と電磁波を用いて，生体内に多く含まれる$_1$H（プロトン）から放出させたパルスを画像化したものである．MRIはMR信号の強度の差により，生体の構造や病変を描出するが，その信号強度はプロトンの緩和時間であるT1（縦）緩和時間とT2（横）緩和時間のほかに，プロトン密度などにも左右される．多くの病的組織はT1，T2緩和時間がともに延長し，梗塞，腫瘍，脱髄，炎症などはT1強調画像で低信号強度として黒く，T2強調画像では高信号強度として描出される．
*[2] 主幹動脈が閉塞する場合，8時間以内であれば，脳血管内治療による血栓回収術が有効になる．

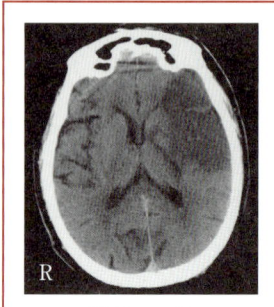

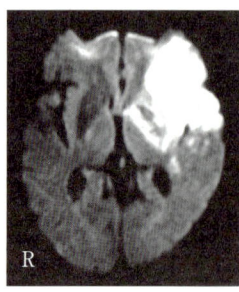

| 単純CT像 | MRI拡散強調画像 | 正面像 | 側面像 |

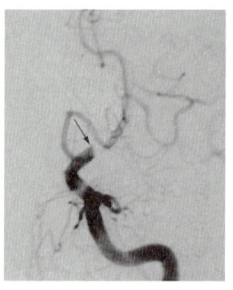

血管撮影写真〔内頸動脈の閉塞（矢印）〕

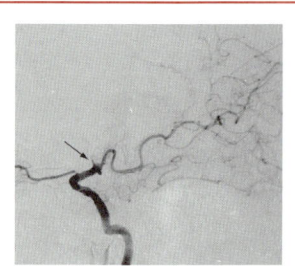

図11-1　脳血栓症

【経過・予後】　主幹動脈閉塞による大梗塞では脳浮腫も加わり，脳ヘルニアによる二次的脳幹圧迫により死亡する．脳底動脈血栓症では無動性無言，閉じ込め症候群を呈する．片麻痺についてはリハビリテーションによりある程度の回復が期待できる．

(2) 脳塞栓

　もっとも急激な症状の発現を呈し，発症後数分で症状が完成する．脳血管が塞栓により突然に閉塞することから，片麻痺などの局所神経症候が突発するのが特徴であり，症候は数分以内に完成する．急性期には閉塞動脈の再開通が高頻度にみられ，しばしば出血性梗塞に移行する．

【疫学】　心房細動，心筋梗塞，僧帽弁狭窄症，感染性心内膜炎など心疾患がある場合は発症しやすい．

【成因と病態生理】　主として心臓内や頸動脈・大動脈弓の血栓が剥離し，塞栓子となって脳内に入り血管を閉塞する．塞栓症では塞栓部が再開通し，血流が再流入することで，脆弱になった梗塞巣に出血を起こし，出血性梗塞となることがある．

【症状】　大梗塞が多く，発症時の意識障害は軽くても，脳浮腫の進行とともに意識レベルは低下する．失語，病態失認など大脳皮質症状を伴うことが多い．脳ヘルニアによる生命の危険があるので，意識状態の変化とともに，病巣側の瞳孔散大，対光反射の消失など脳ヘルニアの徴候に注意する．発症後3〜4日目が脳浮腫はもっとも強い．

【診断】　動脈閉塞が突然であるので，側副血行の発達が悪く，CT検査，MRI検査では大脳皮質を含む中等大以上の梗塞を認めることが多い（**図11-2**）．塞栓源の発見のため，心電図検査，心エコー検査，頸動脈エコー検査などが必要である．

【治療】　急性期の再発の可能性が高いため，抗凝固療法を始める．ヘパリンをまず用い，その後ワルファリン*を使用する．抗トロンビン薬は使用しない．

　脳浮腫に対する対策も必要である．

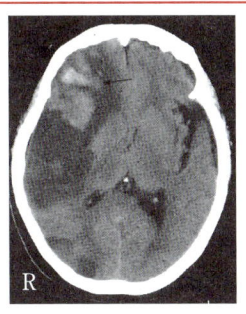

単純CT像　　　　　MRI T1強調画像　　　　MRI T2強調画像
一部に出血性梗塞を起
こしている

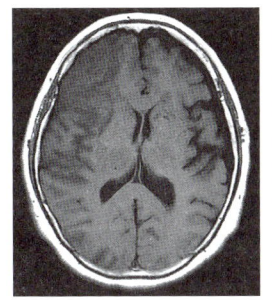

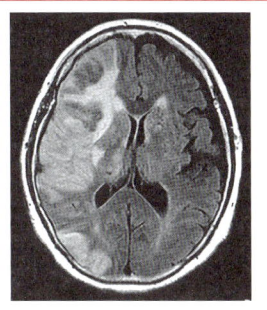

図11-2　脳塞栓症

【経過・予後】　脳血栓症と同様である．

> 2005年10月から超急性期脳梗塞に対する治療として，t-PA（遺伝子組換え組織型プラスミノーゲン-アクチベータ；rt-PAとも略される）の静注療法が始まった．2012年9月から静注療法の適応が「発症3時間以内」から，「発症4.5時間以内」に変更された．血栓溶解剤は使用基準を守らなければ，症候性頭蓋内出血を起こす危険性が著しく増大する．2005年からの経験で基準も修正された．脳梗塞既往の禁忌は3カ月以内から1カ月以内に短縮された．胸部大動脈解離が禁忌事項に入った．慎重投与となる年齢は75歳から81歳以上になった．
> 発症4.5～8時間以内の急性期脳梗塞に対して血管内治療（機械的再開通療法）が認められた．これは，脳血管に詰まった血栓を，血栓溶解薬を注入して溶かしたり，吸引したり，あるいは特殊な機材を用いて血栓の抜き取りを行うことができるようになった．
> *ワルファリン▶ワルファリンは心房細動の患者の脳塞栓予防薬として使われてきたが，コントロールが難しく，出血リスクが高かった．それに代わるものとして，2011年ダビガトラン，2012年リバーロキサン，アピキサバンが承認された．これらの新薬は，食事，他の薬剤の影響が少なく，薬剤効果の個体差がなく，出血のリスクが少ない．

b．一過性脳虚血発作

　一過性脳虚血発作は短時間の局所脳機能障害であり，障害部位は，単一の脳血管灌流領域（左または右の頸動脈，椎骨脳底動脈）に限局し，脳虚血以外の原因が考えにくいもので，発作持続時間を24時間未満のものとする．あくまで臨床症候からの診断で，CT検査，MRI検査で梗塞巣が認められるかどうかは関係がない．一般的には，発作は5分以内に極期（多くは2分以内）に達し，持続時間は2～15分である．24時間以上3週間以内に消失した場合は可逆性虚血性神経脱落といい，3週間以上ないし永久的に存続する場合は完成卒中という．

【疫学】　年間発症率は約5％とされる．
【成因と病態生理】　一過性脳虚血性発作の成因には微小塞栓が原因とされている．

【症状】 大部分の患者は運動障害を認めることが多い．1回の発作中，身体の一部分のみに感覚障害が認められ，ほかの症状を伴わないとき，障害部位の判定は困難である．一過性黒内障（単眼性失明）は単独でみられることが一般的で，さらに失語も時に単独症状としてみられる．大部分は同じ症状を繰り返すことが多い．発作はしばしば反復することが多いが，持続する神経欠落症状を残すことはない．

【診断】 CTおよびMRI検査が必要である．診察時において神経症候の有無に関わらずその責任病巣の検索は重要である．CT検査上一過性脳虚血性発作患者の20〜30％に脳梗塞が，さらにMRI検査では80％に虚血病変像が見いだされている．一過性脳虚血性発作の診断は臨床症候からなされるべきであり，CT検査，MRI検査における責任梗塞の有無は問題にする必要がない．

【治療】 治療としてアスピリンなどの抗血小板薬を投与する．原因として心疾患や頸動脈狭窄が存在する場合はそれらに対する治療が必要である．

【経過・予後】 一過性脳虚血性発作発症後1年以内，とくに1カ月以内の脳梗塞発症がもっとも高い．一過性脳虚血性発作は脳血栓症の前兆となることが多いとされ，一過性脳虚血性発作患者の脳梗塞へ移行する率は，30％以上とされている．

c．脳出血

高血圧性脳出血の典型的な症状としては，高血圧，突然発症する意識障害，片麻痺，項部硬直，共同偏視，嘔吐などがあげられる．頭蓋内圧亢進症状は脳梗塞に比べて高度であり，意識障害は出現しやすい．巣症状は当然のことながら出血の発生部位で異なる．橋出血では顔面の痛みなどで発症することもあり，また両側縮瞳する．小脳出血では歩行失調，協調運動の拙劣さなどにより発症することもある．

高血圧性脳出血は，これら血腫の発生部位により次の5つに分類される．

① 被殻出血
② 視床出血
③ 橋出血
④ 小脳出血
⑤ 皮質下出血

【疫学】 脳血管疾患は令和2（2020）年の人口動態統計の死因のなかで，悪性新生物，心疾患，老衰に次いで，第4位である．そのなかで脳出血は31.0％を占める．

【成因と病態生理】 高血圧症をもつ例では，細い脳内動脈（直径150μm前後）に血管壊死，すなわち類線維素性動脈壊死に起因した小動脈瘤が発生し，これが破綻して血腫となる．小動脈瘤がもっとも多発するのが外線条体動脈であり，部位でいえば被殻である．次に視床に多く，小脳，橋の順に多い．

【症状】
　① 被殻出血：高血圧性脳出血のなかでもっとも頻度の高いのが，被殻出血である．レンズ核線条体動脈からの出血で反対側の片麻痺，知覚障害などを呈し，優位半球側の出血では失語，非優位側の出血では失行，失認を呈することもある．重症例では意識障害を生じる．

　② 視床出血：後大脳動脈の枝である視床膝状体動脈，視床穿通動脈からの出血で被殻出血と同様に反対側の片麻痺，感覚障害を生じ，優位半球の出血では失語を生じる．

　③ 橋（脳幹）出血：脳幹部の出血としては橋出血が大半を占める．症状として，縮瞳，眼球運動障害，対側の片麻痺，感覚障害から出血量が多いと四肢麻痺をきたし，さらに呼吸障害，意識障害を呈する．

　④ 小脳出血：上小脳動脈分枝の破綻によるものが多い．初発症状は嘔気・嘔吐，めまい，頭痛が多い．歩行障害，運動失調，失調性言語などを認める．

　⑤ 皮質下出血：ほかの部位の出血と違い高血圧が原因となるのは半数くらいであり，そのほかは脳動静脈奇形，海綿状血管腫，アミロイドアンギオパチーなどによる．頭痛，嘔気・嘔吐，痙攣，意識障害などに加えて，出血部位の症状がみられる．前頭葉では一過性精神症状や，頭頂葉・側頭葉の優位半球では失語がみられ，後頭葉皮質下では半盲，失書，失読がみられる．

【診断】　正確な診断は，CT検査で行われる（図11-3）．

【治療】　被殻出血の手術適応は中等度重症群のみで，軽症例，重症例は保存的治療を行う．血圧のコントロールをおもに，脳浮腫に対する治療や呼吸の管理を行う．

　視床内に限局される程度の小血腫であれば，保存的に治療する．血腫が脳室に破れた場合，脳室ドレナージ（穿破した血腫の排出と，脳圧の管理を目的としている）を行う．定位脳手術的に血腫吸引術を行うことも多い．

　橋出血は軽症・重症に関わらず保存的療法以外にない．

　直径3cm以上の小脳血腫は，手術療法もある．脳幹への圧迫が強い例では手術適応はない．脳室拡大のある症例によっては脳室ドレナージを行うこともある．

【経過・予後】　被殻出血の軽症例では非手術療法でも予後が良好であり，重症例は予後不良である．視床内に限局される程度の小血腫であれば，臨床症状も重症でなく，保存的療法で予後は良好である．橋出血は橋内に限局した出血であれば，その生命予後のみならず，機能予後も良好である．中脳進展を示すような大血腫で中脳の両側に進展している症例では，どのような治療法でも生命予後は不良である．小脳出血は脳幹圧迫をきたさなければ，予後良好である．

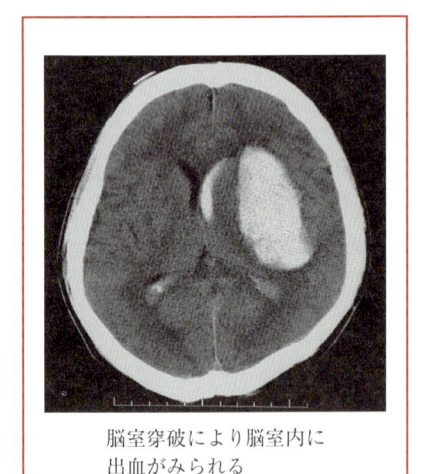

図11-3 脳出血(左被殻出血)CT
脳室穿破により脳室内に出血がみられる

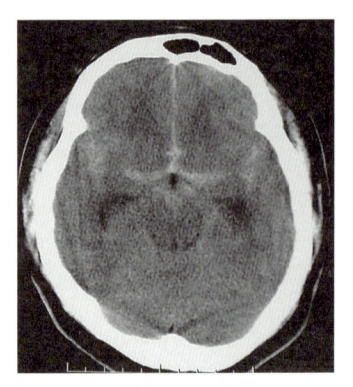

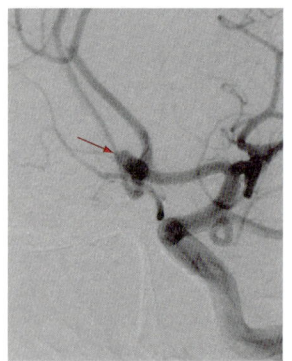

図11-4 クモ膜下出血
単純CT像
脳血管撮影像
破裂脳動脈瘤（→）と前交通動脈瘤

d．クモ膜下出血

　原因の80〜90％が脳動脈瘤破裂によるものである．出血がクモ膜下腔に広がり，激しい頭痛を引き起こす．

【疫学】　クモ膜下出血は通常10万人当たり年間15〜17人前後発生すると報告されている．脳血管障害全体の10〜15％に当たる．

【成因と病態生理】　脳動脈瘤は動脈分岐部の内弾性板・中膜欠損部に高血圧の影響も加わり，囊状に膨らんだものである．

　脳動脈瘤以外では脳動静脈奇形，高血圧性脳内血腫，もやもや病などでも脳内血腫や脳室内出血に伴って生じるが，単独で重症化することは少ない．

【症状】　症状としてはそれまで経験したことのない激しい頭痛が突然生じ，嘔気，嘔吐を伴う．来院時意識があれば頭痛の出現時刻を正確に言えるほど突然であるのが特徴であり，「ハンマーで後頭部を殴られたような」痛みとして表現されることが多い．意識障害が約半数に認められるが，通常は片麻痺などの局所神経症候は示さない．ただし脳内血腫を合併した場合は局所神経症候を伴う場合もある．他覚的所見としては項部硬直などの髄膜刺激症状が出現する．しかしこの症状は出血直後にはほとんど認められず，ほぼ100％に認められるのは出血後24時間以上経過してからである．

【診断】　CT検査上クモ膜下出血が認められれば，その広がりおよび程度により，破裂脳動脈瘤の部位の推定および脳血管攣縮の出現程度を推定できる（図11-4）．腰椎穿刺により血性髄液およびキサントクロミー*の有無を検査する．

　クモ膜下出血と診断した場合は，確定診断のために脳血管撮影を行う．脳動脈瘤の発

生部位として，前交通動脈瘤（30％）と内頸動脈瘤（25％）がもっとも多い．中大脳動脈瘤が21％，椎骨脳底動脈瘤は6％みられる．クモ膜下出血の約20％は多発性であるため，両側の頸動脈および椎骨動脈の撮影を行うのが原則である．またクモ膜下出血を示す例のうち，数％は血管撮影上病変を示さないが，これらの例は通常予後良好である．

> ＊キサントクロミー▶クモ膜下出血により髄液内に出血した際，時間の経過により髄液が黄色に変色した場合をいう．出血後4時間後には髄液は黄色となり，3週間以上持続する．出血以外に重症黄疸時，髄液たんぱく150 mg/dl以上の時も髄液はキサントクロミーを呈する．

【治療】　破裂脳動脈瘤は原則として出血後できるだけ早期に手術を行う．出血後急性期手術では再出血予防のための動脈瘤頸部クリッピングを行うとともに，脳血管攣縮予防のためにクモ膜下出血の除去および脳槽ドレナージ術を行うことが多い．また脳内血腫合併例では血腫除去術を，急性水頭症に対しては脳室ドレナージが行われる．さらに最近は特殊なコイルを用い動脈瘤を閉塞する脳血管内治療（脳動脈瘤コイル塞栓術）も積極的に行われるようになっている．

【経過・予後】　脳動脈瘤破裂によるクモ膜下出血の半数は初回出血により死亡あるいは重篤な機能障害を残し，適切な治療を行わなければ25〜30％が再出血で死亡する．治療成績は術前の重症度にほぼ比例し，意識清明であれば90％以上，軽度意識障害の場合は70％前後，中等度〜高度意識障害や高度神経症状のある例では40％前後の社会復帰率であるが，深昏睡例では，ほとんど社会復帰例はない．

B．感染性疾患

a．髄膜炎

ウイルス，細菌が，他臓器の感染巣から血行性にあるいは副鼻腔の感染巣から直接に髄膜腔へ侵入し，炎症を惹起する．炎症が髄膜腔に限定していれば，髄膜炎とするが，脳に及び，局所症状を呈すれば，髄膜脳炎とする．

ウイルス性髄膜炎，細菌性髄膜炎は急激な症状の出現増悪をみせるが，結核性髄膜炎，真菌性髄膜炎では，亜急性・慢性の経過をたどる．

(1) ウイルス性髄膜炎

ウイルスが髄膜腔へ侵入し，炎症を惹起する．無菌性髄膜炎ともいわれる．
【疫学】　小児に好発する．

【成因と病態生理】　エンテロウイルスがおもな病因ウイルスである．エコーウイルス，コクサッキーウイルスA・Bは夏季流行時にみられる．

【症状】　発熱，頭痛で急性に発症し，項部硬直などの髄膜刺激症状があり，意識障害，痙攣，脳局在症状などが出れば，脳炎のかたちをとることがある．発疹などの随伴徴候を伴うことがあり，皮膚症状の発現1週間以内に頭痛，髄膜刺激症状を呈する．脳炎型をとる単純ヘルペス（単純ヘルペス脳炎）では，意識障害など重篤な症状を示し，発熱，髄膜刺激症状，譫妄を含む意識障害，痙攣，異常行動，幻視などが出現する．

【診断】　腰椎穿刺による髄液の所見は髄液圧の上昇，リンパ球主体の細胞数増多を認め，他の髄膜炎と比べ，糖の減少のないことが特徴である．単純ヘルペス脳炎ではCT検査，MRI検査で側頭葉に低吸収域・異常信号域を示すことが多い．

【治療】　発熱・頭痛などに対する対症療法が主体である．

【経過・予後】　一般に良好な経過をとることが多いが，単純ヘルペス脳炎の場合，治癒しても精神症状などの後遺症を残す．

(2) 細菌性髄膜炎

　細菌が，他臓器の感染巣から血行性にあるいは副鼻腔の感染巣から直接に髄膜腔へ侵入し，炎症を惹起する．抜歯後に起こることもある．

【疫学】　乳幼児に好発する．

【成因と病態生理】　起因菌は感染経路により異なるが，インフルエンザ菌，肺炎球菌，髄膜炎菌，大腸菌，クレブシェラ，黄色ブドウ球菌，リステリア菌が多い．感染経路は①菌血症による血行性感染，②中耳炎，副鼻腔炎のように隣接する感染巣からの直接侵入，③心肺などの他臓器の感染からの血行性感染，がある．

【症状】　発病は急性発症で激しい頭痛，高熱があり，髄膜刺激症状を呈す．39～40℃の高熱が続き，譫妄などの意識障害も出現する．

【診断】　髄液所見は圧の上昇，混濁を認め，白血球が主体の細胞数増多，たんぱくの増加，糖の著明な低下がある．髄液から菌が同定されれば確定できる．

【治療】　起因菌が同定されるまでは広域スペクトラムで髄液への移行のよい抗生物質を使用する．起因菌が判明すれば，感受性の高い抗生物質に変更する．

【経過・予後】　急性細菌性髄膜炎は無治療では急激に増悪して致命的となる反面，早期に適切な化学療法を行えば治癒させることができる．

(3) 結核性髄膜炎

　結核菌の髄腔内進入により起こるが，亜急性または慢性の経過をたどる．脳底髄膜炎ともいわれる．

【疫学】　肺結核が原因の70％を占め，成人では外傷，疲労などが誘因となる．6歳以下

に好発するが，1歳以下には少ない．

【成因と病態生理】 発症はおもに肺結核などのほかの結核病巣からの血行性播種による．脳底部に髄膜の肥厚混濁が高度にみられる．

【症状】 発症は比較的ゆっくりで頭痛，嘔吐，発熱，項部硬直を認め，進行とともに水頭症，意識障害，動眼神経，外転神経などの脳神経麻痺がみられる．

【診断】 ツベルクリン反応陽性，胸部エックス線撮影像異常を認めることが多い．髄液圧は上昇し，細胞数はリンパ球，単核球優位に増加し，たんぱく増加，糖減少を認める．髄液から結核菌を塗抹染色，PCR法，培養検査で証明できれば，診断が確定する．CT検査，MRI検査でトルコ鞍上部・脳底部に造影効果を認める．

【治療】 抗結核薬の投与を行う．重症例ではステロイドを投与する．

【経過・予後】 約30％の死亡率で，生存例の30％に後遺症が残る．

(4) 真菌性髄膜炎

全身状態が悪化した例に起きやすく，抗生物質，ステロイド，免疫抑制薬の大量投与は誘発因子となる．亜急性，慢性髄膜炎の形をとることが多い．

【疫学】 全身状態の悪化例で感染しやすく，30～50％で白血病，ホジキンリンパ腫，AIDSなどの基礎疾患を有する．

【成因と病態生理】 原因菌としてはクリプトコッカスがもっとも多い．抗生物質，ステロイド，免疫抑制薬の長期大量投与は本症の誘因となる．亜急性の経過をとり，肺の感染巣から血行性に髄膜腔に播種し，ときに脳実質内に肉芽腫を形成する．

【症状】 発症は比較的ゆっくりで頭痛，嘔吐，発熱，項部硬直を認める．脳実質内に肉芽腫が形成されれば，巣症状も呈する．

【診断】 髄液圧は上昇し，リンパ球・単核球を主とした細胞数増加，たんぱく増加，糖減少を示す．墨汁標本で莢膜を有する酵母様真菌はクリプトコッカスとほぼ確実に同定できる．

【治療】 抗真菌薬（アンフォテリシンB，フルコナゾール）の投与が有効である．

【経過・予後】 未治療例では2～3カ月以内に死亡するが，適切な治療が行われれば，治癒する．

b．神経梅毒

梅毒スピロヘータの感染によって起こるが，その臨床像は脳・脊髄実質，髄膜，脳血管などの罹患部位，程度によってさまざまである．

【疫学】 ペニシリンの普及に伴い髄膜血管型，進行麻痺などは激減した．

【成因と病態生理】 梅毒スピロヘータの中枢神経系への感染による．

【症状】　その臨床像は脳・脊髄実質，髄膜，脳血管系などの罹患部位によりさまざまである．

梅毒感染後3〜10年の潜伏期ののち，髄膜炎症状を呈する場合や，脳血栓を伴った梅毒性動脈炎による片麻痺などの巣症状を呈したり，また脳実質内に梅毒性炎症による肉芽組織（ゴム腫）が形成され腫瘍と同様な症状を呈したりする．

初感染後5〜20年後に脊髄に進行性の変性が起こる（脊髄癆）．おもな症状は電撃性疼痛，失調性歩行，深部腱反射消失，瞳孔異常（縮瞳・対光反射消失・輻輳反射正常）などである．

神経梅毒の最終的な病態が進行麻痺である．潜伏期は10〜20年で，記憶障害，人格変化で発症し，反社会的行動，多幸症などの精神症状が続き，進行性の認知症（痴呆）が出現する．

【診断】　臨床症状と血清・髄液梅毒反応を参考とする．

【治療】　ペニシリンの投与を行う．

【経過・予後】　早期神経梅毒は治療により早期に回復する．髄膜血管性梅毒も駆梅療法に反応するが，脊髄癆は発症が遅いほど予後は良いが，多彩な症状を呈する例は予後不良である．進行性麻痺は適切な治療なしでは不良であり，発病後2〜3年で死亡する．

c. ポリオ（急性灰白髄炎）

ポリオウイルスの感染による急性弛緩性麻痺をいうが，ほかのエンテロウイルスでもポリオ類似の麻痺を起こすことがある．

【疫学】　ポリオウイルス感染者の90〜95％は不顕性感染で，1％未満で四肢の弛緩性麻痺を生ずる．

【成因と病態生理】　ポリオウイルスによる感染で起こる．接触感染がおもで，脊髄前角細胞が破壊される．

【症状】　発熱，咽頭痛，胃痛などの症状から1週間以内に筋肉痛や麻痺へ移行する．主として下肢の弛緩性麻痺を呈し，麻痺肢の腱反射が減弱・消失し，知覚低下や認識力低下を伴わない．重症例では呼吸筋の低下・麻痺を起こす．

【診断】　急性期の糞便・髄液からのウイルス分離が重要である．また，MRIで脊髄前角炎の所見を認める．

【治療】　ポリオウイルスに対する抗ウイルス薬はないため，対症療法が主となる．安静臥床が麻痺の進行を防ぐために重要である．発症早期の疼痛が収まれば，リハビリテーションを始める．重症例の呼吸麻痺に対しては気管内挿管や人工呼吸が必要となる．

【経過・予後】　早期のリハビリテーションを行っても約半数の症例では麻痺が残る．

C. 脳・脊髄腫瘍

a. 脳腫瘍

　　脳腫瘍は，頭蓋内に発生するすべての腫瘍を総称しており，病理組織学的に異なる多くの種類の腫瘍がある．

　　大別して原発性脳腫瘍と転移性脳腫瘍に分類できる．原発性脳腫瘍は実に細かく分類されるが日常経験する原発性脳腫瘍の80%は，髄膜腫，神経膠腫，下垂体腺腫，神経鞘腫の4種類によって占められる．

【疫学】　原発性脳腫瘍の発生頻度は年間に人口10万人につき約6例で，転移性脳腫瘍もほぼ同頻度で発生する．悪性腫瘍死の約1%を占める．脳腫瘍の年齢別では60歳以上，2歳以下に少なく，40～50代にもっとも多い．悪性の神経膠腫である神経膠芽腫は30～60歳代に多く，髄膜腫，下垂体腺腫は30～50歳代に多い．また，髄膜腫，神経鞘腫では男性より女性に多い．成人腫瘍の80～85%は小脳テント上（大脳）に，15～20%がテント下（小脳・脳幹）に発生する．脳腫瘍の15～20%は小児が占め，小児腫瘍のなかで，白血病（42%）に次ぎ，第2位（24%）を占める．小児に多い腫瘍は主としてテント下腫瘍であり，髄芽腫，上衣腫がある．

【成因と病態生理】　頭蓋内の組織から発生する新生物を脳腫瘍と称する．病理学的に良性と悪性に分けられるが，頭蓋という限られた空間の中では増大すると致命的になる．悪性でも頭蓋外に転移することはまれである．

【症状】　頭蓋という限られた空間の中では，病理学的に悪性であろうとなかろうと，腫瘍が増大すれば，①頭痛・嘔吐・うっ血乳頭という，**頭蓋内圧亢進症状**がみられる．また，②脳の機能局在という特徴から，どこにできるかによって，**局所神経症状**がみられる．腫瘍が前頭葉の運動野に存在すれば，対側の片麻痺を生じ，運動性言語中枢にあれば，運動性失語を生じる．側頭葉の感覚性言語中枢にあれば，感覚性失語となり，視放線を障害する部位にできれば，四分の一半盲がみられる．優位側の頭頂葉にできれば，ゲルストマン症候群（手指失認，左右失認，失算，失読，失書）がみられる．後頭葉にできると同名半盲が生じる．下垂体腺腫では上方に伸展して視神経交叉部を圧迫し，視力低下，両耳側半盲を生じる．

【診断】　頭部エックス線単純撮影，造影を含めたCT検査，MRI検査，脳血管撮影を行い，それぞれの腫瘍に特徴的な所見から診断する．

【治療】　脳圧亢進に対してはグリセオールなどの脳圧下降薬やステロイドの投与を行う．治療は手術だけでなく，放射線療法，化学療法を併用する．

【経過・予後】　脳腫瘍の予後は腫瘍の組織学的悪性度による．良性の髄膜腫や聴神経鞘

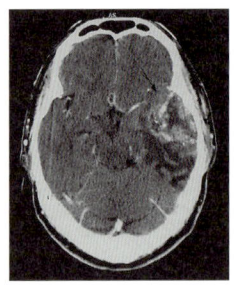

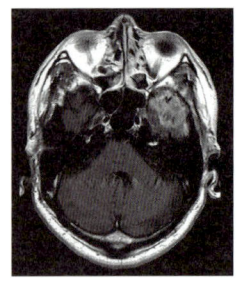

a. 造影CT像　　b. 造影MRI像

図11-5　神経膠芽腫（左側頭葉）

腫では5年生存率は90％以上であるのに対して，悪性の膠芽腫は10％である．転移性脳腫瘍の予後は脳転移巣を全摘出し放射線療法を行った症例で，50％生存期間は約1年である．

(1) 神経膠腫

　神経膠腫とは，脳実質から発生する腫瘍の総称であり，星状細胞腫，神経膠芽腫，髄芽腫，上衣腫などがある．

　星状細胞腫は大脳半球に発生し，浸潤性に脳実質を侵す．大脳半球，とくに前頭葉に多い．比較的発育は緩徐だが，脳実質を浸潤性に侵し，悪性変化もみられる．

　神経膠芽腫はもっとも分化度が低く悪性の神経膠腫である．前頭葉，側頭葉，頭頂葉に好発する．発育が急速でしかも浸潤性であるため，腫瘍周辺組織に著明な脳浮腫を伴う．発症から診断までの期間はほとんど半年以内である．

【疫学】　星状細胞腫は原発性脳腫瘍の8％を占める．30～54歳に好発し，男性にやや多い．神経膠芽腫は原発性脳腫瘍の9％を占め，45～64歳に多発する．

【成因と病態生理】　星状細胞腫は大脳半球に発生することが多く，浸潤性に脳実質を侵す．神経膠芽腫はもっとも分化度が低く，悪性の神経膠腫である．

【症状】　初発症状としては頭痛が多いが，痙攣，麻痺，性格変化などがみられる．腫瘍の局在により，さまざまな神経症状がある．

【診断】　造影CT像で中央の腫瘍内壊死巣を囲むように腫瘍周辺部がリング状に増強され，周囲に脳浮腫を示す低吸収域がみられる（図11-5 a）．ガドリニウム造影MRIにより腫瘍はT1強調画像で高信号域に示される（図11-5 b）．

【治療】　手術ではできるだけ切除するが，脳実質から発生しているため全摘は不可能であり，放射線療法，化学療法を併用する．

【経過・予後】　星状細胞腫は良性とされるが，5年生存率は50～80％であり，再発の場合は悪性化することが多い．神経膠芽腫の5年生存率は10％である．

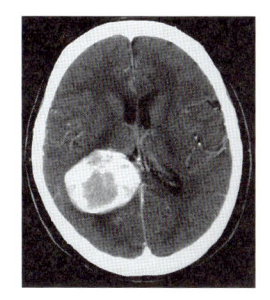

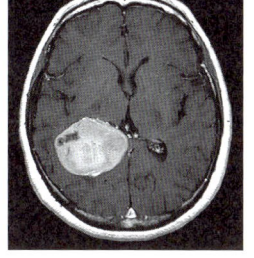

a. 造影CT像　　b. 造影MRI画像

図11-6　髄膜腫（右側脳室）

(2) 髄膜腫

クモ膜の表層細胞から発生する．主として成人にみられる，良性の腫瘍である．

【疫学】 原発性脳腫瘍の26％を占める．30歳以降に多く，女性に好発する（2.7倍）．

【成因と病態生理】 クモ膜の表層細胞から発生する．腫瘍の増大により，脳を圧迫して神経症状を出すが，脳に浸潤することはない．悪性像を示すこともまれにある．

【症状】 良性腫瘍でゆっくり大きくなるので，頭蓋内圧亢進症状も，脳局所症状も出現するのは腫瘍がかなり大きくなってからである．好発部位として，傍矢状洞・大脳鎌，大脳半球円蓋部，蝶形骨縁，鞍結節部がある．

【診断】 単純エックス線写でも骨肥厚像や骨破壊像が半数にみられる．CT像（図11-6 a）では均一な等高吸収域を示す境界明瞭な腫瘍である．まれに嚢胞を伴い低吸収域を示す．いずれも造影剤投与後に著明な増強効果を示す．頭蓋骨やテント，大脳鎌などに接するように存在し腫瘍の付着部位を推測できる．MRI画像（図11-6 b）ではT1，T2強調画像では等信号のことが半数にみられ，ガドリニウム増強効果は著明である．

【治療】 治療は原則として手術で摘出する．

【経過・予後】 予後は良好である．

(3) 下垂体腺腫

下垂体腺腫は下垂体前葉に発生する．悪性となることはきわめてまれである．良性腫瘍で，成長すると視交叉を圧迫して視力・視野障害（両耳側半盲）をまず生じてくる．

【疫学】 成人（20～50歳）に好発し，原発性脳腫瘍の17％を占める．女性に多い．

【成因と病態生理】 下垂体前葉から発生する．下垂体の機能である，ホルモン分泌の種類により分類される．ホルモン分泌の有無により，分泌性腺腫と非分泌性腺腫に分けられ，さらに分泌性腺腫は産生されるホルモンにより分類される．

【症状】 分泌性腺腫ではホルモンの過剰分泌により特有の症状を示す．乳腺刺激ホルモン分泌腫瘍（プロラクチノーマ）は，女性では，無月経，乳汁分泌で早期に発見されること

が多い．高齢者や男性例では大腺腫となることが多い．成長ホルモン分泌腫瘍では骨端線が残存する成長期では巨人症となり，成人では先端巨大症を呈する．副腎皮質刺激ホルモン分泌腫瘍では副腎皮質ホルモンの過剰で肥満・満月様顔貌・赤紫色の皮膚線条を呈するクッシング症候群となる．非分泌性腺腫は大腺腫として発見され，視力・視野障害，下垂体機能低下を呈する．

【診断】　頭部単純エックス線写ではトルコ鞍の風船状の拡大，破壊がみられる．単純CT像では等吸収域かわずかに高吸収域を示し，造影でほぼ一様に高吸収域となり境界鮮明である．MRI像では腫瘍陰影は一般に等信号，造影効果もほぼ均一である．

【治療】　手術による治療が原則である．開頭による腫瘍摘出術と経鼻的に下垂体腫瘍を摘出する方法がある．小さなプロラクチン産生腫瘍に対しては薬物療法（ブロモクリプチン）を用いることもある．亜全摘の場合は放射線治療を追加する．

【経過・予後】　良性腫瘍であり，全摘できれば完治しうる．

(4) 神経鞘腫

小脳橋角部に70〜80%発生し聴神経鞘腫がもっとも多い．

【疫学】　原発性脳腫瘍の11%を占め，30〜70歳に好発し，女性に多い（1.3倍）．

【成因と病態生理】　第8脳神経〔(Ⅷ)内耳神経〕は聴覚に関与する蝸牛神経と前庭機能に関与する前庭神経からなるが，96%が前庭神経から発生する．

【症状】　初発症状は難聴で，耳鳴りを伴うことが多い．腫瘍が大きくなるにつれ，同側の顔面神経麻痺，さらに歩行障害などの小脳症状，水頭症を起こす．

【診断】　内耳道の拡大とともに造影CT像にて小脳橋角部に均一に造影される腫瘤を認める．小さい腫瘍の場合，MRI画像のほうが判断しやすい．ガドリニウム投与により造影CT像よりも明瞭に増強される．

【治療】　治療は手術による摘出がおもであるが，最近はガンマナイフ*による治療も行われる．無理に全摘せず，顔面神経の機能を温存する．

> *ガンマナイフ▶ガンマナイフ装置は，内部にコバルト60のガンマ線源を201個備えており，その多数のガンマ線ビームを1点の病巣に集中して照射させることができる構造となっている．正常な脳組織を避けて，確実に病変部位に放射線を集中し，開頭手術を行わずに脳深部の病巣を治療することができる．全身麻酔を必要とする開頭術を行うことなしに病変の治療が可能である．また，病変部以外の正常脳組織に対する影響はきわめて少ない．対象となる疾患はさまざまな脳腫瘍のほか，脳動静脈奇形などの血管異常，最近では三叉神経痛などの機能的疾患でも有効であるとされる．

【経過・予後】　予後は良好である．

(5) 転移性脳腫瘍

【疫学】　転移性脳腫瘍も原発性脳腫瘍と同様，発生頻度は年間に人口10万人につき約6

例とされる.

【成因と病態生理】 原発巣として肺癌がもっとも多く半数を占め，60〜70%が男性である．ついで乳癌が多く，胃癌・結腸癌がこれに次ぐ．転移経路は主として血行性である．

【症状】 脳圧亢進による頭痛，嘔気，嘔吐と発生部位による脳局所神経症状がみられる．

【診断】 単純CT像では腫瘍自体がはっきりしない場合も多いが，造影剤投与によって著明に増強効果を示し，しばしばリング状に増強される．腫瘍周囲に著明な浮腫を伴う．多発性が半数を占める．

【治療】 脳転移は癌の第4病期であり，手術は脳以外の他臓器に病巣がなく，有意義な余命が送られる可能性があれば，適応となる．最近はガンマナイフによる治療で侵襲が少なく，有意義な生活を送られるようになった．

【経過・予後】 脳転移は癌の第4病期であり，治癒は望めないが，治療により少しでも有意義な生活が送られる期間を延ばすことは可能である．

b．脊髄腫瘍

【疫学】 発生頻度は脳腫瘍の1/8〜1/6である．好発年齢は，40〜60歳で，男女比は，約3：2で男性に多い．

【成因と病態生理】 脊髄横断面での腫瘍の発生部位から髄内腫瘍と髄外腫瘍（硬膜内髄外腫瘍，硬膜外腫瘍）に分類され，後者が約80%である．また，これらが連続して発生する腫瘍はその形態から砂時計腫と呼ばれる．ほとんどが単発性であるが，時に多発例もある．脊椎の横断面上では，脊髄の後側方部にほとんどが発生する．

病理学的には，わが国では神経鞘腫が約50%，髄膜腫が約15%と多い．上位頸椎部には神経鞘腫が圧倒的に多く，しばしば砂時計腫の形態をとる．髄内腫瘍としての上衣腫と星状細胞腫が約15%である．硬膜外腫瘍としては悪性リンパ腫と転移性脊椎腫瘍が多い．転移性腫瘍は増加しており，原発巣として肺癌，乳癌，前立腺癌が多い．発生部位は脊髄の長さに比例して胸髄部に多い．

【症状】 初発症状は疼痛であり脊髄後根の刺激による根性痛がもっとも多く，緩徐であるが進行性に悪化する運動麻痺や知覚障害がある．脊髄圧迫による痙性麻痺では歩行障害が強く，とくに階段の昇降に困難を感じる．知覚障害の範囲は侵された神経根，脊髄における高位レベルの決定に重要である．

【診断】 脊椎単純エックス線写で転移性腫瘍は脊椎の骨破壊像を示し，前立腺癌の転移では化骨像を示す．良性腫瘍においては前後像で左右の椎弓根間の距離が開き，側面像では椎体後面の中央部の陥凹を認めることがある．MRI検査は重要でT1では脊髄の形態を示し，脊髄の腫大を認めれば髄内腫瘍を疑い，脊髄の変形を認めれば髄外腫瘍を疑う．また，T1強調画像でガドリニウム造影を行えば，ほとんどの腫瘍が造影される．硬

膜外腫瘍と硬膜内腫瘍の鑑別は，T2強調画像で硬膜嚢が外から圧迫されていれば硬膜外腫瘍であることがわかる．CT像は骨の破壊像，石灰化病変を正確に示す．

【治療】　手術は腫瘍の摘出あるいは減圧を行うが，全身状態，その他で手術適応のない症例には放射線治療を行う．

【経過・予後】　良性腫瘍については全摘できれば完治を期待できる．

D．基底核変性疾患

a．パーキンソン病

　パーキンソン病は中高年期に発症し，手足のふるえや体のこわばりを特徴とする，緩徐に進行する神経変性疾患である．

【疫学】　わが国での有病率は，人口の高齢化によって増加しており，最近では人口10万人当たり約110人と推定されている．女性の有病率は男性の1.5〜2倍ある．

【成因と病態生理】　神経病理学的には，黒質緻密層・青斑核のメラニン含有細胞の変性と残存細胞内にレビー小体*が出現する．黒質緻密層の変性は，結果として基底核の運動統御機構の破綻を生じて振戦，筋固縮，寡動・無動，姿勢反射障害を呈するパーキンソニズム（パーキンソン症候群）と呼ばれる特有の運動障害を発症する．

> *レビー小体▶Lewy body．パーキンソン病では黒質・青斑核のメラニン含有細胞の変性脱落が起きるが，残っている神経細胞にみられる，球形のエオジン好性の封入体のことをいう．

【症状】　初発年齢は50〜60歳がもっとも多い．初発症状は一側性の手足のふるえ，歩行時の足の引きずりなどが多い．症状はゆっくりで進行性であり，通常，左右一側の振戦，筋固縮，動作緩慢で始まり，小刻み歩行や前傾姿勢など両側性障害に移行する．安静時振戦は規則的なふるえで，随意運動により減弱消失する．姿勢反射障害は歩き出すと途中から小走りになったり，軽く押されるとその方向へ突進したりするもので，小刻み歩行，前屈姿勢をみせる．筋固縮は筋の被動時の歯車様抵抗としてみられる．無動は動作の開始に時間がかかり，開始した動作もゆっくりしかできない現象をいう（錐体外路徴候）．さらに仮面様顔貌や脂顔，流涎，多汗，便秘，四肢循環障害による冷え症などの自律神経症状や自発性低下，抑うつ気分，不眠などの精神症状を伴うこともある．

【診断】　特徴的な臨床経過，症状の存在で診断できる．

【治療】　治療の目的は病状を緩和し，ADLを可能な限り良好に維持することである．治療はL-ドーパなどの薬物による治療が主体である．L-ドーパは脳内で芳香族L-アミノ

酸脱炭酸酵素により脱炭酸されてドパミンとなる．ドパミン前駆物質で，欠乏したドパミンを補充する．

定位脳手術や運動療法は薬物療法を補完する治療法である．2023年ヴィアレブが発売され，パーキンソン病の症状の日内変動を改善することが期待される．

【経過・予後】 L-ドーパの導入後は予後は改善され，生命予後は一般人口の90％以上となった．

b．ハンチントン舞踏病

常染色体優性遺伝で，進行性の舞踏病，精神症状，認知症（痴呆）を生じる変性疾患である．

【疫学】 有病率はわが国では人口10万人当たり0.38人と欧米に比べ10分の1といわれている．主として30～50代の成人に発症する．

【成因と病態生理】 線条体（尾状核，被殻）の小型神経細胞の変性により舞踏病が生じ，大脳皮質の神経細胞変性により精神症状が生じる．

【症状】 不随意運動，しかめ面，舌の不随意運動，口すぼめ，肩すくめ，腰ゆすりなどの舞踏病様不随意運動が起こる．不随意運動で発症，あるいは気付かれるが，まだ軽い段階ではその不規則な手足の異常運動をいかにも覆い隠すかのようなしぐさをするため，一見落ち着きがないとかたづけられていることがある．不随意運動が進行し，性格変化，認知症（痴呆）もしだいに加わって，易刺激性，易怒性，自殺企図などがあれば専門的対応が必須となる．

【診断】 本症は神経症候，家族歴，CT検査，MRI検査による側脳室拡大，尾状核萎縮所見で臨床診断は可能であるが，その異常遺伝子（第4染色体短腕にあるハンチントン遺伝子）から遺伝子診断も可能である．

【治療】 本症の治療はあくまでも対症療法にとどまり，舞踏運動のコントロールと家庭環境の整備，そして性格変化・精神症状が高度となればそれに対応可能な施設・病棟を用意しなければならない．しかし，可能なかぎり向精神病薬の処方により在宅生活，外来での経過観察に努力すべきである．

【経過・予後】 成人発症例では15年以上生存するが，末期には認知症（痴呆），寝たきり状態となり，合併症で死亡する．若年発症例では進行が速く，10年以内に死亡する．

c．脳性小児麻痺

脳性麻痺は受胎から新生児（生後4週以内）までの間に生じた，脳の非進行性病変に基づく永続的な運動および姿勢の異常をいう．

【疫学】 約500人の出生に1人の率で発生する．

【成因と病態生理】 出生前では脳形成異常，胎内感染，先天性水頭症などが，周産期，新生児期では仮死（低酸素性虚血性脳症），頭蓋内出血，高ビリルビン血症（核黄疸），髄膜炎などが原因となる．

【症状】 満2歳までに発現する．定頸や坐位などの運動発達の遅れ，ミルクの飲み方が下手，反りやすいなどの症状がある．脳性小児麻痺の運動障害は屈筋群と伸筋群の協調運動障害で，姿勢の異常，筋トーヌスの異常，反射の異常などの特徴がみられる．

姿勢の異常では自発運動が減弱し，顔を一方に向け頭を背屈したり，物をつかもうとすると口を開いて身体がねじれたり，抱きかかえると手を硬く握り四肢を伸展回内したりする．筋トーヌスの低下，痙直，強剛などの異常がみられる．

異常運動としてジストニア（体幹・四肢近位筋をねじるようなゆっくりとした不随意運動），アテトーゼ様運動（四肢遠位部優位に全身に生じるゆっくりとしたねじるような奇妙な不随意運動），舞踏病様運動がみられる．

【診断】 頭部超音波，CT，MRIなどの画像診断により，脳形成異常，出血，脳虚血の状態を診断できる．先天性代謝異常を検索するアミノ酸分析や染色体検査，胎内感染のチェックのために血液中の抗体検査も行う．脳波，聴性脳幹反応などの機能的検査も予後判定に有用である．

【治療】 生後6カ月以内に診断し，機能訓練をできるかぎり早く開始する．変形の矯正や拘縮の除去には整形外科的療法を要する．

【経過・予後】 随意運動は次第に改善する傾向がある．痙性，アテトーゼの強い例では運動の改善は困難である．重度の精神発達遅滞で痙攣を繰り返す例では予後は不良である．

d．ウィルソン病（肝レンズ核変性症）

常染色体劣性遺伝形式を示し，基底核を中心とする特異な神経症状に肝硬変を伴う．

【疫学】 日本では約3万人に1人と推定されている．男女比は2：1で男性に多い．20歳までに発症し，11～15歳に多い．

【成因と病態生理】 銅の膜輸送を担うたんぱくの先天的異常により，体内各組織への銅の蓄積が起こる．銅の蓄積がもっともひどいのは肝臓で，肝細胞の壊死と繊維化を生じ，大脳基底核への蓄積により神経症状を呈する．

【症状】 70％が神経症状を初発とする．構音障害，振戦，ジストニー，アテトーゼなどの錐体外路徴候を呈し，学業成績の低下，感情・性格変化などの精神症状もみられる．羽ばたき振戦などの神経症状をきたす．下痢，腹痛，黄疸，肝・脾の腫大などの腹部症状もみられる．カイザーフライシャー角膜輪といわれる，角膜縁に緑色の色素沈着を認める．

【診断】 錐体外路徴候，肝硬変，カイザーフライシャー角膜輪があり，血清セルロプラスミン，血清銅の低下，尿中銅排泄量の増加を認める．

【治療】 銅の体内排泄を促すためD-ペニシラミンや塩酸トリエンチンを投与する．銅を多く含む貝類，甲殻類の摂取を避けるような食事制限を行う．肝硬変を伴う末期の例に対しては肝移植も考慮する．

【経過・予後】 早期に発見し治療を開始することによって，肝障害や中枢神経障害などの重い症状の発症を回避することが可能である．そのため，血中および尿中の銅結合たんぱく質であるセルロプラスミン濃度を測定し，早期診断を実施することが望ましい．

E．その他の変性疾患

a．脊髄小脳変性症

脊髄小脳変性症は，徐々に発症しゆっくりと進行性の経過をとり，小脳性もしくは脊髄後索性の運動失調を主症状とする神経変性疾患の総称である．

【疫学】 わが国の有病率は10万人当たり10人程度と推定され，このうち60％が非遺伝性のもので，40％が遺伝性とされている．

【成因と病態生理】 成因は不明で，小脳や脊髄の神経核や伝導路の萎縮が生じる．遺伝性のものと非遺伝性のものがあり，原因遺伝子座ないし遺伝子異常が明らかとなってきており，その数は40に達している．

【症状】 小脳性ないし脊髄後索性の運動失調を主症状とし，徐々に潜在性に発症し，緩徐進行性の臨床経過を示す．発症年齢は通常中年以降であるが，疾患によっては，若年発症例，高齢発症例もありうる．運動失調症状としては，体幹失調，四肢の失調，構音障害などが出現する．錐体路徴候，パーキンソニズムなどの錐体外路徴候，自律神経症状，眼球運動の異常（眼振，外眼筋麻痺など）などが加わることがあり，疾患ごとにその組み合わせに特徴があり診断上有用である．

歩行は，スタンスが広く不安定で，千鳥足のような歩き方になり，歩行のリズムも失われる（失調性歩行）．脊髄後索性失調の場合には，位置覚，振動覚などの深部知覚障害が強い．

晩発性小脳皮質萎縮症は遺伝性でなく，中年以後に発症し，小脳皮質，オリーブ核が萎縮する．ゆっくり歩行障害や構音障害が進行する．CT検査，MRI検査所見では小脳皮質の萎縮を認める．

ホルムズ型失調症は遺伝性で小脳皮質，オリーブ核の変性を生ずる進行性の病気で，

40歳前後にゆっくり発症し進行性の小脳症状のみを呈する．画像の特徴は晩発性小脳皮質変性症に似る．

オリーブ橋小脳萎縮症は遺伝性でなく，中年以後に発症し，歩行失調から，動作緩慢，振戦などの錐体外路徴候を呈し，CT 検査，MRI 検査では，小脳，脳幹の萎縮が特徴であるが，脳幹についてはとくに橋底部の萎縮が強い．

歯状核赤核淡蒼球ルイ体萎縮症は遺伝性で小脳失調，舞踏病・アテトーゼ，てんかん，ミオクローヌス*，認知症（痴呆）を呈し，成人，長期経過例では，深部大脳白質にびまん性の T2 高信号域や脳幹，視床にも MRI で T2 高信号域を呈する例があり特徴的である．

> *ミオクローヌス▶ミオクローヌスは，「しゃっくり」のように "ピクッ" と突然起こる筋肉の不随意運動であって，覚醒時に起こる．ミオクローヌス自体は致死的な症状ではないが，ミオクローヌスが起こると，日常生活に欠かせない，歩く，つかむ，飲む，食べる，話す，書くなどの動作に著しい支障をきたす．

【診断】 頭部エックス線，CT 検査や MRI 検査で小脳や脳幹の萎縮を示すことが多い．疾患によっては，大脳基底核や脊髄の萎縮性病変を示す場合もある．遺伝性のはっきりしているものと，遺伝性のないものが存在する．遺伝性の脊髄小脳変性症で遺伝子診断が可能なものについては，末梢血白血球を用いての遺伝子診断により確定することができる．

【治療】 脊髄小脳変性症の抜本的な治療法は確立されていない．運動失調に対しては，酒石酸プロチレリン（TRH）がある程度の効果を示すことが確かめられている．リハビリテーションは，運動機能全体の保持が目的となる．日常生活動作自体も機能訓練となる．

【経過・予後】 病型により差はあるが，罹病期間は 5〜35 年である．

b．脊髄空洞症

空洞はおもに脊髄灰白質に発生し徐々に周囲に拡大していくため，臨床症状は髄内腫瘍をはじめとするほかの髄内病変と似ている．したがって確定診断には MRI 検査が必須である．

【疫学】 脳脊髄疾患外来に占める割合は 0.3〜0.4％ といわれ，MRI 出現以前では 20〜30 代の発症が多いとされてきたが，最近では乳幼児から高年齢者まで幅広い年齢層での発症が知られるようになってきた．

【成因と病態生理】 原因は不明である．脊髄中心管以外に長軸に沿って空洞形成がみられる．

【症状】 症状が初期の頃は大多数は片側性の宙吊型温痛覚障害であり，一側上肢の脱力の自覚とともに徐々に筋萎縮が起こってくる．この際，患側上肢の温痛覚低下を伴うことが多い．

【診断】 MRI は確定診断には必須の検査である．T1 強調画像で空洞の存在とその程度

および範囲が確実に同定しうる．また，横断像で空洞の偏位の有無が確認できる．増強造影剤投与にて髄内腫瘍の有無も同定しうる．T2強調画像も検討することにより脊髄損傷による空洞症か否か確認できる．

【治療】 空洞クモ膜下腔吻合術などの外科的治療が行われる．

【経過・予後】 手術により症状の改善が見込まれる．

c．進行性核上性麻痺

中年以降に発症し，核上性眼球運動麻痺とパーキンソニズムを特徴とする進行性神経変性疾患である．

【疫学】 10万人に4〜5人程度の発症で，男に多い．発症年齢は50〜60代である．

【成因と病態生理】 大脳基底核，脳幹，小脳の神経細胞脱落と神経原線維変化を認める．

【症状】 初発症状は，歩行障害がもっとも多く，認知症（痴呆），核上性眼球運動障害（下方の注視麻痺）がみられる．歩行障害には下方視制限のための足元の見にくさも関与している．頸部の伸展傾向を伴う体幹の筋固縮，仮性球麻痺（構音・嚥下障害）も認められる．パーキンソン病と異なり，体幹・四肢の屈曲傾向はなく，直立姿勢で肘関節や膝関節も伸びている．立ち直り反射の障害が著明で，立位では後方に自然に転倒する傾向を示す．無動のみが認められる（純粋無動）症例もある．最終的には認知症（痴呆）が高度になって寝たきりとなり，肺炎などで死亡する．

【診断】 臨床的にパーキンソン病に似ているが，核上性眼球運動麻痺などの特徴的な神経症状があり，MRI検査で中脳被蓋の萎縮（蜂鳥サイン）や第3脳室拡大がみられる．

【治療】 抗パーキンソン病薬が使用されるが，効果が不十分である．

【経過・予後】 罹病期間は6〜7年である．

F．認知症（痴呆）性疾患

a．認知症（痴呆症）

認知症（痴呆）は中枢神経系の高次機能が何らかの原因で慢性的に障害された結果としての状態である．

認知症（痴呆）の診断としては以下の2項目からなる複数の認知機能の障害が認められることが必要である．

① 記憶障害（新しい情報を覚える能力の障害，あるいはかつて獲得した情報を想起す

る能力の障害)

②認知機能障害（ⓐ失語，ⓑ失行，ⓒ失認，ⓓ高次脳機能の障害）の1つ以上
③以上の認知機能の障害のため，社会生活あるいは職業が困難になる程度の知的能力の低下がみられる．

(1) アルツハイマー病およびアルツハイマー型老年認知症（痴呆）

原発性アルツハイマー病は徐々に発症する．進行する記憶・認知機能障害を主症状とし，早期発症（65歳以前の発症）と晩期発症（65歳以後の発症）とに分ける．前者を狭義のアルツハイマー病，後者をアルツハイマー型老年認知症（痴呆）と呼ぶ．

【疫学】 65歳以上のアルツハイマー型老年認知症（痴呆）の有病率は0.6～2.7 %である．

【成因と病態生理】 成因は不明であるが，細胞外にアミロイドβ蛋白質が沈着し，細胞内に神経原線維変化が起こり，老人斑が生じ，ニューロンが消失する．大脳皮質の萎縮が著明となる．

【症状】 発症年齢は45歳以後だが，それ以前に発症することもあり，家族性では一般に発症年齢が若い．徐々に進行する物忘れ，失見当識（時・場所），意欲減退とともに頭頂～側頭葉症状がみられる．物忘れから物とられ妄想が発展したりする．失行・失認症状や視空間失見当（行きつけの場所がわからなくなる）がみられれば，アルツハイマー型認知症（痴呆）の臨床診断がつく．人格反応は保たれ，自己の能力低下を気にして弁解や陳謝したりして，抑うつ状態になることがある．中期になると，言語了解や表現能力が障害される．失行・失認，ゲルストマン症候群*，空間失見当，言語間代，言語反復，反響言語，保続などがみられる．末期には精神機能は高度荒廃状態となり，音誦症，小幅歩行，パーキンソン様姿勢，痙攣発作がみられるようになる．

> *ゲルストマン症候群▶優位半球頭頂葉角回領域の障害で起こる．症状として手指失認・左右失認・失算・失読・失書が認められる．

【診断】 CT検査，MRI検査では，びまん性大脳萎縮をみる．最終診断は，脳病理所見による．

【治療】 アルツハイマー型認知症治療薬は，これまで神経伝達物質のアセチルコリンの働きをよくするドネペジルのみであった．加えて，最近3種の新薬が登場した．①メマンチン：カルシウムの取り込みを阻止し，神経細胞を保護する．②ガランタミン：シグナル伝達を増強する．③リバスチグミン：アセチルコリンを増やす．いずれも中核症状である記憶・見当識障害の改善に効果があるが，病気の進行を止めることはできない．

2023年，患者の脳神経細胞に蓄積する「アミロイドβ」を除去し，症状の進行を抑えるとされる，レカネマブが発表された．

【経過・予後】 全経過は，6～15年で平均9年である．

*レビー小体認知症▶アルツハイマー型認知症に次いで多い．50〜70歳代に発症することが多く，男性に多い．レビー小体が大脳皮質の神経細胞内に蓄積し，神経細胞が破壊される．初期に幻視，誤認妄想，パーキンソン症状が出やすい．頭がはっきりしている時とぼーっとしている時を繰り返しながら進行する．上記の認知症薬のなかで，ドネペジルのみが効果を認められている．

(2) 脳血管型認知症（痴呆）〔多発脳梗塞型認知症（痴呆）〕

　動脈硬化性認知症（痴呆）とも呼ばれる．高齢者でラクナ梗塞（A-a参照）を多発することにより二次的に発症する．通常高血圧症の既往のあるものに発症する．

【疫学】　脳血管障害の21〜35％が認知症（痴呆）を呈する．

【成因と病態生理】　広範な白質の病変や脳梁，海馬，視床をある程度以上障害するような病変があると認知症（痴呆）が起こる．

【症状】　不眠，頭痛，頭重，めまい，耳鳴り，肩こり，食欲不振，不安，焦燥感など身体愁訴を伴った抑うつ状態が認知症（痴呆）症状に先行することがある．物忘れ，注意集中困難，精神活動の低下，作業内容の貧困化，自発性の減退，決断力の鈍化，感情失禁，抑うつ，刺激性などが特徴である．また，症状全体が階段様増悪や動揺するのが特徴である．

【診断】　知的機能障害が全般的でなく，きちんとしたところもあり，礼儀をわきまえ，ときにはっきりした記憶の断片を述べたりする〔まだら認知症（痴呆）〕．神経症状として，言語障害(構音障害，緩徐言語)，歩行障害，錐体路徴候，仮性球麻痺，失語，てんかんなどが一過性，持続性に動揺しながらみられる．

　CT検査，MRI検査では，多発性小梗塞や脳室周囲の深部白質に虚血性病変がみられ，脳波も異常を示すことが多い．高血圧，糖尿病，高脂血症の既往は，危険因子となる．CT検査，MRI検査で深部白質のびまん性病変がみられる．

【治療】　治療法はないが，脳卒中に対する危険因子をコントロールすることにより，また抗血小板薬を投与することにより予防することが可能である．

【経過・予後】　平均3.5年の経過をとる．

(3) ピック病

【疫学】　アルツハイマー病の頻度の約10％とされ，女性に多い．

【成因と病態生理】　成因は不明である．大脳の特定の部位に葉性の萎縮を認める．とくに前頭葉に強い例と側頭葉に強い例がある．大脳皮質神経細胞の変性と萎縮，白質萎縮によるグリオーシス*，神経細胞内に銀染色で黒く染まるピック小体の出現がある．

*グリオーシス▶グリア（神経膠細胞）性瘢痕．虚血や変性，外傷などの病変が加わり，神経細胞や神経線維が損傷すると，神経膠細胞が反応性に肥大し，突起も発達してくる．その後，時間とともにこの反応性膠細胞は増加し，病変部や周辺は細線維の豊富な組織に置き換わる．この状態をグリオーシスという．

【症状】 初老期に発病する．人格障害，行動障害，感情障害，言語障害で緩徐に発症し，人格障害が知的障害よりも先行することが特徴である．反社会的行動（盗み，性犯罪など），外出，徘徊，浪費などがみられることもある．逆に無欲・無関心を示す症例もある．記銘，記憶，見当識や知的機能は初期には比較的よく保たれているのが印象的である．病識が初期から欠如している．

進行すると，はぐらかし応対や言いよどみがみられ，礼容は欠如し，無頓着，不熱心，不真面目な態度，相手をからかったり，小馬鹿にするような印象を受けたりする．中期になると，健忘失語，感覚失語，錯語，ジャーゴン失語*などがみられ，言葉がしだいに減少し，残語から無言状態となる．末期には無動・無言状態となり，パーキンソン徴候や深部腱反射の亢進などがみられる．

> *ジャーゴン失語▶ 言葉の理解が障害されるが，話すほうは流暢にできるため，意味やつじつまの合わない内容をぺらぺらとしゃべりまくる．この状態をジャーゴン失語という．

【診断】 CT検査，MRI検査で前頭～側頭葉に限局した萎縮とSPECT*でも萎縮部位での血流低下がみられる．

> *SPECT▶ Single photon emission computed tomographyの略．コンピュータを利用して，ラジオアイソトープの体内分布を断層像としてとらえる．ガンマ線を放出する核種で標識した化合物を使用する．脳血流などの脳機能を測定できるため，脳梗塞の評価やてんかんの焦点の推定などに用いられる．

【治療】 治療法はない．
【経過・予後】 全経過は6～10年である．

(4) 一般身体疾患に伴う認知症（痴呆）

ビタミン欠乏症，尿毒症，肝不全，慢性アルコール症，甲状腺機能低下，副甲状腺機能異常，感染症（各種髄膜炎，各種脳炎），などに認知症（痴呆）が伴うことがある．

G. 筋疾患

a. 重症筋無力症

重症筋無力症は，神経筋接合部の後シナプス膜のアセチルコリン受容体に対する抗体のため，神経筋伝達が障害される自己免疫疾患である．

【疫学】 有病率人口10万人当たり4～5人，小児から青年期に多く，男女比は1：2で

ある.

【成因と病態生理】 胸腺内の類筋細胞に含まれるアセチルコリン受容体たんぱくが抗原性を得て，これに対する抗体を産生するようになった．アセチルコリン受容体に抗体が結合すると，膜内に取り込まれて，受容体が分解を受けやすくなる．神経筋接合部・後シナプス膜上のアセチルコリン受容体に対する抗体のため神経筋伝達が障害される自己免疫疾患である．

【症状】 症状は眼瞼下垂，複視の頻度が高い（初期には50〜57％）．眼筋型，全身型などのいくつかの病型に分けられる．咬筋の障害，頸部屈筋伸筋の障害があり，時に頸部伸筋が首の重みに耐えきれず，首の前屈（首下がり）がみられる．また，四肢の筋力低下もみられる．変動（日内変動，易疲労性と休息による改善）がみられる場合が多い．短時間に繰り返し同一動作をすると易疲労性が明らかになる．嚥下困難や呼吸困難が進行しクリーゼ（急性増悪）に移行することがある．

甲状腺機能亢進症と慢性甲状腺炎は重症筋無力症に合併することがある．

【診断】 低頻度の反復神経刺激試験で75％に易疲労性が認められる．血中に抗アセチルコリン受容体抗体が約90％で証明される．胸腺異常が約80％にあり，胸腺腫が20〜30％にみられるため，CT，MRIでの検索が必要である．

【治療】 胸腺摘除は，小児や高齢者を除き，早期に施行される．免疫療法として副腎皮質ステロイドが使われ，各種の免疫抑制剤が併用される．血液浄化療法はおもに急性増悪を乗り切る際に使われる．抗コリンエステラーゼは対症的に必要最小限使われる．

【経過・予後】 軽快するのは約70％，そのうち症状がほぼ消失（寛解）するのは眼筋型で25％，全身型で20％である．死亡率は眼筋型で0.2％，全身型で約2％，胸腺腫では30％である．

b．進行性筋ジストロフィー

筋ジストロフィーは進行性の筋力低下・筋萎縮をきたし，骨格筋細胞が壊死・再生を繰り返しながら，筋萎縮と筋力低下が進行していく遺伝性疾患の総称である．

【疫学】 デュシェンヌ型はもっとも多く，男児出生3,500人に1人発生する．先天性筋ジストロフィーは男女を問わず，20,000人に1人発生する．

【成因と病態生理】 デュシェンヌ型とベッカー型筋ジストロフィーはX染色体のジストロフィン遺伝子変異に起因する．筋表面膜に欠陥があり，骨格筋の壊死・変性・再生と結合組織造成がみられる．顔面肩甲上腕型は常染色体優性遺伝である．遠位型・先天性筋ジストロフィーは常染色体劣性遺伝を取る．

【症状】 乳幼児期から青年期に，歩行開始の遅延，起立・歩行の障害，上肢の挙上困難などで発症し，徐々に進行する．または，生下時に筋緊張低下として発症する（先天性

筋ジストロフィー).

①デュシェンヌ型筋ジストロフィー

デュシェンヌ型はもっとも多く，典型的な筋ジストロフィーである．起立・歩行の障害歩行開始の遅延，動揺性歩行，登攀性起立）で3歳頃までに発症する．筋力低下・筋萎縮は対称的で徐々に進行し，12歳までに歩行不能となる．腓腹筋の仮性肥大がみられ，関節の拘縮のため，脊柱の側弯などをきたす．

②ベッカー型筋ジストロフィー

発症期は小児期から中高年までばらつきがあり，デュシェンヌ型様の腓腹筋肥大を示す．病初期からふくらはぎの筋痛を訴え，長く歩行できない，動揺性歩行で気づかれる．発症時期が遅く，症状も軽度である．歩行能力は少なくとも15歳までは維持され，歩行能力を維持したまま成人する．15歳で歩けることでデュシェンヌ型と区別する．

③肢帯型筋ジストロフィー

特有な罹患筋分布や腓腹筋肥大段度の特徴的な臨床像がなく，腰帯や肩甲帯の筋委縮で発症する筋ジストロフィーを総称する．青年期（16〜20歳）に腰帯（腸腰筋，大殿筋，大腿四頭筋など）の筋萎縮・筋力低下で発症する．次第に上肢の筋萎縮をきたすが，顔面筋は侵されない．

④顔面肩甲上腕型筋ジストロフィー

顔面・肩甲・上腕の筋が侵される．10〜20歳代で，肩甲帯の筋力低下で始まり上肢の拳上が困難となり，肩甲挙筋が肥大するため，翼状肩甲を呈する．顔面筋の筋力低下により，ミオパチー顔貌*を呈する．

> *ミオパチー顔貌▶顔面筋が障害されて，眼輪筋・口輪筋の麻痺のため，閉眼できず，兎眼になり，笑うときに口角が上がらないので水平の口（横笑い）になる．口笛が吹けずストローで水が飲めない．

⑤遠位型筋ジストロフィー

20〜30歳代で歩行障害で発症する．初期に下腿屈筋がおかされ，徐々に四肢近位，躯幹の筋群に及び，発症後10年以内に歩行不能となる．

⑥先天性筋ジストロフィー

生下時筋緊張低下が目立ち，高度の精神発達遅滞があり，言語を獲得できない例が多い．運動能力の獲得も遅く，起立・歩行の段階に達しない．顔面筋罹患，巨舌があり，表情に乏しく，特異な顔貌を呈する．

【診断】 血清クレアチンキナーゼ（CK）が正常の10倍以上となる．遺伝子診断が重要である．

【治療】 原疾患の経過に影響を与える治療法はなく，呼吸不全・心不全の対症的な治療にとどまる．

【経過・予後】 予後は一般に不良であり，呼吸不全や心不全で死亡する．ベッカー型は

歩行可能期間も長く保たれ，良性の経過をたどるが，重篤な心筋症を呈し予後不良のことがある．

c．筋強直性ジストロフィー

【疫学】　人口10万人あたり約5人の患者がいる．

【成因と病態生理】　第19染色体に異常があり，常染色体優性遺伝をとる．

【症状】　ミオトニー（筋が収縮した後すぐに弛緩しないで緊張が持続する）が筋力低下に先立って認められる．筋力低下は遠位筋から始まり，頸筋が侵されて，首が持ち上がらなくなり，顔面筋が高度に侵されて，ミオパチー顔貌を呈する．全身症状もみられ，前頭部優位の脱毛や白内障，心筋症などを合併する．内分泌障害（性ホルモン分泌異常，無月経，不妊）や知能低下，精神障害を呈することがある．

【診断】　臨床症状によって診断は容易である．血液生化学検査ではCK値が高く，糖尿病がみられることが多い．筋電図検査では，電位が刺入時高く長く持続する（ミオトニー放電）．筋生検も診断に有効である．

【治療】　ミオトニー軽減のためプロカインアミド，ジフェニルヒダントイン，ステロイドなどが用いられる．筋萎縮，筋力低下に対しての治療はない．

【経過・予後】　10代後半からミオトニーに気づかれることが多い．進行は緩徐であり，50歳前後で心不全や肺炎で死亡することが多い．

H．運動ニューロン疾患

a．筋萎縮性側索硬化症

不明の原因により，進行性に上位および下位運動ニューロンの変性脱落を生ずる．

【疫学】　有病率は人口10万人に2～6人程度である．40～60代にきわめて緩徐に発病する．家族性筋萎縮性側索硬化症は，欧米では5～10％の頻度だが，日本ではそれより少ない．

【成因と病態生理】　成因は不明である．病理学的に脊髄前角の大型神経細胞の脱落が著明である．前根では大型有髄神経線維の消失・萎縮がみられる．側索はおもに太い神経線維が侵され，軸索も髄鞘も消失する．

【症状】　初発症状が上肢に始まる症例が50％，下肢に始まる症例が25％，球麻痺から始まる症例が25％ある．四肢の症状は通常一側遠位部から始まり両側性となる．上肢の

症状は母指球，小指球や骨間筋の筋萎縮，筋力低下で，下肢の症状はつまずきやすさ，階段昇降時の疲れやすさ，球麻痺はろれつ不良，食事時のむせで気づかれる．

下位運動ニューロン症状（脊髄前角症状）として四肢・体幹の筋力低下（弛緩性麻痺）・筋萎縮・筋線維束攣縮（ファスキキュレーション）・深部腱反射低下または消失がみられる．橋・延髄筋群は顔面や舌の萎縮・筋線維束攣縮，挺舌困難*1，咀嚼・構音・嚥下困難で示される．

上位運動ニューロン症状（錐体路徴候）として四肢・体幹は，筋力低下（痙性麻痺），腱反射亢進・ホフマン反射*2・伸展足底反応（バビンスキー徴候*3は60％でみられる），橋・延髄筋群は，下顎反射亢進・開口困難や仮性球麻痺症状（下位運動ニューロン症状のない構音・嚥下困難，仮性泣・笑，閉眼失行など）で示される．

症状が進行すると全身の随意筋萎縮，筋力低下のために眼球運動を除いてほとんど自力では動かせなくなり，呼吸も困難になる．生命の危険となっていた呼吸筋麻痺や嚥下困難は，気管切開・呼吸器装着や経管栄養・胃瘻造設*4で長期療養が可能となってきた．人工呼吸器を使用し非常に長期に生存した例では眼球運動障害も生ずる．

知能や眼球運動はほとんど障害されない．感覚障害，直腸膀胱障害はない．家族性の症例では，孤発例より上位運動ニューロンの症状が軽く，精神症状や感覚障害をもつ例がある．

*1 **挺舌困難**▶舌をまっすぐ突き出すことができなくなること．
*2 **ホフマン反射**▶患者の手を回内させ，患者の中指の末節骨を下から弾いて伸展反射を起こさせる．反射的に母指と示指を屈曲すれば陽性とする．錐体路障害が示唆される．
*3 **バビンスキー徴候**▶足の裏を踵外側から小趾，母趾まで滑らかな棒状の物体でこする．母趾を背屈し，他の足指を広げれば陽性．錐体路障害が示唆される．ただし，幼児には正常で現れるので注意する．
*4 **胃瘻造設**▶昔は，胃瘻造設というと全身麻酔して開腹するという，かなりの侵襲を加えるものだったが，最近では経皮的内視鏡的胃瘻造設が一般的となり，全身麻酔も不用で，非常に短時間（20分くらい）で作ることができるようになった．長期に非経口的に栄養補給をする場合には，経静脈的栄養や，経鼻チューブより，胃瘻のほうが外見も良く，患者の苦痛も少なく，管理も簡単である．

【診断】　筋電図で被験肢脱神経性の所見が認められる．安静時の筋線維束攣縮，随意収縮時の正常神経筋単位の減少，高振幅長持続時間の神経筋単位などを示す．診断は上述の臨床的特徴や筋電図所見を参考に行う．

【治療】　これまでは，嚥下困難に対して，経管栄養，胃瘻の造設をし，呼吸筋麻痺に対しては補助呼吸を行うなどの対症療法しかなかったが，筋肉を動かす運動神経を破壊する異常なたんぱく質の増生を防ぎ，症状の悪化を抑えることができる，トフェルセンという新薬が出現した．

【経過・予後】　呼吸筋麻痺に対し補助呼吸を行わなければ，発病後平均3年で死亡する．球麻痺を呈する例では発病後1～2年で死亡する．

I. 末梢神経性疾患

a. ギランバレー症候群

急性あるいは亜急性に進行する運動優位の末梢神経障害である.

【疫学】 罹患率は10万人に1.5〜2人とされている.

【成因と病態生理】 病理学的には単核球浸潤と脱髄が主体で,神経根を含め,末梢神経が多巣性に障害を受ける約2/3の症例では,発症に先行して,呼吸器系,消化器系の感染が認められる.

【症状】 発症からピークまでの期間は多くは2〜4週間以内である.経過は一相性で自然に軽快する.臨床症状は急性かつ対称性の四肢脱力と歩行困難,腱反射低下・消失を主徴候とし,重症例では呼吸筋麻痺,球麻痺をきたす.しばしば両側性顔面神経麻痺,外眼筋麻痺,四肢のしびれ感や感覚鈍麻を伴う.重症例では頻脈,徐脈,不整脈,著明な血圧変動,薬物に対する心循環系の異常反応などの自律神経症状を呈する.

【診断】 髄液検査では細胞数の増加を伴わない髄液たんぱくの上昇（たんぱく細胞解離）,末梢神経伝導検査では運動神経優位の神経伝導速度の低下,伝導ブロックなどが重要である.

【治療】 高たんぱく,高ビタミンの栄養管理が基本になる.呼吸筋麻痺による換気障害,球麻痺による肺炎や窒息,さらに自律神経障害による心循環不全が死因となりうる.これらの徴候が疑われる場合には,気管内挿管と人工呼吸管理を行う.筋力低下の発症後早期（とくに1週間以内）で,支持なしには歩行困難で筋力低下が進行中の症例,筋力低下が進行した歩行不能例,呼吸筋麻痺が出現する可能性が高い例など,一定重症度以上の例に血漿交換,免疫グロブリン大量療法を適用する.

【経過・予後】 予後はよく,4〜6カ月以内に85％の患者は回復するが,呼吸困難をきたす例では生命に危険が生じる.

b. 圧迫性および絞扼性ニューロパシー

(1) 橈骨神経麻痺

橈骨神経がその走行中に骨折や圧迫などにより障害を受けると生じる.

【成因と病態生理】 解剖学的に橈骨神経は上腕骨中央1/3部で後外側の橈骨神経溝を上腕骨に接して走るので骨折や圧迫により麻痺を生じる.後骨間神経は肘関節部で橈骨神経より分岐し,橈骨頭の前方を通り,回外筋内を通過する.回外筋入口部は剖検例の約30％で硬い線維性の索状物になっており,移動性がなく神経障害を生じやすい.

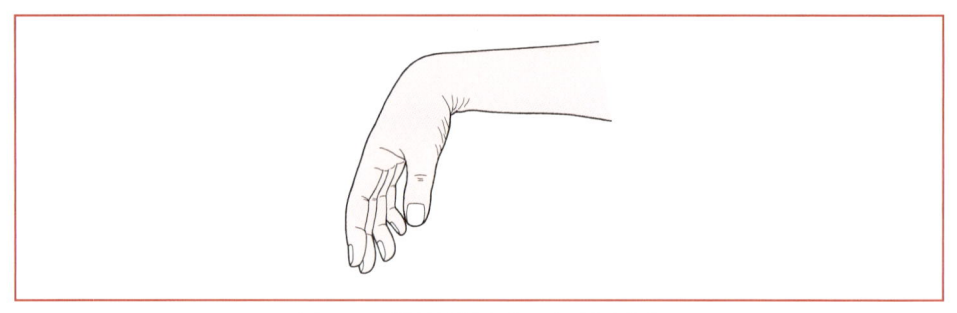

図 11-7　橈骨神経麻痺による下垂手
（奈良信雄：臨床医学総論．社団法人東洋療法学校協会編，p.61，医歯薬出版，1991．）

【症状】　橈骨神経の本幹が上腕の中央で障害されると手背から前腕の橈側の知覚障害と手関節背屈，母指の伸展，指節間（IP）関節・中手指節（MP）関節の伸展ができず下垂手を生じる（図 11-7）．

【診断】　徒手筋力テスト，知覚検査，上肢の腱反射，筋萎縮の有無をチェックする．補助診断法としては，単純エックス線写（骨折・脱臼，変形の有無など），電気生理学的検査，超音波検査や MRI 検査（ガングリオンなど）を行う．

【治療】　骨折や脱臼などの外傷によるもの，腫瘍の存在するものでは，早期に手術療法を行う．原因の明らかでないものや鈍的外力で受傷し回復の可能性のあるものでは，保存療法を行いながら 1 カ月ごとに筋電図検査を行う．神経炎と思われる例は，数カ月で回復するものが多い．

【経過・予後】　閉鎖性有連続損傷や絞扼性神経障害の軽症例は予後が良い．神経移植，端端縫合例では機能の回復は期待できない．

(2) 正中神経麻痺

　正中神経麻痺は，外傷のほかに絞扼性神経障害や神経炎で発生する．正中神経の傷害は，鋭敏な知覚と巧緻性の要求される手にとって致命的なダメージを与える．

【成因と病態生理】　正中神経は肘関節近傍で上腕二頭筋腱膜の背側，円回内筋の二頭間および浅指屈筋アーチの深層を通過するが，この 3 カ所で絞扼性麻痺を生ずる可能性がある．手根管症候群により正中神経が圧迫され，麻痺をきたす．

【症状】　上腕部での本幹麻痺では，母指から環指（薬指）橈側 1/2 の掌側の知覚障害と母示指の屈曲と母指の対立が不可能となり手関節屈曲と中指屈曲もうまくできない．母指対立が不能になり，猿手となる（図 11-8）．

【診断】【治療】【経過・予後】　橈骨神経麻痺と同様である．

(3) 尺骨神経麻痺

　腕神経叢内束の最大の枝が尺骨神経である．本神経障害の原因の多くは絞扼性神経障

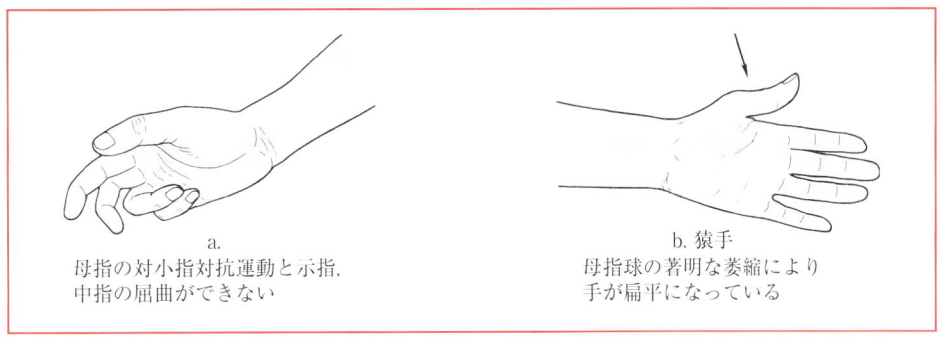

図11-8 正中神経麻痺

a. 母指の対小指対抗運動と示指,中指の屈曲ができない

b. 猿手 母指球の著明な萎縮により手が扁平になっている

（奈良信雄：臨床医学総論．社団法人東洋療法学校協会編, p.60, 医歯薬出版, 1991.）

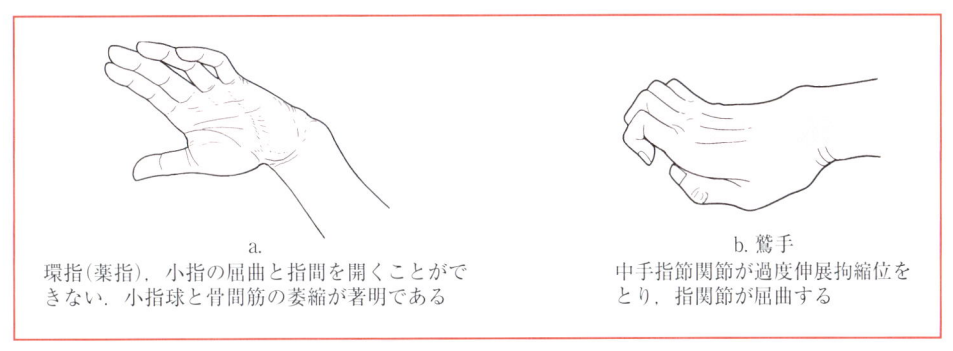

図11-9 尺骨神経麻痺

a. 環指（薬指），小指の屈曲と指間を開くことができない．小指球と骨間筋の萎縮が著明である

b. 鷲手 中手指節関節が過度伸展拘縮位をとり，指関節が屈曲する

（奈良信雄：臨床医学総論．社団法人東洋療法学校協会編, p.60, 医歯薬出版, 1991.）

害で，肘部管症候群，尺骨神経管症候群がある．その走行途上どこでも切刺創など外傷を受ける可能性はある．

【成因と病態生理】　原因の多くは絞扼性神経障害で肘部管症候群，尺骨神経管症候群がある．

　絞扼の原因は，局所の解剖学的異常による．小児期の上腕骨外顆骨折後の外反肘，顆上骨折後の内反肘など後天的なものや，先天的解剖異常である滑車上肘筋の存在がある．最近では，むしろ変形性肘関節症の骨棘で肘部管が狭小化することに起因するものが多い．

【症状】　本神経の麻痺では鷲手を呈する．尺側手根屈筋，中・環・小指の深指屈筋，小指外転筋，小指対立筋，母指内転筋，骨間筋群の麻痺のため手の巧緻運動の障害，把持動作の障害が著明となる（図11-9）．

【診断】【治療】【経過・予後】　橈骨神経麻痺と同様である．

（4）総腓骨神経麻痺

　腓骨神経麻痺は下肢の神経麻痺のなかではもっとも頻度が高い．これは腓骨頭に接し

て走行するため，腓骨神経が圧迫を受ける機会が多いからである．とくに術中麻酔下での圧迫，ギプスや牽引架台による圧迫など医原性に発生しやすい．

【成因と病態生理】 総腓骨神経は膝関節の後ろで坐骨神経から分枝し，腓骨頭の外側を取り巻くように走行するのでこの部分での外部からの圧迫による麻痺が多い．

【症状】 症状として，下腿外側から足背の知覚障害を示す．また，足関節および足指〔趾〕の背屈不可能となり，下垂足を呈する．

【診断】【治療】【経過・予後】 橈骨神経麻痺と同様である．

(5) 脛骨神経麻痺

脛骨神経は坐骨神経の大腿下 1/3 で内側に分枝した神経で，おもに足の足底筋と下腿後面・足底の知覚に関与する．

【成因と病態生理】 足根管症候群として内果の下の部分で圧迫を受けることが多い．

【症状】 足の底屈・内転が不可能となる．

【診断】【治療】【経過・予後】 橈骨神経麻痺と同様である．

c．末梢性顔面神経麻痺（ベル麻痺）

末梢性顔面神経麻痺は種々の原因で起こるが，50〜70％の例で特発性・急性に発現するいわゆるベル麻痺である．ベル麻痺は通常一側性の末梢性麻痺を呈する．

【疫学】 発生頻度は人口10万人当たり30人前後で，男女差はない．30〜40代に多い．

【成因と病態生理】 顔面神経は骨性の硬い狭いトンネルのような顔面神経管を通るが，ウイルス感染や他の原因で腫脹すると管の中で圧迫され麻痺をきたす．最近では単純ヘルペスが関係するとする説が強い．

【症状】 通常一側性の末梢性麻痺を呈する．額のしわ寄せ，閉眼が困難となり，涙がこぼれ，兎眼となる．鼻唇溝が浅く，頬を膨らませることができなくなる．口角が下垂し，水が漏れ，口笛がふけない．病変が膝神経節に強いと舌前2/3の味覚障害，涙分泌障害，唾液分泌障害，聴覚過敏，耳痛などを伴う．

【診断】 臨床経過，症状から診断できる．脳幹の精査もかねてMRI画像をとるのが望ましく，ベル麻痺ではMRIガドリニウム造影像で顔面神経管内の顔面神経に高信号が認められることが多い．ヘルペスウイルスなどのウイルス抗体も検査する．

【治療】 発症直後は顔面筋の安静に努め，外出は避ける．数日経って麻痺の進行が停止してのち，局所のマッサージや低周波治療などを軽い程度から始める．麻痺がはっきり存在する場合は，抗浮腫，抗炎症作用をねらって副腎皮質ステロイドをできるだけ早期（3日以内）より始める．

【経過・予後】 1〜3カ月で回復することが多い．

d．ラムゼー ハント症候群

【疫学】　顔面神経麻痺の80％がベル麻痺であり，残りがラムゼー ハント（Ramsay Hunt）症候群といわれている．

【成因と病態生理】　水痘・帯状ヘルペス（帯状疱疹）ウイルスが顔面神経に感染して起こる．

【症状】　外耳道，耳介に疼痛を伴う疱疹あるいは発赤がみられ，同側の末梢性顔面神経麻痺を生じる．水痘・帯状ヘルペスウイルスにより髄膜炎を併発することがある．

【診断】　外耳の発疹が同側の顔面神経麻痺に伴っていれば診断できる．水痘・帯状ヘルペスウイルスなどのウイルス抗体も検査する．

【治療】　抗ウイルス薬の投与が必要である．

【経過・予後】　麻痺の回復はベル麻痺に比べ遅く，不全麻痺を残すことが多い．

J．神経痛

　神経痛とは，脳神経，脊髄神経，末梢神経が，刺激されてその神経の支配領域に痛みが生じることをいう．原因としては，血管，腫瘍，椎間板などによる器械的圧迫，腫瘍による直接浸潤，炎症，外傷などがある．

a．三叉神経痛

　三叉神経痛では，微小血管が三叉神経を脳幹からの出口で圧迫し，一側の顔面に針で刺すような電撃痛が生じる．激痛のため，顔をしかめるところから疼痛性チックといわれる．

【疫学】　40以降に発症し，男女比は1：1.5～2とやや女性に多い．10万人に4～5人といわれる．

【成因と病態生理】　従来特発性と考えられていた症例のうち約70％は屈曲した走行異常血管，動脈硬化性病変をもつ血管が三叉神経根を圧迫して起こるとされる．

【症状】　三叉神経痛では，咀嚼，洗顔，髭剃りなどの動作の際に，一側の顔面に針で刺すような電撃痛が生じる．痛みの持続時間は数秒間の短いものであるが，程度が激烈なため，患者はこれらの動作を避けるようになる．

【診断】　小脳橋角部腫瘍によることもあるために，まずMRI検査により腫瘍がないことが確認できれば，症状から診断は容易である．

【治療】 腫瘍の場合には外科的摘出術かガンマナイフ療法がすすめられる．
腫瘍が除外された場合の治療法には，①薬物療法，②三叉神経節ブロック，③微小血管減圧術の3つがある．

　①テグレトールを主体とする薬物療法：ふらつき，眠気などの副作用の強い薬であるために，初回量は100 mg程度から始め，漸増する．また肝機能障害，白血球減少などをきたす薬剤であるために，定期的に血液検査を行う．

　②三叉神経節ブロック：薬物療法の無効例，手術を受けられない高齢者を対象に行われる．アルコール注入する方法や電気凝固する方法がある．

　③微小血管減圧術（いわゆるジャネッタ手術）：ジャネッタ手術は除痛効果が長期にわたり期待できる手術であるが，ときに重篤な合併症も生じうるものであるために，この手術に熟練した脳神経外科医により治療される必要があることを説明する．

【経過・予後】 治療をしなければ，症状は持続するため，日常生活にも影響が出る．治療により症状をコントロールできれば，予後は良好である．

b．肋間神経痛

　肋間神経がその走行の途中で，何らかの原因により刺激されて，その神経の走行に沿った帯状の痛みを生じる．

【疫学】 30～40代以降に多い．

【成因と病態生理】 肋間神経が帯状疱疹，腫瘍，胸椎椎間板ヘルニア，黄色靱帯骨化症に刺激されて起こる．

【症状】 原発性の肋間神経痛は，一側性の持続的な痛みが半帯状に胸郭を取り巻くように放散する．その痛みが強いときには呼吸によって増悪し，また，咳，あくび，怒責などで増強する．肋間神経を肋骨の下で圧迫するときその圧迫部位で，また脊椎の外縁，胸骨傍部などに圧痛を認める．

　二次的に起こる肋間神経痛は，帯状疱疹，腫瘍，胸椎椎間板ヘルニア，黄色靱帯骨化症などの場合に刺激されてそれに相応した肋間領域に痛みを生じる．

【診断】 二次的に起こる肋間神経痛では胸椎単純写，CT検査，MRI検査により診断する．帯状疱疹はその特徴的な帯状の発疹により診断できる．

【治療】 腫瘍では外科治療が選択される．椎間板ヘルニア，靱帯骨化症では神経痛以外の脊髄圧迫症状の有無が問題となる．脊髄症状が著明な場合には外科治療を早期に計画する．神経痛のみの場合には薬物療法，コルセット装着，理学療法がまず試みられる．帯状疱疹に特徴的な皮疹が肋間神経の走行に一致して認められる場合には，抗ウイルス薬の使用が選択される．

【経過・予後】 それぞれの原因により異なる．

c．坐骨神経痛

坐骨神経に沿って，下肢から腰背部にかけて疼痛をきたすもので，80％は腰椎椎間板ヘルニアが原因といわれている．

【疫学】　30～40代の発症がもっとも多い．

【成因と病態生理】　原因として腰椎椎間板ヘルニアによることがもっとも多い．椎間板は中心にあるゲル状の髄核と周囲の線維輪とからなり，隣接する上下の椎体間に働く力を吸収するショックアブソーバーである．椎間板ヘルニアは変性した線維輪の一部が破れ，髄核や線維輪が脱出して起こる．後方に脱出すると馬尾や神経根を刺激して激しい症状を起こす．時間の経過とともにヘルニアは縮小し，症状寛解するが再発もある．罹患椎間は L_4/L_5 ついで L_5/S_1 の2つが大部分を占める．その他の原因として，50～60代以降では，腰部脊柱管狭窄症が原因となることも多い．ときには脊柱管近傍への転移性腫瘍によることもあり，この場合には激しい持続性の腰痛・下肢痛が特徴的である．

【症状】　症状の始まりはさまざまで，たとえば，床にある重いものを持ち上げようとして突然腰部に強い痛みを覚え，これが大腿，下腿に放散し，痛みのために動けなくなることがある．痛みは大腿後面にあり，膝窩部を下がって踝（くるぶし）から足に放散する．腰痛，下肢痛が単独にまたは合併して起こる．1回の外傷で突然発生することは少なく，多くは日常生活やスポーツで腰痛の既往を繰り返すうち急に悪化する．疼痛は坐骨神経に沿って放散し，せき，くしゃみ，息みで増強し，臥位をとると軽快する．脊柱管近傍への転移性腫瘍による場合には激しい持続性の腰痛・下肢痛が特徴的である．

【診断】　MRI検査などにより，腫瘍の有無，椎間板ヘルニアの存在などをチェックする．

【治療】　腫瘍以外の坐骨神経痛では，まずは保存的療法（安静，薬物療法，理学的療法，ブロック療法など）が試みられる．これらが無効の場合に外科的治療法が採用される．

【経過・予後】　保存的療法により80～90％の患者で症状が改善する．

d．後頭神経痛

【疫学】　40代以降に多く，三叉神経痛と合併することがある．

【成因と病態生理】　大後頭神経（第2頸神経の後枝），小後頭神経，大耳介神経（ともに頸神経叢の枝）の分布領域の神経痛である．

【症状】　大後頭神経の領域に相当して，表在性の痛みを生じる．後頭神経痛には2つの型がある．1つは発作性神経痛で，痛みが間欠的，発作的で痛みは強く一側性に始まり，後頭部半側に放散する．三叉神経痛とよく似ており，痛みは時として灼熱痛を伴う．第2は持続的神経痛であり，一側または両側の後頭部を占め，大後頭神経の走行上を圧迫すると，ときとして強い痛みを惹起する．このような持続的な痛みは二次的な痛みが多

く，上部頸髄の腫瘍，脊髄空洞症，頸椎疾患のような器質的疾患に伴う．

【診断】 CT検査，MRI検査により器質的な疾患を診断する．

【治療】 治療薬としてテグレトールが有効なこともある．後頭神経の神経ブロックも行われる．

【経過・予後】 保存的療法により改善することが多い．器質的疾患に伴う場合は，原疾患の治療を必要とする．

K．機能性疾患

　頭痛は外来診察の訴えのなかでもっとも多く聞かれるものであるが，その原因は多種多様である．原因疾患にはクモ膜下出血などの治療に急を要する疾患もあるが，多くは機能的な慢性疾患である（表11-1）．ここでは，そのなかで頻度の高い緊張型頭痛と片頭痛，群発頭痛について述べる（表11-2）．

表11-1

症候性頭痛		
牽引性	脳腫瘍	
炎症性	脳髄膜炎	
出血性	クモ膜下出血	脳出血
血管性	アルコール	
機能性頭痛		
血管性	片頭痛	群発頭痛
筋緊張性	緊張型頭痛	

表11-2

	緊張型頭痛	片頭痛	群発頭痛
症状	締めつけられるように痛む	ずきずきと痛む	片方の眼がキリで突かれたように痛む
頻度	成人の22%	成人の8%	片頭痛の1%以下
家族歴	不明	あり	不明
性差	なし	女性に多い	男性に多い
周期性	なし	あり	あり
前兆	なし	閃輝暗点など20%に	なし

a．緊張型頭痛

　　筋緊張性頭痛，筋収縮性頭痛ともいう．両側後頭部から項部にかけて起こり，締めつけられるような鈍痛で，発症は徐々に起こり，比較的長く続く．慢性，再発性の経過をたどり，発熱や意識障害など，ほかの神経症状を欠く．

【疫学】　内科あるいは神経内科でみる頭痛患者の70～80％に相当する．成人の22％が罹患しているとの報告もある．

【成因と病態生理】　慢性の筋収縮，それに伴う頭皮血管の収縮による．ほとんどの例で不安やストレスに関連するとされる．

【症状】　両側後頭部から項部にかけて起こり，ときに側頭部，前頭部にみられる．鈍痛が多く，圧迫感，絞扼感を訴える．後頭部から項部にかけてのうずき，圧迫・緊張感，頭重感が大部分である．頭部をバンドで締めつけられる感じやお釜をかぶせられた感じという訴えが多い．発症はゆっくりであり，比較的長く続くが，我慢できる程度のことが多い．

【診断】　CT検査で器質的な疾患を除外する必要がある．

【治療】　不安や抑うつを取り除き筋緊張を和らげる．抗不安薬・筋弛緩薬の投与が効果的である．

【経過・予後】　予後は良好で，1～2カ月の治療で緩解する．

b．片頭痛

　　反復発作性，間欠的に起きる拍動性の頭痛で，目がチカチカする（閃輝暗点）などの前駆症状があり，嘔気，嘔吐を伴うことが多い．

【疫学】　成人の8％が片頭痛をもっているとされる．とくに女性に多く，男女比は1：2で女性に多い．片頭痛の1/4は子どものときからすでに始まっているが，思春期頃から多くなり，最盛期は30代である．

【成因と病態生理】　発症機序は諸説あるが，脳内，髄膜，頭蓋外血管の異常反応と血管活動性物質が関与している可能性が高い．何らかの誘因により脳血管の異常な収縮がまず起こり，その際セロトニンが血中に放出され，脳血管の拡張と血管外漏出が起こる．これが三叉神経を介し，痛みを引き起こす．

【症状】　片頭痛は慢性，再発性の経過をとり，一側性の拍動性頭痛で食欲減退，嘔気，嘔吐を伴うことが多い．前駆症状として局所神経症状を伴うことがある．誘発因子として食物（チョコレート，チーズ），トマト，オレンジ，赤ワイン，ストレスがあげられる．

　　片頭痛にはいくつかの亜型がある．

　　① 古典型片頭痛：視野の一部でチカチカ火花が出てその部分が見えなくなる，という

視覚異常（閃輝暗点，半盲）を前駆症状とし，拍動性頭痛が一側性または両側性に出現，数十分で極期に達し，数時間続く．その間，嘔気，嘔吐を繰り返す．家族性のことが多く，60〜80％にみられる．

②普通型片頭痛：片頭痛のなかではもっとも多く，80％を占める．前駆症状をもたず，拍動性頭痛が最初から出現し，随伴症状もみられる．頭痛発作は4〜72時間持続し，片側性，拍動性で激しい頭痛を特徴とし，階段の昇降や普通の身体活動で悪化する．嘔気・嘔吐がみられ，光や騒音を嫌い，寝込んでしまうことが多い．家族性の頻度は低い．

③片麻痺型片頭痛：片頭痛発作中または発作後に片麻痺がみられるまれな疾患である．同様の片麻痺が繰り返しみられるが，後遺症は残さない．小児でも成人でもみられる．

④眼筋麻痺型片頭痛：片頭痛に眼筋麻痺を伴う疾患で小児にみられるが，まれである．一過性の動眼神経麻痺を呈し，通常は頭痛の消失とともに眼筋麻痺も消失するが時に数日間も持続することがある．

【診断】 病歴の聴取により，診断可能であるが，CT検査により器質的な疾患を除外しておく必要がある．

【治療】 治療としては，選択的なセロトニン受容体刺激薬（トリプタン製剤）が有効である．現在スマトリプタン，ゾルミトリプタン，リザトリプタン，エレトリプタン，ナラトリプタンが使用されている．頭痛発作前はエルゴタミン製剤などの血管収縮薬が有効だが，トリプタン製剤と併用できないため，使用は限定的である．片頭痛発作の頻度の高い場合は予防薬としてカルシウム拮抗剤を使用する．

脳に痛みを伝達する三叉神経から放出されるCGRP（カルシトニン遺伝子関連ペプチド）という物質が片頭痛に関連しており，予防薬として，抗CGRPモノクローナル抗体ガルカネズマブ，フレマネズマブ，抗CGRP抗体のエレヌマブが2022年から皮下注製剤として利用できる．

c．群発頭痛

片側の眼窩部に数秒間のキリで突くような激しい痛みを短期間に繰り返す．

【疫学】 頻度は片頭痛の1/100以下である．20〜30代の男性に多い．

【成因と病態生理】 病因ははっきりしていない．

【症状】 激しい眼窩部痛で，その間，結膜充血，流涙，鼻閉，鼻汁などが起こる．数日から数週間集中的に起こり，1〜数年に1度ほぼ同じ時期に反復する．誘因はストレス，飲酒，ヒスタミンなどがある．

【診断】 診断は特徴的な症状から容易である．

【治療】 片頭痛発作時の治療に準ずる．

【経過・予後】 間欠期にはまったく症状はない．

第12章 リウマチ性疾患・膠原病

A. リウマチ性疾患 *276*
　a．関節リウマチ
B. 膠原病 *277*
　a．全身性エリテマトーデス（SLE）　b．全身性強皮症（全身性硬化症）
　c．ベーチェット病　d．多発性筋炎・皮膚筋炎
　e．多発動脈炎　f．食物アレルギー　g．血清病

リウマチ性疾患・膠原病は，全身の膠原線維（コラーゲン線維）にフィブリノイド変性という共通の病変がみられる疾患群の総称である．全身性エリテマトーデス（SLE），全身性強皮症（全身性硬化症，PSS），皮膚筋炎（DM），関節リウマチ*（RA），リウマチ熱（RF），結節性多発動脈炎（PN）の6疾患が古典的に定義された膠原病で，それにシェーグレン症候群，ウェゲナー肉芽腫，過敏性血管炎，ベーチェット病，血栓性血小板減少性紫斑病などが膠原病周辺あるいは近縁疾患とされている．膠原病には，表12-1に示すような共通した臨床的特徴がみられる．

*関節リウマチ▶従来慢性関節リウマチと呼ばれてきたが，2002年に関節リウマチという表現に改められた．

表12-1　膠原病の臨床的特徴

- 発熱，体重減少などの全身症状がある（全身性炎症性疾患）
- 複数の臓器に病変がある（多臓器傷害性疾患）
- 再燃と寛解を繰り返す（慢性永続性疾患）
- 種々の自己抗体が証明され，免疫機構の異常が病因に考えられる（自己免疫疾患）
- 発症に遺伝的な素因の存在が認められる（多因子遺伝性疾患）

A. リウマチ性疾患

a. 関節リウマチ

関節を主病変とし，全身の支持組織を多発性におかす慢性の炎症性疾患である．進行すると，関節の破壊と変形が生じる．

【疫学】 好発年齢は20～50歳代で，男女比は約1：4である．わが国での関節リウマチ患者数は約82.5万人と推定される（日本リウマチ学会，2021年）．

【成因と病態生理】 マイコプラズマやウイルスなどの微生物感染が原因とも考えられるが，真の原因は不明である．

【症状】

①関節症状：多発性・対称性に関節に炎症が生じる．初期には朝に関節がこわばるのが特徴で，やがて関節痛，腫脹が起こり，さらに関節の破壊，変形，強直へと進む．

②関節外症状：皮下結節，間質性肺炎，肺線維症，胸膜炎，血管炎，強膜炎，虹彩毛様体炎，心膜炎，心筋炎など，多彩な症状が出る．

③合併症：続発性アミロイドーシスによる腎障害，心障害などが起きることがある．シェーグレン症候群などとの合併もある．

【診断】 多発性，対称性の関節炎が特徴で，免疫血清学検査によるリウマトイド因子や抗CCP抗体が陽性，CRP陽性，骨・関節X線検査での骨びらん，破壊，強直など骨・関節変化が特徴的である．関節リウマチの診断基準がアメリカリウマチ協会から提示されている（表12-2）．

【治療】 過労を避け，十分な栄養と休養をとり，全身状態を良くする．罹患部の保温に努め，加重負荷を少なくする．関節の屈伸運動をして可動範囲を保つ．薬物療法としては，非ステロイド系抗炎症薬，金製剤，D-ペニシラミン，副腎皮質ステロイド薬，免疫抑制薬，生物学的製剤などを適宜使用する．関節の破壊・変形が強く，関節機能が著しく損なわれたときには手術し，人工関節に置換する．

【経過・予後】 完全寛解する例は少なく，多くは病変が進行性である．関節外症状とし

表12-2 関節リウマチの診断基準

- 朝のこわばり1時間以上（6週以上続く）
- 3関節領域以上の腫脹（6週以上続く）
- 手首，中手指節（MCP），近位指節間（PIP）関節の腫脹（6週以上続く）
- 対称性関節腫脹
- 手，指のエックス線写真像の変化
- 皮下結節
- リウマトイド因子

上記7項目のうち4項目以上があれば関節リウマチと診断する．

て血管炎などのみられる症例では予後が不良である.

B. 膠原病

a. 全身性エリテマトーデス（SLE）

抗核抗体など多彩な自己抗体と免疫複合体沈着による全身多臓器病変を特徴とする慢性炎症性疾患である.

【疫学】 罹患率は人口10万人当たり5〜10人で，推定患者数は約6〜10万人である（難病情報センター）．男女比は1：9〜10と圧倒的に女性に多く，20〜40歳代に好発する.

【成因と病態生理】 原因は不明であるが，遺伝的素因，環境要因，内分泌環境が作用して免疫寛容を破綻させ，自己抗体の持続的産生をもたらして免疫複合体の沈着により組織傷害が引き起こされると考えられている.

【症状】 多彩な症状が同時あるいは経時的に出没する.
　① 全身症状：発熱，倦怠感，易疲労感，体重減少，食欲不振などがみられる.
　② 皮膚・粘膜症状：鼻梁から両頬部に広がる蝶形紅斑が特徴であるが，種々の皮疹，頭髪の脱毛，日光過敏症，口腔粘膜や鼻腔粘膜の潰瘍などがみられる.
　③ 関節症状：約80％に関節痛がある.
　④ 臓器症状：下記のような臓器症状がみられる.
　　・腎臓：たんぱく尿，血尿，ネフローゼ症候群
　　・肺：胸膜炎，胸水貯留，間質性肺炎
　　・心臓：心外膜炎，心筋炎，心内膜炎，心筋梗塞
　　・神経：痙攣発作，精神症状，髄膜炎
　　・消化器：腹痛，嘔吐，腹膜炎，肝機能障害
　　・血管：血管炎により循環不全や壊死

【診断】 多彩な臨床症状の出現が特徴的である．末梢血液検査で白血球減少，貧血，血小板減少があり，免疫血清学検査で抗核抗体，抗DNA抗体，抗Sm抗体，リウマトイド因子など自己抗体が陽性で，高γ-グロブリン血症と，血清補体価低下がみられる.

【治療】 副腎皮質ステロイド薬，免疫抑制薬を中心に治療する.

【経過・予後】 増悪と寛解を繰り返し，慢性に経過する．5年生存率は90％をこえる．感染症，心血管障害，腎不全などが死因となる.

b．全身性強皮症（全身性硬化症）

厚く硬い皮膚（皮膚硬化）と血管病変（レイノー現象*と小血管障害）を特徴とし，全身の結合組織に炎症と変性，ならびに小血管病変も伴う慢性炎症性疾患である．皮膚硬化が特徴なのでかつては強皮症と呼ばれていたが，全身の臓器に硬化がくるので，全身性強皮症，あるいは全身性硬化症ということが多い．

> *レイノー現象▶寒冷刺激やストレスなどの精神的要因によって指趾の細小血管の発作攣縮をきたし，発作的に色調変化（白→暗紫色→紅潮）が生じることをレイノー現象と呼び，レイノー現象を有する症候群をレイノー症候群と呼ぶ．一次性と二次性に分けられ，一次性をレイノー病と呼ぶ．レイノー病は40歳以前の女性に多く，薬剤（経口避妊薬など）や職業（オペレーター，振動工具の使用，ガスに暴露）との関連も指摘されている．二次性レイノー症候群には膠原病が多く含まれる．

【疫学】　全国の患者数は3万人程度と推定され，男女比は約1：10，好発年齢は30〜60歳代である（日本リウマチ学会，2022年）．

【成因と病態生理】　原因は不明である．基本的な病変は，各臓器における間質線維化，小血管病変，実質細胞萎縮，単核球浸潤である．

【症状】

①皮膚症状：皮膚硬化が最大の特徴である．四肢末梢部から対称性に体幹に硬化が広がり，手指はソーセージ様，顔面は仮面のようになる（図12-1）．寒冷や精神的ストレスで手が蒼白となり，やがてチアノーゼ，回復すると紅潮するレイノー現象がしばしばみられる．

②関節・筋・腱症状：関節痛，こわばりが高頻度に出る．

③臓器病変：食道病変（嚥下困難，逆流性食道炎），小腸病変（下痢，便秘），肺病変（肺線維症による息切れ，呼吸不全），心病変（心筋病変，心膜炎），腎病変（高血圧，腎不全）などが発生しうる．

【診断】　特有な皮膚所見ならびに臓器病変がみられ，免疫血清学的検査で抗核抗体陽性，抗Scl-70抗体陽性，高γ-グロブリン血症が認められる．皮膚生検を行うと，コラーゲン

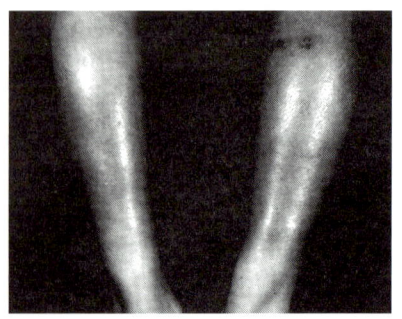

図12-1　全身性硬化症における下腿の皮膚硬化と色素沈着

線維の増生，小動脈の内膜肥厚，軽度の炎症細胞浸潤などの所見がある．

【治療】　保温に注意し，皮膚を清潔に保つ．薬物療法としては，D-ペニシラミンなどを対症的に使用する．

【経過・予後】　予後は症例でさまざまで，内臓病変が急速に進行して1～2年で死亡する例から，長期間進行しない症例まである．5年生存率は60～90％で，肺・心・腎病変，あるいは感染症が死因になる．

c．ベーチェット病

　1937年にトルコの皮膚科医Hulusi Behçetによって提唱された疾患で，口腔粘膜のアフタ性潰瘍，結節性紅斑や毛囊炎などの皮疹，眼のブドウ膜炎，外陰部潰瘍，そのほか全身の諸臓器に急性炎症発作を繰り返しながら慢性の経過をたどる難治性疾患である．

【疫学】　好発年齢は20～40代で，男女比はほぼ同数である．2014年調査では患者総数20,035人である．

【成因と病態生理】　組織適合性抗原HLA*-B 51の陽性率が高く，HLA-B 51に連鎖する素因の役割が重視される．

*HLA▶ヒトの主要組織適合抗原で，第6染色体短腕にある遺伝子に規定される．免疫血清学的に固定されるHLA-A，B，C，DR抗原と，リンパ球混合培養で規定されるHLA-D抗原がある．ほかにHLA-DQ，DPも同定されている．

【症状】　口腔粘膜のアフタ性潰瘍，皮膚症状，眼のブドウ膜炎，陰部潰瘍が4主症状で，このほか関節炎，副睾丸炎，血管病変，中枢神経病変，消化器病変などの副症状がある．副症状が主体になるものを，血管型ベーチェット，神経ベーチェット，腸管型ベーチェットと分けて呼ぶ．

【診断】　口腔内のアフタ性潰瘍などをみる．皮膚に滅菌注射針を刺すと，24～48時間後に無菌性小囊胞が形成される（針反応）．HLA検査でHLA-B 51の陽性率が高い．そのほか，血清IgA，IgDがしばしば高値で，病勢活動期にはCRP，白血球数，赤沈が参考になる．臓器症状の診断には，消化器症状に対しては消化管造影や内視鏡検査，中枢神経症状に対しては髄液検査，脳波検査，脳CT，MRI検査などが，関節症状に対しては関節エックス線検査などが行われる．

【治療】　全身の休養と保温が重要である．薬物療法として特異的な治療法はなく，対症的に非ステロイド性抗炎症薬，副腎皮質ステロイド薬，免疫抑制薬などを使用する．

【経過・予後】　若年男性では症状が悪化しやすく，失明，血管症状，神経症状が強い．40歳以降の女性発病例では比較的緩徐に進行する．本症での死亡率は2～4％である．

d. 多発性筋炎・皮膚筋炎

横紋筋を広範に障害する慢性炎症性筋疾患で，近位筋群の筋力低下を主徴とする．多発性筋炎と皮膚筋炎は同一疾患とみなされ，特有の皮膚病変を伴う病型を皮膚筋炎と呼ぶ．ただし，多発性筋炎と皮膚筋炎を別の疾患と考える見解もある．

【疫学】 全国には2万人以上の患者がいると推定され，男女比は約1：3である．30〜40歳代に多く，10歳未満にももう1つのピークがある．

【成因と病態生理】 病因は不明である．横紋筋に，筋線維の変性，細胞質の硝子化，壊死，筋線維の再生などが起きている．

【症状】
 ①筋症状：近位筋群の対称性筋力低下
 ②皮膚症状：紅斑性皮疹が特徴で，上眼瞼の浮腫を伴った紫紅色の紅斑はヘリオトロープ疹と呼ばれ，皮膚筋炎に特徴的である．
 ③臓器病変：肺病変（間質性肺炎，嚥下性肺炎，呼吸筋障害による呼吸不全），心病変（心筋炎による心電図異常，心不全）．

【診断】 筋力低下と皮疹が特徴的である．血液生化学検査で筋原性酵素の血清CK[*1]，AST，LDH，アルドラーゼが高値になる．尿中クレアチン[*2]，ミオグロビン[*3]も増加する．自己抗体として抗Jo-1抗体，抗PM-1抗体，抗Mi-2抗体が陽性になる．筋電図検査は筋原性のパターンを示し，筋生検で横紋筋線維の変性，再生などの所見が認められる．

[*1]CK（クレアチンキナーゼ）▶ クレアチニン＋ATP ⇔ クレアチンリン酸＋ADPの反応を触媒する酵素で，筋肉や脳などに多い．
[*2]クレアチン▶ 骨格筋にクレアチンリン酸として存在し，筋収縮に必要なエネルギー源となるATPの産生に関与している．
[*3]ミオグロビン▶ 骨格筋，心筋にあるヘムたんぱくで，分子量が17,200と小さく，筋細胞が破壊されると血中に逸脱する．

【治療】 急性期には安静にする．筋力が回復してくるとリハビリテーションを慎重に行う．薬物療法としては副腎皮質ステロイド薬，免疫抑制薬などを適宜使用する．

【経過・予後】 患者間で差異があるが，5年生存率は約70％である．悪性腫瘍を合併しやすく，5〜10％に癌が発生する．死因は悪性腫瘍，間質性肺炎，嚥下性肺炎，心病変などである．

e. 多発動脈炎

従来，全身の中小動脈のフィブリノイド変性を伴う壊死性血管炎に基づく疾患を結節

性多発動脈炎(PN)と呼んできた．しかし，より小さな血管に病変のある場合もあり（顕微鏡的PN），両者を区別できないこともあるので最近では両者をまとめて多発動脈炎という．

【疫学】 2012年度の調査では全国に9,610人の患者がいると推定される．男女比はほぼ3:1で，中高年に多く，50～60歳代にピークがある．

【成因と病態生理】 原因は不明であるが，免疫複合体の関与が考えられている．古典的な結節性多発動脈炎では，血管の全層にわたるフィブリノイド壊死と，炎症細胞浸潤がみられ，変性期，急性炎症期，肉芽期，瘢痕期といった経過をたどる．顕微鏡的PNでは，細小血管，毛細血管，細小静脈の壊死と細胞浸潤が特徴で，腎臓と肺が主として侵される．

【症状】 全身の血管炎であり，種々の臓器が傷害されて，さまざまな臓器症状が出る．
　①全身症状：発熱，体重減少，関節痛，筋肉痛，陰嚢痛など
　②皮膚症状：紫斑，下腿浮腫，皮膚紅斑，皮下結節など
　③心症状：心肥大，頻脈，心不全，不整脈，狭心症，心筋梗塞など
　④肺症状：肺炎，喘息，胸膜炎，喀血など
　⑤腎症状：たんぱく尿，高窒素血症，血尿，円柱尿など
　⑥消化器症状：下血，イレウス，腹膜炎，吐血など
　⑦中枢神経症状：意識障害，痙攣，脳血管障害，精神症状など
　⑧眼症状：失明，虹彩炎，上強膜炎，結膜炎など
　⑨末梢神経症状：多発性神経炎

【診断】 高血圧，筋萎縮，四肢の運動障害，浮腫，紫斑など多彩な臨床症状がある．尿検査でたんぱく，潜血，円柱*などが陽性になり，血液検査で白血球増加，貧血，血小板増加，赤沈促進，FDP（フィブリン分解〔産〕物）軽度上昇などがみられる．血液生化学検査ではBUN高値，クレアチニン高値で，免疫血清学検査でCRP陽性，補体価上昇，抗好中球抗体（ANCA）のうちの抗ミエロペルオキシダーゼ抗体（MPO-ANCAあるいはP-ANCA）陽性などの所見がある．筋肉や腎臓を生検し，壊死性血管炎がみられれば確定診断がつく．このほか，血管造影検査を行うと多発動脈瘤と狭窄，閉塞がみられる．

*円柱▶尿細管で産生されるTamm-Horsfallムコたんぱくと尿中の血漿たんぱくが尿細管で尿流うっ滞を起こしたときに尿細管腔の鋳型として沈殿形成される．赤血球や白血球がこの円柱に封入されると各種円柱となり，腎病変を反映する．

【治療】 副腎皮質ステロイド薬や免疫抑制薬を投与する．
【経過・予後】 早期に治療をすれば予後はよく，5年生存率は約80%である．おもな死因は腎不全である．

f．食物アレルギー

　食物の摂取によって免疫学的な機序を介して症状が生じるものを食物アレルギーという．免疫学的機序によらないで発症する場合，あるいは機序が不明の場合には食物不耐症とする．広義の食物不耐症には食物アレルギーも含まれる．

【疫学】　2歳以下の乳幼児のアトピー性皮膚炎の20〜30％，気管支喘息の10％前後，2〜6歳ではそれぞれ10％前後に食物が関係するとされる．

【成因と病態生理】　経口的に摂取した食物がアレルゲンとなってI型アレルギー*，場合によってはIII型，もしくはIV型アレルギーが発症する．乳幼児では，卵，牛乳，大豆が3大アレルゲンである．年齢が長じるにつれ，米，小麦粉，魚介類などの陽性率が高くなる（表12-3）．

- アレルギーとは，病的な抗原抗体反応をさし，外界から侵入した異物と抗体または感作リンパ球との反応が生体に傷害を与えてしまうものである．アレルギーは，そのメカニズムからI型（即時型，IgE依存型），II型（細胞傷害型），III型（免疫複合型），IV型（遅延型，細胞性免疫型）に大別され，場合によってはさらにV型（レセプター結合型）に分けられる．
- I型アレルギーは即時型アレルギーあるいはIgE依存型アレルギーともよばれる．肥満細胞（マスト細胞）および好塩基球に固着したIgE抗体が抗原と反応し，その結果として遊離されるヒスタミンなど化学伝達物質によって引き起こされる生体反応である．花粉やダニなどの抗原に対してつくられたIgE抗体が肥満細胞や好塩基球に固着し，その固着IgE抗体と抗原がふたたび反応して化学伝達物質が遊離される．化学伝達物質は，血管透過性亢進，粘液腺分泌亢進，平滑筋収縮などを起こし，種々の症状を呈する．アトピー性皮膚炎，アレルギー性鼻炎，花粉症，食物アレルギーの一部などがこのタイプのアレルギーである．
- II型アレルギーは，自己の細胞膜に対する液性抗体ができて反応し，これに血液中の成分である補体が結合して細胞を融解する反応である．自己免疫性溶血性貧血などがこのタイプのアレルギーで起こる．
- III型アレルギーは，溶解性抗原と抗体の免疫複合体が組織に沈着し，補体が活性化されて白血球がその沈着部位に集まり，組織が傷害を受けるタイプで，血清病の際の腎炎，関節炎，糸球体腎炎，ループス腎炎などがこの代表である．
- IV型アレルギーは遅発型アレルギーともいわれ，抗原とTリンパ球の受容体が反応し，Tリンパ球から分泌されるサイトカインによって集まってくるマクロファージが主体となって炎症を引き起こすものである．結核の診断に使われるツベルクリン反応はこのタイプのアレルギーである．
- V型アレルギーは，抗体の作用によって組織の機能が異常亢進または異常低下するタイプで，甲状腺機能亢進症，重症筋無力症がこのタイプの疾患である．

【症状】　多彩な症状がでる．消化器症状として，悪心，嘔吐，腹痛，下痢を生じる．皮膚症状としては，湿疹，じんま疹が発生する．呼吸器症状として，せき，喘鳴，呼吸困難がある．重症の場合にはアナフィラキシーショック*になる．

*ショック▶心臓機能が高度に抑制されて生体機能を維持するのに必要な心拍出量が減少し，組織循環の不全をきたして組織細胞の酸素欠乏を起こし，アシドーシスや乳酸の蓄積などによって諸症状が出る．出血や細菌毒素，心臓自体の病変，アナフィラキシーや薬物反応などが原因となる．

【診断】　病歴聴取により食事内容とアレルギーの発現の関連を確認することが重要である．食事日記が参考になる．食物アレルギーが疑われた場合，皮膚反応，試験管内IgE

表 12-3　食物アレルギーの原因物質

牛乳とその加工品	牛乳，粉ミルク，バター，チーズなど
卵とその加工品	卵，鶏肉，マヨネーズ，ケーキ，フライ，天ぷらなど
穀類・豆類	米，そば，小麦粉，大豆，ピーナッツなど
魚貝類	さば，まぐろ，あじ，えび，かになど
野菜・果物類	ほうれんそう，なす，たけのこ，山いも，リンゴ，バナナ，キウイ，メロンなど

抗体測定，白血球ヒスタミン遊離試験などでアレルゲンの特定を行う．アレルゲンの確認は除去・誘発試験によりアレルゲンと推定される食物を除去したり，負荷したりしてアレルギー発現の状況をみて判断する．ただし誘発試験は危険であり，慎重にしなければならない．

【治療】　アレルゲンが特定されると，その食物と，それを含むすべての食品を除去する．食品の除去で栄養面への配慮が必要な場合には代替食を考慮する．薬物療法としては，適切な対症療法とともに，予防目的で抗アレルギー薬を投与する．

【経過・予後】　乳幼児の食物アレルギーの60〜70％は3〜6歳をめどに自然に寛解し，成人まで持ち越すのは10％前後とされる．成人での食物アレルギーの自然寛解はむずかしい．

g．血清病

抗血清などの異種たんぱく質を注射後に生じるアレルギー反応によって起きる病態をいう．広義にはペニシリンなどの比較的単純な化学物質による同様な病態も血清病として扱われる．

【疫学】　破傷風抗血清療法の約2〜5％，狂犬病抗血清療法の約15％，ボツリヌス抗血清療法の約4％に血清病が発生している．

【成因と病態生理】　破傷風，ジフテリア，狂犬病，ボツリヌス中毒，ガス壊疽，蛇毒などに対する抗血清や，抗生物質などの異種たんぱく質に対して特異的IgG，IgM抗体が産生され，この特異的抗体が抗原と結合した免疫複合体が腎糸球体，血管壁，そのほかの組織に沈着し，補体系を活性化して血管炎，関節炎，腎炎などを起こす．

【症状】　抗原注射後1〜3週間の間（多くは7〜14日）に発熱，皮疹，リンパ節腫脹，関節痛が出現する．全身倦怠感，胃腸障害を伴うこともある．重症例では，腎炎，心筋炎，血管炎もみられる．

【診断】　抗原投与後に発病することから診断される．末梢血液白血球増加，赤沈亢進，軽度のたんぱく尿，血尿を認めることもある．免疫血清学検査で，補体価低下と免疫複合体増加を認める．

【治療】 皮疹に対しては抗ヒスタミン薬，発熱や関節痛には非ステロイド性抗炎症薬を投与する．重症例には副腎皮質ステロイド薬を投与する．

【経過・予後】 軽症例では数日で軽快する．以前に感作され，注射後3～4日で発現する促進反応例では重症となり，とくに腎炎が遷延することがある．

第13章 その他の領域

A．小児科疾患　*286*
　　a．小児神経症（全般性不安障害／うつ状態／対人恐怖）
　　b．小児夜尿症（多量遺尿型／排尿機能未熟型／冷え対策）
B．一般外科　*288*
　　a．損傷概論（熱傷／凍瘡と凍傷）　　b．ショック（出血と止血）
　　c．外科的感染症　　d．救急処置　　e．心肺蘇生術
C．麻酔科　*301*
　　a．全身麻酔（吸入麻酔／静脈麻酔／その他の薬物／バランス麻酔／麻酔器回路／全身麻酔に必要な器具／全身麻酔の手順）
　　b．局所麻酔（脊髄クモ膜下麻酔／硬膜外麻酔／その他の局所麻酔）
D．婦人科疾患　*311*
　　a．子宮頸癌　　b．子宮体癌　　c．乳癌　　d．更年期障害
　　e．月経異常
E．皮膚科疾患　*314*
　　a．接触性皮膚炎　　b．アトピー性皮膚炎　　c．じんま疹　　付）湿疹
　　d．円形脱毛症
F．眼科疾患　*316*
　　a．結膜炎　　b．角膜炎　　c．麦粒腫　　d．白内障　　e．緑内障
　　f．眼精疲労
G．耳鼻科疾患　*319*
　　a．メニエール病　　b．中耳炎　　c．突発性難聴
　　d．アレルギー性鼻炎　　e．副鼻腔炎
H．精神科疾患　*322*
　　a．神経症　　b．統合失調症（旧称：精神分裂病）　　c．うつ病
　　d．アルコール依存症
I．心療内科　*325*
　　a．心身症　　b．神経性食欲不振症　　c．神経性過食症
J．加齢に伴う病態　*327*
　　a．フレイル　　b．サルコペニア　　c．ロコモ　　d．治療

A．小児科疾患

a．小児神経症

　子どもの認知および社会化の発達段階によって全般性不安障害やうつ状態，対人恐怖などが起きる．

【疫学】　心身症や神経症をもつ小児は，小児科を受診した3歳以上の約1万5千人中の5.9％にみられたという報告がある．

(1) 全般性不安障害

　不安や恐怖に対して，その不安のあり方が通常の小児の発達をこえて強く，そのために日常生活機能に障害をきたす状態である．いわゆる不安神経症のうち，現在では，持続性の不安を主とするものを全般性不安障害という．

【成因と病態生理】　不安や恐怖としては，養育者の欠如，大きな騒音，見知らぬ人，突然の予期せぬ不明確なもの，養育者からの分離，トイレなど暗く狭く寒いところ，外傷，動物，機械音，環境の変化，仮面，暗闇，悪い人，身体の痛み，幽霊や魔法使いなどといった超自然的なもの，稲妻，一人きりになること，学校に関した出来事，性行動に関すること，仲間関係，第二次性徴に伴う身体的変化など，さまざまなものがある．

【症状】　不安や恐怖のために，養育者から離れられない，不登校，睡眠障害などを起こしている．焦燥感や注意集中困難もみられる．身体症状として，食欲不振，悪心，腹痛，下痢，嘔吐，頭痛，口唇乾燥，頻脈，四肢冷感，眩暈（めまい），発汗，睡眠障害，夜驚，パニック，注意集中困難，緊張，不穏などが起きる．

【診断】　強い不安感や恐怖感があり，不定の症状が認められる．

【治療】　強い不安や恐怖感のある場合には，抗不安薬や抗うつ薬を投与する．言語の発達が未熟な小児には遊技療法，箱庭療法，絵画療法などの非言語的な個人療法を行う．言語が発達した小児には，カウンセリングを行う．

(2) うつ状態

　家庭内や学校での対人的な緊張や，愛するものの死や消失，引っ越しなどによる環境の変化によってうつ状態になるものである．

【成因と病態生理】　口論や暴力などによる家庭内不和，別居など，子どもなりに理想とする安定した両親像の崩壊，あるいは学業不振などのために養育者の希望に沿えない自分自身への自尊心の欠落などが誘因となってうつ状態になる．

【症状】　しばしば不安状態を伴う．明確な理由もなく嘆き悲しんだり，物事に関する通

常の興味を失ったり，注意集中困難となり，将来に対する希望がなくなり，気落ちした言葉を発したりする．死について語ったり，家庭や学校から逃げ出したいなどということもあり，自殺念慮や自殺企図もまれでない．

【診断】 嘆き悲しみ，物事への興味喪失，注意集中困難，睡眠障害，食欲不振，ため息をつく，ボーッとすることが多い，などの症状から診断する．

【治療】 抗うつ薬を投与する．また，家庭環境を改善するなど環境の整備が重要である．作業療法，認知療法なども行われる．

(3) 対人恐怖

他人が気になり，くつろいで人と付き合えないような状態である．

【成因と病態生理】 不登校や引きこもりなどと同様にさまざまな要因で起きる．

【症状】 他人が気になって集団にとけ込めない，くつろいで人と付き合えない，自分に満足できない，気分がすぐれない，変な人と他人から思われているような気がする，などといった症状がある．

【診断】 社会不安障害，強迫性障害，思春期妄想症，統合失調症（旧病名：精神分裂病）などとの鑑別が重要である．

【治療】 専門医によるカウンセリングを行う．

b．小児夜尿症

夜尿症には，多量遺尿型，排尿機能未熟型，混合型がある．治療は生活指導と抗うつ薬などを使う薬物療法があるが，幼児期にみられる夜尿症には生活指導のみを行う．

(1) 多量遺尿型

意識的に摂取水分の日内リズムを調整することが重要である．午前中にたっぷりと水分300〜350 mlを摂取し，午後からは多少控えめ（おやつの水分を100 ml）にする．そして夕方から厳しく制限（汁ものかお茶で100 ml）するよう指導する．

(2) 排尿機能未熟型

機能的な膀胱容量を拡大させるような排尿抑制訓練を行う．帰宅後，尿意を感じた際にぎりぎりまで排尿を抑制させ，機能的膀胱容量を拡大していく．

(3) 冷え対策

冬季に夜尿症が悪化し，手足が冷たくなりがちの夜尿症には，就寝前に入浴させ，布団も温めておくようにして冷え対策を行う．

B．一般外科

a．損傷概論

【用語の概念】
　① 損傷の定義
　一般に損傷という用語は英語のinjuryに対応する言葉として用いられる．損傷とは「身体組織の正常な連絡が断たれた状態」をさす．損傷はさらに外力によって引き起こされた外傷（trauma）と，外傷以外の病的変化によって引き起こされた病的損傷に大別されるが，今日では損傷というと外力によって引き起こされた外傷をさすことが多い．以下，本稿でも損傷とは外傷の意味で用いる．

　② 創傷と潰瘍
　創傷（wound）とは「組織が外力によって損傷された病的な状態」のことである．つまり外傷によってもたらされた状態ということになる．さらに狭義には皮膚や粘膜に開放する損傷がある場合を示唆する用語であって，非開放性損傷の皮下軟部組織の損傷，非開放性の骨折（単純骨折）や内臓の損傷は創傷には含めないことが多い．また，外力と関係のない循環障害や感染症によって生じた組織の病的損傷は潰瘍（ulcer）と称して創傷とは区別する．

　③ 創と傷
　上記のように創傷とは外傷のことであるが，元来「創」とは「皮膚や粘膜に開放する外傷」，「傷」とは「非開放性損傷の外傷」をさす言葉であった．たとえば脳挫傷といえば，脳組織が頭蓋内で閉鎖性に外傷をこうむった状態であり，刺創といえば鋭利な刃物による刺しきずであるから，常識的には脳挫創という状況はめったに起こらないし，刺傷という状況はあり得ないことになる．

　④ 用語の混乱
　今日では上記のように厳密な定義を用いることの意味がうすれてきている．そもそも言葉というものは時流とともに変遷するものであるからやむを得ない面もある．また，開放性か非開放性かといった区別自体が，抗生物質の発達とともにあまり大した臨床的価値をもたなくなったり，心的外傷後ストレス障害（PTSD）などの新しい用語のように心も外傷を受けるのだという先進的な考え方が出てきたりして，いっそう用語としては混乱してきている．本来の意味を知りながら，現代的な意味をも解する温故知新が望ましい．

【損傷の種類】　原因となる外力の種類によって分類すると，次のようになる．
　① 機械的損傷：刃物や物体など物理的なものによる損傷

② 温熱性損傷：熱傷や凍傷のように極端な高温や低温による損傷

　③ 化学的損傷：薬物などによる損傷

　④ 電気的損傷：電撃や放射線による損傷

【症状】　疼痛と出血が主たる症状となる．それに腫脹と変形が加わる．

【損傷治癒形式の分類】

　① 一次治癒：鋭利な刃物による切創を即座に縫合処理した場合のように，創傷が無菌的な場合に少量の健全な肉芽とともに癒合し，あとは線状のわずかな瘢痕を残して治癒するもの．理想的な治癒形式である．

　② 二次治癒：創面が複雑な場合や，感染や異物が介在するような場合にみられる．創は肉芽組織で覆われやがて瘢痕をもって治癒する．瘢痕は収縮してその表面には表皮形成が起こってゆく．

(1) 熱　傷

【成因と病態生理】　高熱の気体（炎，蒸気，ガス），液体（お湯，油脂，化学品），固体（電熱器，熱くなった金属機器類，食品，懐炉の類）に接触した場合や直射日光に長時間さらされたような場合に熱の物理的作用で体表に発生する．

【症状】　熱傷はその深達度と範囲の両方によって重症度が決まり，症状も異なるが，一般に熱傷の症状としては，皮膚の発赤，熱感，疼痛，腫脹などの古典的炎症所見に引き続き，水疱形成，皮膚の壊死，炭化とつながる．重症になると体水分の喪失，ショックを起こし生命に関わる．

〈熱傷の範囲の判定〉　熱傷範囲は受傷面積がその患者の全体表面積の何％に相当するかで表す．簡便な判定法が種々あるが，広範囲のものは「9の法則」（図 13-1）で，比較的狭い範囲のものは「手掌法」で見積もる．Ⅱ度ないしⅢ度の熱傷による受傷面積が体表の 15％になるとショックに陥る危険性がかなり大きい．

　① 9の法則：成人の熱傷範囲を算出するために身体各部位の面積を体表面積の 9％またはその 2倍の 18％に相当するものとして簡略化したものである．

　② 手掌法：患者の片手の手掌の面積が体表面積の約 1％に相当することから熱傷範囲を算定する方法である．

〈深達度の分類〉（図 13-2，表 13-1）

　① Ⅰ度熱傷：皮膚の発赤，熱感，疼痛を示すが，水疱は形成しない．

　② Ⅱ度熱傷：著しい炎症症状と水疱形成を認める．

　③ Ⅲ度熱傷：皮膚全層の凝固壊死で創面は蒼白・乾燥し水疱形成や痛覚はない．

【治療】

　ごく初期には受傷現場での水道水による冷却と洗浄がもっとも肝心である．ことに範囲が狭い場合にはあわてる必要はないので，まず冷静に水道水による冷却を 20 分ほど行

図 13-1　熱傷面積の算定に用いる「9 の法則」
外陰部を 1％と算定する．

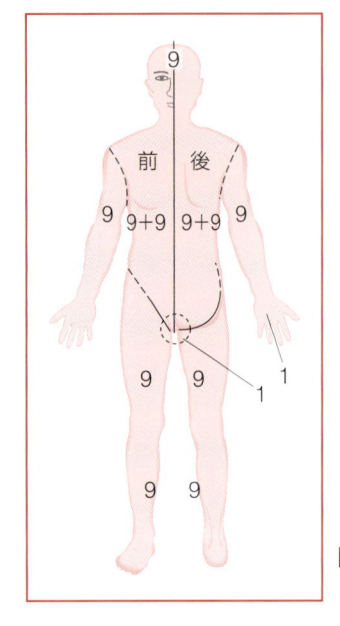

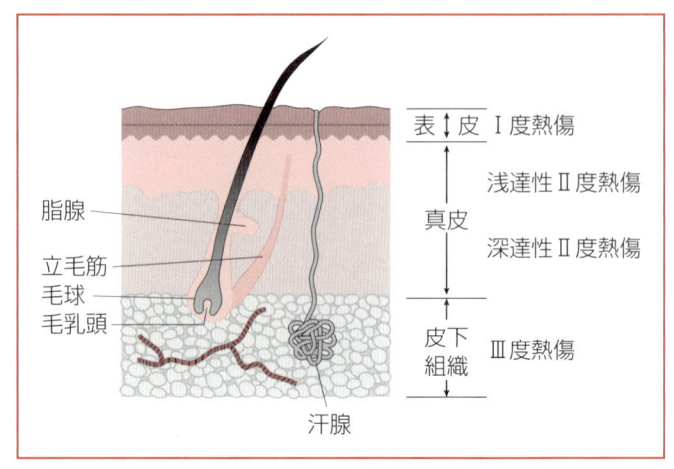

図 13-2　熱傷深度

表 13-1　熱傷深度と臨床症状

熱傷深達度	損傷組織レベル	臨床症状	治癒までの期間
Ⅰ度熱傷	表皮基底層，真皮乳頭層の炎症	受傷部皮膚の発赤のみ，浮腫・疼痛を伴う	数日で炎症消退
浅達性Ⅱ度熱傷	真皮網状層中層まで	水疱形成，水疱底真皮発色，浮腫・強い疼痛あり	1〜2 週間で上皮化，肥厚性瘢痕を残さない
深達性Ⅱ度熱傷	真皮網状層下層まで	水疱形成，水疱底真皮白色，貧血状，知覚鈍麻あり	上皮化に 3〜4 週間，肥厚性瘢痕を残す
Ⅲ度熱傷	真皮全層，皮下組織まで	羊皮紙様，時に炭化，無痛	自然上皮化に 1〜数カ月，肥厚性瘢痕，瘢痕拘縮を来す

（日本熱傷学会編：熱傷用語集による）

ってからきれいなタオルやシーツなどで覆って医療機関へ搬送する．アロエや「馬の油」，家庭常備の軟膏などはつけるべきではない．

広範囲熱傷の場合で，しかるべき医療機関に搬送する時間が 30 分以上を見こまれる場合にはショックを避けるために早期に点滴路を確保して輸液をスタートするべきである．広範囲熱傷では全身管理が大切である．十分な点滴と新鮮凍結血漿（FFP），ヘスパンダー，低分子デキストランなどの輸液を要する．栄養管理と感染防止に努める．ことに破傷風対策も忘れてはならない．

局所療法としてはⅠ度熱傷はステロイド含有ローションやクリームを塗布，開放療法で瘢痕を残さず治癒する．Ⅱ度熱傷は感染を合併しなければ，通常の軟膏療法，すなわち抗生物質含有ワセリン基剤軟膏，アクトシン軟膏，アズノール軟膏などでよい．感染を疑う場合にはゲーベンクリームに変更し温浴療法を併用する．

Ⅱ度熱傷でも広範囲に及ぶ場合とⅢ度熱傷では，手術療法，すなわち壊死組織を除去

し植皮による創閉鎖を原則とする．

(2) 凍瘡と凍傷

凍瘡とはいわゆる「しもやけ」のことで，氷点下にならない寒冷によって手足や耳介などの血流不全のために寒冷暴露の数時間後から翌日にかけて出現する．一方，凍傷とは氷点下の強い寒冷にさらされたために手指，足趾，手足，耳介，鼻などの組織が末梢循環不全と凍結による組織壊死を起こした状態である．さらに凍結による障害についで暖められて解凍したあとに起こる組織の障害を含む．

【疫学】　わが国では重症例の凍傷の発生は少なく，冬山登山者，酩酊者，まれに労災事故で発生する．ただ，しもやけ程度の軽症の凍瘡は頻発する．凍傷の発生には，寒冷の程度，寒冷暴露時間，風の影響，湿度，高度，衣類，靴の種類，局所の圧迫などが関与する．また個人差が大きく，一般に寒冷に不馴れな人，老人，虚弱者，やせた人，糖尿病者，低栄養，アルコール依存症などが重症化の因子となる．

【病態生理】　寒冷刺激が持続すると血流はうっ滞し，浮腫，組織傷害が起こり，凍瘡になる．凍瘡は寒冷暴露時に皮膚が湿潤しているとなりやすい．足，手，耳，鼻などの末梢部にできやすい．皮膚が赤紫色に腫脹したり紅斑を呈したりする．そう痒，局所熱感，軽い疼痛を伴う．重症例では水疱，びらん，潰瘍ができる．

さらに氷点下の強い刺激が続き組織凍結を起こしてくると，細胞内脱水，浸透圧上昇，酵素活性の低下，膜透過性異常を起こし凍傷となる．

【症状】　以下，凍傷について述べる．かつては熱傷の深度分類に類似したⅠ～Ⅳ度を使用していたが，実用性に乏しいので現在は浅達性（皮膚にとどまるもの）と深達性（皮下組織に達するもの）とに2分する傾向にある．正確な深さの診断は早期には不可能で，数日から数週の経過観察が必要である．

浅達性（皮膚表面にとどまるもの，Ⅰ～Ⅱ度）：皮膚の発赤，浮腫，腫張，水疱程度まで．
深達性（皮下組織に達するもの，Ⅲ～Ⅳ度）：皮下，骨，軟骨にまで組織障害が及ぶもの．

【凍傷の治療】

① 保存的治療

ⓐ 解凍までの処置：病院収容までの処置は創部の安静を保つ．乾燥した毛布などに包み，外力が加わらないように保護する．凍結した組織は外力によって容易に損傷されるので，マッサージもしてはならない．

ⓑ 解凍：凍結部位を40～42℃の温水に浸して解凍する．解凍時に著しい疼痛を訴える場合には筋注用の鎮痛薬を使用する．解凍後は0.05％ヒビテン液，イソジン液などで消毒を行ったあと，エリスロマイシン加ワセリン軟膏を塗布し，軽く包帯固定する．

ⓒ 全身的治療：低体温があれば，復温するまで保温する．末梢静脈路を確保し，乳酸加リンゲル液の輸液を開始する．広範囲スペクトルの抗生物質投与や血流改善薬の効果

は認められるには至っていない．また交感神経ブロックも効果は確立していない．
　②観血的治療
　　手術の適応と術式
　　ⓐ感染を合併している場合：早期にデブリドマン（壊死組織を切除すること）を行う．深達性の場合にはそのまま開放創とし，分界が明らかになってから再建術を行う．
　　ⓑ浅達性凍傷：2～3週で上皮化しない場合に，デブリドマンと植皮術を行う．
　　ⓒ深達性凍傷：感染を伴わなければ，壊死部分は黒くミイラ化して分界が明らかになるまで1カ月以上を要するが，この間は経過観察する．壊死部分が明瞭になったら，壊死部分を切除し皮弁で被覆する．

b．ショック

　ショックとは種々の原因によって起こる急性循環不全のことである．そしてその急性循環不全の結果，重要臓器への有効血流量が減少し，酸素供給低下と組織酸素代謝失調から組織・細胞が恒常性を維持できなくなった状態と定義される．その結果は各重要臓器の機能不全であり，治療が奏効しないとやがては多臓器不全から死に至る一連の連鎖現象と認識される（図13-3）．

【成因と病態生理】　ショック状態であるかどうかの診断は重篤感のある臨床像からそうむずかしいことではない．しかし，ショックの成因にはいくつかの類型があり，どうしてショックに陥ったのかを診断してその原因の排除に努めることが治療効率を高めるうえでも大切なことである．ショックは血流を維持するための3つの要素すなわち，ⓐ十分な循環血液量，ⓑ正常な心臓のポンプ作用，ⓒ正常な血管の緊張，のいずれかの破綻によって起こる．

【ショックの原因別分類】
　①出血性ショック：文字どおり，出血によって循環血液が失われたもの．
　②心原性ショック：心筋梗塞，心タンポナーデ，心筋炎などによって心臓のポンプ機能が低下したためのショック．
　③細菌性ショック：敗血症時のショック．グラム陰性桿菌で多い．細菌の産生するエンドトキシンによるといわれる．心拍出量は増えている．
　④神経性ショック：脊椎麻酔，頭部外傷，失神，迷走神経反射などのときにみられるショック．血管の収縮と拡張に関与する神経の失調で起こる．

【症状】　ショックの症状は重要臓器への有効な血流が不足し，組織低酸素に陥り，一方でこの状態を持ち直そうとする神経性と体液性の反応が加わって生ずるものである．種々のショックに共通しているのは皮膚が蒼白で冷たい，そして冷汗をかく，無力・無欲状の言動，意識障害，呼吸障害，乏・無尿，血圧低下などであり，これに原因病変の

```
急性循環不全
    ↓
重要臓器への有効血流量が減少
    ↓
酸素供給低下
    ↓
組織酸素代謝失調と有害液性因子
(ヒスタミン様物質，サイトカインなど) の産生
    ↓
組織・細胞が恒常性を維持できなくなる
    ↓
個々の臓器不全
(心不全，呼吸不全，腎機能不全，肝機能不全，糖代謝不全，意識障害など)
    ↓
多臓器不全
    ↓
死
```

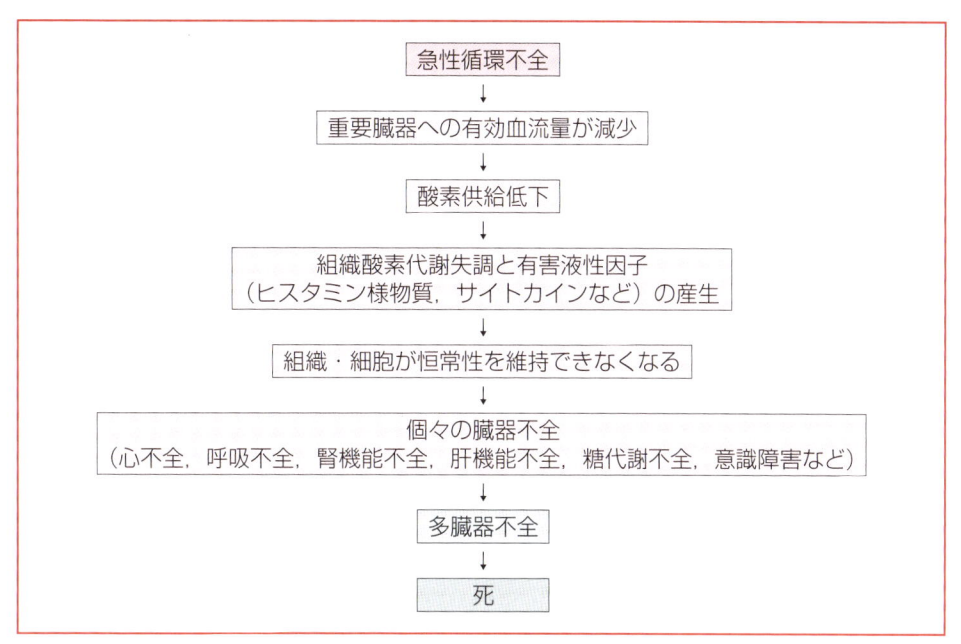

図13-3 ショック時の病態変化

固有の症状が加わる.

【診断】 ショックは緊急事態であるので, 簡単で重要な情報をもたらすものから手際よく行うことが肝心である. 基本的な心肺系の維持を行うと同時にショックの原因をさぐる.

① バイタルサイン：頻回のチェック. 意識レベル, 血圧と脈拍数, 呼吸数, パルスオキシメーターでのモニター.

② 血算値算定：貧血の程度を知る. 初期にはヘマトクリット値やヘモグロビン値が意外に維持されていることがあるので注意が必要.

③ 血液ガス分析：アシドーシスに注意.

④ 血液生化学検査：電解質, CPK, AST, ALT, BUN, クレアチニン, トロポニン, Dダイマー, CRP, アミラーゼ, 血糖値, HbA1c

⑤ 尿検査：原則バルーンカテーテルを留置して, 時間当たりの尿量モニター. 尿一般検査と沈渣の検査.

⑥ 心電図モニター：心原性ショックではことに有用だが, どのタイプのショックであれ, 必ずつけておく.

⑦ エックス線検査：胸部エックス線撮影は必須. 肺炎, 心タンポナーデ, 気胸, 肺血栓塞栓症などがわかる. 骨折が疑われたらその部位を必ずとる. 出血量の推定にも役立つ.

⑧ 超音波検査：心エコーと腹部エコーを行う. ショックの原因疾患の追求に役立つ. 子宮外妊娠も念頭に置く.

⑨ 細菌学的検査：血液培養, 尿培養, 痰培養

⑩ スワン・ガンツカテーテルの挿入・留置：必要に応じて挿入, 留置.

⑪CTスキャン：疑う原疾患によってはためらうことなく頻回に行う必要がある．

【治療】　ショックの治療原則は次の3つである．

①心肺蘇生すなわち呼吸と循環動態の回復

②原因疾患に対する治療

③重要臓器の機能維持

　ショックの程度，進行度，原疾患の種類にもよるが，まずは救命救急のABCから行う．すなわち，気道確保（airway；A）と呼吸の確保（breathing；B．必要なら挿管して人工呼吸器につなぐ），そして心停止があればただちに心マッサージを行う（circulation；C）である．緊急事態を乗り切ったら原疾患の治療に移行する．

　ⓐ出血性ショックに対して：止血と輸血・輸液が原則である．腹腔や胸腔内での出血には時期を失することなく手術の適応を考慮し，適応があれば遅滞なく手術に踏み切る．

　ⓑ心タンポナーデ，気胸に対して：前者に対しては心囊穿刺やドレナージ，後者に対しては胸腔ドレナージを行う．制御困難な場合は手術療法を選択する．

　ⓒ心原性ショック合併に対して：CCUに収容し，スワン・ガンツカテーテルを挿入したしっかりした管理を行う．

　ⓓ敗血症に対して：原因菌の同定と抗生物質の感受性テストを行い，しかるべき抗生物質を選択する．

【経過と予後】　ショック全般についていえることであるが，医療の介入がうまくいきショックが多臓器不全（MOF）*まで進行しなければ予後はかなり期待できるものがある．たとえばもっとも多い出血性ショックの場合には，止血に成功し，原疾患が悪性腫瘍のようなものでなければ，急性期を乗り切れば回復は比較的早い．出血が外傷による場合は外傷の程度によって療養期間や後遺症の有無と程度などの経過は決まる．心原性の場合や神経原性の場合にも予後はおおむね原疾患の重症度によって決まる．

　ショックの段階でその原因を正しく診断し適切な根治的処置や治療を行うことができたか否かがMOFに移行させない最重要因子である．

*多臓器不全（MOF）▶ multiple organ failure．一般にショック，熱傷，重症感染症，免疫不全などの重症患者をICUなどで管理中に，同時期に心，肺，肝，腎，消化管，中枢神経系ならびに凝固系といった重要臓器や生体の機能系が次々に機能不全に陥る病態をいう．多くは予後不良で死の転機をとる．

(1) 出血と止血

【出血の種類と止血の原則】

　①動脈性出血：文字どおり動脈からの出血で拍動性に鮮血がほとばしる．自然に止血することはまれで，早期に止血しないと短時間のうちに大量出血となりショック，ひいては失血死に至る．保存する必要のない動脈であれば2重結紮ののち，切断して止血す

る．残さねばならない動脈の場合，血管の縫合を行うほか，切断されている場合には吻合する必要がある．

②静脈性出血：静脈から暗赤色の持続的な出血をきたす．小静脈からの出血は軽い圧迫だけで止血することも可能である．大静脈からの出血は破綻の大きさにもよるが大量出血になることがある．またその場合，結紮するとうっ血をまねき別の部位であらたな出血をみることがある．安易に結紮切断せず血管縫合しなくてはならないことがある．

③実質性出血：毛細管レベルもしくは最小血管からの出血で肝臓，腎臓，脾臓，脳のような実質臓器から，じわじわと出血するものをいう．DIC〔播種性血管内凝固（症候群）〕の場合にもこの種のじわじわと出血するタイプの出血をきたすが，いったいどこから出血しているのかはっきりしないことがあり，止血に難渋する．スポンゼルのような吸収性スポンジを当てて軽く圧迫すれば大方は止血する．あるいは電気凝固によって止血する．

【止血法の種類】

①圧迫：いかなる出血も圧迫によっていったんは止血できないことはない．圧迫は出血点をピンポイントで指先で押さえるものから，ガーゼやスポンゼルのようなものを介して圧迫止血するものや，あるいは四肢の出血で中枢部をゴム製のエスマルヒ止血帯を用いる方法などがある．ただ，こうした止血はあくまで一時的な止血であるから永久的止血をはからねばならない．

②結紮：出血点を確認して止血鉗子でその部をつまみ絹糸で結紮する．もっとも普通の止血手技である．適正な止血鉗子の使い方ができるようになるには経験が必要である．

③縫合：通常の結紮法では止血できないときに出血点近くの組織をまとめて縫合して止血する場合がある．

④電気凝固：単極および双極の電気凝固装置がある．出血部を焼灼して止血するものである．最近ではレーザーによる蒸散で止血することも行われる．これは主として実質性出血のコントロールに用いる．

⑤塞栓法：骨盤骨折に伴う骨盤腔内の出血や脳動脈瘤の止血に大腿動脈経由で挿入したカテーテルを介してスポンゼルなどの塞栓物質を送り込んで止血することがある．

⑥薬剤：出血の局所に止血材料を散布して止血をはかることがある．多くは毛細管ないし最小静脈レベルからの出血に用いる．トロンビン末，フィブリン糊，アビテンなどがある．

c．外科的感染症

今日では感染症は原因となる微生物を疾患単位として想定することが普通になっている．したがって，感染症の対処方法としては，多くの場合は抗生物質の適切な使用が最大の眼目である．感染症において保存的治療がうまくいかないときに，切除なり，排膿

なり外科的な治療法を選ぶことがある．これは多くの治療手段のなかでひとつの選択肢ではあろうが，わざわざ「外科的感染症」という用語を使用することにどういう意味があるのか不思議な気もする．おそらく数十年前までの結核の一部や排膿することが治療上劇的な効果をもたらした膿瘍のような疾患群を想定した用語のようであるが，外科的感染症という考え方自体やや時代がかったもののように思われる．

伝統的には次のような疾患が外科的感染症として教科書に取り上げられている．

【外科的感染症として教科書にしばしば登場するもの】
　①癤（せつ）：ひとつの毛嚢から発生した「おでき」．
　②癰（よう）：多数の毛嚢から発生した大きな「おでき」．しばしば項部（うなじのこと）に生ずる．糖尿病の人にできやすい．
　③蜂巣炎（ほうそうえん）：かつては蜂窩織炎といった．皮下のびまん性の化膿巣．
　④瘭疽（ひょうそ）：指尖部の化膿性病変．非常に痛い．
　⑤丹毒（たんどく）：皮膚および皮下の蜂巣炎のひとつで膿瘍は形成しない．病変部は真っ赤である．丹毒の丹は赤いという意味である．
　⑥リンパ節炎：しばしば頸部に生ずるが，腋窩や鼠径部にも見られる．
　⑦血栓性静脈炎：静脈壁に細菌が付着し，そこに血栓を誘発した病態．静脈に沿ってかたくて圧痛のある索状物として触れる．
　⑧化膿性筋炎：上腕，大腿，腰部の筋肉に急性化膿性炎症を起こしたもの．しばしば腸腰筋に発生するが，股関節屈曲位で伸展できない特有の姿位をとる．
　⑨急性・慢性化膿性骨髄炎：これは整形外科領域で今日でも大きな問題である．汚染された開放性骨折やその不適切な治療によって起こる．搬入時に多量の生食水で十分に洗浄することが大切である．慢性化した例では腐骨切除を行うが偽関節や四肢の短縮など治療に非常に時間がかかることになる．

以上の起炎菌は多くはブドウ球菌，それより少ないが連鎖球菌，まれに緑膿菌や大腸菌，クレブシエラ菌などである．現代ではMRSAによる院内感染も大きな問題となってきている．このほかに次のような疾患が外科的感染症として列挙する価値がある．

　⑩ガス壊疽：土中にいる嫌気性菌のクロストリジウム菌によって起こる．そのなかでもウェルシ菌が有名である．
　⑪破傷風：土中の嫌気性桿菌である破傷風菌によって起こる．その産生する毒素による全身症状が重篤である．
　⑫結核：抗酸菌の代表的細菌で桿菌である．肺に空洞をつくり化学療法に抵抗性の場合に肺の区域切除の適応となることがある．また最近ではめったに遭遇しなくなったが脊椎カリエス，骨結核などは整形外科の適応症となる．
　⑬肛門周囲膿瘍：急性期は肛門周囲膿瘍の形をとるが，自壊排膿を繰り返して，いわゆる痔瘻（じろう）を形成してくる．

⑭ 脳膿瘍：脳実質内にブドウ球菌，連鎖球菌，緑膿菌などが膿瘍をつくり，あたかも脳腫瘍のような状態をもたらす．穿刺排膿と強力な抗生物質投与で対処するが，場合により開頭手術を要する．

▶伝統的に外科的感染症として扱わないが，外科で扱う疾患のなかにはまさに感染症と考えるべきものがいくつかある．たとえば下記のようなものである．

⑮ 虫垂炎：虫垂の内腔閉塞が症状を起こすが，それはウイルス感染による虫垂粘膜下リンパ濾胞の増生がもっとも多いとされる．

⑯ 消化性潰瘍：かつてはストレスや胃酸過多だけが強調されてきたが，1983年マーシャルがヒトの胃内から分離し，ヘリコバクター・ピロリと名付けられた数本の鞭毛をもつらせん状のグラム陰性桿菌が原因であることが確立してきた．慢性胃炎，胃潰瘍，十二指腸潰瘍の原因菌と考えられ，胃癌との関連も確実視されてきている．

d．救急処置

【バイタルサインの把握】

　救急処置は十分な機器と人員の整った病院で行えれば理想的であるが，突発的に起こるのが救急のつねであるので，発生現場，あるいは搬送中の救急車の中でも時間を浪費することなく救急処置を行うべきである．その第一歩はバイタルサインの把握とその評価である．バイタルサインとは生命徴候ともいい，もっとも大切なのは血圧，脈拍数，呼吸数であり，それに意識レベルと体温を付け加えることが多い．

① 血　圧

　成人の収縮期血圧は110〜130 mmHgが望ましいレベルである．これが200 mmHgに近くなると脳出血，脳梗塞，クモ膜下出血などを考える．ことに意識障害や麻痺，激しい頭痛を伴えばいっそう疑わしい（ただし梗塞では通常頭痛を訴えない）．血圧140 mmHg程度でもしばしばこのような脳血管障害を起こしていることがある．

　拡張期血圧は60〜90 mmHgが一応正常レベルと考えてよいが，最近のWHO（1999）やJSH（日本高血圧学会，2000）の指針では正常を3ランクに分け，正常高値血圧〔収縮期血圧130〜139 mmHgまたは拡張期血圧85〜89 mmHg〕，正常血圧〔収縮期血圧＜130 mmHgかつ拡張期血圧＜85 mmHg〕，至適血圧〔収縮期血圧＜120 mmHgかつ拡張期血圧＜80 mmHg〕となっている．

　収縮期血圧が90〜100 mmHg以下の場合にはショックの可能性を考える．また，脈圧（収縮期血圧－拡張期血圧）が30 mmHg以下では心拍出量の低下を疑う．

② 脈　拍

　成人の通常の脈拍数は60〜90/分である．脈拍は数だけの異常を過剰に重大事ととらえる必要はないが，緊張度，規則性にも注意して判断する．緊張が低下して触れにくい

表 13-3 ショック指数と循環血液の不足量の関係

ショックの程度	ショック指数	循環血液の不足量
0	0.5	正常
Ⅰ	0.8	10〜20 %
Ⅱ	1.0	20〜30 %
Ⅲ	1.2	30〜40 %
Ⅳ	1.4	40〜50 %

頻脈は循環不全やショックの可能性がある．また徐脈のなかには脳圧亢進状態のこともあるし，死戦期であることもある．意識と血圧とをあわせて判断する．

③ショック指数

ショック指数とは，心拍数/収縮期血圧で表すが，主として出血性ショックの度合いを簡便に推定する方法である（**表 13-3**）．

④呼　吸

成人の正常呼吸数は 16〜20/分である．一般にショックでは過呼吸になっている．

⑤体　温

異常な高温は肺炎，腎盂腎炎などの感染症のほかに上部頸髄損傷や熱中症，悪性高熱なども考えねばならない．

⑥意識レベル

日本昏睡尺度（Japan coma scale；JCS）は開眼状況で大まかに3段階に分け，そのなかをさらに3分類したもので正常を含め10段階に分類している（**表 13-4**）．

【ABCの確保：すぐにすべきこと】

バイタルサインによって重症度を判定したら，次になすべきことは気道の確保（airway；A），呼吸と換気（breathing；B），循環（circulation；C）のABCを確立することである．気道の確保は舌根が沈下したり無呼吸に陥りそうなら，挿管や気管切開まで適応を考える．Bは無呼吸があれば人工呼吸の適応を検討する．Cでは心停止に陥ったらすかさず心マッサージを行う．

【応急処置：次に速やかに行うべきこと】

バイタルサインと全身状態に基づき緊急度・重症度を判断し，心肺蘇生をすぐさま開始すべきか，もう少し治療開始に時間的余裕があるか，手術を必要とする状況かを速やかに決定する．この間に胃管，膀胱内留置カテーテル，点滴ルート（最低2本）を挿入し，酸素マスクをつける．汚染創があれば洗浄し，必要に応じて止血縫合する．

両肺野を聴診し緊張性気胸（血気胸）を，またできれば心エコーにより心タンポナーデをまず最初に必ず判定する．病歴をすばやく聞き出して食物アレルギーや蜂による虫さされでアナフィラキシーを起こしてはいないか，あるいはそのために喉頭浮腫を起こして気管内挿管できそうにない状態ではないかなどを判断する．また，急性喉頭蓋炎は単なるかぜのようにして始まるが，喉頭の浮腫をきたすとたちまちに窒息の危険が迫っ

表13-4 日本昏睡尺度 Japan coma scale；JCS（3-3-9度方式）

I	刺激しないでも覚醒している (delirium, confusion, senselessness)	1	だいたい意識清明だが，いまひとつはっきりしない．
		2	見当障害がある．
		3	自分の名前，生年月日が言えない．
II	刺激すると覚醒する (stupor, hypersomnia, lethargy, somnolence, drowsiness)	10	普通の呼びかけで容易に開眼する．合目的な運動（たとえば「右手を握れ，離せ」などの命令に対し）をする．言葉も出るが間違いが多い．
		20	大きな声または身体を揺さぶることにより開眼する．
		30	痛み刺激を加えつつ呼びかけを繰り返すと，かろうじて開眼する．
III	刺激しても覚醒しない (deep coma, coma, semicoma)	100	痛みの刺激に対し，払いのけるような動作をする．
		200	痛み刺激で少し手足を動かしたり，顔をしかめたりする．
		300	痛み刺激に反応しない．

付記：R：restlessness（不穏），I：incontinence（失禁），A：akinetic mutism（無言無動症），apallic state〔失外套症候群（状態）〕．
例：III-100-I，II-20-RI などと表記する．意識清明の場合は 0．

ている．そのほかに，肺緊張性気胸がある状態を見逃して人工的に換気するとかえって悪化し死を早めることになる．また心タンポナーデは血腫の除去こそが第一に大切なことであり，それなくして昇圧薬投与や心マッサージを行っても効果はおぼつかない．神経学的所見をとることにより脳血管障害や脊髄損傷などが診断される．脊髄損傷が疑われるときには頸椎保護カラーをつけ，頭部を固定し，むやみに動かさないようにする．また諸薬物中毒の可能性，肺血栓塞栓症の可能性は常に念頭におき，鑑別する必要がある．ちょっとしたことではあるが，こういう状況が起こりうることに無知であると悲惨な結果をまねく．疑うことが正しい診断の第一歩である．

【ＤＥＦについて】

前述の ABC についで DEF を考慮する．すなわち drug（昇圧薬，アトロピン，抗不整脈薬，点滴），ECG（心電図モニター），fibrillation（除細動）の頭文字であるが，この DEF を適応に従って実施する．

ここまで行えば一通りの救急処置はできたことになる．

e．心肺蘇生術

心臓マッサージが必要となる病態ではまず呼吸も停止しているので心臓と肺，すなわち循環と呼吸の両方を再開させるという意味で心肺蘇生法という．

【適応】 心肺蘇生法の絶対適応は心停止と心室細動である．また心臓自体の問題も含め何らかの理由で収縮期血圧が 50 mmHg を割った場合にも適応となる．

【一次救命処置】 basic life support：BLS

一次救命処置とは，心肺停止状態，ないしは心肺停止が切迫している患者に対し，最

初の数分間に行うべき処置と定義される．緊急時には高度な医療装置や薬剤が入手不可能であることが多いため，BLS は事実上，「医療器材を用いる必要のない処置」と同義であるが，近年では自動体外式除細動器（automated external defibrillator：AED）による電気的除細動が BLS の一環として考えられるなど，BLS の定義そのものが変遷しつつある．心肺停止の現場には医師が偶然居合わせないことが多いので一般市民でもこの一次救命処置については習得しておくことが期待され，駅，スポーツ施設，学校，レストランなど多数の人が集まる場所のあちこちにこの AED が設置されるようになってきた．

【二次救命処置】advanced life support：ALS

　心停止あるいはその危機に対し，一次救命処置がなされながら医療機関へ搬送された傷病者に ICU などさらに高度かつ専門的な部門へ引き渡すまでの治療法のことである．

【一次救命処置（BLS）の手順】

　① 心肺停止状態の患者は通常，脈がない，呼吸をしていない，意識がないの「3 ない」状態にある．このような現場に遭遇したら，まず呼びかけて身体を揺すったり，頰を叩いたりしてみる．余裕があれば脈を頸部や鼠径部（大腿動脈）で触れてみる．鼻先に糸くずとかティッシュペーパー片を近づけて呼吸しているかどうかをみる．

　② 危機的状況にあることがわかったら大声で周囲の人の助けを求める．そのうちの一人には救急車の出動を求める電話を依頼する．

　③ 堅めの平らな場所に患者を移す．衣服を脱がせる．

　④ 口の中を調べて，吐物や気道閉塞物があればこれを除去する．入れ歯があればこれも外す．胸骨を手拳で数回強打してみる．まれに心拍が復帰する幸運に恵まれることがある．

　⑤ 心臓マッサージを開始する．心臓マッサージの回数は，最近ではアメリカ心臓協会 2005 年版心肺蘇生ガイドラインに準じて「1 分間に 100 回，強く早く押す」ことが推奨される．以前は 1 分間に 60〜80 回を目安としていたが，わずか 10 秒間の心臓マッサージの中断がその後の生存率の悪化を招くことが知られてきたためである．

　⑥ 人工呼吸を行う．心臓マッサージ 30 回に 2 回，1 回が 1 秒程度で素早く吹き込む．吹き込む息が食道から胃の方へ誤入することなくきちんと気道に吹き込まれるよう注意する．そのためには下顎を挙上し頭部を後屈させることが大切である．みぞおちが膨らめば胃の方へ誤入していることになるし，胸郭が膨らめば正しく肺の方へ息が流入していることになる．

　⑦ この動作を救急車到着までその場に居合わせた市民が行い，なお蘇生しない場合には救急車内でも基本的には同じことを病院搬入時まで続行する．上述のように救急車内では酸素投与，点滴，除細動まではできるようになってきている．

【心臓マッサージ法】

　① 成人患者の場合には，救助者の手のひらの基部を患者の胸骨上で剣状突起から頭側

2横指の位置に置き，その上にもう一方の手を重ねて両腕の肘を伸ばした状態で垂直に圧迫を加える．このとき患者の胸郭が4～5cm沈下する程度がよい．この手技でおよそ30～50kgの圧力がかかる．剣状突起に手のひらがかかったり，心臓が左にあるからといって胸骨左縁より左側を押すようなことをしてはならない．剣状突起骨折や肋骨骨折で肝臓や肺の挫傷をつくりかねないからである．

② 体重10kg程度の小児患者の場合には成人と同様の部位を片手で圧迫するが，胸骨がやわらかすぎて時に心臓マッサージにならないことがある．そのときには片手を背中にすべりこませて両手で胸郭を前後からはさんで圧迫すると効果がある．乳児の場合は，左右の乳頭を結ぶ直線より1横指尾側の胸骨を指2本で圧迫する．

C．麻酔科

　麻酔は，鎮痛，鎮静，筋弛緩を得ることを目的としており，手術の際には必須のものである．麻酔の種類は表13-5に示すように，全身麻酔と局所麻酔に分類される．

a．全身麻酔

　吸入麻酔薬あるいは静脈麻酔薬を中枢神経に作用させて，意識の消失をもたらす方法である．

(1) 吸入麻酔

　麻酔器回路（図13-4）を用いて，吸入麻酔薬と酸素の混合気体を気道から吸入させる方法である．吸入麻酔薬は，肺胞表面から動脈血中に入り，脳，脊髄に作用する．吸入麻酔は導入は遅いが，投与を中止するとすみやかに呼気から麻酔薬が排泄されるため，

表13-5 麻酔の種類

```
全身麻酔
    吸入麻酔
    静脈麻酔
    バランス麻酔：ニューロレプト麻酔，全静脈麻酔
局所麻酔
    表面麻酔：粘膜に噴霧または塗布
    浸潤麻酔：皮下注射
    伝達麻酔（神経ブロック）
    脊髄クモ膜下麻酔
    硬膜外麻酔
```

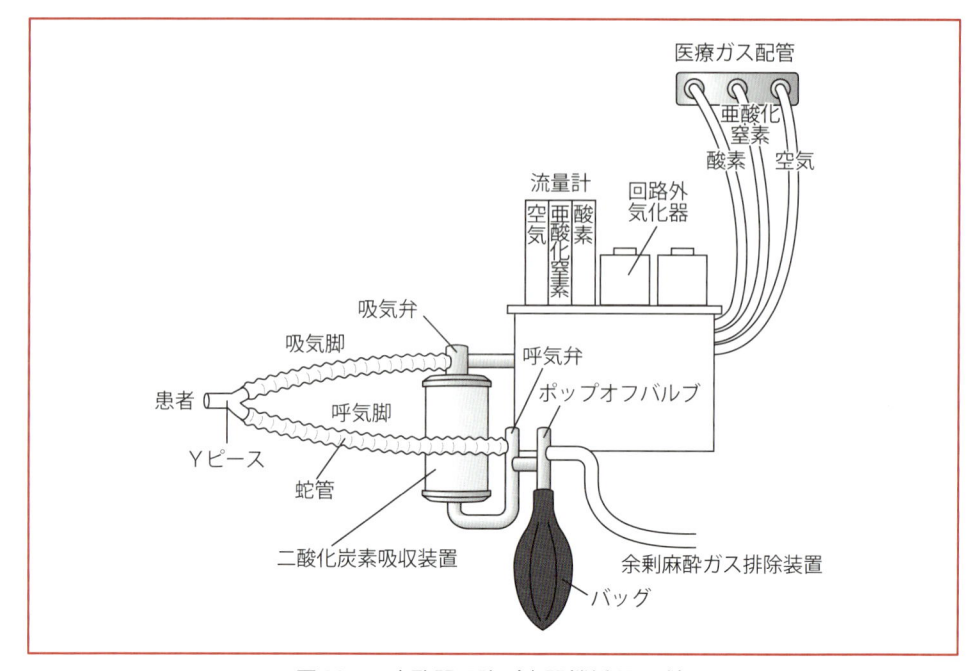

図13-4 麻酔器回路（半閉鎖循環回路）

表13-6 吸入麻酔薬の性状

吸入麻酔薬	ガス性麻酔薬	揮発性麻酔薬	
種類	亜酸化窒素	セボフルラン	デスフルラン
鎮痛作用	＋	－	－
呼吸 　呼吸抑制 　気管支拡張 　気道刺激性	－ － －	＋ ＋ －	＋ － ＋
循環 　血圧 　脈拍数 　心拍出量	→ → →	↓ →↓ ↓	↓ ↑ →↓
筋弛緩作用	なし	中等度	中等度
生体内代謝率	0％	2％	0.2％

麻酔深度の調節性は静脈麻酔より優れている．

① 吸入麻酔薬（**表13-6**）

ⓐ 亜酸化窒素（笑気）：ガス性麻酔薬で，無色，透明，無臭であり，手術室の中央配管またはボンベより供給される．生体内への吸収と排泄はきわめて速く，生体内では代謝されない．鎮痛作用があるので，抜歯の際の鎮痛には酸素と混合して吸入させる．通常は揮発性麻酔薬と併用して使用する．しかし，亜酸化窒素は，閉鎖腔の容積を大きくするため，気胸，イレウスでは禁忌である．最近は成人では使用されていないことが多い．

ⓑ セボフルラン：導入覚醒が速く，気道刺激性が少ない揮発性麻酔薬で，もっともよく使用されている．小児の緩徐導入に適している．循環抑制は少ない．

ⓒ デスフルラン：セボフルランとともによく用いられる揮発性麻酔薬である．迅速な麻酔導入と覚醒をもたらすと同時に，肝機能や腎機能に与える影響が少ない．しかし，気道刺激性があり麻酔深度が浅いときに喉頭痙攣を誘発することがある．また，刺激臭が強いため小児の緩徐導入には適さない．

(2) 静脈麻酔

静脈麻酔薬を静脈投与することにより，麻酔薬が血流にのって全身に分布し，中枢神経の神経細胞に作用する．作用発現が速いが，排泄は吸入麻酔より遅く，麻酔深度の調節がむずかしい．

① 適　応

全身麻酔の導入，検査や短時間手術，局所麻酔の補助，鎮静を必要とする管理（人工呼吸や痙攣の鎮静）などに用いられる．

② 静脈麻酔薬

ⓐ バルビツレート：超短時間作用性バルビツレートであるチオペンタール，チアミラールは麻酔の導入によく用いられる．静脈投与では30秒以内に麻酔効果が発現し，1分前後で脳内濃度は最高になる．気管支収縮作用があるため，喘息患者には禁忌である．

ⓑ プロポフォール：超短時間作用性で長時間持続投与しても蓄積性がなく，作用の遷延もみられない．脂溶性のため急速静注すると血管痛を生じる．鎮痛作用はほとんどない．麻酔導入に使われるだけでなく麻酔の維持にも使われる．

ⓒ ベンゾジアゼピン：麻酔の導入，全身麻酔の補助，局所麻酔時の補助，痙攣抑制などに用いられる．ジアゼパム，ミダゾラム，レミマゾラムなどがある．

ⓓ ケタミン：解離性麻酔薬と呼ばれ，意識が消失しても開眼，眼球運動，嚥下反射などは保たれる．鎮痛作用は強いが，覚醒時に夢や幻覚などを伴うことがある．

(3) その他の薬物

① 鎮痛薬

ⓐ 麻薬：モルヒネ，フェンタニル，レミフェンタニルがよく使われる．鎮痛作用があるので，吸入麻酔あるいは静脈麻酔と併用して用いる．

ⓑ 麻薬拮抗性鎮痛薬：ペンタゾシンとブプレノルフィンがよく使われる．ペンタゾシンのほうが作用の発現が速いが，持続時間はブプレノルフィンのほうが長い．鎮痛作用があるので，吸入麻酔あるいは静脈麻酔と併用して用いる．

② 筋弛緩薬

ⓐ ロクロニウム：新しい筋弛緩薬である．気管挿管時に用いられ，手術中の筋弛緩目

的に持続投与する．肝，腎障害患者では排泄が遅れるため，作用が遷延することがある．
　ⓑ ベクロニウム：気管挿管時に用いられ，手術中の筋弛緩目的に使用する．効果持続時間は短く45〜60分くらいである．肝からおもに代謝，排泄されるが，腎からの排泄もあるので，肝，腎障害患者では作用が延長する．
　③ 筋弛緩回復薬
　スガマデクスナトリウム：ロクロニウム，ベクロニウムを選択的に直接包接して筋弛緩作用を不活化する．

(4) バランス麻酔

　① ニューロレプト麻酔：神経遮断薬と鎮痛薬または亜酸化窒素や静脈麻酔薬との組み合わせによる麻酔法をいう．麻酔の導入は神経遮断薬のドロペリドールまたはミダゾラム静注後，フェンタニールまたはペンタゾシンの静注にて導入する．筋弛緩薬を用いての気管挿管後は，亜酸化窒素または鎮静薬を追加して麻酔を維持する．
　② 全静脈麻酔：吸入麻酔を用いずに，静脈から投与する薬物のみによって麻酔を行う方法である．プロポフォールあるいはレミマゾラムで導入し，フェンタニルやレミフェンタニルで鎮痛し，ロクロニウムで筋弛緩を得て気管挿管する．麻酔の維持はプロポフォールあるいはレミマゾラムを持続静注し，レミフェンタニルとロクロニウムを持続与して行う．フェンタニルは必要があれば適宜追加する．

(5) 麻酔器回路

　図13-4に全身麻酔時の麻酔器回路（半閉鎖循環回路）を示した．麻酔器の本体には，医療ガス配管から酸素，亜酸化窒素，治療用空気がホースを介して連結されている．
　① 流量計：空気，亜酸化窒素，酸素などの流量を調節するものである．新しい麻酔器では，酸素＋亜酸化窒素あるいは酸素＋空気のいずれかを選び，酸素濃度（％）を設定するだけでよい．
　② 回路外気化器：揮発性麻酔薬の気化に使用される装置で濃度目盛りがついている．
　③ 呼気弁，吸気弁：呼気弁は，患者呼吸回路内の麻酔ガスの方向を一定にして呼気ガスを再呼吸しないようにする．吸気弁は，吸気時に開いて麻酔器からの新鮮ガスとバッグからの再呼吸ガスを患者に吸入させ，呼気時には閉じる．
　④ 二酸化炭素吸収装置：バッグにたまった呼気ガス中の二酸化炭素を除去する装置で，二酸化炭素吸収剤であるソーダライムまたはバラライムが充塡してある．
　⑤ 蛇管：麻酔器本体と患者を結ぶ管で吸気脚と呼気脚からなる．
　⑥ Yピース：吸気脚と呼気脚をつなぎ，気管チューブあるいはマスクと接続する部分である．
　⑦ バッグ：患者の呼気がためられ，調節呼吸ではバッグを押して患者に麻酔ガスを送

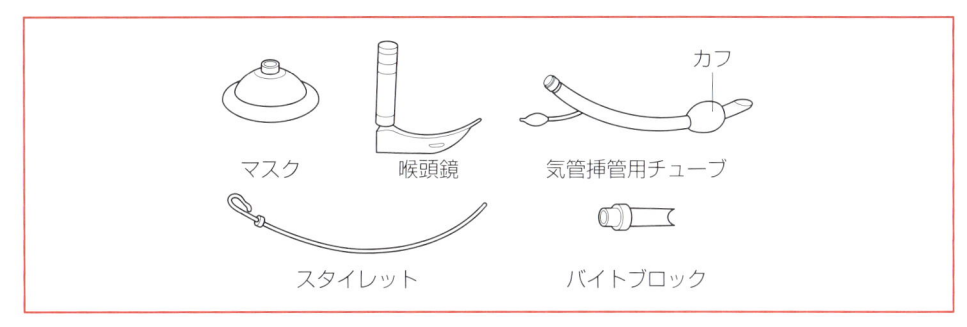

図 13-5　全身麻酔に必要な器具

る．自発呼吸があるときは，新鮮ガスでは足りない分をバッグを押して補う．
　⑧ ポップオフバルブ：麻酔回路は半閉鎖式で，酸素と麻酔ガスの合計流量を 4～6 l/分流して使用するが，余ったガスを排出するのがポップオフバルブである．
　⑨ 余剰麻酔ガス排除装置：半閉鎖式で用いた余剰麻酔ガスが手術室に充満しないように，ポップオフバルブからの排出ガスを室外に出す装置である．

(6) 全身麻酔に必要な器具（図 13-5）

　マスク，喉頭鏡，気管挿管用チューブ，スタイレット，バイトブロック，カフ用注射器などがある．スタイレットは，気管挿管する際に気管挿管用チューブのこしを強くするためにチューブ内に入れて使うものである．

(7) 全身麻酔の手順

　① モニターの装着
　患者を手術台に移したら，血圧計，心電図，パルスオキシメーターを装着する．パルスオキシメーターはヘモグロビン酸素飽和度を非侵襲的に連続モニターできる装置であり，酸素化の異常をすばやく察知できる．
　② 静脈路の確保
　静脈留置カテーテルを用いて静脈を確保し，乳酸リンゲルなどの細胞外液補充剤の輸液を開始する．
　③ 全身麻酔の導入
　麻酔器から 100％ 酸素を流出させたマスクを患者の鼻～口に当て，酸素を吸入させる．静脈麻酔薬を静注し，入眠を確認してから筋弛緩薬を静注する．自発呼吸がなくなったら 100％ 酸素でしばらく人工呼吸を行う．これを急速導入という．喉頭鏡を使用して喉頭展開し，気管チューブを気管に挿入（気管挿管）する．挿管終了と同時に気管チューブのカフを膨らます．喉頭鏡を抜く前にバイトブロックを歯列の間に入れ，歯によってチューブがかまれないようにする．麻酔器の呼吸回路を気管チューブに接続後，バッグを加圧して両肺野の呼吸音を聴診し，片肺挿管になっていないことを確認する．気管チ

ューブおよびバイトブロックを絆創膏で固定する．酸素，空気，吸入麻酔薬による維持に移る．吸入麻酔薬の肺胞内濃度が急速に上がり，それに伴って血中濃度が上昇して，脳と心臓へ吸入麻酔薬が供給され麻酔深度は深くなる．

　乳幼児の場合は，吸入麻酔薬を酸素，空気（必要があれば亜酸化窒素）とともに徐々に吸入させ麻酔を導入する．これを緩徐導入という．麻酔がかかったところで静脈の確保を行い，筋弛緩薬を使用して気管挿管を行う．

　④ 挿管後の侵襲的モニター装着

　麻酔中の尿量を計測するため経尿道的に膀胱内にカテーテルを挿入する．大手術のときは，直接動脈圧測定，中心静脈カテーテル挿入，肺動脈カテーテル挿入を行う．

　⑤ 麻酔の維持

　血圧や心拍数をみて吸入麻酔薬の濃度や静脈麻酔薬の投与速度を調節し，麻酔を維持する．開胸，開腹術などの場合は，筋弛緩薬を使用する．

　⑥ 覚醒と抜管

　手術が終了したら麻酔から覚醒させ，自発呼吸を十分に出す．筋弛緩薬使用例には，気管チューブを抜く前に筋弛緩回復薬のスガマデクスナトリウムを投与し，筋弛緩薬の影響を除いておく．咳嗽反射があり，命令に応じられるくらい覚醒するまで待つことが望ましい．清潔な吸引カテーテルで気道の吸引を行い，100％酸素で十分換気する．口腔内の分泌物を吸引した後，気管チューブのカフの空気を完全に抜き去り，静かに抜管する．

b．局所麻酔

　局所麻酔薬を脊髄や末梢神経に作用させ，局所の無痛状態を作り出す麻酔である．
　意識の消失はない．局所麻酔薬にはプロカイン，テトラカイン，リドカイン，メピバカイン，ブピバカイン，ロピバカイン，ジブカインなどがある．

(1) 脊髄クモ膜下麻酔

　クモ膜下腔へ低用量の局所麻酔薬を注入して，脊髄神経の前根，後根，脊髄の外層を可逆的に遮断して鎮痛と筋弛緩を得る麻酔法である（図13-6）．

　① 適応：薬物の投与部位が第2腰椎から第1仙椎間に限定されることから，下腹部，会陰，下肢の手術に適する．

　② 禁忌：穿刺部位の炎症，出血性素因，抗血栓薬の投与，出血や脱水による循環血液量減少性ショックなどがある．

　③ 手技：まず，心電図，血圧，動脈血酸素飽和度をモニターする．静脈ルートを確保し，乳酸リンゲル液を輸液する．

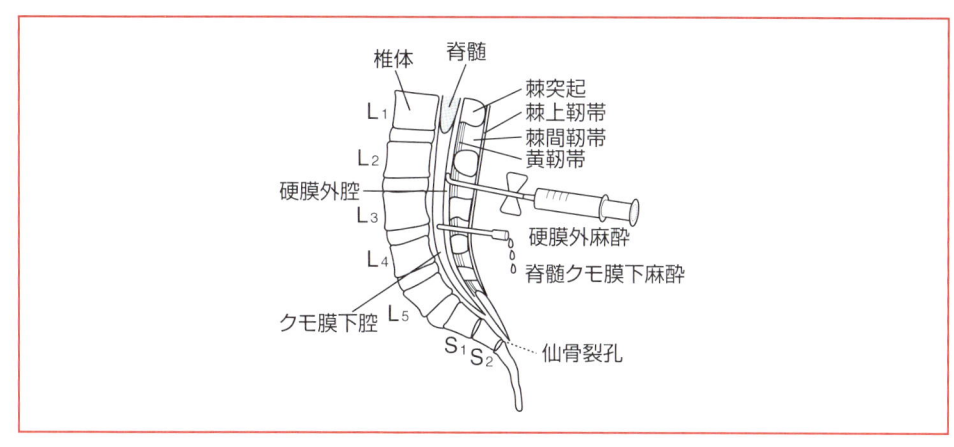

図13-6 脊髄クモ膜下麻酔と硬膜外麻酔

　手術側を下にした側臥位とし，棘突起の隙間を広げるため上肢で膝を抱えさせ背中を丸くする．腰部の刺入部を消毒し，周囲の未消毒部を滅菌布で被う．高位脊髄クモ膜下麻酔を行うときは，第2，第3または第3，第4腰椎棘突起間で，低位脊髄クモ膜下麻酔を行うときは第4，第5腰椎棘突起間で，サドルブロック*を行うときは第5腰椎，第1仙椎棘突起間で行う．

　穿刺する棘突起間の皮内，皮下，靭帯に1％リドカインで局所浸潤麻酔を行う．脊麻針を皮膚に垂直に刺入し，棘上靭帯と棘間靭帯を貫いて黄靭帯まで挿入する．さらに進め，プツンという硬膜貫通感があったら内針を抜いて髄液の逆流を確かめ，局所麻酔薬を脊髄クモ膜下腔へ注入する．注入後は直ちに針を抜去して仰臥位にする．局所麻酔薬注入後約10分で無痛が得られる．麻酔レベルは高用量ほど高位に及ぶ．効果の持続時間は局所麻酔薬によって違い，リドカインで約40分，テトラカインで約2時間，ブピバカイン，ジブカインで約3時間である．

*サドルブロック▶ウマに乗って鞍（サドル）に触れる部分が麻痺することから，この名がついたようである．座位にして穿刺する．

④ 副作用と合併症

ⓐ 全脊髄クモ膜下麻酔：すべての脊髄神経が麻痺したとき起こり，無呼吸になり低血圧が持続し，意識も消失することがある．人工呼吸を行いながら輸液と昇圧薬で対処する．

ⓑ 血圧低下：血管拡張と静脈還流の減少による．

ⓒ 呼吸抑制：胸神経，横隔神経の麻痺による．

ⓓ 脊髄クモ膜下麻酔後頭痛：クモ膜と硬膜の穴から髄液が硬膜外腔へ漏れ，髄液圧が低下するため，座位になると頭蓋内の痛みを感じる組織が下方へ牽引されて頭痛が起こる．

(2) 硬膜外麻酔

硬膜外腔に比較的多くの局所麻酔薬を注入することによって脊髄神経伝達を可逆的に遮断する方法である（図13-6）．

① 適応：頸部から会陰部に至る広い範囲の手術の麻酔や，術後の疼痛管理，慢性疼痛管理にも応用される．

② 禁忌：穿刺部位の感染，血液凝固系の異常，出血性ショックなどである．

③ 手技：硬膜外麻酔は，穿刺部位や麻酔範囲によって，頸部，胸部，腰部，仙骨に分類される．頸椎から仙椎領域まで投与できることが脊髄クモ膜下麻酔と異なる利点である．

臨床的な硬膜外麻酔効果は交感神経線維遮断，冷覚，温覚，痛覚，運動，触覚の順に遮断されるが，効果発現は脊髄クモ膜下麻酔よりも遅く10～15分かかる．体位，消毒は脊髄クモ膜下麻酔と同様である．

棘間の中点に局所浸潤麻酔を行う．硬膜外針を刺入し棘上靭帯と棘間靭帯を貫いたところで懸滴法あるいは抵抗消失法で針を進め，黄靭帯を穿通し硬膜外腔まで挿入する．針より血液や脊髄液が出てこないことを確認して，硬膜外カテーテルを挿入する．硬膜外針を引き抜き，カテーテルが硬膜外腔に3cm留置されるように固定する．カテーテルを留置した持続硬膜外麻酔では，長時間の手術に利用でき，術後の鎮痛にも使用できる．

側臥位のまま，硬膜外カテーテルに注射器を接続し，吸引して髄液や血液が逆流しないことを確認し，約2mlの局所麻酔薬を試験注入する．仰臥位に戻し，試験注入による異常がないことを確認してから麻酔に必要な局所麻酔薬を注入する．

④ 使用薬物

ⓐ 局所麻酔薬：1～2％のリドカイン，メピバカイン，0.2％のロピバカイン，0.25％のレボブピバカインが用いられる．

ⓑ 麻薬：術後の鎮痛効果やペインクリニックでは，モルヒネやフェンタニールなどの麻薬を局所麻酔薬と混合して硬膜外腔に投与する．

⑤ 副作用と合併症：硬膜穿刺，脊髄クモ膜下注入，硬膜外血腫などがある．

⑥ 仙骨麻酔：適応は，鼠径ヘルニア，陰嚢水腫，睾丸固定，尿道や肛門などの手術や検査の麻酔である．小児では，吸入麻酔で導入後，側臥位にして仙骨裂孔から仙骨麻酔を行うが，術後鎮痛のためにも有用である．

(3) その他の局所麻酔

① 表面麻酔：皮膚や粘膜（目，鼻腔，口腔，気管，気管支など）に局所麻酔薬を塗布あるいは噴霧して行う麻酔である．

ⓐ 貼付法：静脈穿刺や皮膚小手術に用いる．リドカインを60％含有するテープを皮膚表面に30分間貼付する方法である．

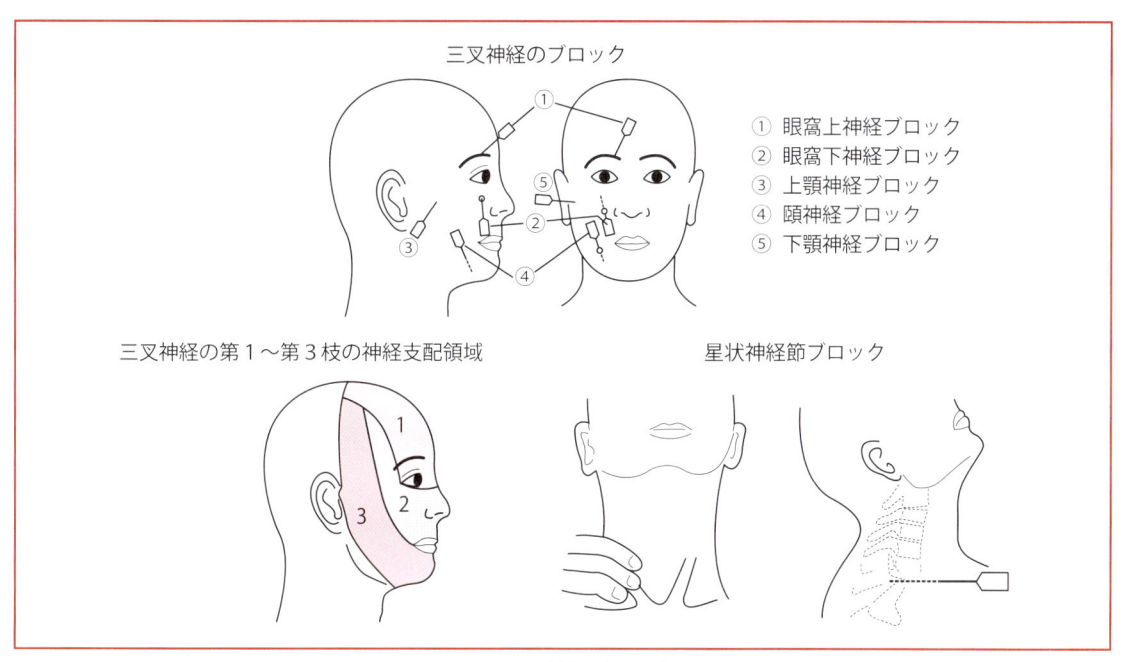

図13-7 神経ブロック

　ⓑ 塗布法：綿棒に4％リドカインをしみ込ませ，口腔や鼻腔粘膜表面に塗布する方法である．

　ⓒ 噴霧法：4～8％のリドカインを鼻腔，咽頭，喉頭の粘膜や鼓膜などにスプレーする方法である．

　ⓓ 含嗽法：リドカイン溶液を口腔内に含み，口腔内，咽頭，喉頭に3～5分間留めることによって行う方法である．内視鏡検査の前に用いる．

滴下法：リドカインやオキシプロカイン溶液を点眼して角膜や結膜の表面麻酔を行う方法である．眼圧測定，角膜異物除去，虹彩切除などの際に用いられる．

　② 浸潤麻酔：皮内，皮下組織へ0.5～1％リドカイン，メピバカインなどの局所麻酔薬を注入することによって，注射した局所の知覚遮断をする．

　③ 伝達麻酔（神経ブロック，図13-7）

特定の神経に局所麻酔薬を注射して，その神経の支配領域からの伝達を遮断する．

　ⓐ 三叉神経のブロック

適応：三叉神経痛

　ア．眼窩上神経ブロック（三叉神経第1枝）

　イ．眼窩下神経ブロック（三叉神経第2枝）

　ウ．上顎神経ブロック（三叉神経第2枝）：下顎切痕の中央部から皮膚と45度の角度で上方に向けて針を刺入し，翼口蓋窩に入り放散痛を得たら，局所麻酔薬を5～10 ml 注入する．

エ．頤(オトガイ)神経ブロック（三叉神経第3枝）

オ．下顎神経ブロック（三叉神経第3枝）：下顎切痕の中央部から皮膚に垂直に刺入後3～4 cmで下顎神経に達し放散痛が得られる．局所麻酔薬を約10 ml注入する．

ⓑ 腕神経叢ブロック

適応：上肢の手術

手技：3つの穿刺部位がある．斜角筋間法（輪状軟骨の外側で前斜角筋と中斜角筋の間を抜ける部位），鎖骨上法（鎖骨中央部，第1肋骨上を鎖骨下動脈と平行して走る部位），腋窩法（腋窩の上腕動脈周囲）である．局所麻酔薬30 ml前後を吸引を繰り返しながら注入する．局所麻酔薬が動脈に注入された場合には，少量でも興奮，痙攣，意識消失などの中毒症状を起こすので，注意すべきである．

ⓒ 指神経ブロック

適応：手指の手術，脱臼整復

手技：指の背外側基部より針を刺入し，基節骨側面に1％リドカイン1 mlを注入することにより，固有背側指神経をブロックする．さらに掌側に針を進め骨との接触がなくなった位置で1％リドカイン1 mlを注入し，固有掌側指神経をブロックする．同様に反対側も行う．

ⓓ 肋間神経ブロック

適応：肋間神経痛，帯状疱疹，ヘルペス後疼痛，脊椎および脊髄腫瘍，椎弓の骨折時の除痛

手技：中腋窩線上で行うときには，第5肋骨下縁を触れ，ここから針をやや頭側に向け刺入し肋骨下縁に当てる．針を引き戻しやや尾側に向けふたたび刺入する．肋骨下縁に触れたときよりもごくわずか深い位置で0.5～1％リドカイン5 mlを注入する．同様に第10肋骨まで行う．

ⓔ 星状神経節ブロック

適応：顔，首，上肢の痛み，血流障害，帯状疱疹後神経痛，上肢のしびれ，顔面神経麻痺

手技：星状神経節は第7頸椎横突起の上にある．胸骨切痕の中心から外側に3 cm，そこより頭部に3 cmのところが刺入点となる．左示指，中指で胸鎖乳突筋，総頸動脈を外側に圧排し，第7頸椎横突起を触れ，針を垂直に刺入し椎体側面に当たったら，針をわずかに引き戻し1％リドカイン5～10 mlを注入する．5分以内にホルネル症候群（縮瞳，眼裂狭小，眼球陥凹），眼球結膜充血，皮膚温上昇，発汗減少がみられる．

D. 婦人科疾患

a. 子宮頸癌

　子宮に発生する癌のうち，子宮頸部に初発するものを子宮頸癌という．かつては全子宮癌のうちの90～95％を占めていたが，現在ではほぼ50％になっている．女性の性器腫瘍のうちでもっとも多い．わが国での年間罹患数は人口10万人あたり約16.8人で，2020年には2,887人が死亡している（国立がん研究センター：がん種別統計情報，2022年）．好発年齢は40～60歳代で，50歳代がもっとも多い．

【成因と病態生理】　初交年齢の早い者，複数の性的パートナーがいる者，配偶者が包茎である婦人などで発症頻度が高い．子宮頸癌の発病には，ヒト乳頭腫ウイルス（human papilloma virus；HPV）との関連が示唆され，とくにHPV 16や18型感染が関連している可能性が高い．

　子宮頸癌の組織型には扁平上皮癌，腺癌，混合型があるが，扁平上皮癌がもっとも多い．

【症状】　初期には自覚症状はないが，進行すると，不正性器出血，接触出血，帯下などがみられる．末期では疼痛が出現する．

【診断】
　① 臨床症状：不正性器出血などが発見の糸口になる．
　② 内診：触診による内診や腟鏡診による視診で腫瘤を診察する．
　③ 画像検査：内視鏡検査，超音波検査，CT検査，MRI検査などで腫瘍を診断する．
　④ 腫瘍マーカー：SCC，C 72-4 などが参考になる．
　⑤ 組織診，組織診断：病理診断で癌細胞を確認する．

【治療】　局所療法として手術療法，放射線療法（腔内照射，外部照射），全身療法として抗癌薬を使用する化学療法があり，癌の進行度や患者の全身状態に応じて単独もしくは併用して治療が行われる．

【経過・予後】　腫瘍が局所に限局したⅠ期では5年生存率が80％をこえるが，全身に進行したⅣ期では20％を切っており，腫瘍の広がりや組織型（腺癌，混合型の予後は悪い）によって予後が左右される．2009～2011年の5年相対生存率は約76.5％である．

b. 子宮体癌

　子宮体（子宮内膜）から発生する癌である．以前は子宮癌全体の5％程度とされてきたが，平均寿命の延長や食生活の欧米化に伴い，最近では子宮癌全体の50％を超えて

いる．わが国では人口10万人あたりの罹患率は約27.6人で，2020年には2,644人が死亡している（国立がん研究センター：がん種別統計情報．2022年）．患者の平均年齢は58歳で，患者の約75％は閉経後婦人である．

【成因と病態生理】　未婚，不妊，閉経後，初婚・初妊年齢が高い，妊娠回数・出生児が少ない，30歳以上の月経不規則，卵胞ホルモン服用者，などの婦人に発病率が高い．

　子宮体癌には，腺癌，扁平上皮癌，混合型，未分化癌がある．

【症状】　不正性器出血，過多月経，異常帯下，疼痛などが現れる．

【診断】

　① 臨床症状：不正性器出血は子宮体癌の必発症状である．

　② 細胞診，組織診：子宮内膜の細胞診や組織診で異常細胞を認める．

　③ 画像検査：内視鏡検査，超音波検査，CT検査，MRI検査などで腫瘍を診断する．

【治療】　子宮頸癌と同様に，局所療法として手術療法，放射線療法（腔内照射，外部照射），全身療法として抗癌薬を使用する化学療法があり，癌の進行度や患者の全身状態に応じて単独もしくは併用して治療が行われる．

【経過・予後】　癌が局所にとどまり，かつ組織型が腺癌の場合には5年生存率が90％をこえるが，進行するにつれ予後が悪くなる．2009～2011年の5年相対生存率は約81.3％である．

c．乳　癌

　乳腺に発生する癌である．減少している子宮頸癌と異なり，乳癌は増加している．その理由として，食生活の欧米化，ことに脂肪摂取量の増加があげられる．人口10万人あたりの罹患率は約77.5人（男1.1，女150.0）で，2020年には14,779人が死亡している（国立がん研究センター：がん種別統計情報．2022年）．

【成因と病態生理】　乳癌は，家系内に乳癌患者がいる，未婚・未産婦，初産が30歳以上，閉経年齢が55歳以上，肥満女性などに多い．好発年齢は45～50歳であるが高齢化傾向にある．

　組織型では，乳頭腺管癌，充実腺管癌，硬癌の3型が90％ほどを占める．腫瘍の大きさ，腋窩リンパ節転移の有無，遠隔転移の有無で臨床病期が決定される．

【症状】　腫瘤を触れる．乳頭分泌や湿疹様びらんをみることもある．

【診断】

　① 視診，触診：腫瘤を触知する．

　② 画像検査：マンモグラフィ，超音波検査，CT検査，MRI検査で腫瘍を検出する．

　③ 分泌物細胞診，組織診：生検，穿刺細胞診，外科的切除で病理学の診断を行う．

　④ 腫瘍マーカー：CA 15-3，CEA，TPA，BCA225，NCC-ST 439などが参考になる．

【治療】 手術が基本である．抗癌薬，ホルモン薬を使用することもある．
【経過・予後】 癌が局所に限局したⅠ期では90％の5年生存率であるが，遠隔転移したⅣ期では15％と悪くなる．2009～2011年の5年相対生存率は女性で約92.3％である．

d．更年期障害

生殖期から生殖不能期への移行期である更年期に現れる不定愁訴症候群をさす．

【成因と病態生理】
自律神経異常，あるいは心因性によって発症する．性腺機能の変化が視床下部の神経活動に変化をもたらし，神経性代謝性のさまざまな生体変化を起こすことによると考えられている．

【症状】 不定愁訴として，ほてり，のぼせ，発汗，冷え性，頭痛，眩暈（めまい），耳鳴，不眠，しびれ，知覚鈍麻，肩こり，腰痛，頻尿，疲労感，食欲不振など多岐にわたる．いずれも自覚所見で，他覚所見はみられない．

【診断】
① 臨床症状：更年期に多彩な不定愁訴がある．
② 心理テスト：神経症，うつ病，ヒステリーなどと鑑別する．

【治療】 エストロゲンと少量のアンドロゲン，自律神経薬，向精神薬，漢方薬などが使用される．心理療法を行うこともある．

【経過・予後】 愁訴は多いが，予後は良好である．

e．月経異常

月経異常としては，①初経や閉経の時期が異常である思春期早発症，早発閉経，②月経周期の異常として頻発月経，稀発月経，無月経，③月経量の異常として過多月経，過少月経，④さらに月経に随伴する症状の強い月経困難症などがある．

【疫学】 思春期早発症，原発性無月経，早発閉経は，続発性無月経に比較すると頻度的には少ない．頻発月経，稀発月経，無月経は，卵巣機能が不安定な思春期や更年期に多い．子宮筋腫に伴う過多月経は40歳代に多い．

【成因と病態生理】 卵巣機能の不安定，子宮筋腫や子宮内膜症に続発する場合，あるいは機能性月経困難症などが成因としてあげられる．

【症状】 月経の周期，頻度，量などに異常がある．月経困難症では下腹部痛や腰痛を伴うことがある．

【診断】 初経年齢，月経周期の整順性，月経血の量，月経随伴症状，不妊症の有無などを医療面接で確認する．子宮筋腫や子宮内膜症の診断には，超音波検査，CT，MRI検査

などを行う.

【治療】 症状に応じてホルモン療法を行う．子宮筋腫で過多月経や月経困難症の強い場合には，手術を考慮する．

【経過・予後】 子宮筋腫などが原因になっている場合には，原疾患を治療すれば改善する．

E．皮膚科疾患

a．接触性皮膚炎

外来性の物質の接触によって生じる皮膚炎をいう．金属，植物，果物，日用品，化粧品，医薬品など日常の生活で接触しうるほとんどすべての物質が接触原となりうる．

【疫学】 発生頻度は高い．

【成因と病態生理】 接触原そのものが皮膚障害性をもっている場合と，免疫学的に感作されて発症する場合がある．

【症状】 急性期には，接触部位にかゆみ，紅斑，浮腫を生じ，紅色丘疹，漿液性丘疹．慢性期になると，それぞれの個疹が癒合して浸潤病変，苔癬化病変に移行する．

【診断】 特徴的な皮膚所見から診断する．

【治療】 接触原を洗い流し，局所を清潔に保つ．症状に応じて，副腎皮質ステロイド薬，亜鉛華単軟膏などを塗布する．かゆみの防止には抗ヒスタミン薬や抗アレルギー薬を投与する．

【経過・予後】 経過は良いが，接触原を特定して回避しておかないと再発する．

b．アトピー性皮膚炎

多くは乳幼児期に乳児湿疹として発症し，年齢が進むとともに異なった皮膚症状を呈する広範囲の湿疹性皮膚疾患である．

【疫学】 罹患率は，学童で約6〜8％，一般人口で約1〜3％である．

【成因と病態生理】 成因は不明である．アレルギー性鼻炎や気管支喘息との合併が多いこと，血清IgE値が高いこと，特異的IgE抗体が存在することなどから，I型アレルギー機序の関与が考えられている（282頁参照）．

【症状】 季節変動があり，冬から春にかけて悪化することが多い．年齢によって症状に差異がある．

① 乳幼児期(3歳頃まで)：顔面，頭部に紅斑，丘疹が出現し，頸部や体幹，四肢へと拡大する．湿潤傾向が強く，痂皮を伴う．

② 幼少児期（4～10歳頃）：湿潤傾向は減弱し，乾燥傾向を示す．頸部や関節窩などに苔癬化局面ができる．

③ 思春期，成人期：思春期頃までに軽快する症例が多い．皮疹は乾燥傾向が強く，関節窩に苔癬化局面が限局していることが多い．

【診断】 特徴的な皮膚症状，家系内発症などで診断する．

【治療】 日常の生活環境や全身の清潔を保つことが大切である．薬物療法としては，保湿剤やステロイド外用薬を適宜使用し，必要に応じて抗ヒスタミン薬，抗アレルギー薬などを内服する．

【経過・予後】 本来は思春期頃までに軽快するが，成人まで持ち越すことや，成人で発症することもある．

c．じんま疹

じんま疹は局所の発赤，かゆみを伴う膨疹で，数分から数時間後に跡形なく消失する一過性の，表在性，局所性の真皮上層の浮腫である．1カ月以内に消失するものを急性じんま疹，1カ月以上続くものを慢性じんま疹という．

【成因と病態生理】 じんま疹を起こす原因は，食物，薬物，吸入原，感染，物理的刺激，心因など，多岐にわたる．発生メカニズムは，①IgEを介するI型アレルギー，②補体活性化を介する肥満細胞（マスト細胞）からの化学伝達物質遊離，③非特異的刺激による化学伝達物質遊離，④アスピリンなど非ステロイド抗炎症薬などによる．

【症状】 皮膚の発赤，かゆみが先行し，その部分に丘疹状膨疹を生じ，線状，円形，地図上に拡大し，数時間のうちに消失する．

【診断】 臨床経過，皮疹の性状から診断する．アレルギー機序を疑うときには，アレルゲンを調べる．

【治療】 抗ヒスタミン薬，抗アレルギー薬を投与する．原因が分かるときには，それを回避する．

【経過・予後】 急性じんま疹は原因がなくなれば消失する．原因不明の慢性じんま疹は長期間にわたることが少なくない．

付）湿 疹

湿疹とは，化粧品，化学物質，家塵などの刺激物質が，アトピー，アレルギー体質，皮脂分泌や発汗の異常，経皮吸収亢進などといった生体の準備状態に作用することによ

り，直接的あるいはアレルギー機序を介して発症する皮疹を総称したものである．症状は多彩で紅斑，漿液性丘疹，びらん，痂皮，鱗屑などが混在し，接触性皮膚炎，アトピー性皮膚炎，脂漏性皮膚炎，貨幣状湿疹，ビダール苔癬*，自家感作性皮膚炎など種々の疾患が含まれる．

> *ビダール苔癬▶激しいかゆみによる長期間の搔破で生じた皮疹．成人項部に多くみられ，皮膚の肥厚，鱗屑がはがれ落ちる落屑を伴う．

d．円形脱毛症

　おもに頭部に円形の境界明瞭な脱毛斑を生じる疾患である．単発型，多発型，全頭型，汎発型に分類できる．

【疫学】　人口の約1〜2％に発症し，約1/4は15歳以下の小児である．約2割は家族内で発生し，発症しやすい遺伝的素因がある．

【成因と病態生理】　毛組織に対する自己免疫機序が考えられている．

【症状】　脱毛がある．

【診断】　男性型脱毛症，分娩後脱毛症，薬剤による脱毛など，ほかの原因による脱毛症と鑑別する．

【治療】　自然治癒も多く経過を観察することが重要である．中等症や重症例では副腎皮質ホルモン薬などで治療する．

【経過・予後】　放置しても数カ月で自然に治癒することが多い．再発することも多く，約40％は再発する．

F．眼科疾患

a．結　膜　炎

　眼の結膜に起きる炎症性疾患である．

【疫学】　アレルギー性結膜炎と感染性結膜炎がある．アレルギー性結膜炎は春から夏にかけて多い．感染性結膜炎のうち，ウイルスによる結膜炎は院内感染が起こりやすい．

【成因と病態生理】　アレルギー性結膜炎は花粉などに対するアレルギー性炎症が結膜に及ぶもので，アレルギー性鼻炎に合併しやすい．感染性結膜炎は，アデノウイルス8型などのウイルス，クラミジア，グラム陽性球菌など細菌によって発病する．

【症状】　結膜充血，眼脂，流涙がみられるが，症状は原因によって差がある．
【診断】　アレルギー性結膜炎はかゆみが強く，季節性のあること，アレルギー性鼻炎の併発などで診断できる．アデノウイルスによる結膜炎は検出キットで診断できる．クラミジア性結膜炎は大型濾胞が特徴である．細菌性結膜炎では膿性の眼脂があり，培養して細菌を同定する．
【治療】　アレルギー性結膜炎には抗アレルギー点眼薬を使用する．

　ウイルス性結膜炎は伝染予防が重要で，手洗いを励行する．細菌の混合性感染があれば抗菌薬の点眼を行う．

　クラミジア性結膜炎，細菌性結膜炎には，抗菌薬の点眼を行う．

【経過・予後】　アレルギー性結膜炎は季節とともに軽快するが，反復しやすい．アデノウイルス性結膜炎は3週間程度で自然治癒するが，最初の1週間は伝染力が強いので注意が必要である．クラミジア性結膜炎は難治性で，2カ月程度の治療が必要である．細菌性結膜炎は，適切な抗菌薬が使用されれば1週間以内で軽快する．

b．角膜炎

　眼表面を形成する角膜上皮バリアに炎症を起こした疾患である．

【疫学】　角膜上皮が外傷やコンタクトレンズ着用などで障害されると，細菌，真菌，アカントアメーバなど種々の病原体によって感染が生じる．

【成因と病態生理】　細菌ではグラム陽性菌と陰性菌は約5：1の比率で原因菌となり，黄色ブドウ球菌，肺炎球菌，モラクセラ，緑膿菌がおもな起炎菌である．真菌感染は，外傷によって起きる糸状菌型と，ステロイド長期点眼中に起きる酵母菌型がある．ヘルペスウイルスは局所神経節に潜伏し，三叉神経ルートを介して再発性の炎症を起こす．単純ヘルペスウイルスは青壮年に小再発を繰り返し，帯状ヘルペスウイルスは高齢者に高度の遷延性炎症を起こす．

【症状】　眼痛，流涙が強く，眼脂はほとんどない．視力低下は病変が瞳孔領にある場合には強いが，角膜周辺部にある場合は低下しないこともある．角膜周囲結膜が毛様充血する．

【診断】　眼痛，流涙，毛様充血があり，細隙灯顕微鏡検査で角膜混濁，角膜組織欠損，血管侵入などの所見を確認する．

【治療】　細菌性角膜炎には抗菌薬を点眼し，重症の場合には抗菌薬の全身投与や結膜下注射を追加する．真菌性角膜炎には抗真菌薬を点眼し，重症例には結膜下注射を追加する．ヘルペスウイルスには抗ヘルペスウイルス薬を点眼し，副腎皮質ステロイド薬を投与することもある．

【経過・予後】　適切な薬物療法で治癒するが，薬剤に反応しない場合や，角膜実質の障

害が強く高度の瘢痕で混濁して視力が低下した場合には，角膜移植を考慮する．

c．麦粒腫

　　眼瞼縁の外分泌腺に生じる急性化膿性炎症の総称で，眼瞼縁の皮脂腺，汗腺，睫毛の毛囊に生じたものを外麦粒腫と呼び，マイボーム腺に生じたものを内麦粒腫という．
【疫学】　いわゆる"ものもらい"で，しばしばみられる．
【成因と病態生理】　起炎菌として黄色ブドウ球菌，表皮ブドウ球菌が多い．
【症状】　眼瞼の腫脹，疼痛，瞬目時の異物感，眼脂などである．やがて眼瞼縁に有痛性の腫瘤様病変を生じ，膿点がみられるようになる．
【診断】　特有の症状で診断する．
【治療】　抗菌薬の点眼と眼軟膏の塗布を行う．膿点がはっきりとしている場合には，穿刺または小切開を加えたほうが治癒は早い．
【経過・予後】　通常は1週間以内の投薬で治癒する．

d．白内障

　　水晶体がさまざまな原因で混濁し，視力が低下する疾患である．
【疫学】　白内障に対して全国で約160万件の手術が行われる．
【成因と病態生理】　加齢によるものが多いが，糖尿病やアトピーなどの全身性疾患や，虹彩炎，網膜色素変性症などの眼内疾患に併発したり，外傷や先天性に発病することもある．
【症状】　視力障害が徐々に起きる．まぶしく感じることもある．
【診断】　細隙灯顕微鏡検査で水晶体の混濁が確認できる．
【治療】　手術により混濁した水晶体を摘出し，眼内レンズを挿入する．
【経過・予後】　手術により視力が改善される．

e．緑内障

　　眼圧が亢進して視神経が障害され，視野障害がさらに進行すると失明に至る一連の疾患群である．ただし，最近では眼圧が高くない緑内障のあることもわかっている．
【疫学】　罹患率は40歳以上で約5％と推計され，視覚障害の原因の第1位である．
【成因と病態生理】　原発性，続発性ならびに先天性緑内障に分類され，前二者はさらに眼圧上昇のメカニズムからそれぞれ開放隅角緑内障と閉塞隅角緑内障に細分される．このうち原発性開放隅角緑内障がもっとも多い．

【症状】 視野障害と視力障害が起きる．また眼圧が急速に上昇する緑内障急性発作の場合には，眼痛，頭痛，嘔気，嘔吐，霧視，充血などが起きる．
【診断】 眼圧検査，視野測定，細隙灯顕微鏡検査，眼底検査などで診断する．
【治療】 薬物療法，レーザー治療もしくは手術療法により，眼圧を下降させる．
【経過・予後】 緑内障では中心視野が比較的最後まで残り，視野障害や視力低下を自覚するのはかなり末期になってからのことが多い．

f．眼精疲労

頭痛，眼痛，眼の疲れなどを訴える一連の不定愁訴症候群を眼精疲労と呼ぶ．
【疫学】 近年はコンピュータ画面を見る仕事が急増しているため，眼精疲労を訴える人の数は増大している（VDT症候群）．
【成因と病態生理】 眼科疾患として屈折異常，調節障害，輻輳障害，ドライアイ，緑内障などがある．そのほかVDT症候群など，生活環境や作業環境が悪い場合も原因となる．
【症状】 視力低下，眼が重い，眼がかすむ，頭が重い，眼が痛い，頭が痛い，吐き気がするなど多彩である．
【診断】 まず年齢，作業環境などを聴取して患者の背景を知る．そのうえで屈折検査，調節検査，輻輳検査，斜視検査，眼圧検査，涙液分泌量検査などを行う．
【治療】 老視の初期症状としての眼精疲労の場合には近用眼鏡をかける．ドライアイには人工涙液を点眼する．眼位の異常がある場合には，プリズム眼鏡を装用したり，斜視手術を行う．

VDT症候群に対しては，1時間に2～3分は眼を休め，疲労を蓄積しないように指導するとともに，作業環境の整備（画面からの距離を十分とる，画面への室内光の写りこみをなくすなど）を整えるようにする．時々遠方を見ることも有効な場合がある．

G．耳鼻科疾患

a．メニエール病

耳鳴，難聴を伴う回転性の眩暈発作が反復する病態で，1861年にメニエールによって報告された．
【疫学】 人口10万人当たり15～18人程度の有病率である．30～40歳に多く，女性にや

や多い．

【成因と病態生理】 内耳の内リンパ水腫が原因とされる．内リンパ腫は，内耳の循環障害によるとの説が有力で，感染後，外傷後，自己免疫疾患などでもみられる．また種々の外因，内因によっても発症し，ストレス病の一種とも考えられている．

【症状】 一側性の難聴，耳鳴，眩暈発作がおもな症状で，これらが関連して反復して現れる．吐き気，嘔吐，冷や汗を伴うこともある．

【診断】 耳鳴，難聴，眩暈（めまい）があり，聴力検査では中・低音域で感音難聴を示す．眼振検査で発作時に水平回旋混合性の眼振があり，温度眼振検査では患側耳の刺激で軽度ないし中等度の反応低下がある．

【治療】 急性期には安静臥床とし，嘔吐や眩暈に対して対症療法を行う．発作予防には精神安定薬や循環改善薬を投与する．発作が頻回の場合や薬物療法に抵抗性の場合には，手術療法を行う．

【経過・予後】 メニエール病の1回の発作は比較的短く，1週間以内である．発作は反復し，次第に難聴が進行する．

b．中耳炎

中耳腔粘膜の炎症病態をいう．急性化膿性炎症を起点として，炎症の遷延・反復と中耳腔の形態的あるいは機能的特徴により種々の慢性の病態を示しやすい．

【疫学】 経耳管感染によることが多く，小児（とくに2歳以下）に多い．通常，上気道感染に続発するため冬季に多い．

【成因と病態生理】 起因菌としてはインフルエンザ菌と肺炎球菌が多く，続いてモラクセラ・カタラーリスがある．航空機搭乗など圧の変化などによる非感染性のこともある．

【症状】 耳痛，発熱が主症状で，耳漏を伴うこともある．耳痛を訴えることができない乳幼児では，不機嫌，夜泣き，しきりに耳に手をやる，原因不明の発熱などに十分留意する．

【診断】 鼓膜の発赤，膨隆，鼓室内貯留液など鼓膜所見で診断できる．

【治療】 抗菌薬を投与，点耳する．

【経過・予後】 急性中耳炎では抗菌薬の投与により数日で軽快し，2週間以内には鼓膜所見も改善する．

c．突発性難聴

原因不明に突然発症する感音難聴を総称して突発性難聴という．

【疫学】 年間に約35,000人が突発性難聴の診断を受けている．30～60歳代に多く，男女

差はない.

【成因と病態生理】 突然の感音難聴の原因として,頭部外傷,気圧外傷,ウイルスや細菌の感染,内耳血流障害,聴神経腫瘍などがある.またスキューバダイビングによる内耳気圧外傷による急性感音難聴が増加している.

【症状】 突然に難聴が発生し,高度の感音難聴である.耳鳴・眩暈(めまい)を伴うこともある.

【診断】 詳細な医療面接のあと,耳鼻咽喉の観察,聴力検査,画像検査を行う.流行性耳下腺炎(ムンプス)で急性の高度感音難聴が起こることがあり,血清ムンプス抗体値検査が有用な場合がある.

【治療】 安静と内耳の循環改善を目標とする.安静は身体だけでなく,心の安静と音に対する安静が必要である.副腎皮質ホルモン薬全身投与が行われ,高気圧酸素治療なども試みられる.

【経過・予後】 発症から2週間以内に治療を開始すれば聴力改善の可能性がある.1カ月を過ぎると改善の可能性は低い.

d. アレルギー性鼻炎

発作性反復性のくしゃみ,水様性鼻汁,鼻閉を特徴とする鼻粘膜の即時型アレルギー性疾患である.

【疫学】 有病率は約12～15%と推定される.1960年代の有病率は約6～7%だったので,30数年前と比較し約2倍に増加している.

【成因と病態生理】 ダニや花粉などの吸入性抗原が鼻粘膜肥満細胞上でIgE抗体と反応を起こしアレルギーの引き金となる.肥満細胞からヒスタミンなどのケミカルメディエーターが遊離される.ヒスタミンは感覚神経を刺激してくしゃみを起こし,副交感神経を介する反射により鼻漏過多を生じさせる.また,間質浮腫および血管の拡張により鼻閉が起こる.

【症状】 くしゃみ,水様性鼻汁,鼻閉が反復性に起きる.鼻症状のほかに眼異物感,眼瞼腫脹感,流涙などの眼症状を合併する.

【診断】 特有な症状のある患者に,鼻汁好酸球検査,抗原検索(皮膚テスト,血清IgE抗体定量,鼻粘膜誘発テストなど)を行って診断する.

【治療】 できるだけ抗原を回避することが重要である.特異的減感作療法(免疫療法),抗アレルギー薬を用いた薬物療法,局所ステロイド薬投与などを行い,薬物療法が困難な場合や無効な場合には,電気凝固法,下鼻甲介粘膜切除術などの手術療法も行われる.

【経過・予後】 完治がむずかしい慢性疾患であり,病気や治療に対する理解が得られるように患者とのコミュニケーションをよくし,QOLの改善を目指すことが大切である.

e．副鼻腔炎

副鼻腔の炎症疾患を総称したもので，急性副鼻腔炎，慢性副鼻腔炎，副鼻腔真菌症，アレルギー性鼻・副鼻腔炎に分類される．

【疫学】 従来の細菌感染を主体とした副鼻腔炎は軽症化あるいは減少しているが，アレルギー性鼻炎患者においてアレルギー性鼻・副鼻腔炎の存在が多くなっている．

【成因と病態生理】 副鼻腔には，上顎洞，篩骨洞，蝶形骨洞，前頭洞が存在するが，副鼻腔炎ではこれらの一部あるいは全部に炎症を生じる．急性副鼻腔炎は，多くの場合，急性鼻炎・上気道炎に続いて発症し，膿性鼻漏，鼻閉のほか，頬部痛，歯痛，頭痛などの症状を伴う．慢性副鼻腔炎では，副鼻腔粘膜に浮腫や線維化による肥厚があり，副鼻腔自然口を介した自然治癒過程の障害と炎症の慢性化が生じている．

【症状】 鼻漏，鼻閉，嗅覚障害，頭痛，頭重感，頬部痛，発熱などがある．

【診断】 鼻内所見として粘膜の腫脹と色調の変化，中鼻道に分泌物貯留があり，エックス線検査所見，細菌学的検査，アレルギー検査などで診断する．

【治療】 急性副鼻腔炎には，抗菌薬，粘液溶解薬，消炎酵素薬を加えた薬物療法が大切であり，これに局所療法を組み合わせて治療する．

慢性副鼻腔炎の治療には，薬物，局所療法，手術を適宜組み合わせて行う．

【経過・予後】 最近では内視鏡下鼻内手術が行われ，副鼻腔の粘膜を保存しながら，より生理的な状態での治癒を目指すもので，手術に伴う患者の負担は軽減している．

H．精神科疾患

a．神経症

不安がきわめて強かったり，恐怖感にあおられたり，何かをしなくてはすませられない強迫観念などがある精神状態を神経症という．従来の神経症は，WHOのICD-10(1993)「精神と行動の障害」によると，神経症性障害，ストレス関連障害および身体表現性障害という大枠でくくられ，米国精神医学会のDSM-Ⅳ(1994)では不安障害，身体表現性障害，虚偽性障害と解離性障害に4分割されていた．最新版のDSM-5(2013年)では，不安症群/不安障害群，強迫症および関連症群/強迫性障害および関連障害群，心的外傷およびストレス因関連障害群，解離症群/解離性障害群，身体症状および関連症群に分類されている．

【疫学】 プライマリ・ケアで内科を受診した患者の約6〜20%は神経症というWHOの

調査がある．

【成因と病態生理】 原因は不明である．

【症状】 特定の精神症状（不安，恐怖，強迫，ヒステリー，心気，抑うつ，離人）が認められる（現象記述的概念）．症状が身体的愁訴であっても，自律神経症状程度で器質的な身体所見は見出せない．重篤な精神症状がなく，現実吟味力を保持し病識がある点が精神病圏と異なる．症状の背景に心理的情緒的性格的要因が認められる．症状は相当期間（数カ月から数年）続き，著しい苦痛を自覚し，日常生活に支障をきたす．

【診断】 DSM-ⅣかICD-10による操作的診断基準に照らして行われる．ポイントは，①日常生活にあって仕事や人間関係に支障がみられ，②いわゆる欲求が満たされない状況にある，③問題解決を避け，④症状があるから支障をきたしていると訴える，⑤そのほかの日常生活に支障がみられない，といったことである．心理テストや性格テストも行われる．

【治療】 薬物療法として抗不安薬，抗うつ薬を投与する．不安が強い場合，症状のうち自律神経系，随意筋緊張には抗不安薬が有効で，強迫的な観念や感覚過敏には抗うつ薬が有効である．

精神療法では，未解決欲求問題が明らかでない場合には，患者側に立脚した「支持的精神療法」を用いる．行動化された症状には「認知行動療法」を行う．現実問題の処理がむずかしい例では，「森田療法」（対人恐怖，慢性疼痛など），人格障害を伴う例では精神分析的精神療法により人格の再構成を行う．

【経過・予後】 治療が長期にわたるので，あせらず，長期的な視点で見守っていくことが大切である．

b．統合失調症（旧称：精神分裂病〈2002年より統合失調症と呼称が改められた〉）

代表的な内因性の精神疾患であり，意識清明であるにもかかわらず幻覚や妄想を生じるほか，意欲低下や感情表出の障害，行動の遅さなどの症状を呈する疾患である．

【疫学】 思春期から青年期に初発することが多い．生涯有病率は約1％であり，地域・文化による差はない．

【成因と病態生理】 発病機序としては「脆弱性-ストレスモデル」が受け入れられている．脆弱性とは個人のもつ素因で，脳機能と心理機能に現れる発病・再発しやすさのことをいい，脆弱性が高い個人はストレスにさらされると発病しやすいとされる．

【症状】 発症に先行して身体・感情・知覚・対人関係の歪みや不調和などの前駆症状が認められることがある．顕在的発症に伴い，幻覚・妄想や自我障害（つつ抜けや，させられ体験）などの精神病症状，行動や思考のまとまりのなさや興奮・滅裂・昏迷などの解体症状（以上の2つを陽性症状），思考や会話の生産性・快感情・意欲・意志機能の減

弱・消失などの陰性症状が生じる．

【診断】　診断基準として，① 特徴的症状：ⓐ 妄想，ⓑ 幻覚，ⓒ 解体した会話，ⓓ ひどく解体した，または緊張病性の行動，ⓔ 陰性症状，すなわち感情の平板化，思考の貧困，または意欲の欠如，② 社会的または職業的機能の低下，③ 障害の持続的な徴候が少なくとも6カ月間存在する，などがある．

【治療】　抗精神病薬による薬物療法を行う．薬物療法以外には，社会的機能の回復のための問題解決技能の訓練，生活技能訓練，再発徴候の理解など包括的な治療の重要性を家族が認識するような治療教育が必要である．

【経過・予後】　患者の予後は，症状によるよりも生活障害により決まる．患者の地域社会での自立した生活を促進するためには，地域のリハビリテーション資源と協同することが重要である．

c．うつ病

　うつ病は，統合失調症とともに2大精神疾患の一つであり，気分，思考，意欲の面における変調を主徴とするものである．

【疫学】　平均発症年齢は20代後半～30代で，中高年での初発も珍しくない．有病率は人口の約2.2～3.5％とされる．

【成因と病態生理】　確定はされていないが，セロトニンやノルアドレナリンなどによる神経機能の低下が関連している可能性が高い．

【症状】　抑うつ気分，興味や喜びの喪失，焦燥または制止，易疲労性や意欲低下，無価値観や罪責感，思考力や集中力の減退，自殺念慮や企図，食欲や体重の異常，睡眠障害の9つのうち，5つ以上の症状が2週間以上，同時に存在する．病相期間以外には，寛解状態となって病前の状態や人格水準を回復し，残遺状態を呈することがない．また，意識障害，著明な記憶障害や知能障害を呈することもない．

【診断】　うつ状態を適切に把握することが大切で，患者本人だけでなく，発病前のその人をよく知る家族などからの客観的な情報が必要不可欠である．うつ状態は一時的でなく，2週間以上持続することも診断に重要である．なお，脳腫瘍など器質的疾患，薬物によるもの，統合失調症，神経症などを鑑別しなければならない．

【治療】　患者や家族の話をよく聞き，患者の悩みに共感することがまず大切である．治療は支持的精神療法と，抗うつ薬を主体とした薬物療法を併用する．

【経過・予後】　うつ病エピソードは通常3カ月から6カ月持続し，予後は良いが，再発することが多い．

d．アルコール依存症

　日常の生活習慣として反復してアルコール飲料を摂取しているものが，いつものようにアルコール飲料を摂取したいという抵抗しがたい欲求を感ずるようになっている状態である．

【疫学】　アルコール飲料の消費増加とともに増加傾向にあり，アルコール依存症患者数は約12万人，アルコール依存症が疑われるのは約57万人と推定されている（厚生労働省，2016年）．

【成因と病態生理】　アルコール飲料の常用がきっかけとなる．

【症状】　アルコール飲料摂取に対する精神的，身体的欲求が強い．

【診断】　アルコールの常用歴を確認する．

【治療】　断酒が必須である．断酒すると離脱症状として，手指などの振戦，発汗，悪寒，起立や歩行などの困難，不眠，不安，抑うつ，脱力などが現れるが，本人を取り巻く周囲の人々の協力を得て断酒を励行させる．

【経過・予後】　断酒率は約20～30％と低い．断酒した場合の予後は良い．

I．心療内科

a．心　身　症

　心身症とは，身体疾患の発症や経過に心理社会的因子が密接に関与し，器質性ないし機能性障害が認められる病態をいう．ただし，神経症やうつ病など，ほかの精神障害に伴う身体症状は除外する．

【疫学】　心身症は数多くの身体疾患に関与する．頻度に違いはあるが，おおよそ30～40％の患者で何らかの心理社会的因子がその病態に関係しているとされる．

【成因と病態生理】　1つの器官に固定して現れ，生物学的，心理的，社会的要因が関係する「心身相関」の病態である．内科領域の代表的な心身症として，消化性潰瘍，虚血性心疾患，本態性高血圧症，糖尿病，潰瘍性大腸炎，甲状腺機能亢進症，気管支喘息，過敏性腸症候群，過換気症候群，片頭痛，緊張型頭痛，胆道ジスキネジアなどがあげられる．このほか，慢性じん麻疹，アトピー性皮膚炎，円形脱毛症，関節リウマチ，各科の慢性疼痛などがあげられる．

【症状】　各器官別の身体症状があり，身体症状以外に不安感，憂うつ感，不眠などの症状がしばしば認められる．愁訴は不定，多愁訴で，また，しばしば症候は変化する．

【診断】 除外診断（器質的要因に対する診断），積極的診断（機能的，心理社会的要因を積極的に診断），治療的診断（心理的要因の診断）の3つの技法を組み合わせて行われる．最近では，行動科学的要因（服薬行動，喫煙行動，ストレス対処行動など）の評価が重要になってきている．

【治療】 薬物療法を含めた身体的治療に，心理療法と抗不安薬，抗うつ薬，睡眠薬など薬物療法，代替補完医療を病態に応じて組み合わせて治療する．よく用いられる心理療法として，一般心理療法，自律訓練法，行動療法，家族療法，認知行動療法，行動医学などがある．代替補完医療には，バイオフィードバック，漢方薬などの東洋医学，絶食療法などがあげられる．

【経過・予後】 長期にわたることも多く，根気よく対応することが求められる．

b．神経性食欲不振症

食行動の異常を中心に，著しいやせや無月経をはじめとする身体的異常や，抑うつ状態など精神症状を伴う疾患である．

【疫学】 好発年齢は12～25歳で，約99％が女性である．

【成因と病態生理】 摂食障害は心理社会的要因や摂食調節機構の障害で生じる．若年女性に多く発病し，やせ願望，自分の身体に歪んだイメージをもつこと，体重増加への病的な恐怖の存在がある．

【症状】 食行動異常として，拒食，過食，嘔吐，低カロリー食品の選択などがある．摂食障害の結果として，やせ，肥満，易疲労感，低体温，低血圧，徐脈，脱毛，皮膚乾燥，味覚障害，骨粗鬆症，無月経，便秘，浮腫，脱水，貧血，低血糖などが現れる．精神症状として，活動性の亢進，不安，抑うつ，不登校などがある．

【診断】 著明なやせ，無月経，抑うつなどの臨床症状があり，摂食状態を確認して診断する．

【治療】 心理療法などで食行動の維持をはかるようにする．抗うつ薬や抗不安薬を使うこともある．身体状態が重篤な場合には，中心静脈栄養などで栄養改善が必要になる．

【経過・予後】 長期予後は，改善50％，不変25％，悪化25％程度で，飢餓や自殺で死亡する患者が5～8％ある．

c．神経性過食症

繰り返してむちゃ食いする状態である．神経性食欲不振症と神経性過食症は互いに移行することがあり，摂食障害という．

【疫学】 神経性食欲不振症に比べ，思春期後期以降では発症率がむしろ高くなる．

【成因と病態生理】 精神心理的問題が発病の原因になる．
【症状】 むちゃ食いを繰り返すが，その後に体重を増加させないために，飢餓，運動，自己嘔吐，下剤などの薬物濫用などの行動をとる．
【診断】 むちゃ食い，嘔吐などの臨床症状があり，食行動を確認して診断する．
【治療】 心理療法などを行う．
【経過・予後】 精神心理的状態が安定すれば予後は良い．

J. 加齢に伴う病態

　フレイル，サルコペニア，ロコモティブ・シンドローム（以下，ロコモ）の3種類の用語は，基本的に老化を基盤にもつ病態に対して，各々の視点から高齢者の身体的な虚弱さ，日常活動の弱々しさについてその状態を現したものである．この3つの病態はそれぞれ注目する視点が若干異なるものの，多くの場合は一人の患者のなかに併存している．そのなかでフレイルがもっとも包括的な概念であるといえよう．一方，サルコペニアは筋肉の量と働きの低下に，またロコモは筋肉，骨，関節，神経などからなる運動器の機能低下に特に注目した用語である．

　概して何らかの事情でロコモに陥るとサルコペニアをきたし，サルコペニアは転倒や運動忌避につながり，さらに身体が思うように動かせなくなってくると，やがて精神的にも抑うつ的，不活発となって，社会性を失う．こうした悪循環の行き着く先は重度のフレイル状態，要介護状態という危険をはらんでいる．

　現代のわが国をはじめとする超高齢化社会においては，高齢者の日常生活活動（ADL：Activity of Daily Life）と生活の質（QOL：Quality of Life）の向上は以前にも増して重要な課題となっている．健康寿命延伸の観点からその阻害要因としてのフレイル，サルコペニア，ロコモは旧来の重大疾患にも比肩する大きな社会的医療課題となってきている．

　一つの見方として，図13-8にフレイル，サルコペニア，ロコモの関連を示す．

a．フレイル

　フレイル*の定義は今後変化することもありうるが，現在では「フレイル診療ガイド」に記載の「加齢に伴う予備能力の低下のため，ストレスに対する回復力が低下した状態」というものが広く受け入れられている．また，心身の機能が低下し，それが一定のレベル以下になると要介護状態となり社会的支援を必要とするようになるが，フレイルは健

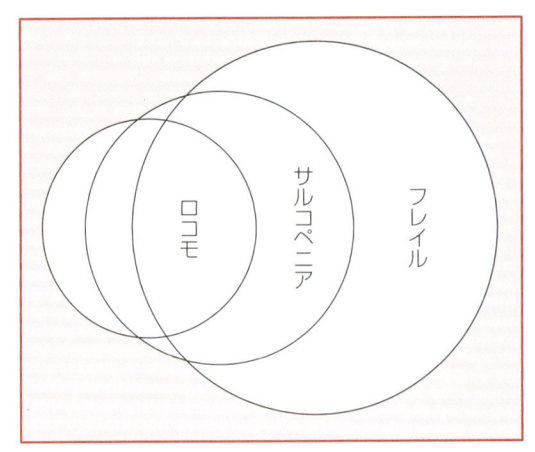

図13-8 フレイル，サルコペニア，ロコモの相互関連概念図

常と要介護状態の中間的な状態であるといえる．

*フレイルの用語▶フレイル（frail）というのは「弱々しい」あるいは「虚弱な」という意味の形容詞であり，その名詞形は frailty であるが，television をテレビと呼び慣わしたように，弱々しい健康状態に対してわが国ではフレイルと日本語化，名詞化して用いるようになっている．

【疫学】 2008～2010年に国内で実施されたコホート研究では，山村・漁村に在住の60歳以上の男女 1,099人（男性377人，女性722人）のうち，フレイルの有病率は5.6％（男性3.8％，女性6.6％）であった．また，年月を経るに従って年間に推定1.2％の累積発生がある．

【成因】 フレイルとは，「加齢により，心身の活力が徐々に低下した状態」であるが，その成因には次のような多面性がある．

　① 身体の衰え

　日常生活に必要な「立つ」「歩く」「つかむ」といった基礎的な運動機能のほかに「見る」「聞く」「嗅ぐ」「味わう」「触る」など五感の機能も低下し，引いては「食べる」「飲む」といった生命維持に深く関与する「栄養をとる」働きや意欲の低下までを含む広範な身体機能の低下がある．

　② こころ・認知の衰え

　「何にも興味をもてない」「何をするにもおっくう」「やる気が起こらない」など精神機能の低下がみられる．

　③ 社会性の衰え

　「友達付き合いが減る」「閉じこもる」「孤食」など，社会と関わりをもたなくなる．また，経済的にも貧困に落ち入りやすく，そのためにいっそう社会との付き合いが希薄になる．閉じこもりや孤食では栄養が偏りがちで，低栄養にもなる．

表 13-7 J-CHS 基準

項　目	評価基準
1) 体重減少	6か月で2～3kgの体重減少
2) 筋力低下	握力：男性26kg以下　女性18kg以下
3) 疲労感	（ここ2週間）訳もなく疲れた感じがする.
4) 歩行速度	通常の歩行速度が1.0m/秒以下
5) 身体活動[*1]	①軽い運動や体操をしていますか？ ②定期的な運動・スポーツをしていますか？

[*1] 5)については①②とも「していない」と答えた場合に該当とする.
<判定法>　0項目：健常　1～2項目：プレフレイル[*2]
　　　　　3項目以上：フレイル
[*2] プレフレイルとは今後フレイルに移行する危険性がある，いわゆる予備群の状態.

【診断】　まだはっきりと確定した診断基準があるわけではないが，現在のところ以下のJ-CHS 基準と厚生労働省による「基本チェックリスト」が有用性を認められている.

① J-CHS（Japanese version of the Cardiovascular Health Study）基準

J-CHS 基準を表 13-7 に示す.

② 基本チェックリスト（厚生労働省）

基本チェックリスト（図 13-9）は，近い将来介護が必要となる危険の高い高齢者を抽出するスクリーニング法として開発され，2006年の介護保険制度改正の際に，介護予防事業の一部として導入されたものである.

基本チェックリストに含まれる各領域（①暮らしぶりADL，②運動器関係，③栄養・口腔器関係，④社会的ADLと認知機能関係，⑤うつ関係）はフレイルの要素としても重要なものである．これらの要素をすべて含む基本チェックリスト総合点は他のフレイル評価法とも有意な相関性を示しおり，問診表としてバランスのとれた便利なものとして評価されている.

b．サルコペニア

サルコペニアの定義もまだ完全には確定してはいないが，形態的には「筋肉量低下」があり，機能的には「筋力低下」または「身体能力の低下」のうちどちらかを認める場合とされている．サルコペニアという言葉はギリシャ語の筋肉（sarco）と，減少・喪失を意味する（penia）をもとに1989年に新たに提唱された造語であるが，全身の筋肉量と筋力が自然低下し，身体能力が低下した状態と定義されていて「加齢性筋肉減弱現象」とも呼ばれる．そのように加齢以外に明らかな原因がないものを「1次性サルコペニア」と呼ぶ．

一方，サルコペニアには寝たきり，悪性腫瘍，感染症，外傷，消化器疾患，慢性呼吸

基本チェックリスト(厚生労働省作成)

	No	質問項目	回答		得点
暮らしぶりその1	1	バスや電車で1人で外出していますか	0. はい	1. いいえ	
	2	日用品の買い物をしていますか	0. はい	1. いいえ	
	3	預貯金の出し入れをしていますか	0. はい	1. いいえ	
	4	友人の家を訪ねていますか	0. はい	1. いいえ	
	5	家族や友人の相談にのっていますか	0. はい	1. いいえ	
			No. 1〜5の合計		
運動器関係	6	階段を手すりや壁をつたわらずに昇っていますか	0. はい	1. いいえ	
	7	椅子に座った状態から何もつかまらずに立ち上がってますか	0. はい	1. いいえ	
	8	15分間位続けて歩いていますか	0. はい	1. いいえ	
	9	この1年間に転んだことがありますか	1. はい	0. いいえ	
	10	転倒に対する不安は大きいですか	1. はい	0. いいえ	
			No. 6〜10の合計		⇒3点以上
栄養・口腔機能等の関係	11	6ヶ月間で2〜3kg以上の体重減少はありましたか	1. はい	0. いいえ	
	12	身長(cm) 体重(kg) (＊BMI 18.5未満なら該当) ＊BMI(＝体重(kg)÷身長(m)÷身長(m))	1. はい	0. いいえ	
			No. 11〜12の合計		⇒2点以上
	13	半年前に比べて堅いものが食べにくくなりましたか	1. はい	0. いいえ	
	14	お茶や汁物等でむせることがありますか	1. はい	0. いいえ	
	15	口の渇きが気になりますか	1. はい	0. いいえ	
			No. 13〜15の合計		⇒2点以上
暮らしぶりその2	16	週に1回以上は外出していますか	0. はい	1. いいえ	
	17	昨年と比べて外出の回数が減っていますか	1. はい	0. いいえ	
	18	周りの人から「いつも同じ事を聞く」などの物忘れがあると言われますか	1. はい	0. いいえ	
	19	自分で電話番号を調べて、電話をかけることをしていますか	0. はい	1. いいえ	
	20	今日が何月何日かわからない時がありますか	1. はい	0. いいえ	
			No. 18〜20の合計		
			No. 1〜20までの合計		⇒10点以上
こころ	21	(ここ2週間)毎日の生活に充実感がない	1. はい	0. いいえ	
	22	(ここ2週間)これまで楽しんでやれていたことが楽しめなくなった	1. はい	0. いいえ	
	23	(ここ2週間)以前は楽にできていたことが今ではおっくうに感じられる	1. はい	0. いいえ	
	24	(ここ2週間)自分が役に立つ人間だと思えない	1. はい	0. いいえ	
	25	(ここ2週間)わけもなく疲れたような感じがする	1. はい	0. いいえ	
			No. 21〜25の合計		

☆チェック方法
　回答欄のはい、いいえの前にある数字(0または1)を得点欄に記入してください。

☆基本チェックリストの結果の見方
　基本チェックリストの結果が、下記に該当する場合、市町村が提供する介護予防事業を利用できる可能性があります。お住まいの市町村や地域包括支援センターにご相談ください。

- 項目6〜10の合計が3点以上
- 項目11〜12の合計が2点
- 項目13〜15の合計が2点以上
- 項目1〜20の合計が10点以上

図13-9　基本チェックリスト

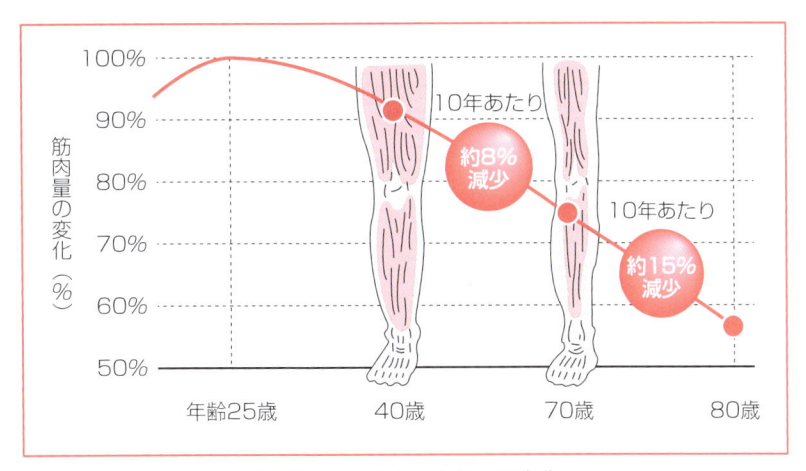

図 13-10　加齢と筋肉量の変化
（Kobayashi S, et al：*Nutr J*, 2013；12：164）

器疾患，慢性腎臓病，慢性心不全，栄養失調，神経疾患，精神疾患などの要因が一つないし複数存在し，そのために筋肉量の低下と筋力の低下をきたしていることもあり，そうしたものは「2次性サルコペニア」とする．これらは必ずしも高齢者に限らず，若年者にも起こりうることである．

【疫学】　フレイルの項で述べたコホートの研究によると，サルコペニアの有病率は8.2％（男性8.5％，女性8.0％）であり，年間の累積発生率は2.0％であった．また，2010年の推定有病者数は370万人（男性120万人，女性250万人）であった．

【成因】　サルコペニアとフレイルは密接な関係にあり，その要因も多くは重なっている．一方，加齢ということだけで筋肉量が減少することが知られている．40歳以降，10年間に約8％の筋肉量の減少をみるが，70歳以降になるとさらに加速度的に10年間ごとに15％の筋肉量低下が認められる（図 13-10）．

c．ロコモ

　ロコモとは，「運動器の障害のため，移動機能の低下をきたした状態で，進行すると介護が必要となるリスクが高まるもの」と定義されている．

　2007年，日本整形外科学会は骨や関節，筋肉などの運動器の衰えが原因で「立つ」「歩く」といった移動機能が低下している状態をロコモティブ・シンドローム（運動器症候群）として提唱した．ロコモの代表的な運動器疾患には変形性関節症，変形性脊椎症，骨粗しょう症，脆弱性骨折，サルコペニアなどがあげられる．

【疫学】　2013年，日本整形外科学会は移動機能を評価するために次の3種類の「ロコモ度テスト」を発表した．各テストの詳細な内容は「ロコモパンフレット2015年版」（https://www.joa.or.jp/public/locomo/locomo_pamphlet_2015.pdf），「ロコモチャ

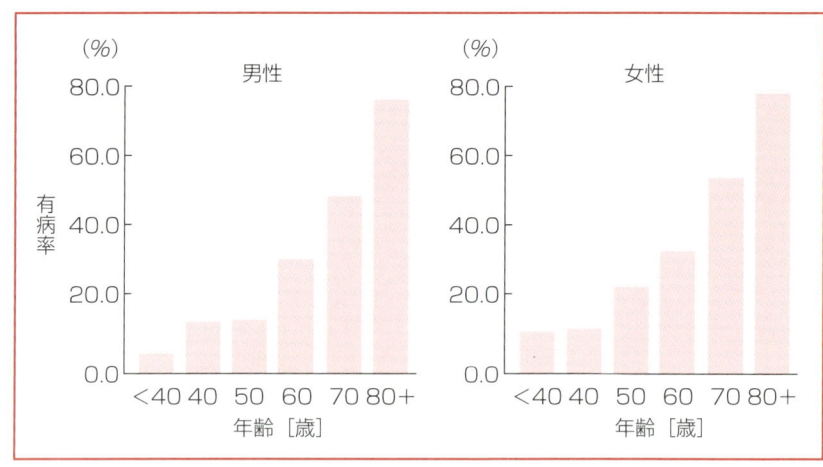

図13-11 片脚で40 cmの高さから立てない者の有病率
(吉村典子：日本老年医学会雑誌，2015；52：350)

レンジ協議会」(https://locomo-joa.jp/)を参照されたい．

① ロコモ評価の3種類のテスト

ⓐ 立ち上がりテスト：10〜40 cmの台に腰掛け，そこからの立ち上がり能力を評価．

ⓑ 2ステップテスト：立位でできるだけ大股に2歩歩いてその移動能力を評価．

ⓒ ロコモ25：最近1か月の体の痛みや日常生活での困難を25項目の問診として各々を5段階評価し，総合点で判定するもの．

② 有病率

たとえば，40 cmの台に腰掛けて，そこから片脚で立つことができない人は全体の40.6％であり，年齢とともにその割合は高くなる．その有病率は80歳代になると急に高くなり80％に達する（**図13-11**）．また，この研究から一般住民におけるロコモ度1該当の有病率は全体の約70％に達すると推定されている．

【診断（スクリーニング）】 以下の7項目のうち，一つでも該当すればロコモを疑う．

① 片足立ちで靴下がはけない．

② 家の中でつまずいたり，すべったりする．

③ 階段を上るのに手すりが必要である．

④ 家のやや重い仕事が困難である．

⑤ 2 kg程度の買い物を持ち帰るのが困難である．

⑥ 15分くらい続けて歩くことができない．

⑦ 横断歩道を青信号で渡りきれない．

d．治　療

　フレイル，サルコペニア，ロコモはそもそも老化を基盤として起こってきているので，原因や成因が多面的である．したがって，その治療も健康論に基づいてさまざまなアプローチが考えられる．

　① 栄　養

　高齢者は一般に食も細くなり，若い時のようにまんべんなく十分に食べることはできなくなるため，低栄養になっていることも多い．また，歯がなくなり，硬いものを食べられなくなったり，咀嚼筋の筋力低下，口腔衛生不良，胃腸の消化能力そのものの低下，時に嚥下機能低下のために誤嚥も起こしがちとなる．また，便秘に陥って，そのために食欲が衰えていることもしばしばある．さらに伴侶を失ったりすると一人で食事をすることになり，いわゆる「孤食」という問題も起こる．

　このような低栄養の問題は体重の減少という形で表れることも多いので，体重と身長の測定は血圧の測定や聴診，脈診に劣らず大切なことである．また，免疫能の低下も貧弱な食事，偏った食事によって起こっていることも少なくない．そのため，悪性腫瘍や慢性の感染症，不活発の真の原因となっていることがあるので注意すべきである．

　ⓐ たんぱく質：以前は肥満による成人病（メタボリック症候群）が注目されていたが，今日ではフレイル，サルコペニア，ロコモの高齢者の増加に伴って，食事療法では十分なたんぱく質の摂取が重要なこととして認識されるようになった．厚生労働省の高齢者向け基準摂取量も，最近は体重1 kg当たり1 g/日，できれば1.2 g/日を推奨している．肉，魚，大豆製品，卵白，それにエンシュアリキッドやラコールなどのONS（Oral Nutritional Supplements：栄養補助食品）も医師や栄養士の指導を受けながら摂取するとよい．たんぱく質をしっかりとれば高齢者でも筋肉量が増えることが明らかになっている．

　ⓑ アミノ酸：アミノ酸はたんぱく質を構成する成分である．アミノ酸のうち，自分の体内で合成できないために外部から摂取する必要のあるアミノ酸を必須アミノ酸という．そのなかでも，筋肉の保持や増量にもっとも重要な役割を果たしているのが分岐鎖アミノ酸（BCAA：バリン，ロイシン，イソロイシン）である．ことにロイシンは体に筋肉を合成するようにというシグナルを送るのでとても大切な働きをしている．ロイシンは良質なたんぱく質のなかでも，まぐろ，かつお，あじ，さんま，牛肉，鶏肉，鶏卵，大豆，高野豆腐，チーズなどに多く含まれている．

　ⓒ ビタミンD：ビタミンDは日光に当たることによって体内で合成される．しかし，高齢者ではビタミンDを合成する能力が低下しているので，フレイル，サルコペニア，ロコモの患者ではこれを経口的に補給する必要がある．ビタミンDの補給で，筋力増強や転倒と骨折の予防が期待される．魚類（さけ，さんま，いわし，かつお，まぐろ，か

じき，ぶり，さばなど）や，きくらげ，干ししいたけなどのきのこ類，卵黄などに多く含まれている．

② 運　動

レジスタンス運動やレジスタンストレーニングという言葉は，バーベルや各種マシン，適当な重量物，水，エキスパンダー，ゴムチューブなどを利用して行う運動の総称である．そうした物を使わずとも，有酸素運動，ウォーキング，各種スポーツ，太極拳，それに日本整形外科学会の推奨するいわゆるロコトレ（開眼片脚運動，スクワット）など，運動機能を高め，筋肉量増加，筋力増強を図るいろいろなトレーニング法が開発されている．

運動は週に 2～5 回程度，ややきつく感じる程度の強度（一般には最大強度の 70～80％くらい）と運動量が推奨されるが，翌日まで持ち越すような筋肉痛があるなら，数日間，運動を休止し無理のない半分程度の運動強度で再開する．高齢者では負荷を軽減してでも回数を増やして長く続けることが肝要である．筋肉の増量は運動の力積（強度×回数）に影響されるが，低強度の運動でも回数を多く行うことで高強度の筋力トレーニングと同等の効果が得られるといわれている．運動と同時に前項の栄養素を適切にとることでよりよい効果を期待できる．

③ 薬物療法

フレイル，サルコペニア，ロコモの治療法では主に栄養と運動が大切ということで多くの意見の一致がみられるが，この分野における薬物療法についてはまだ議論が尽くされていない．

サルコペニアには，①加齢が主な原因である一次性サルコペニアと②疾患が原因となって発症する二次性サルコペニア，すなわち疾患関連サルコペニアがある．おそらくフレイルやロコモについても同様の一次性と二次性という分類が敷衍されるであろう．そうした時に二次性のフレイル，サルコペニア，ロコモの治療については原疾患の治療が生かされるものと考えられる．

たとえば，糖尿病，COPD などの呼吸器疾患，心疾患，CKD などの腎疾患，肝硬変，がんなどの消化器疾患，認知症，脳血管障害，適応障害などの精神疾患などが潜在的にフレイルやサルコペニアを惹起する．また，骨粗しょう症，骨折，外傷などによる運動器疾患はロコモ化することが容易に想像できる．そして，ロコモはフレイルやサルコペニア化しやすいこともしばしば観察される．こうした二次性のフレイル，サルコペニア，ロコモについては，原疾患に対して既存の合理的な薬物療法をないがしろにすることはできない．

ここでは主に一次性のフレイル，サルコペニア，ロコモに対する薬物療法について触れておく．

ⓐ 漢方薬：フレイル，サルコペニア，ロコモは，漢方医学では「腎虚」という概念に

もっとも近いと考えられる．「腎の気」というのは「腎」の働きのことだが，それが衰えた状態を「腎虚」という．西洋医学の腎臓とは少し異なっており，泌尿器系は当然だが，そのほかに生殖器系，免疫系，内分泌系の働き全般を指し，生命の現象の根源となる機能のことである．したがって，腎虚用の方剤はフレイル，サルコペニア，ロコモの薬剤として用いる機会がある（例：六味丸，八味丸，牛車腎気丸）．

　その他に，補中益気湯，人参養栄湯，十全大補湯などの「補剤」と称する一群の方剤は栄養障害，免疫力低下の改善薬として定評がある．また，消化器の弱っている者には四君子湯，六君子湯，人参湯を，「冷え」がある者には真武湯，当帰四逆加呉茱萸生姜湯を，また神経痛や筋肉痛がある者には桂枝加苓朮附湯，八味丸，牛車腎気丸を用いてみるとよい．以上はいずれもエキス剤で入手可能であるが，脊柱管狭窄症でロコモに陥っている者には，エキス剤にはない方剤であるが，桂牡烏頭加杜仲丸が奏効する．

　ⓑ 性ホルモン剤：テストステロンは筋肉量の低下をきたしている男性のサルコペニアに有効であるという科学的証拠が積み上がってきている．また，性腺機能低下症（LOH症候群）では，精神的な活発さも失われて，抑うつ的，無気力，面倒くさがる，興味の喪失などが同時に認められるが，こうしたことにもテストステロンは有効である．わが国ではエナルモン・デポーが注射製剤として保険適応になっている．

　高齢女性のサルコペニアに対しては選択的アンドロゲン受容体モデュレーター（SARM：selective androgen receptor modulator）が筋肉量の増加をもたらしたという二重盲検ランダム化試験結果が得られているが，筋力の増強に関しては有意差が得られていないので，まだ推奨されるには至っていない．女性の場合には更年期以降，ホルモン補充療法が広く行われており，若々しさの維持には一定の評価を得ているもののフレイル，サルコペニア，ロコモに対してどういう効果があるか，まだしっかりしたエビデンスは呈示されておらず，今後の検討を待つことになろう．

　ⓒ ビタミンD：高齢者ではビタミンDの合成能力が低下しており，転倒や骨折のリスクが増えるといわれている．ビタミンDの補給で筋力増強や転倒予防が期待されており，現在はビタミンDの再評価の時期にあるもののその補充療法の効果についてはまだ確定されるところまでは至っていない．

　ⓓ ポリファーマシー（多剤併用）：わが国では一人で6種類以上の薬剤を服用している状態をポリファーマシーの目安にしている．このようなポリファーマシーはフレイルの独立した危険因子であることが知られている．

　ポリファーマシーが望ましいことではないのは多くの有識者の説くところであるが，実際のところ高齢者は多数の疾病，しかも時には重大な疾病を抱えていて，複数の専門医にかかっていることも多く，薬の数を減らすのは言うほど簡単ではない．たとえば骨粗しょう症のために腰椎の圧迫骨折を起こした患者が，疼痛のためにADLの低下と不眠を訴え，高血圧や過活動膀胱なども有していたら，たちどころに7種類も8種類もの

薬剤が必要になってしまう.

　この問題の難しさの一つは,主治医となるべき「かかりつけ医」は非常に能力が高く,医学のいろいろな分野において博識であるスーパードクターであることが求められている点にある.そのような理想の総合医は希有にして得がたいと言わざるをえない.また,使用薬剤の相互作用,ことに好ましくない作用につてはまだまだ解明しなくてはならないことも大きな問題である.

　当面は,現在知られている以下の注意事項を念頭に必要最小限の薬剤に絞って処方することであろう.

　注意事項
- 抗うつ剤の使用は実際にうつ症状の有無にかかわらずフレイルの危険因子になること.
- ベンゾジアゼピン系の向精神薬は認知機能低下や転倒の危険因子になること.既にフレイル状態の人には当然そのようなリスクがあるが,健常者にとってもフレイルになるリスクがあること.
- 抗コリン作用を有する薬には単に抗アレルギー製剤だけでなく,H2ブロッカーのような胃薬,腹痛用製剤,抗パーキンソン病薬,抗不整脈剤,頻尿治療薬,気管支喘息用吸入剤,抗精神病薬,三環系抗うつ剤などが多数の製剤があげられる.複数のコリン薬の内服は高齢者においては認知機能や生命予後に悪影響があるという報告がある.

④ 社会的取り組み

　フレイル,サルコペニアに陥ると「友達や同僚との付き合いが減る」「閉じこもり,引きこもりになる」「食事も家族や友人と取る機会が失われ,いわゆる孤食状態になる」など,社会との関わりをもたなくなる.さらに収入も減って経済的理由により,社会に出て行かなくなる.こういう状況になると認知症も進み,身体も衰えやすい.

　このような状況にならないようにするには,さまざまな領域の専門職,在宅訪問医や訪問看護師,訪問リハビリ担当者,ケアマネジャーらが連携し,フレイル状態の人が要介護とならないよう協力する社会的仕組みが必要となる.この取り組みには事業の継続性と経営的安定が担保されなくてはならず,公的制度の充実,行政のサポートなど,さまざまな社会的資源の包括的体系の構築が必要である.

付録 臨床検査基準値一覧

(基準値は，検査法，検査機種，試薬などによって異なるので，検査を行う施設での基準値を参照にすべきである．ここには参考資料として掲載する．)

- 尿・便検査
- 血球検査
- 血液生化学検査
- 内分泌検査
- 血液凝固検査
- 免疫血清学検査
- 感染症関連検査
- 腫瘍マーカー
- 動脈血ガス分析

基準値一覧

*で示す項目は，日本臨床検査標準協議会による「共用基準範囲」(https://www.jccls.org/wp-content/uploads/2020/11/public_20190222.pdf) を示す．

■ 尿・便検査

項　　目		基　準　値	異常値をとる疾患・病態
尿検査			
たんぱく		(−)〜(±)	**陽性** 腎炎，ネフローゼ症候群，発熱，過労，腎下垂症
糖		(−)	**陽性** 糖尿病，腎性糖尿，ステロイド服用，膵炎，脳出血，妊娠
潜血		(−)	**陽性** 腎・尿路系の炎症，結石，腫瘍，出血性素因，腎臓外傷
ウロビリノーゲン		(±)〜(+)	**強陽性** 肝障害，血管内溶血，体質性黄疸，便秘
ビリルビン		(−)	**陽性** 閉塞性黄疸，体質性黄疸，輸血後
ケトン体		(−)	**陽性** 飢餓，糖尿病性ケトアシドーシス，嘔吐，下痢，空腹，発熱
沈渣	赤血球	＜2個/毎視野	**陽性** 腎・尿路系の炎症，結石，腫瘍，出血性素因
	白血球	＜4個/毎視野	**陽性** 膀胱炎，腎盂炎，尿道炎，前立腺炎
	上皮細胞	(−)〜扁平上皮が少数	**陽性** 膀胱炎
	円柱	(−)〜硝子円柱が少数	**陽性** 腎炎，尿細管障害，ネフローゼ症候群
	結晶	(−)〜尿酸塩，リン酸塩，シュウ酸塩	**陽性** 尿路結石症
	細菌	＜4個/毎視野	**陽性** 膀胱炎，腎盂炎，尿道炎
便検査			
潜血反応		(−)	**陽性** 消化管出血（潰瘍，悪性腫瘍）
寄生虫卵		(−)	**陽性** 寄生虫症

■ 血球検査

項　　目		基　準　値	異常値をとる疾患・病態
赤血球数（RBC）*		男：435万〜555万/μl 女：386万〜492万/μl	**高値** 真性多血症，脱水，ストレス **低値** 貧血，白血病，悪性腫瘍，出血
ヘモグロビン（Hb）*		男：13.7〜16.8 g/dl 女：11.6〜14.8 g/dl	赤血球数と同じ意義
ヘマトクリット（Ht）*		男：40.7〜50.1 % 女：35.1〜44.4 %	赤血球数と同じ意義
平均赤血球容積（MCV）*		83.6〜98.2 fl	**高値** 大球性貧血 **低値** 小球性貧血
平均赤血球ヘモグロビン量（MCH）*		27.5〜33.2 pg	**低値** 低色素性貧血
平均赤血球ヘモグロビン濃度（MCHC）*		31.7〜35.3 g/dl（%）	**低値** 低色素性貧血
血小板数（Plt）*		15.8万〜34.8万/μl	**高値** 本態性血小板血症，真性多血症，出血 **低値** 特発性血小板減少性紫斑病，肝硬変，抗癌薬使用，骨髄異形成症候群
白血球数（WBC）*		3,300〜8,600/μl	**高値** 感染症，心筋梗塞，白血病，真性多血症，出血 **低値** SLE，白血病，無顆粒球症，悪性貧血，再生不良性貧血，骨髄線維症，薬剤副作用，腸チフス
白血球分画	好中球	41.7〜74.1 %	**高値** 感染症，炎症，急性中毒 **低値** ウイルス感染症，腸チフス，再生不良性貧血，白血病，SLE，無顆粒球症，肝硬変
	好酸球	0.6〜8 %	**高値** アレルギー性疾患，寄生虫症，膠原病 **低値** 腸チフス，クッシング症候群，ストレス
	好塩基球	0〜1.5 %	**高値** 慢性骨髄性白血病，甲状腺疾患
	単球	3.6〜8.5 %	**高値** 骨髄単球性白血病，無顆粒球症の回復期 **低値** 重症敗血症，悪性貧血
	リンパ球	18.9〜47.7 %	**高値** ウイルス感染症，伝染性単核球症，アレルギー性疾患，慢性リンパ性白血病 **低値** 急性感染症の初期，悪性リンパ腫，SLE

■ 血液生化学検査

項　目	基　準　値	異常値をとる疾患・病態
総たんぱく（TP）*	6.6〜8.1 g/dl	**高値** 炎症，脱水，多発性骨髄腫 **低値** 低栄養，吸収不良症候群，肝障害，ネフローゼ症候群，熱傷
アルブミン（Alb）*	4.1〜5.1 g/dl	**高値** 脱水 **低値** 肝硬変，ネフローゼ症候群，吸収不良症候群，低栄養
血清たんぱく分画		
アルブミン（Alb）	62.8〜72.9％	
α_1-glob（α_1-グロブリン）	1.5〜2.5％	**増加** 炎症，妊娠，腎不全
α_2-glob	4.8〜8.2％	**増加** 炎症，ネフローゼ症候群，妊娠
β-glob	7.0〜10.4％	**増加** 高脂血症，妊娠
γ-glob	10.3〜20.3％	**増加** 多発性骨髄腫，感染症，肝硬変
CK（クレアチンキナーゼ）*	男 59〜248 U/l 女 41〜153 U/l	**高値** 心筋梗塞，筋ジストロフィ，ショック，運動，手術後
AST（GOT）*	13〜30 U/l	**高値** 急性肝炎，心筋梗塞，肝硬変
ALT（GPT）*	男 10〜42 U/l 女 7〜23 U/l	**高値** 急性肝炎，慢性肝炎，肝硬変，肝癌，脂肪肝
LDH（乳酸脱水素酵素，LD）*	124〜222 U/l	**高値** 肝炎，心筋梗塞，悪性腫瘍，悪性リンパ腫，悪性貧血，皮膚筋炎
ALP（アルカリホスファターゼ）*	106〜322 U/l	**高値** 肝胆道疾患，骨疾患，副甲状腺機能亢進症，妊娠，小児
γGT*	男 13〜64 U/l 女 9〜32 U/l	**高値** アルコール性肝炎，閉塞性黄疸，薬剤性肝炎
ALD（アルドラーゼ）	2.3〜5.7 U/l	**高値** 筋疾患，悪性腫瘍，肝炎
コリンエステラーゼ（ChE）*	男 240〜486 U/l 女 201〜421 U/l	**高値** ネフローゼ症候群，糖尿病性腎症 **低値** 肝硬変，農薬中毒，サリン中毒
LAP（ロイシンアミノペプチダーゼ）	37〜73 U/l	**高値** 閉塞性黄疸，肝炎，悪性リンパ腫，悪性腫瘍
アミラーゼ（AMY）*	44〜132 U/l	**高値** 急性膵炎，慢性膵炎，膵癌，イレウス，耳下腺炎
リパーゼ（LIP）	4〜26 U/l	**高値** 急性膵炎，慢性膵炎，膵癌，イレウス，腎不全
クレアチニン（CRE）*	男 0.65〜1.07 mg/dl 女 0.46〜0.79 mg/dl	**高値** 腎炎，腎不全，脱水，巨人症，甲状腺機能亢進症
尿酸（UA）*	男 3.7〜7.8 mg/dl 女 2.6〜5.5 mg/dl	**高値** 痛風，悪性腫瘍，白血病
尿素窒素（BUN，UN）*	8〜20 mg/dl	**高値** 腎不全，腎炎，心不全，脱水，消化管出血，ショック
中性脂肪（TG）*	男 40〜234 mg/dl 女 30〜117 mg/dl	**高値** 高脂血症，肥満，糖尿病，肝胆道疾患，甲状腺機能低下症 **低値** 甲状腺機能亢進症，副腎不全，肝硬変，低栄養
リン脂質（PL）	150〜261 mg/dl	**高値** 胆汁うっ滞，甲状腺機能低下症，高脂血症，ネフローゼ **低値** 肝硬変，甲状腺機能亢進症
遊離脂肪酸（NEFA）	男 71〜541 μEq/l 女 93〜927 μEq/l	**高値** 糖尿病，肝障害，甲状腺機能亢進症，クッシング症候群 **低値** 甲状腺機能低下症，汎下垂体機能低下，アジソン病
総コレステロール（T-C）*	142〜248 mg/dl	**高値** 原発性・特発性高コレステロール血症，甲状腺機能低下症，ネフローゼ症候群，胆道閉鎖症，悪性腫瘍 **低値** 家族性低コレステロール血症，肝障害，甲状腺機能亢進症
HDL-コレステロール*	男 38〜90 mg/dl 女 48〜103 mg/dl	**高値** 家族性高HDL-コレステロール血症，CETP欠損症 **低値** 高リポたんぱく血症，虚血性心疾患，脳梗塞，肥満症，喫煙
LDL-コレステロール*	65〜163 mg/dl	**高値** 家族性・特発性高コレステロール血症，糖尿病，甲状腺機能低下症，ネフローゼ症候群 **低値** 家族性低コレステロール血症，肝障害，甲状腺機能亢進症

（次頁へ続く）

■ 血液生化学検査〔続き〕

項目		基準値	異常値をとる疾患・病態
アポたんぱく	Apo-AⅠ	122〜161 mg/dl	**増加** 高HDL-コレステロール血症，糖尿病 **低下** 高トリグリセリド血症，肝胆道疾患，腎不全
	Apo-AⅡ	25〜35 mg/dl	**増加** 高HDL-コレステロール血症，糖尿病 **低下** 高トリグリセリド血症，肝胆道疾患，腎不全
	Apo-B	69〜105 mg/dl	**増加** 家族性高コレステロール血症，家族性複合型高脂血症，糖尿病，甲状腺機能低下症，ネフローゼ症候群
	Apo-CⅡ	1.6〜4.2 mg/dl	**増加** 原発性高カイロミクロン血症，高トリグリセリド血症，Ⅲ型高脂血症，糖尿病 **低下** 肝硬変症
	Apo-CⅢ	5.5〜9.5 mg/dl	**増加** 原発性高カイロミクロン血症，高トリグリセリド血症，Ⅲ型高脂血症，糖尿病 **低下** 肝硬変症
	Apo-E	2.7〜4.5 mg/dl	**増加** Ⅲ型高脂血症，糖尿病，肝疾患，ネフローゼ症候群 **低下** アポE欠損症
ナトリウム（Na）*		138〜145 mmol	**高値** 脱水，下痢，発汗，尿崩症，原発性アルドステロン症 **低値** 浮腫，降圧利尿薬使用，嘔吐，下痢，ADH不適切分泌症候群
カリウム（K）*		4.6〜4.8 mmol	**高値** 腎不全，乏尿，脱水 **低値** 降圧利尿薬使用，原発性アルドステロン症，クッシング症候群
クロール（Cl）*		101〜108 mmol	**高値** 脱水，下痢，代謝性アシドーシス，呼吸性アルカローシス **低値** 嘔吐，腎不全，代謝性アルカローシス，糖尿病性ケトアシドーシス
マグネシウム（Mg）		1.6〜2.1 mg/dl	**高値** 腎不全，アジソン病，甲状腺機能低下症，糖尿病昏睡 **低値** 慢性腎疾患，原発性アルドステロン症，肝硬変，骨腫瘍
カルシウム（Ca）*		8.8〜10.1 mg/dl	**高値** 副甲状腺機能亢進症，異所性PTH産生腫瘍，骨髄腫，骨腫瘍，バセドウ病，成人T細胞白血病，悪性腫瘍，ビタミンD過剰 **低値** 副甲状腺機能低下症，骨軟化症，低アルブミン血症，腎不全
無機リン（IP）*		2.7〜4.6 mg/dl	**高値** 腎不全，ビタミンD中毒，巨人症，副甲状腺機能低下症 **低値** 副甲状腺機能亢進症，くる病，骨軟化症，尿細管性アシドーシス
鉄（Fe）*		40〜188 μg/dl	**高値** ヘモクロマトーシス，再生不良性貧血 **低値** 鉄欠乏性貧血，慢性炎症，慢性出血，悪性腫瘍，寄生虫症
不飽和鉄結合能（UIBC）		男 132〜340 μg/dl 女 133〜408 μg/dl	**高値** 鉄欠乏性貧血，多血症 **低値** 悪性腫瘍，ヘモクロマトーシス，慢性炎症
総ビリルビン（T-Bil）*		0.4〜1.5 mg/dl	**高値** 肝炎，肝硬変，肝癌，胆石症，溶血性貧血
直接ビリルビン（D-Bil）		0〜0.2 mg/dl	**高値** 肝炎，胆汁うっ滞，胆石症
血糖*		73〜109 mg/dl （空腹時）	**高値** 糖尿病，肝疾患，脳障害 **低値** 高インスリン血症，肝疾患，腸管吸収不良
HbA1c（ヘモグロビンA1c）*		4.9〜6.0％ （国際標準値）	**高値** 高血糖状態の持続 **低値** 赤血球寿命短縮
1,5-AG （1,5-アミノグルコシダーゼ）		男 10 μg/ml以上 女 8 μg/ml以上	**低値** 糖尿病コントロール不良

■ 内分泌検査

項　目	基 準 値	異常値をとる疾患・病態
ACTH（副腎皮質刺激ホルモン）	10〜100 pg/ml（早朝空腹時）	高値 下垂体性クッシング病，異所性ACTH産生腫瘍，アジソン病， 低値 コルチゾール産生腫瘍，ACTH単独欠損症
TSH（甲状腺刺激ホルモン）	0.618〜4.324 μIU/ml	高値 甲状腺機能低下症，TSH産生腫瘍，甲状腺ホルモン不応症 低値 甲状腺機能亢進症
GH（成長ホルモン）	5 ng/ml 以下（早朝空腹時）	高値 下垂体腫瘍（巨人症，先端肥大症），異所性GH産生腫瘍 低値 下垂体前葉機能低下症（下垂体腫瘍，分娩後など），下垂体性小人症
ADH（抗利尿ホルモン）	1.0〜8.0 pg/ml	高値 ADH不適切分泌症候群，腎性尿崩症 低値 尿崩症
FT₃（遊離トリヨードサイロニン）	2.44〜3.84 pg/ml	高値 甲状腺機能亢進症，亜急性甲状腺炎，橋本病の急性増悪 低値 甲状腺機能低下症，低T₃症候群，副腎皮質ステロイド服用
FT₄（遊離サイロキシン）	0.81〜1.35 ng/dl	高値 甲状腺機能亢進症，亜急性甲状腺炎，橋本病の急性増悪 低値 甲状腺機能低下症，副腎皮質ステロイド服用
PTH（副甲状腺ホルモン）	0.1〜0.4 ng/ml（C末端PTH）	高値 副甲状腺機能亢進症，腎不全，ビタミンD欠乏症，クッシング症候群 低値 副甲状腺機能低下症，高カルシウム血症，甲状腺機能亢進症
A（アドレナリン）	0.12 ng/ml 以下	高値 褐色細胞腫，交感神経芽細胞腫，本態性高血圧症，うっ血性心不全 低値 甲状腺機能亢進症，起立性低血圧症
NA（ノルアドレナリン）	0.06〜0.50 ng/ml	
DA（ドパミン）	0.3 ng/ml 以下	
尿中VMA（バニリルマンデル酸）	3.2±0.7 mg/日（16歳以上）	
血中コルチゾール	5〜15 μg/dl	高値 クッシング症候群，異所性ACTH産生腫瘍，慢性腎不全，甲状腺機能亢進症 低値 アジソン病，急性副腎不全，下垂体機能低下症
尿中コルチゾール	30〜150 μg/日	
アルドステロン	130 pg/ml 以下	高値 原発性アルドステロン症，続発性アルドステロン症 低値 アジソン病，選択的アルドステロン減少症
IRI（インスリン）	5〜15 μU/ml	高値 低血糖，クッシング症候群，肥満，GH過剰，インスリン自己免疫症候群 低値 糖尿病，褐色細胞腫，飢餓，下垂体機能不全症

■ 血液凝固検査

項　目	基 準 値	異常値をとる疾患・病態
プロトロンビン時間（PT） PT（％） PT−INR	8.1〜10.1秒 87.1〜117.9％ 0.89〜1.11	延長 Ⅱ・Ⅴ・Ⅶ・Ⅹ因子欠乏症，肝障害，DIC，ビタミンK欠乏症
活性化部分トロンボプラスチン時間（APTT）	28.6〜43.2秒	延長 Ⅻ・Ⅺ・Ⅹ・Ⅸ・Ⅷ因子欠乏症，DIC，ビタミンK欠乏症，肝障害
トロンボテスト	70％以上	低値 ワルファリン使用，ビタミンK欠乏症，肝障害
ヘパプラスチンテスト	70〜130％	低値 ワルファリン使用，ビタミンK欠乏症，肝障害
フィブリノーゲン（Fbg）	185〜390 mg/dl	高値 感染症，悪性腫瘍，脳血栓症，心筋梗塞，膠原病，手術後 低値 無フィブリノーゲン血症，DIC，肝障害
アンチトロンビンⅢ（AT−Ⅲ）	87〜124％	低値 肝障害，DIC，血栓症，先天性AT−Ⅲ欠損症
TAT	3.5 ng/ml 以下	高値 DIC，動静脈血栓症，外傷，手術後，膠原病
PIC	0.9 μg/ml 以下	高値 DIC，血栓溶解療法後
FDP	5 μg/ml 以下	高値 DIC，血栓症，悪性腫瘍，手術後
D−ダイマー	1 μg/ml 以下	高値 DIC，血栓症，血栓溶解療法後

■ 免疫血清検査

項　目	基　準　値	異常値をとる疾患・病態
CRP*	0.00〜0.14 mg/dl	**高値** 急性・慢性感染症，膠原病，悪性腫瘍，血栓症，梗塞性疾患
免疫グロブリン　IgG*	861〜1,747 mg/dl	**高値** IgG型多発性骨髄腫，本態性Mたんぱく血症，慢性感染症，慢性肝炎，膠原病，悪性腫瘍 **低値** 免疫不全症，たんぱく漏出症候群，ネフローゼ症候群
IgM*	男 33〜183 mg/dl 女 50〜269 mg/dl	**高値** 原発性マクログロブリン血症，本態性M蛋たんぱく血症，慢性感染症，肝疾患，膠原病，悪性腫瘍，急性ウイルス感染症 **低値** 免疫不全症候群，たんぱく漏出性疾患
IgA	93〜393 mg/dl	**高値** IgA型多発性骨髄腫，本態性M蛋たんぱく血症，慢性感染症，慢性肝炎，膠原病，悪性腫瘍，IgA腎症 **低値** 免疫不全症，たんぱく漏出症候群，ネフローゼ症候群
IgD	9 mg/dl 以下	**高値** IgD型多発性骨髄腫
IgE	400 U/ml 以下	**高値** アレルギー疾患，高IgE症候群，IgE型多発性骨髄腫，肝疾患 **低値** 免疫不全症
CH_{50}（補体活性価）	26〜49 U/ml	**高値** ベーチェット病，関節リウマチ，皮膚筋炎，急性感染症，悪性腫瘍 **低値** 急性腎炎，重症肝障害，膠原病
補体 C3*	73〜138 mg/dl	**C4正常　C3低値** 急性糸球体腎炎，慢性増殖性腎炎，エンドトキシンショック **C4低値　C3低値** SLE，自己免疫性溶血性貧血，関節リウマチ，肝疾患
C4*	11〜31 mg/dl	**C4低値　C3正常** 遺伝性血管神経性浮腫
ANA（抗核抗体）	40倍未満	**高値** SLE，混合性結合組織病，多発性筋炎，全身性硬化症，自己免疫性肝炎
抗DNA抗体	40 IU 以下	**高値** SLE，混合性結合組織病，シェーグレン症候群
抗ENA抗体	陰性	**陽性** 混合性結合組織病，SLE，全身性硬化症
RF（リウマトイド因子）	20 IU/ml 以下	**高値** 関節リウマチ，SLE，全身性硬化症，肝硬変，ウイルス感染症
抗サイログロブリン抗体	0.3 U/ml 未満	**高値** バセドウ病，橋本病，特発性粘液水腫
抗甲状腺ペルオキシダーゼ抗体	100倍未満	**高値** バセドウ病，橋本病，特発性粘液水腫
抗TSHレセプター抗体	陰性	**陽性** バセドウ病
抗ミトコンドリア抗体	20 U/ml 以下	**高値** 原発性胆汁性肝硬変，自己免疫性肝炎，肝硬変，SLE
クームス試験	陰性	**陽性** 自己免疫性溶血性貧血，不適合輸血，不適合妊娠

■ 感染症関連検査

項　目	基　準　値	異常値をとる疾患・病態
ASO（抗ストレプトリジンO）	166倍未満	**高値** 溶連菌感染（扁桃炎，猩紅熱），リウマチ熱，急性糸球体腎炎
ASK（抗ストレプトキナーゼ）	2,560倍未満	ASOと同じ意義
梅毒血清反応（ガラス板法，RPR法）	陰性（定性） 1倍未満（定量）	**陽性** 梅毒，生物学的偽陽性反応（妊娠，SLE，結核，異型肺炎，ハンセン病，ウイルス肝炎など）
TPHA	陰性（定性） 80倍未満（定量）	**陽性** 梅毒
HA抗体（A型肝炎ウイルス抗体）	陰性	**陽性** A型肝炎
HBs抗原（B型肝炎ウイルスs抗原）	陰性	**陽性** B型肝炎，キャリア
HBs抗体（B型肝炎ウイルスs抗体）	陰性	**陽性** B型肝炎の既往，B型肝炎ウイルスワクチン接種
HCV抗体（C型肝炎ウイルス抗体）	陰性	**陽性** C型肝炎
HIV抗体（エイズウイルス抗体）	陰性	**陽性** エイズ
HTLV-I抗体（成人T細胞白血病ウイルス抗体）	陰性	**陽性** 成人T細胞白血病

■ 腫瘍マーカー

項　　目	カットオフ値	異常値をとる疾患・病態
AFP（αフェトプロテイン）	10 ng/ml	肝細胞癌，転移性肝癌，急性肝炎，慢性肝炎，肝硬変，腎不全，妊娠
BCA225	160 U/ml	乳癌
BFP	35 ng/ml	肝癌，胆道癌，子宮癌，膵癌，腎癌，卵巣癌，肺癌，肝硬変
CA15-3	30 U/ml	乳癌，卵巣癌，肺癌
CA19-9	37 U/ml	膵癌，胆嚢癌，胆道癌，胃癌，大腸癌
CA72-4	4 U/ml	卵巣癌，膵癌
CA125	35 U/ml	卵巣癌，子宮内膜症，子宮頸癌，妊娠，膵癌，胆管癌，肝癌，胃癌，肺癌
CA130	35 U/ml	卵巣癌，子宮内膜症，妊娠，膵癌，胆管癌，肝癌，胃癌，肺癌
CA602	63 U/ml	卵巣癌，子宮内膜症，妊娠，膵癌，胆管癌，肝癌，胃癌，肺癌
CEA（癌胎児性抗原）	5 ng/ml	大腸癌，胃癌，膵癌，肺癌，乳癌，胆道癌，子宮内膜癌，卵巣癌，肺炎，気管支炎，結核，潰瘍性大腸炎，肝炎，肝硬変，喫煙者
CYFRA21	3.5 ng/ml	肺扁平上皮癌，肺腺癌，間質性肺炎，気管支拡張症
γ-Sm	4 ng/ml	前立腺癌，前立腺肥大症，前立腺炎
NCC-ST-439	7 U/ml	膵癌，胃癌，大腸癌，胆嚢・胆管癌，肺癌，乳癌，肝癌，慢性肝疾患
NSE	10 ng/ml	肺小細胞癌，神経芽細胞腫，褐色細胞腫，網膜芽細胞腫，胃癌，大腸癌
PAP	3 ng/ml	前立腺癌，前立腺肥大症，前立腺炎
PIVKA-II	0.1 AU/ml	肝癌，慢性肝炎，肝硬変，肝内胆汁うっ滞
Pro GRP	46 pg/ml	肺小細胞癌，腎不全
PSA	3 ng/ml	前立腺癌，前立腺肥大症，前立腺炎
SCC	1.5 ng/ml	肺扁平上皮癌，子宮頸癌，食道癌，皮膚癌，肺炎，肺結核，気管支喘息，腎不全
SLX	40 U/ml	肺腺癌，膵癌，卵巣癌，胃癌，大腸癌，肝硬変
Span-1	30 U/ml	膵癌，胆嚢・胆管癌，肝癌，胃癌，大腸癌，肺癌，乳癌，肝硬変，肝炎
STN	45 U/ml	卵巣癌，子宮内膜症，妊娠，膵癌，胆管癌，肝癌，胃癌，肺癌
TPA	70 U/l	乳癌，肺癌，胃癌，食道癌，子宮癌，膀胱癌

カットオフ値：その値を境界にして陽性か陰性かを判別する値で，病態判断値のこと．

■ 動脈血ガス分析

項　　目	基　準　値	異常値をとる疾患・病態
pH	7.35〜7.45	高値 代謝性アルカローシス，呼吸性アルカローシス 低値 代謝性アシドーシス，呼吸性アシドーシス
二酸化炭素分圧（$PaCO_2$）	35〜45 mmHg	高値 呼吸不全（肺炎，重症喘息，肺癌など），心不全 低値 不安，過換気症候群，脳炎，薬物中毒
酸素分圧（PaO_2）	80〜100 mmHg	高値 過換気症候群，脳炎 低値 肺炎，肺うっ血，心不全，気管支喘息
酸素飽和度（SO_2）	94〜100％	低値 慢性閉塞性肺疾患，動静脈瘻
重炭酸イオン（HCO_3^-）	22〜26 mEq/l	高値 代謝性アルカローシス，呼吸性アシドーシス 低値 代謝性アシドーシス，呼吸性アルカローシス
塩基過剰（BE）	−2〜2 mEq/l	高値 代謝性アルカローシス，慢性呼吸性アシドーシス，急性呼吸性アルカローシス 低値 代謝性アシドーシス，慢性呼吸性アルカローシス，急性呼吸性アシドーシス

参考文献

● 第1～第3章，第5～第7章，第10章，第12章，第13章（A，D～I），付表

1）内科学・外科学関係
- 福井次矢，奈良信雄編：内科診断学．医学書院，2016．
- 高久文麿・他監修：新臨床内科学．第10版，医学書院，2020．
- 黒川　清・他偏：EBM 現代内科学．金芳堂，1997．
- 北野正剛・他監修：標準外科学．医学書院，2022．

2）臨床検査関係
- 奈良信雄：検査と疾患．メディカルカルチュア社，1996．
- 奈良信雄：最新臨床医学総論/臨床検査医学総論．第3版，医歯薬出版，2023．
- 奈良信雄：看護・栄養指導のための臨床検査ハンドブック．第6版，医歯薬出版，2022．
- 奈良信雄：看護アセスメントに役立つ検査値のみかた・読み方．南江堂，2001．
- 奈良信雄：臨床検査小事典．中外医学社，2002．

3）薬物療法関係
- 奈良信雄：看護・栄養指導のための治療薬ハンドブック．第3版，医歯薬出版，2013．
- 奈良信雄編：治療薬マニュアル．中外医学社，2002．

4）医学用語関係
- 奈良信雄：カルテ用語ハンドブック．南江堂，2001．

5）その他
- 奈良信雄：エッセンシャル人体の構造・機能と疾病の成り立ち．医歯薬出版，2003．

● 第4章
- Harrison's Principles of Internal Medicine, 14 th edition, McGraw-Hill, 1997.
- 主要病態・主要疾患の論文集．Year Note, 12 th edition, MEDIC MEDIA, 2003.
- COPD（慢性閉塞性肺疾患）の診断・管理基準．ATS（米国胸部学会）COPD ガイドライン（日本語訳），ライフサイエンス出版，1996．
- 成人気道感染症診療の基本的考え方．呼吸器感染症に関するガイドライン，日本呼吸器学会 2003．
- 特発性肺線維症：診断と治療．日本呼吸器学会会誌 2001．
- Medical Progress：Bronchiectasis. *N Engl J Med*, 2002.
- Primary Care：Spontaneous pneumothorax. *N Engl J Med*, 2000.
- 国民衛生の動向．厚生統計協会，2003．

●第8章

- 広畑和志監修：標準整形外科学．第5版，医学書院，1995．
- 越智貴弘・他編：New Mook 整形外科 6 頚椎症．金原出版，1999．
- 寺山和雄・他監修：整形外科 痛みへのアプローチ 頸の痛み．南江堂，1999．
- 加倉井周一・他編：PT・OTのための整形外科 運動器疾患とリハビリテーション．第2版，医歯薬出版，1997．
- 住田幹男・他編：脊髄損傷の outcome 日米のデータベースより．医歯薬出版，2000．
- 腰野富久・他編：エッセンシャル整形外科．第2版，医歯薬出版，1994．
- 山本　真・他編：ベッドサイドの整形外科学．第2版，医歯薬出版，1987．
- 岩破康博：頚肩腕障害の診断と治療．改訂第2版，金原出版，1993．
- 天児民和監修：新臨床整形外科学全書．第4巻B，金原出版，1982．
- 室田景久・他編：図説整形外科診断治療講座 第11巻 骨・軟部腫瘍．メジカルビュー社，1990．
- 室田景久・他編：図説整形外科診断治療講座 第14巻 頚椎疾患・損傷．メジカルビュー社，1991．
- 井上　一・他編：新図説臨床整形外科講座 第2巻 脊椎・脊髄．メジカルビュー社，1996．
- 井上　一・他編：新図説臨床整形外科講座 第13巻 骨・軟部腫瘍および類似疾患．メジカルビュー社，1995．
- 赤松功也編：整形外科クイックリファレンス．文光堂，1986．
- 今日の診療 ハイブリッド CD-ROM 版．Vol.12，医学書院，2002．
- 南山堂医学大辞典 CD-ROM プロメディカ．Ver.2（南山堂医学大辞典第18版準拠），南山堂，2002．

●第9章

- 小川　聡，井上　博編：標準循環器病学．医学書院，2001．
- Harrison's Principles of Internal Medicine, 14 th edition, McGraw-Hill, 1997.
- 主要病態・主要疾患の論文集．Year Note, 12 th edition, MEDIC MEDIA, 2003．
- Medical Progress：Atrial Fibrillation. *N Engl J Med*, 2001．
- Mechanisms of Disease：Atherosclerosis-an inflammatory disease. *N Engl J Med*, 1999．
- 国民衛生の動向．厚生統計協会，2003．

●第11章

- 荒木淑郎：神経病学．第2版，金芳堂，1986．
- 平山恵造：神経症候学．文光堂，1971．
- 水野美邦，栗原照幸：標準神経病学．医学書院，2002．
- 多賀須幸男，尾形悦郎：今日の治療指針．医学書院，2000．
- 太田富雄，松谷雅生：脳神経外科学．改定8版，金芳堂，2000．
- 日本脳卒中協会ホームページ　http://jsd-web.org/

● 第 13 章

（B）

・長尾房大・他監訳：外科診療マニュアル．医学書院，1981．
・浜口栄祐編：最新外科総論．第 2 版，医学書院，1970．
・京都大学医学研究科外科学教室編：外科研修マニュアル．南江堂，2002．
・岡田和夫編：エッセンシャル麻酔科学．第 3 版，医歯薬出版，1991．
・杉本　侃・他編：図説救急医学講座　第 4 巻　ショックと急性臓器不全．メジカルビュー社，1990．
・杉本　侃・他編：図説救急医学講座　第 7 巻　熱傷と環境障害．メジカルビュー社，1989．
・日本救急医学会監修：標準救急医学．医学書院，1991．

（C）

・吉村　望監修，熊沢光生，弓削孟文，古家　仁編：標準麻酔科学．第 4 版，医学書院，2002．
・後藤文夫：医学生と研修医のための麻酔科ガイドブック．真興交易医書出版，1993．
・釘宮豊城，高橋成輔，土肥修司編：図説最新麻酔科学シリーズ 1　麻酔の薬理と手技の実際．メジカルビュー社，1996．

（J）

・荒井秀典・他編：フレイル診療ガイド 2018 年版．ライフ・サイエンス，2018．
・日本医師会雑誌，第 148 巻・第 8 号，特集サルコペニア・フレイルの診療最前線．2019．

・後藤　稠編集代表：最新医学大辞典．第 2 版，医歯薬出版，1996．

索 引

欧文

α-フェトプロテイン　45,49
A型肝炎ウイルス　42
ACO　67
ADL　175
AIDS　18
ALS　300
B型肝炎ウイルス　42,44,47,48
BLS　300
C型肝炎ウイルス　42,44,47,48
CA 19-9　56
CEA　53
COPD　65
CTスキャン　123
DIC　295
ICE療法　178
IgA血管炎　84
L-ドーパ　253
MRI　123
MRSA　7,296
MRSA感染症　7
NYHA　201
O脚　136
OPLL　159
PSA　139
RICE療法　179
SLE　277
thrill　200
VDT病　189
X脚　136

ア行

アイシング　143,185
アキレス腱反射　166
アジソン病　108
アテトーゼ　254
アテローム血栓性脳梗塞　236
アトピー型（外因型）喘息　69
アトピー性皮膚炎　314
アドソンテスト　187
アナフィラキシー　298
アフタ性口内炎　23
アミラーゼ　54
アミロイドアンギオパチー　241
アリス（Allis）徴候　148
アルコール依存症　325
アルコール性肝障害　46
アルツハイマー型老年認知症（痴呆）　258
アルツハイマー病　258,259
アレルギー性鼻炎　321
亜酸化窒素　302
亜酸化窒素（笑気）　302
阿部正和　122
悪性リンパ腫　230
悪性高熱　142
悪性貧血　223
軋轢音　130,131,176,183
安静狭心症　208
安定狭心症　209
I音　197
I度熱傷　289
イソフルラン　302,303
イレウス　37
インターフェロン　45
インフルエンザ　11
胃ポリープ　31
胃炎　26
胃下垂　31
胃癌　28
胃・十二指腸潰瘍　27
胃神経症　26,31
異型狭心症　208
異常可動性　176
椅子の持ち上げテスト　180,181
意識レベル　297,298
一次救命処置　299
一次治癒　289
一時救命処置（BLS）の手順　300
一過性脳虚血発作　236,239
院内肺炎　63
ウイルス性髄膜炎　243
ウィルソン病　254
う歯　23
うつ状態　286
うつ病　189,324
右心不全　194
運動療法　122
エイズ　18
エスマルヒ止血帯　295
エデンテスト　187
円形脱毛症　316
円背（ねこ背）　135
炎症　124
遠位指節間関節　132
遠心性肥大　205
オリーブ橋小脳萎縮症　256
凹足　156
応急処置　298
黄色靱帯　166
横骨折　174
温浴療法　290

カ行

カイザーフライシャー角膜輪　254,255
ガス壊疽　296
ガングリオン　189
ガングリオンの観血的治療　190
ガングリオンの保存的治療　190
ガンマナイフ　250
かぜ症候群　59
下気道　58
下肢伸展挙上　158,166
下肢伸展挙上テスト（SLR）　157
下垂手　266
下垂足　268
下垂体疾患　99
下垂体性低身長症　101
下垂体腺腫　247,249

化膿性筋炎　296
化膿性股関節炎　128
化膿性腸腰筋炎　142
過外転症候群　186,187
過敏性腸症候群　34
画像診断法　123
海綿状血管腫　241
開放骨折　175
潰瘍　288
潰瘍性大腸炎　32
外傷　288
外傷性頸部症候群　169
外傷性骨折　174
外傷性脱臼　177
外反変形　129
外反母趾　154
角膜炎　317
拡張期血圧　217
拡張不全　193
顎関節症　22
肩関節脱臼　177
褐色細胞腫　109
完全骨折　174
完全中心静脈栄養　33,34
肝レンズ核変性症　254
肝炎ウイルス　42
肝硬変　46,47
肝細胞癌　48
肝性脳症　47
間欠性跛行　166,167
間欠導尿法　173
感染症　1
感染症の予防及び感染症の患者に対する医療に関する法律　2
感染症法　2
感染性心内膜炎　212
感染性腸炎　31
関節リウマチ　128,167,276
関節ねずみ　129,130,131,183
関節の可動域　125
関節炎　124,183
関節鏡視下デブリドマン（郭清術）　130
関節症　124
関節内遊離体　129,130,131,183

関節包炎　183
観血的治療　122
眼精疲労　319
癌の骨転移　137
癌腫　137
癌性胸膜炎　78
癌性腹膜炎　40
キサントクロミー　243
ギランバレー症候群　265
ぎっくり腰　168
9の法則　289
気管支拡張症　78
気管支喘息　69
気管挿管　305,306
気胸　73,293
起座呼吸　195
亀背　135
亀裂骨折　174
機能性側彎　152,153
機能分類　201
逆流性食道炎　24
吸入麻酔　301
吸入麻酔薬　301,302
臼蓋形成不全　128
求心性肥厚　202
急性リンパ性白血病　227
急性胃炎　26
急性胃粘膜病変　26
急性灰白髄炎　246
急性肝炎　41
急性冠症候群　210
急性気管支炎　61
急性喉頭蓋炎　298
急性骨髄性白血病　227
急性細菌性髄膜炎　244
急性糸球体腎炎　82
急性腎不全　85
急性膵炎　53
急性腸炎　31
急性・慢性化膿性骨髄炎　296
急性腰痛症　168
救命救急　294
救命救急のABC　298
救命救急のDEF　299
巨人症　100,250
巨赤芽球性貧血　223
狭心症　208
胸郭出口症候群　186

胸郭出口症候群の観血的治療　188
胸郭出口症候群の保存的治療　187
胸腺異常　146
胸腺腫　146
強直　125
強皮症　277
橋出血　240,241
橋（脳幹）出血　241
矯正装具　155
矯正体操　155
局所麻酔　306
局所麻酔薬　306
近位指節間関節　132
菌交代現象　2
菌交代症　2
筋ジストロフィー　153,261
筋萎縮性側索硬化症　263
筋炎　167
筋強直性ジストロフィー　263
筋緊張性頭痛　273
筋腱付着部炎　183
筋弛緩薬　303
筋収縮性頭痛　273
筋肉炎　141
筋膜炎　141,167
緊張型頭痛　273
緊張性気胸　298
クッシング症候群　105,250
クッシング病　99
クモ膜下出血　242
クリック音　148
クローン病　33
グリオーシス　259
グリソン牽引　151
くる病　119,136
群発頭痛　274
ケタミン　303
ゲーベンクリーム　290
ゲルストマン症候群　247,258
外科的感染症　295
経腸成分栄養　33,34
経皮的冠動脈形成術（PTCA）　211

脛骨神経麻痺　268	ゴルフ肘　181	140
頚肩腕症候群　188	呼吸　298	骨肉腫の化学療法　140
頚神経根症状　169	呼吸細気管支　58	骨肉腫の単純エックス線撮影
頚椎カラー　170	股関節脱臼　178	140
頚椎症　162	五十肩　126	骨折　173
頚椎捻挫　169	口角炎　23	
頚部脊柱管狭窄症　165	叩打痛　134	サ 行
頚部変形性脊椎症　162	巧緻障害　191	Ⅲ度熱傷　289
頚肋　186	広範囲熱傷　290	サイトカイン　141
頚肋症候群　186	甲状腺機能亢進症　103	サルコペニア　68, 329
頚腕症候群　188	甲状腺機能低下症　104	3-3-9度方式　299
劇症肝炎　44	甲状腺疾患　102	左心不全　194
血圧　297	交通事故　169, 171	作業療法　122
血液凝固反応　232	抗酸菌　296	嗄声　77
血液浄化療法　147	更年期障害　313	鎖骨バンド（8字帯）　176
血友病　233	肛門周囲膿瘍　296	鎖骨骨折　176
結膜炎　316	拘縮　125	坐骨神経痛　164, 271
血胸　74	拘束性障害　66	再生不良性貧血　226
血行性転移　138	後縦靱帯骨化症　159, 165	細菌性ショック　292
血清病　283	後天性免疫不全症候群　18	細菌性食中毒　8
血栓性静脈炎　296	後頭神経痛　271	細菌性髄膜炎　243, 244
結核　296	後療法　179	細菌性赤痢　9
結核性腱鞘炎　143	高血圧　217	猿手　266, 267
結核性髄膜炎　243, 244	高血圧性脳出血　240	三叉神経のブロック　309
結核性腹膜炎　39	高血圧性脳内血腫　242	三叉神経痛　269, 271
結石症　93	高脂血症　113, 141	シェントン線　128
結節性多発動脈炎　280	高脂血症用薬剤による横紋筋	ショック　292
月経異常　313	融解の副作用　141	ショック指数　298
肩関節周囲炎　126	高尿酸血症　117	ジストニア　254
肩関節周辺の骨と靱帯	硬膜外ブロック注射　168	ジフテリア　6
126	硬膜外麻酔　306, 307	ジャクソンテスト（後屈，肩
肩峰下滑液包炎　183	絞扼神経障害　191	下方圧迫テスト）　163
牽引療法　122, 123	構築性側彎　152, 153	ジャンパー膝　184
嫌気性菌　296	膠原病　124, 191, 275	しもやけ　291
腱鞘炎　143	骨化性筋炎　142, 177	じんま疹　315
腱板　126, 183	骨棘　130	子宮頸癌　311
腱板炎　183	骨腫瘍の発生頻度　138	子宮体癌　311
腱板断裂　127	骨髄腫　137	止血法の種類　295
言語訓練　122	骨粗しょう　175	四肢麻痺　171
原発性アルドステロン症	骨粗しょう症　133, 135,	市中肺炎　63
107	167, 175	糸球体腎炎　82
原発性胆汁性肝硬変　50	骨粗しょう症の診断基準	自然気胸　73
コーレス（Colles）骨折	134	指神経ブロック　310
133, 175	骨内　190	脂質代謝異常　113
コッヘル法　177	骨軟化症　119, 135, 136,	脂肪肝　50
コッヘル（Kocher）法　178	167	視床出血　240, 241
コブ（Cobb）角　151, 152,	骨軟骨腫　137, 140	紫斑病　232
153	骨肉腫　137, 137, 139, 167	歯垢　22
コレラ　10	骨肉腫のコッドマン三角	歯周病　21

歯状核赤核淡蒼球ルイ体萎縮症 256
歯肉炎 21
自己抗体 191
自己免疫疾患 146
自己免疫性肝炎 50
自律神経失調症 188
持続他動関節運動 132
痔疾 38
痔瘻 38,296
膝蓋腱反射 166
疾病利得 171
湿疹 315
実質性出血 295
斜角筋症候群 186
斜頸 150
斜骨折 174
尺骨神経麻痺 183,266
若年性関節リウマチ 153
手根管症候群 190,191
手根管内圧測定 192
手掌法 289
収縮期血圧 217
終末細気管支 58
十二指腸潰瘍 27
十二指腸憩室 31
重症筋無力症 146,260
粥腫(アテローム) 212
粥状動脈硬化 212
出血傾向 231
出血性ショック 292,294
出血性素因 231
小細胞癌 74
小児神経症 286
小児夜尿症 287
小脳出血 240,241
消化性潰瘍 27,297
症候性側彎 153
猩紅熱 5
傷害 179
上衣腫 247,248,251
上気道 58
上気道炎 59
上大静脈症候群 24,77
上腕骨外側上顆炎 180
上腕骨近位端骨折 133
上腕骨近位部骨折 175
上腕骨内側上顆 181
上腕骨内側上顆炎 180,181
上腕二頭筋長頭腱炎 183
静脈性出血 295
静脈麻酔 303
静脈麻酔薬 303
食事療法 122
食道ポリープ 24
食物アレルギー 281
食道胃静脈瘤 47
食道炎 24
食道潰瘍 24
食道癌 24
食道憩室 25
食道静脈瘤 26
褥瘡 175
心タンポナーデ 294,298
心筋梗塞 210
心原性ショック 292,294
心室細動 299
心室中隔欠損症 207
心身症 325
心臓マッサージ法 300
心臓神経症 212
心臓突然死 211
心的外傷後ストレス障害(PTSD) 288
心肺蘇生 294
心肺蘇生術 299
心不全 193
心房細動 206
心房中隔欠損症 208
身体化現象 170
神経膠芽腫 247,248
神経膠腫 247,248
神経根症状 167
神経症 322
神経鞘腫 247,250,251
神経性ショック 292
神経性過食症 326
神経性間欠性跛行 166
神経性食欲不振症 326
神経線維腫症 152
神経調節性失神 219
神経電気生理学的検査 191
神経梅毒 245,246
浸潤麻酔 309
真菌性髄膜炎 243,245
進行性核上性麻痺 257
進行性筋ジストロフィー 261
進行麻痺 246
新鮮凍結血漿 290
人工肛門 36
腎盂腎炎 88
腎硬化症 88
腎細胞癌 91
腎腫瘍 91
腎・尿管結石症 93
腎不全 85
スティムソン法 177
ストレッチング 168,184,185
スパーリングテスト 163
スポーツ外傷 179
スミス骨折 133
ズデック骨萎縮 177
頭蓋内圧亢進症状 247
頭上方向牽引療法 150
水痘 15
膵癌 55
膵石症 55
髄芽腫 247,248
髄核 157
髄膜炎 243
髄膜腫 247,249,251
セボフルラン 302,303
正中神経 191
正中神経麻痺 266
生命徴候 297
成人T細胞白血病 228
成長ホルモン分泌不全性低身長症 101
性感染症 16
性器クラミジア感染症 17
星状細胞腫 248,251
星状神経節ブロック 310
精神分裂病 323
精神療法 122
咳喘息 69
脊髄クモ膜下麻酔 306
脊髄ショック 171,172
脊髄空洞症 152,256
脊髄腫瘍 251
脊髄症状 170
脊髄小脳変性症 255
脊髄損傷 171
脊髄損傷のレベルとADLの

レベル　172
脊髄損傷の治療　173
脊髄損傷の慢性期の治療　173
脊髄癆　246
脊柱管狭窄　160
脊柱管狭窄症　164,167,168
脊椎カリエス　296
脊椎すべり症　161,164,165,168
脊椎分離すべり症　161
脊椎分離症　161
楔状足底板　130
癤　296
石灰沈着性腱板炎　126
赤血球疾患　221
接触性皮膚炎　314
舌炎　23
先端巨大症　100,250
先天性筋性斜頸　150
先天性股関節脱臼　127,147
尖足　156
腺癌　74
線維輪　157
遷延治癒　161
全静脈麻酔　304
全身性エリテマトーデス　277
全身性強皮症　277
全身麻酔　301,305
全般性不安障害　286
前立腺癌　94,139
前立腺肥大　94
創と傷　288
創傷　288
装具による固定　122
僧帽弁逸脱症候群　201
僧帽弁狭窄症　196
僧帽弁閉鎖不全症　199
総胆管癌　52
総胆管結石　51
総腓骨神経麻痺　267
足底にタコ　155
足底筋膜炎　143
側弯症　151
損傷の定義　288
損傷治癒形式の分類　289

タ行

タール便　28
ダンピング症候群　29,30
多臓器不全　292,294
多発性筋炎　142,279
多発性囊胞腎　87
多発動脈炎　280
多発脳梗塞型痴呆（認知症）　258
体温　298
対人恐怖　287
退行変性　127,167
帯状疱疹　15
大細胞癌　74
大腿骨頸部骨折　133,175
大腿骨頭すべり症　128
大腿骨頭壊死　178
大腿骨頭壊死症　128
大腿三角（スカルパ三角）　148
大腿四頭筋　185
大腿四頭筋の萎縮　129
大腸ポリープ　37
大腸癌　36
大腸憩室　38
大動脈解離　215
大動脈弁狭窄症　202
大動脈弁閉鎖不全症　204
大動脈瘤　214
代償性心不全　193
脱臼　177
丹毒　296
単純ヘルペス感染症　14
単純ヘルペス脳炎　244
単純骨折　175,288
胆管炎　51
胆石　51
胆囊ポリープ　53
胆囊炎　51
胆囊癌　52
胆囊腺筋腫症　53
痴呆（認知症）　175
痴呆症（認知症）　257
竹節骨折　174
中耳炎　320
中指伸展テスト　180,181
虫垂炎　35,297
肘部管症候群　131

超音波診断　124
腸チフス　10
腸閉塞　37
聴神経鞘腫　247,250
陳旧性心筋梗塞　211
鎮痛薬　303
対麻痺　171
椎間板ヘルニア　157,164,166,167,168
椎間板ヘルニアの観血的治療　159
椎間板ヘルニアの保存的治療　159
痛風　117
ティネル（Tinel）徴候　191
テニス肘　180
テリアの首輪　162
テンシロン・テスト　147
低血圧症　218
適応　125
鉄欠乏性貧血　222
転移性骨腫瘍の骨シンチグラム　139
転移性骨腫瘍の単純エックス線撮影　139
転移性骨腫瘍のCTスキャン　139
転移性骨腫瘍のMRI　139
転移性脳腫瘍　247,250
伝達麻酔　309
トムセン（Thomsen）テスト　180,181
トリガーポイントへの注射　168
トレンデレンブルク徴候　128,148,149
ドケルバン病　143
ドケルバン（de Quervain）病　145
徒手矯正　122
徒手整復　122
凍傷　291
凍傷の観血的治療　292
凍傷の病態生理　291
凍傷の保存的治療　291
凍瘡　291
統合失調症　323
橈骨遠位端骨折　133
橈骨神経麻痺　265

糖代謝異常　111
糖尿病　111
動的脊柱管狭窄　165
動脈性出血　294
特発性側彎症　153
特発性肺線維症　71
突発性難聴　320

ナ行

内転足　156
内反足　155,156
内反足の観血的治療法　156
内反足の保存的治療法　156
内反変形　129
軟骨腫　137
軟骨肉腫　137
軟性コルセット　168
Ⅱ音　197
Ⅱ度熱傷　289
ニューロレプト麻酔　304
二次救命処置　300
二次性高血圧　217
二次治癒　289
日本昏睡尺度　298,299
肉腫　137
乳癌　312
乳頭部癌　52
尿酸代謝異常　117
尿道炎　90
尿崩症　101
尿路感染　175
認知症（痴呆）　175,257
ネフローゼ症候群　83
熱傷　289
熱傷深度　290
熱傷深度と臨床症状　290
捻挫　178
脳圧下降薬　237
脳血管型認知症（痴呆）　259
脳血管攣縮　242
脳血栓　236
脳梗塞　236
脳腫瘍　247
脳出血　240
脳性小児麻痺　253
脳麻痺　152

脳塞栓　238
脳動静脈奇形　241,242
脳動脈瘤　242
脳動脈瘤破裂　242,243
脳膿瘍　297

ハ行

ハムストリング筋　185
ハリソン溝　136
ハンチントン舞踏病　253
バートン骨折　133
バイタルサイン　293,297
バニオン　155
バランス麻酔　304
バルビツレート　303
バレー・リュー症状　169
パーキンソン病　252
パラチフス　10
パンクロニウム　304
ばね指　143
ばね指の手術療法　145
ばね指の保存的治療　144
破傷風　6,290,296
破裂脳動脈瘤　243
跛行　128,149
播種性血管内凝固（症候群）　295
馬尾神経の症状　166
肺炎　61
肺癌　74
肺気腫　65,66
肺血栓塞栓症　299
肺結核　64
肺胞　58
敗血症　294
梅毒　16
白内障　318
麦粒腫　318
橋本病　104
発育的脊柱管狭窄　165
白血病　227
白血球疾患　227
反張膝　125
半月板　190
晩発性小脳皮質萎縮症　255
ヒポクラテス法　177
ビタミン過剰症　118
ビタミン欠乏症　118

ビタミンＤ欠乏性　136
ピック病　259
日和見感染　1
皮下骨折　175
皮質下出血　240,241
皮膚筋炎　142,279
肥満症　115
非アトピー型（内因型）喘息　69
非アルコール性脂肪肝炎　50
非結核性抗酸菌症　65
非小細胞癌　74
非代償性心不全　193
疲労骨折　161,174,182
被殻出血　240,241
百日咳　5
表面麻酔　308
病的骨折　124,138,174
病的脱臼　177
瘭疽　296
ファーレン（Phalen）テスト　191
フィンケルスタイン（Finkelstein）テスト　145
フォン・レックリングハウゼン病　153
フォン・ローゼン装具　149
フランケルによる脊損の神経症状の分類　172
ブシャール結節　132
ブドウ球菌　296
ブドウ球菌感染症　7
フレイル　327
プロポフォール　303
不安神経症　188,286
不安定狭心症　209
不完全骨折　174
風疹　13
副腎疾患　105
副腎皮質機能亢進症　105
副腎皮質機能低下症　108
副鼻腔炎　322
腹膜炎　38
複雑骨折　175
物理療法　122
粉砕骨折　174,175
ヘバーデン結節　132
ヘリコバクター・ピロリ

297
ヘリコバクター・ピロリ菌　27,29
ベーチェット病　279
ベクロニウム　303
ベネット骨棘　184
ベル麻痺　268
ベロ毒素産生性腸管病原性大腸菌食中毒　8
ベンゾジアゼピン　303
ペルテス病　128
閉塞性障害　66
片頭痛　273
変形性関節症　127,182
変形性頸椎症　162,165
変形性股関節症　127
変形性膝関節症　129
変形性脊椎症　167
変形性肘関節症　131,182,183
変形性腰椎症　164
扁平上皮癌　74
扁平足　154
ボツリヌス中毒　8
ポリオ　152,246
ホルネル症候群　77
ホルムズ型失調症　255
歩容　128
保険会社　171
保存的治療　122
蜂巣炎　296
蜂巣肺　71
防已黄耆湯　130
膀胱炎　89
膀胱癌　92
膀胱直腸障害　167
勃起障害　166
本態性高血圧　217

マ行

マイコプラズマ肺炎　63
マニピュレーション　163
マルファン症候群　152,153
マロリー・ワイス症候群　25

麻杏薏甘湯　130
麻疹　12
麻酔器回路　304
麻薬　303
麻薬拮抗性鎮痛薬　303
末梢性顔面神経麻痺　268
慢性胃炎　26
慢性肝炎　44
慢性気管支炎　65,66
慢性甲状腺炎　104
慢性骨髄性白血病　228
慢性糸球体腎炎　83
慢性腎不全　86
慢性膵炎　54
慢性閉塞性肺疾患　65
慢性腰痛症　168
ミオクローヌス　256
脈拍　297
むちうち症　171,188
むちうち損傷　169
無菌性髄膜炎　243
無腐性骨壊死　177
メニエール病　319
もやもや病　242

ヤ行

夜間発作性呼吸困難　195
野球肩　183
野球肘　182
薬物性肝障害　46
薬物中毒　299
薬物療法　122
有痛弧徴候　127
溶血性貧血　224
腰椎圧迫骨折　164,167
腰椎椎間板ヘルニア　165
腰痛症　167
腰部脊柱管狭窄症　165
腰部脊椎症　164
腰部変形性脊椎症　164
癰　296
抑うつ状態　168
抑うつ神経症　189

ラ行

ライトテスト　187

ラクナ梗塞　236,258
ラセーグ・テスト　157
ラムゼーハント症候群　269
らせん骨折　174,175
リーメンビューゲル装具療法　149
リウマチ性関節炎　143
リウマチ性疾患　275
リウマチ熱　197
リトルリーガー肩　184
リトルリーガーズ・エルボー　182
リパーゼ　54
リンパ網内系疾患　230
理学療法　122
離断性骨軟骨炎　182,183
離断性骨軟骨炎(関節ねずみ)　131
流行性耳下腺炎　14
緑内障　318
緑膿菌　297
リンパ節炎　296
淋菌感染症　17
淋病　17
るいそう　116
レビー小体　252
連鎖球菌　296
ローレンツ・ギプス　150
ロコモティブ・シンドローム　331
労作狭心症　208
労働基準法　188
肋間神経ブロック　310
肋鎖症候群　186,187
肋間神経痛　270
肋骨念珠　136

ワ行

若木骨折　174
鷲手　267
腕神経叢ブロック　310

【著者略歴】

奈良 信雄

- 1975年　東京医科歯科大学医学部卒業
- 同　年　東京医科歯科大学医学部第1内科医員
- 1993年　カナダ・トロント大学オンタリオ癌研究所に留学
- 1987年　東京医科歯科大学医学部内科講師（第1内科）
- 1990年　東京医科歯科大学医学部助教授（臨床検査医学）
- 1994年　東京医科歯科大学医学部教授（臨床検査医学）
- 1999年　東京医科歯科大学大学院医歯学総合研究科教授（全人診断治療学講座, 臨床検査医学分野）
- 2002年　全国共同利用施設医歯学教育システム研究センター教授（併任）
- 2006年　同センター長
- 2015年　順天堂大学医学部特任教授, 東京医科歯科大学名誉教授, 東京医科歯科大学医学部特命教授（～2017年）
- 2018年　日本医学教育評価機構常勤理事, 順天堂大学客員教授, 東京医科歯科大学名誉教授
  現在に至る　医学博士

佐藤 千史

- 1975年　東京医科歯科大学医学部卒業
- 同　年　東京医科歯科大学医学部第2内科医員
- 1977年　米国ニューヨーク・ブロンクスVAメディカルセンター消化器科レジデント
- 1982年　東京医科歯科大学医学部附属病院助手（霞ヶ浦分院）
- 1988年　東京医科歯科大学医学部講師（第2内科学）
- 1989年　東京医科歯科大学医学部保健衛生学科助教授（健康科学）
- 1994年　東京医科歯科大学医学部保健衛生学科教授（健康科学）
- 2001年　東京医科歯科大学大学院保健衛生学研究科教授（健康情報分析学）
- 2013年　湖歩会おおつか内科クリニック院長
  現在に至る　医学博士

三宅 修司

- 1983年　東京医科歯科大学医学部卒業
- 同　年　東京医科歯科大学第一内科医員
- 1984年　青梅市立総合病院内科医員
- 1987年　国立療養所東京病院呼吸器内科医員
- 1989年　東京医科歯科大学助手（第一内科）
- 2002年　東京医科歯科大学講師（呼吸器内科）
- 同　年　東京医科歯科大学助教授（保健管理センター）
- 2007年　東京医科歯科大学教授（保健管理センター長）
- 2012年　みやけ医院院長
  東京医科歯科大学非常勤講師（呼吸器内科, 保健管理センター）（～2023年）
  現在に至る　医学博士

西元 慶治

- 1975年　東京医科歯科大学医学部卒業
- 1976年　アメリカ, 国立衛生研究所（NIH）に留学
- 1978年　東京医科歯科大学医学部助手（脳神経外科）
- 1983年　秦野赤十字病院整形外科医員
- 1987年　東京海上メディカルサービス（株）医療部長
- 1988年　新宿海上ビル診療所開設（理事長）
- 1991年　アメリカ臨床医学留学制度創設（Nプログラム）
- 2003年　東京医科歯科大学医学部臨床教授兼務
  現在に至る　医学博士

山口 武兼

- 1975年　東京医科歯科大学医学部卒業
- 同　年　東京医科歯科大学研修医（脳神経外科）
- 1977年　東京医科歯科大学脳神経外科助手
- 1978年　埼玉医科大学脳神経外科助手
- 1979年　東京医科歯科大学脳神経外科助手
- 1980年　東京都養育院附属病院脳神経外科医員
- 1981年　東京医科歯科大学脳神経外科助手
- 同　年　アメリカ, 国立衛生研究所（NIH）に留学
- 1987年　東京都立松沢病院脳神経外科医長
- 1999年　東京都立豊島病院脳神経外科医長
- 2000年　東京都立豊島病院脳神経外科部長
- 2007年　東京都立豊島病院副院長
- 2009年　東京都保健医療公社豊島病院院長
- 2017年　東京都保健医療公社理事長
- 2022年　東京都立病院機構理事長特別補佐
  現在に至る　医学博士

三高 千恵子

- 1975年　東京医科歯科大学医学部卒業
- 同　年　東京医科歯科大学研修医（産婦人科）
- 1977年　東京医科歯科大学医員（麻酔科）
- 1980年　東京都立広尾病院麻酔科
- 1982年　東京医科歯科大学助手（麻酔科）
- 1994年　東京医科歯科大学講師（集中治療部）
- 1999年　東京医科歯科大学大学院医歯学総合研究科准教授（全人診断治療学講座, 救命救急医学分野）
- 2015年　順天堂大学医学部　順天堂医院麻酔科学・ペインクリニック講座特任教授
  現在に至る　医学博士

| 臨床医学各論　第2版 | ISBN 978-4-263-24168-4 |

1991年 8 月10日　第1版第 1 刷発行
2003年 2 月 1 日　第1版第16刷発行
2004年 3 月 1 日　第2版第 1 刷発行
2025年 1 月10日　第2版第22刷発行

編　　集　公益社団法人
　　　　　東洋療法学校協会

著者代表　奈　良　信　雄

発 行 者　白　石　泰　夫

発 行 所　医歯薬出版株式会社
〒113-8612　東京都文京区本駒込1-7-10
TEL. (03)5395-7641(編集)・7616(販売)
FAX. (03)5395-7624(編集)・8563(販売)
https://www.ishiyaku.co.jp/
郵便振替番号 00190-5-13816

乱丁，落丁の際はお取り替えいたします　　　　印刷・あづま堂印刷／製本・明光社
© Ishiyaku Publishers, Inc., 1991, 2004. Printed in Japan

本書の複製権・翻訳権・翻案権・上映権・譲渡権・貸与権・公衆送信権(送信可能化権を含む)・口述権は，医歯薬出版(株)が保有します．

本書を無断で複製する行為（コピー，スキャン，デジタルデータ化など）は，「私的使用のための複製」などの著作権法上の限られた例外を除き禁じられています．また私的使用に該当する場合であっても，請負業者等の第三者に依頼し上記の行為を行うことは違法となります．

JCOPY　<出版者著作権管理機構　委託出版物>
本書をコピーやスキャン等により複製される場合は，そのつど事前に出版者著作権管理機構（電話 03-5244-5088, FAX 03-5244-5089, e-mail : info@jcopy.or.jp）の許諾を得てください．